자연치유와 발효학
치유의 답을 찾다.

자연치유와 발효학

치유의 답을 찾다.

공저 : 이승구 유호종 한효상 조옥희 문승희 김소연 박삼식 김영배

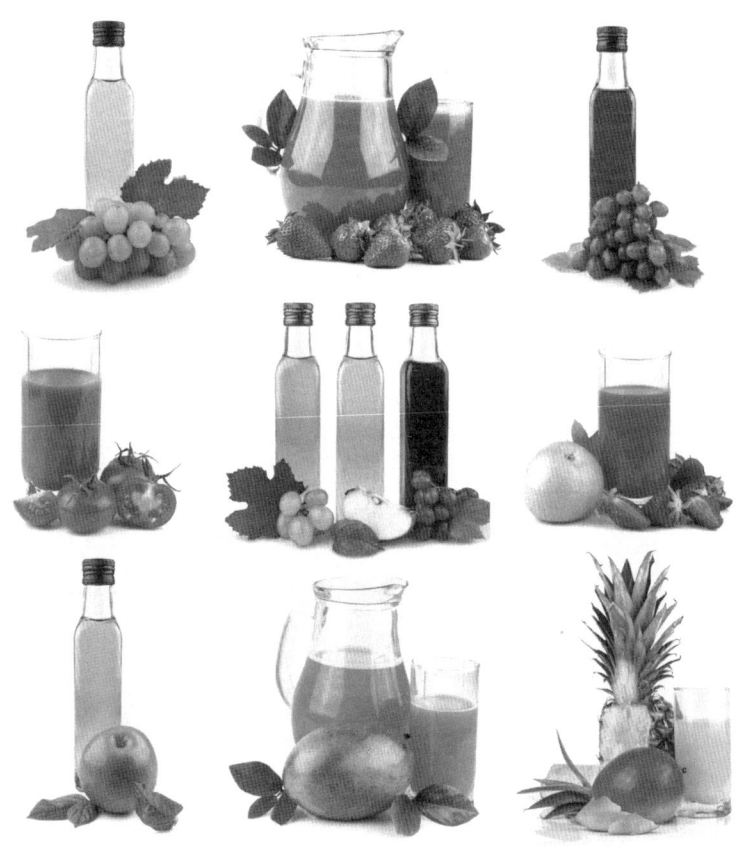

도서출판 새한

서 문

　옛날이나 현대의 의술은 시대의 조류와 문화가 상호 작용함에 따라 전승되고 변화하며 발전해 왔다. 또한 지역이나 문화권에 따라 서로 다른 여러 형태가 존재해 왔으며, 최근에는 현대인에게 자연치유에 대한 재조명과 인식의 변화에 따라 우리 고유의 전통의술들도 다시 그 가치를 인정받고 부상되고 있다. 또한 양자 물리학의 발전과 함께 인간은 몸과 마음으로 구성되어 있으며 우주도 같을 것이라는 생각이 확산 되었으며, 서구문명의 물질론적 세계관에 새로운 패러다임을 낳게 하였다. 그리고 우리가 실제로 느끼며 살아가는 이 세계도 상대적으로 존재한다는 의미에서 허상에 지나지 않는다는 동양적 전통사상을 서양에서도 관심을 갖게 하는 계기가 되었다. 현대인이 직면하는 건강상의 많은 문제는 먼저 잘못된 생활습관에서 만성병의 원인이 되며, 섭생 등에서 비롯된 모든 질병의 근원 또한 인간의 어리석음에서 오는 것이다. 하지만 자연에 거스르지 않고 인간과 자연이 하나가 되어 자연의 역동적 흐름을 이해하고 수많은 요소가 통합된 몸과 마음이 자연치유력 등의 매개로 어우러졌을 때 에너지의 전일적(全一的) 자연의 치유력이므로 인간은 무엇보다도 건강하게 살 수 있다.

　그렇다면 치유를 위해 먼 곳을 찾아가야 할까? 그건 아니다!! 바로 자신이 사는 곳에서 건강한 삶을 누리며 치유하는 방법이 좋다. 그러므로 질병을 질병으로 보지 말고 먼저 사람을 보아야 현대인의 질병을 치유하고 건강회복을 위한 자연치유프로그램으로 자연치유력 증대를 위한 목표로 삼아야 한다.

　의학의 아버지인 히포크라테스는 "자연이 병을 치료하는 의사"라는 위대한 명제

introduction

를 남겼으며, 자연(physis)이라는 용어에서 의사(physician)라는 단어가 유래하였으며, 이는 인간의 몸의 본성인 자연치유력이 질병을 치유하고 건강을 유지 시켜 주는 것이다. 그러나 인간은 자연현상을 축소하고 각종 독성물질, 화학물질 등을 사용하고 수술 등 자연과 배치하는 역행을 하여 공격적인 방법을 감행하는 치료에 급급한 오늘날의 제도권 의료에 시사하는 바가 크다고 본다.

그러므로 오늘날 인류는 각종 질병의 요인으로부터 몸과 마음을 다스리는 철저한 자기관리가 그 어느 때보다도 필요한 시기에 살고 있으며, 특히, 마음과 정신의 영역은 무엇보다도 중요한 요인으로 본다. 이에 따라 의료인뿐 아니라 일반인들에게도 몸과 마음을 중요시하는 관심은 더욱더 증가하고 있다. 이렇게 마음속으로 건강해지는 상상을 하는 습관만으로도 인체에 매우 긍정적인 효력을 발휘하기도 한다. 이러한 효과를 플라시보(placebo)라 하는데, 플라시보 효과는 위약(僞藥) 또는 플라시보(영어 placebo, 라틴어 마음에 들다)는 심리적인 효과를 얻기 위한 환자가 의학이나 치료법으로 받아들이나 치료에는 도움이 되지 않는 가짜 약제를 말하는 것이다. 이렇게 플라시보 효과(위약 효과, placebo effect)는 위약과 관련된 심리 현상 하나로 의사가 환자에게 가짜 약을 투여하면서 진짜 약이라고 하면 환자가 좋아질 것이라고 생각하는 믿음 때문에 병이 낫는 현상을 말하는 것이다. 이러한 방법은 제2차 세계대전 중 약이 부족할 때 많이 쓰였던 방법으로 약물에 대한 확실한 믿음은 비록 그 약이 효과가 없더라도 원하는 효과를 거둘 수 있는 것이다. 이는 단편적으로 보면 정신적인 것이 우리 몸에 얼마나 중요한 영향을 미치는가를 단편적으로 보여주는 예이므로, 이렇게 자연의 치유력은 존중할 만하다.

또한 현대인의 많은 질병은 좋지 않은 식습관과 생활적 습관으로 인해 발생 하고, 현대의학에서 질병 퇴치를 목적으로 사용되는 약은 질병의 초기 원인을 알아내지 못하면 근원을 쉽게 제거하지 못한다는 한계점을 자연치유에서는 '치료'는 밖에서부터 오나 '치유'는 안에서부터 나온다는 원리를 통해 극복할 수 있는 장점을 가지고 있다.

그러므로 인간은 지구상에서 살아온 역사만큼이나 질병과 싸워 왔지만, 여전히 인간은 각종 질병에 시달리고 있으며, 건강과 질병과의 관계성은 인간의 생활양식과 자연환경의 영향에서 벗어나기 힘든 자금의 문명구조와 대중들의 의식구조 등 수많은 원인과 요소가 그물처럼 연결고리가 되어 나타나는 다차원적인 현상이므로, 앞으로의 현대의학은 하나의 유기적인 관점에서 이루어지는 통합적 의학과 총체적인 의학으로서 이러한 의학은 자연과 인간, 개인과 사회 더 나아가 국가 전체 및 생태계 전체의 총체적 건강을 유지하는 중심인 '자연치유와 발효에서 치유의 답을 찾아야 한다.'

저자들은 자연치유와 발효를 잘 이해할 수 있도록 설명하고 새로운 정보와 최신 연구 등을 다루기 위해 수많은 노력을 기울였지만, 부족함이 많아 앞으로도 새로운 지식과 최신 정보를 지속적으로 보완하여 친절하고 유익한 교재가 되도록 할 계획이다. 마지막으로 본 교재가 출판되도록 도움을 주신 새한기획출판사 임직원 여러분께 감사를 드린다.

2022년 2월
저자일동

CONTENT

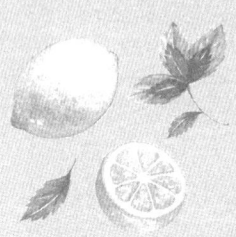

서문 ··· 5

제1장
자연과 발효 ——————————————————— 11

    1. 치유 발효에서 답을 찾다   11

제2장
자연치유력 ——————————————————— 13

    1. 인체의 자연치유 능력   13
    2. 자연치유력과 치유시스템   14
    3. 자연치유와 항상성   15

제3장
인간의 면역체계와 생체조절반응 ————————— 18

    1. 인체의 신비   18
    2. 면역시스템   19
    3. 면역과 자율신경   19
    4. 후천면역과 자가면역   23
    5. 생체조절반응   25

제4장
인간의 자연치유 능력과 치유체계 ————————— 28

    1. 인간의 자연치유 능력   28
    2. 인간의 자연치유 체계 I   29
    3. 인간의 자연치유 체계 II   32

제5장
자연치유의 방해요인: ——————————— 38
의학적, 환경적, 생물학적 요인

    1. 의학적 치유 방해요인   38
    2. 환경적 치유 방해요인   44
    3. 생물학적 치유 방해요인   45

제6장
자연치유요법과 보완대체요법 ——————————— 48

    1. 자연치유요법   48
    2. 보완대체요법   65

제7장
효소의 생명과 치유 ——————————— 68

    1. 효소의 기능   68
    2. 효소의 생명   69
    3. 효소와 자가면역 증상과 질병 및 효수의 관계   70

제8장
자연치유와 질병 ——————————— 72

    1. 질병에 대한 자연치유   72
    2. 자연치유와 전인치유   72
    3. 자연치유와 예방   73

제9장
자연치유와 피부질환 ——————————— 75

    1. 자연치유의 질환과 미용   75
    2. 자연치유 섭생법과 피부질환   76
    3. 자연치유의 탈모 예방   77

제10장
효소가 기본이다. ——— 80
발효 치유요법
1. 약초요법 — 80
2. 발효요법 — 220
3. 식물요법 — 427
4. 미슬토요법 / 겨우살이 치료법 — 429

제11장
식초가 답이다. ——— 431
치유 식초 효능법
1. 혈관질환 등에 좋은 식초 — 431
2. 향균 작용과 건강증진에 좋은 식초 — 455
3. 암 예방과 치유에 좋은 식초 — 500

제12장
해독 프로그램 ——— 521
1. 인체의 독소 — 521
2. 생활 속 독소와 해독작용 — 522
3. 해독 프로그램 — 523

제13장
치유성공 처방 및 인체 균형 로드맵 ——— 524
1. 우리 몸이 원하는 치유의 골든타임 — 524
2. 치유 성공을 위한 처방 — 528
3. 인체 균형 로드맵 — 529
4. 식초가 건강한 삶의 답이다. — 531

참고문헌 … 533

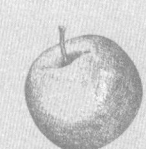

01 CHAPTER 자연과 발효

치유 발효에서 답을 찾다

1. 자연과 발효

발효에서 치유의 답을 찾다 INTRODUCTION

인간에게서 점점 늘어나는 만성질환은 인간에게 만연하고, 이 모든 병을 수술과 의료처치, 새로운 신약으로만 고치려고만 하는 현대의학은 많은 부작용과 비용을 초래하기 때문이며, 그러기에 현대의학엔 과거보다도 자연요법이 절실히 필요한 것이다.

자연치유는 수천 년 동안 인간의 생명을 지켜왔고, 효과 또한 놀라운 결과를 나타냈다. 그러나 현대의학의 과학적 기반으로 놀라운 진단 기술과 첨단 장비를 이용한 치료법으로 무장한 현대의학에 옛 자연치유 지식은 묻히고, 잘못된 지식으로 인간의 뇌리에서 잊혀버린 케케묵은 지식이 되었다.

그러나 현대에 와서는 한물간 자연치유 요법이 의학과 생물학의 최신 연구로 자연치유 요법이 우리에게 정말 필요한 보완 대체의학의 한 축이라는 사실이 밝혀진 것이다. 인간의 만성질환이 증가하므로 의료비 증가와 삶의 질이 떨어지는 현실에서 자연요법은 기존의 질병을 몰아내고, 바이러스 변이로 인한 새로운 질병을 막아낼 수 있는 길을 제시 한다. 그러나 핵심은 각 질병의 진단이 아니라 질병을 치유하는 보완 대체의학 요법이며, 만성질환에 걸리지 않게 하는 자연에서 찾는 예방 발효 치유요법이다.

그러므로 이제는 잊혀버린 옛 지식이 아닌 의학에 뿌리를 둔 한 분과가 되었으며, 정통이라는 현대의학의 큰집에서 셋방살이를 벗어나 이젠 정통의학의 파트너가 된 것이다. 또한 독일의 유명한 샤리테 대학병원처럼 자연요법과 융합을 꾀하고 있고, 앞으로 현대의학이 비자연적이고 수동적이며, 일시적인 증상억제의 치료방식을 선호한다면, 자연치유 요법에서는 자연적인 방법으로 면역력을 강화해 근본적 치유를 가능하게 한다. 인간이 오래전부터 자연에서 찾은 방법이며, 인류 최초의 조미료이고, 인간에게 하늘에서 내려준 신비의 물, 식초에서 치유의 답을 찾고자 한다.

인간이 식초를 만들어 먹은 기록에서 보면 기원이 1만 년을 거슬러 오른다. 이러한 기록에서 기원전 5000년경 바빌로니아 고문서에서 발효식초에 관한 최초의 기록을 찾아볼 수 있으며, 구약성경과 신약성경에서도 예수님께서 마지막으로 마셨던 물이 신 포도주였으며, 그 시대에도 발효된 식초가 기력을 회복하는 데 도움을 주는 식품으로 인식하였던 것이다. 또한 고대 이집트 클레오파트라는 식초에 녹인 진주를 마셨고, 의학의 아버지인 히포크라테스는 환자를 치료할 때 통증 해소나 세균 염증을 치료할 때 식초와 벌꿀을 섞어 의학품인 옥시멜(oxymel)을 사용했으며, 식초의 살균 효능이 있는 것을 인식하였다. 그래서 고대에는 식초가 식용이 아닌 의약품으로 널리 사용 되었으며, 옥시멜은 19세기 영국과 프랑스에서 약으로 개발되었다. 식초가 최초의 의학에 사용한 의약품이라는 용어를 얻게 된 것이다. 이러한 서양의 고문서를 종합해 보면 발효된 약초 식초는 건강과 미용에 특별한 식품이었던 것을 알 수 있다. 한편 중국은 약 3천 년 전부터 쌀식초를 만들어 음용하였으며, 일본 역시 오래전부터 발전시켜왔다. 우리나라는 정확한 자료가 없으나 술의 역사와 같은 맥락으로 본다면 상고시대부터일 것으로 추정한다. 한편 발효 식초에 관한 기록은 많지는 않지만 몇몇 문헌에 기록을 보면, 풍석 서유구의 『정조지(鼎俎志)』와 이수광의 『지봉유설(芝峰類說)』 최초의 의방서인 『향약구급방(鄕藥救急方)』에서 발효식초를 조미료와 약으로 사용한 기록이 있다.

02 CHAPTER 자연치유력
Nature Power & Healing

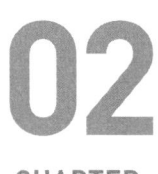

1. 인체의 자연치유 능력

자연치유력은 인간을 소우주(小宇宙)라고 보고, 모든 인간은 네 가지 생물학적 또는 영적인 본능을 가지고 있다. 그것은 종교적, 경제적, 생식적 본능과 자유를 향한 본능이라고 했다. 이러한 본능을 충족하기 위해서는 기본적인 균형적 건강이 필요하다. 인도의 아유르베다에서는 인간은 누구나 스스로 치유할 수 있는 체내의 모든 에너지 간의 균형을 유지함으로써 육체의 쇠약이나 질병에 대한 효과적으로 대처할 수 있는 자신의 질병을 치유할 수 있는 자연치유력을 갖고 있다는 사실을 인도의 의학인 아유르베다에서는 가장 기본적인 의학의 전제이다. 이렇게 아유르베다에서는 건강은 질서이며 질병은 무질서이고, 인간의 육체에서는 끊임없이 질서와 무질서의 관계가 이루어지는데, 인간의 육체는 무질서 안에 질서가 내재해 있음을 알기 때문에 즉시 건강한 상태로 회복될 수 있다는 사실을 알아야 할 것이다.

한편 동물들은 부상을 당해 상처가 나거나 하면 안전한 곳에서 자연적으로 치유될 수 있도록 온천을 찾거나, 혀로 상처를 핥곤 한다. 동물들이 혀로 핥아 상처를 치유한 것이 자연치유력 방법으로 동물들의 생명 활동이라 할 수 있다. 이렇게 자연치유력을 활용하여 건강하게 오래 사는 것이 중요하게 인식되고 있다.

그러므로 인간의 인체는 회복 능력을 지닌 자체의 회복력을

100% 발휘될 수 있도록 하는 것이 자연치유력인 것이므로, 인체에 어떠한 증상이 나타날 경우에 인체 스스로가 회복할 수 있는 힘을 발휘하도록 도와주어야 한다. 이러한 치유 능력은 자연이 얼마큼 오염을 정화하였는가에 영향을 크게 받는다. 이것은 자연의 치유 힘을 이용하여 인간의 인체에 작용하는 본연의 치유에 도달하는 것이 가장 좋을 것이다.

인간의 몸은 어떠한 여건에서도 고통을 참을 수 있는 한계점까지는 저항 없이 참을 수 있으나 한계점을 넘는 순간에 인간의 신체는 여러 방법으로 생리현상을 통해 표출하면서 거부한다. 한 예로 식중독을 보면 상한 음식물이 몸에 들어오면 인간의 몸은 상한 것을 감지하여, 토하거나 설사를 한다. 이러한 현상은 몸에 해롭거나 상한 음식이 들어왔을 때 거부반응으로 몸 밖으로 내보내기 위한 반응이며, 정상적인 몸으로 돌아가기 위한 방편으로서 이것이 자연치유의 현상이며, 인간의 몸에 나타나는 여러 가지 반응은 증상을 치유하는 과정이라 할 수 있다.

인간의 몸은 건강할 때 인간의 몸 자체가 훌륭한 자연스러운 치유자로서 스스로 몸을 치료를 수행할 수 있다는 것을 몸은 잘 알고 있다. 하지만 인간의 몸의 자연치유력이 약화되어서 인체에 침입한 독성이나 바이러스를 물리치지 못한다면 심각한 문제를 초래할 수 있다. 이러한 현상은 통증으로 나타난다. 한편 비정상적인 방법으로 명현 현상(瞑眩現象)이나 금단현상이 일어날 수 있는데, 이것은 다른 현상으로 치료과정의 한 부분으로 체질이 변화하는 것으로 부작용과는 다르고, 인체에 여러 가지 반응이 나타나기도 하며, 우리의 몸이 하는 진정한 자연치유력이다.

2. 자연치유력과 치유시스템

자연치유를 '보완통합의학' 또는 '보완 대체의학'이라는 말로 통용되고 있으며, 보완통합의학과 보완 대체의학 이란 현대의학(Orthodox Medicine)의 한계점을 보완 대체할 수 있는 치료법이라는 뜻으로, 자연치유 요법에 뿌리를 두고 있다.

약초식초는 고려 시대의 최초의 의방서인 『향약구급방(鄕藥救急方)』에서는 식초가 다양한 약의 재료로써 이용하여, 다양한 방법들이 기술되어 있다. 의방서에는 건강하려면 소금을 적게 먹고 식초를 많이 먹으라고 하였으며(소염다초小鹽多醋).라 하였다. 또한 동의보감(東醫寶鑑)에서도 '식초'는 성질이 따뜻하고 맛은 시며, 독이 없어 종기(옹종擁腫)를 없애며 어지럼증을 부수고, 모든 실혈(失血) 과다와 인통(咽痛)과 심통(心通)을 다스리고, 어육과 채소의 독성을 소멸시킨다고 하였다.

그러므로 발효음식 중에 최고봉은 식초이며, 그 천연식초의 약성은 남다름을 많은 학자들이 연구하여 사례를 발표하였고, 1945년 노벨생리의학상을 받았고, 1953년 2차 노벨생리의학상과 1964년 3차 노벨생리의학상을 받은 자연에서 얻은 재료로 발효된 천연약초 식초인 것이다.

오늘날 보완 대체의학인 자연치유 요법안에는 다양한 치유요법이 있다. 약초 식초요법, 향기요법, 침술, 수(水)치료, 니시의학, 심신 요법, 동종요법, 증식요법, 자기요법, 반사요법, 요가, 단전호흡, 명상법, 최면요법, 미술요법, 음악요법, 심신의학, 기공법, 아유로베다, 수기요법, 지압, 찜질요법, 온열요법, 테이핑요법 등 그 종류와 수없이 많다.

이렇게 많은 치유를 할 수 있는 시스템이 갖추어져 있지만 자연치유에서 보는 시스템은 생명체가 살아가면서 질병에 대한 적응력이 정상으로 회복하려고 하는 재생능력의 힘을 자연치유력이며 이것을 운영할 수 있는 다양한 요법등이 자연치유의 시스템이다.

3. 자연치유와 항상성(homeostasis)

인간의 몸에 이상이 생겼을 때 몸을 유지하려는 면역력이 항상성을 유지하려는 기능을 말하며, 몸의 건강을 유지하려는 본연의 기능으로 인간은 선천적으로 가지고 있다. 그러나 인간은 건강 하려면 자연치유력이 향상되고 저하되어서는 안 되는데, 거기에는 스트레스를 받지 않는 환경에서 균형 잡힌 식사와 규칙적인 생활습관, 잠을 충분히 자고, 적절한 운동 등으로 향상될 수 있다. 또한 다음과 같은 중요한 기능이 있다.

1) 자연치유의 항상성 유지

항상성 유지란 인간의 몸은 주위의 환경 변화에 민감하여 체내의 생리기능의 균형이 무너졌을 때 원상태로 돌아와 일정하게 유지하려는 것이다. 이러한 현상은 삼복더위에 한 낮의 기온이 높이 올라갈 때도 인체의 체온은 변화가 거의 없고 물을 마시거나 땀을 많이 흘려도 몸의 수분량은 일정하게 유지하는 것은 배뇨조절호르몬의 작용으로 체내의 수분량은 일정하게 유지된다.

인체의 항상성 유지는 인체의 자율신경이나 대사에너지를 형성하는 내분비호르몬의 기능에 의해서 조절되고 있으며, 자율신경은 교감신경과 부교감신경으로 나누어지는데 교감신경은 흥분기능을 부교감신경은 휴식기능을 담당하고 서로서로 반대로 작용한다. 그러므로 몸이 건강하면 인체의 균형이 유지하지만 인체의 자율신경계통이 깨져 한쪽으로 치우치면, 여러 가지 질병을 초래하게 된다. 그러나 부교감신경이 우세해지면 휴식 기능이 살아나 림프구 생성이 증가하여 알레르기 등을 유발될 수 있고, 교감신경이 높아지면 흥분하여 과립구가 증가 암으로 발전하여 조직의 파괴로 이어질 수 있다.

2) 자연치유의 자기방어 유지

인간은 건강하면 감기 걸려도 감기바이러스와 대항하여 싸워서 원래 상태로 돌아온다. 그래서 인간의 몸 안에는 방어기능을 행하는 세포들은 다양한 세균이나 바이러스 등의 병원균과 싸우는 기능을 가지고 있다.

인간이 갖고 있는 자기방어 능력을 높이면서, 인체의 면역체계를 강화하여 항산화 효소와 림프구, 과립구 등의 균형을 강화시키고, 특히 림프구는 병원체와 싸우는 항체이며 면역체계를 지키는 첨병이다. 그리고 자연치유력의 주역인 면역이란 관계에서 역할은 절대적이라 할 수 있다. 그러므로 면역력은 나이와 상관없이 개인차가 있는데, 특히 어린이들에게는 재생능력은 높으나 방어기능은 낮다. 그러나 어른이 되면 재생기능이 낮고 체외의 피부 등은 방어기능이 높아진다. 또한 우리 인체는 자연치유력이 제대로 작동되지 않으면 질병이 발생하고 질병이 나타나더라도 인체에서 근본적 방어체계가 갖추어진다면, 그 과정 역시 자연치유 요법의 한 부분이 된다.

3) 자연치유의 9가지 특징

(1) 자연치유력 : 생명체의 살아있는 고유의 능력이다.
(2) 자연치유 유지체계 : 자연과 함께하는 조화로운 삶이다.
(3) 자연치유의 순환 : 자연과 하나 되는 인체의 치유력 향상에 노력해야 한다.

(4) 자기 자신을 사랑하라 : 자기 자신을 건강하게 대하는 자기에 대한 책임의식 강조이다..
(5) 치유 근본적 원인을 찾아라 : 질병에 걸렸을 때 증상을 억제하거나 제거에 힘쓰지말고 그 원인을 찾아라.
(6) 치유대상자에게 부담 주지 말 것 : 효과적이고 안전하게 자연스러운 치유에 중점이다.
(7) 건강에 대한 확립과 유지 : 몸과 마음을 심신을 증진시켜서 적극적이고 건강한 삶을 영위한다.
(8) 치유대상자의 전인적으로 관찰 : 심신의 감정과 정신 그리고 사회적환경 등을 종합적으로 고려이다..
(9) 치유는 예방이 최선 : 정상적인 생활습관이 건강을 유지하는데 필요한 규칙적인 습관이 질병을 예방한다.

03 CHAPTER 인간의 면역체계와 생체조절반응

1. 인체의 신비

인간의 몸은 혈액과 체액의 산성도 변화에 따라 민감하게 반응하고, 인체에 중대한 영향을 받는다. 인체의 혈액이나 체액의 산성도가 조금만 변해도 인체 세포 대사활동에 장애을 일으켜 산성도가 범위에서 벗어난다면, 생명에 위협을 가할 수 있다. 그러나 인간의 몸은 이러한 상황에서 몸을 보호하기 위하여 항상성 원리에 따라 움직이는 자연 복구 능력이 있다. 우리 인체에는 단백질이나 적혈구 등에 포함하고 있는 화학물질이 정상적으로 작동되었을 때 심장과 폐 그리고 신장의 제 기능 등이 일정한 산성도를 유지하여 인간의 몸 스스로가 유지하게 한다.

인간의 몸은 뇌에서 마음으로 그리고 신경 네트워크로 연결되어 있다. 그래서 마음의 활동은 뇌 안의 특정 부위에 의존하고 있으며, 뇌 안의 부위마다 신경세포들이 매우 복잡하게 연결된 네트워크를 형성하고, 신경전달물질에 의하여 끊임없이 정보를 전달하고 서로 교환하고 있다. 이러한 정보교환은 신경세포와 신경세포에 가깝게 접하는 시냅스에서 신경전달물질에 의해 이루어지고 있다. 이러한 정보는 3가지로 논할 수 있다. 정보를 끄고, 켜고. 무관심이 있으며 도파민을 전달물질로 쓰는 신경은 중 뇌에서 스트레스와 쾌감에 관여, 어떠한 일을 하고 싶다는 기분이나 의지와 보수에 대한 응답 등과도 관계가 있는 것으로 보고되고 있다. 또한 신경전달물질은 60여 종류가 알려져 있다.

2. 면역시스템

인간의 뇌에서는 신경전달 물질인 아드레날린이 분비되며, 동공 확대와 맥박과 혈압이 급상승하여 호흡이 빨라지고 신진대사 활동이 증가하는데, 이러한 상황이 지나면 부교감신경이 작용하여 동공이 축소되고 정상적인 맥박과 혈압, 그리고 호흡이 정상으로 돌아온다. 이러한 경우에 뇌의 뇌하수체는 인체 전반에 신경계 작동에서 매우 중요한 일을 수행한다. 이렇게 뇌하수체에서 분비되는 호르몬들은 중요하고 놀라운 일들을 해낼 수 있고 또한 큰 피해를 인체에게 줄 수도 있다.

뇌에서 분비되는 뇌하수체는 사상하부의 명령을 받아 인체의 많은 신경세포와 신경섬유로 자율신경와 관련된 기능을 하고, 여러 가지 호르몬의 분비를 조절하여 체온조절이나 섭식조절과 수분균형 조절 등을 하여 항상성 유지에 관여한다. 또한 우리 인체는 낮에 심한 스트레스나 외부의 압박감을 받으면 부신필지에서 아드레날린이 분비되어 교감신경 등이 과도하게 긴장하고, 부교감신경은 밤에 휴식을 취할 때 안정 또는 수면 중에 휠빌하게 작용한다.

3. 면역과 자율신경

인간의 면역시스템은 모체 내 태아 상태에서부터 발달하기 시작하여 림프구가 자기와 비자기를 구분하는 방법을 배우는데 자기와 비자기를 구분하는 방법을 배우기 전에 태아는 모든 항원을 자기로 인식한다. 그러므로 출생 후 영아의 면역체계는 감소하기 시작하며, 림프 면역기관은 사춘기 때 최대의 크기에 이루고 그 이후 나이가 들면서 점차 감소한다. 이렇게 면역력의 감소에 T세포가 기인하나, B세포는 나이와 관계없이 작용한다.

면역시스템은 다음과 같다.

1) 면역시스템

(1) antigen(항원) : 면역반응을 유도할 수 있는 분자와 분자의 일부분이다.

(2) antibody(항체) : 면역글로불린이라고도 하며 항원을 제거하려는 물질이다.

(3) immunity(면역) : 免役: 역병으로부터 면한다는 뜻이다.

(4) gland(흉선) : 전구세포인 흉선(가슴샘)세포가 성숙과정을 거치면서 T세포로 림프구가 발달한다.

(5) active immunity(능동면역) : 개체가 자신에게 주어진 항원에 대한 항체를 생성하는 것이다.

(6) passive immunity(수동면역) : 한 개의 개체가 다른 개체로부터 생성된 항체를 받아서 면역상태가 되는 것이다.

인간의 인체 밖에 있는 인자를 항원이라고 한다. 그리고 면역은 태어날 때부터 가지고 있는 선천면역과 살아가면서 생활환경에 적응, 후천적으로 얻어지는 면역으로 획득면역이라 한다.

2) 자율신경계

인간의 자율신경계는 심장과 폐 그리고 혈관 등 내분비선에서 생식기관, 소화기관, 비뇨기관, 평활근 등의 작용을 조절하는 기능을 갖고 있다. 그리고 내장기능은 교감신경 및 부교감신경에 의해서 자율적으로 조절된다. 그러므로 평상시에 기능의 촉진과 억제 작용은 인간의 몸의 조화와 균형을 유지를 하나, 긴급상황이나 스트레스 등에서 반응을 신속히 한다.

자율신경 훈련은 다음과 같다.

* **자율신경 훈련** *
신체의 감각을 유도하는 자율신경 훈련

1. 사지의 중감(Heaviness)   2. 온감(Warmth)

3. 평온한 호흡(Breaathing)   4. 규칙적인 맥박(Heart Beat)
5. 따뜻한 복부(Solar piexus) 6. 시원한 이마(Forehead)

인간의 인체 스스로 6가지 감각을 유도하여 이완과 긴장상태를 반복적으로 훈련을 한다. 이러한 훈련은 만성위궤양(심인성질환), 신경성질환, 두통(편두통)과 같은 질환을 앓고 있는 환자의 긴장완화가 필요할 때 치유하는 요법이다. 이러한 요법은 환자의 이완된 상태가 치유의 중요한 요소이지만 몸과 마음을 편안하게 안정시켜주는 공간이 매우 중요하다. 그러므로 숲이나 바닷가 지역에 체류하여 자율신경 훈련을 시행할 수 있는 공간이면 효과도 배가될 것이다.

✽자율훈련법✽
1. 팔과 다리에서 느껴지는 무거운 감각에 집중한다.
2. 팔과 다리에서 느껴지는 따뜻한 감각에 집중한다.
3. 심장 부위에서 느껴지는 따뜻하고 무거운 감각에 집중한다.
4. 호흡에 집중한다.
5. 복부의 따뜻한 감각에 집중한다.
6. 이마의 시원한 감각에 집중한다.

✽자율신경 훈련 예문은 다음과 같다.

✽예문✽

나는 지금 편안하다.
오른쪽 팔이 무겁다(6번 반복).
오른쪽 팔이 무겁다(6번 반복).
오른쪽 팔이 무겁고 따뜻하다.
왼쪽 팔이 무겁다(6번 반복).
왼쪽 팔이 무겁다(6번 반복).
왼쪽 팔이 무겁고 따뜻하다.

두팔 모두 무겁고 따뜻하다(6번 반복).

오른쪽 발이 무겁다(6번 반복).

오른쪽 발이 무겁다(6번 반복).

오른쪽 발이 무겁고 따뜻하다.

왼쪽 발이 무겁다(6번 반복).

왼쪽 발이 무겁다(6번 반복).

왼쪽 발이 무겁고 따뜻하다.

두발 모두 무겁고 따뜻하다(6번 반복).

두 팔과 두 다리가 모두 무겁다.

나는 지금 아주 편안하다.

심장이 조용하게 규칙적으로 뛰고 있다.

나는 지금 아주 편안하다.

호흡이 조용하게 들어오고 나간다.

나는 지금 아주 편안하다.

태양빛이 조용하고 따뜻하게 온몸에 퍼지고 있다(6번 반복).

나는 지금 아주 편안하다.

이마가 시원하다(6번 반복).

나는 지금 아주 편안하다.

나는 지금 아주 편안하다.

이완상태에서 편안한 심상(숲, 바닷가)을 떠올리며 한동안 머물러 본다.

눈을 감은 채로 지금 있는 곳을 그려본다.

숫자를 다섯부터 하나까지 거꾸로 세면서 눈을 뜬다.

심호흡하고, 양손을 깍지 끼어 머리 위로 올리면서 기지개를 편다.

다시 한번 심호흡을 하고 일어난다.

위와 같은 자율신경 훈련을 꾸준히 훈련하면 마음이 편안해지면서 자율신경이 안정을 찾을 것이다.

인간에게 자율신경 시스템이 얼마나 중요할까?

그것은 교감신경과 부교감신경이 이루고 있는 시스템으로 에너지 시스템과 매우 밀접한 관련이 있다. 이러한 교감신경은 인체의 흥분을 담당하고 있으며 부교감신경은 신체를 안정시키는데, 이러한 완급의 균형적이야말로 인간의 모든 행동을 만들기 때문에 인체에서 발생하는 질병들은 모두 자율신경과 관련이 있다. 한편 인간의 자율신경 시스템은 질병의 모든 것을 관장하고 있는 듯한 인상마저 주는 것이다. 이렇게 자율신경의 지배를 받는 백혈구를 관찰하여보면 질병이 치유되는 과정이나 발생하는 과정을 확실하게 이해할 수 있으며, 백혈구는 매크로퍼지(macrophage), 대식세포 형태를 기본적으로 갖고 있으며, 이러한 과정에서 진화하여 세균을 처리하는 면역을 담당하는 림프구인 과립구(顆粒球)가 만들어진 것이다.

4. 후천면역과 자가면역

인간은 자연의 섭리에서 벗어나지 않고 순응하면 적응하는 생활을 한다면 가장 조화로운 건강한 삶을 보낼 수 있다. 그러므로 인간은 긴 시간 동안 진화과정에서 환경의 영향을 통하여 많은 능력을 갖게 되어서 나약하지 않다. 이런 면에서 인간은 어지간한 환경적 변화에는 적응할 수 있다. 그러나 방심하여 적응할 수 없을 때는 인체의 시스템이 무너져 질병에 걸린다. 그러나 인간은 인체의 시스템이 무너져 적응할 수 없는 상황은 항상 생기므로 그러한 상황에 적응치 못했을 경우가 생긴다면 질병에 걸리고 쇠약해진다. 하지만 단순히 질병에 걸리는 것이 아니라 그 질병을 일으킨 개체가 스스로 사멸시키려는 작용이 인체에 존재하는데 그것은 '세포자살'로 알려진 아포토시스(Apoptosis) 현상이라고 한다. 이것은 인간이나 동물 모든 생명체가 가진 기본적인 프로그램이다.

면역은 생명을 유지하고 폐기하는 관련 있는 시스템이라고 할 수 있는데 자연에 순응하는 생활방식을 유지하며, 면역력을 항상 시키면 컨디션이 나아져 질병에서 벗어날 수 있다는 것은 면역이 생명의 존재성에 깊은 연관성이 있는 시스템이기 때문이며, 생명력의 진정한 주체이다.

1) 후천면역

인간의 인체에 침입한 세균(항원)을 기억할 수 있고 재침입했을 경우 특이적으로 즉각 반응하여 효과적으로 세균을 제거할 수 있는 항체를 만들어 선천적 면역을 보강하는 역할을 한다. 이러한 면역을 후천면역을 의미하며 그러므로 후천면역은 림프조직을 중심으로 여러 림프구의 활약으로 정리할 수 있으며, 여기에 B 림프구가 침투한 항원을 인지한 후에 분화되어서 항체를 분비하고 주로 감염된 항원을 제거하는 기능인 체액성면역과 흉선에서 T림프구가 세균을 인지하여 림포카인(lymphokine)을 분비하거나 감염된 세포조직을 죽이는 역할을 하는 세포면역이며, 획득면역은 병원체나 독소를 면역원으로 하여 예방 차원에서 접종을 통해 얻을 수 있다. 이것을 인공면역이라 한다.

인체는 면역체계에 이상이 생겼을 때 나타나는 자가면역증(auto immunity)과 에이즈(AIDS)라 부르는 후천성면역결핍증이고, 인체의 자가면역 증상은 정상적인 세포가 정상세포를 공격하는 현상으로서 세포 자신의 단백질이나 조직을 이물질로 간주, 대항하는 현상이다. 이것은 세포 간 교통오류에 의한 것이다. 그러므로 세포에는 세포 간에 서로 교신할 수 있는 안테나와 같은 담당하는 부분이 있다. 그러나 이곳에 관련있는 곳에 당분 효소가 부족하면 세포 간에 교신이 잘 이루어지지 않아 자가면역증(auto immunity)이 나타나는 것이다.

현대사회의 인간의 질병 중에 난치병에 속하는 암과 당뇨병, 관절염과 천식 그리고 신장염과 홍반성 루프스 등 여러 가지 호르몬 이상 증상과 조현병 등이 이에 속한다. 이것은 항원의 세포 표면이 자신의 세포와 비슷하여 항원을 인식하지 못하는 것으로 보는 것이다. 이러한 연구에서 보면 저명한 미국의 영양면역학자 자우페이 첸 박사는 "인간의 질병원 중 99% 이상이 면역체계의 기능저하에 기인한다"고 하였다. 그러하다면 현대의학에서 질병의 치료를 면역기능향상보다 바이러스와 병원체만 없애고 병의 증상만 억제시키는 화학물질만 사용하여 근본적인 치료가 아닌 항생제 남용으로 우리의 몸의 면역체계만 무너져가는 현대의학의 문제는 약물의 내성이 생긴 새로운 병원체의 출연이 당연한 현실로 나타났다. 이러한 사실은 현대의학의 중요성도 이해하면서도 원인을 중요시하는 치유요법이 더 중요하다는 인식에 인체의 면역력과 항상성의 자생력을 높이는 것이 최우선이라는 인식의 공감대 형성이 중요한 이유이기도 하다.

5. 생체조절반응

인간의 몸은 주변 기온변화에 영향을 받지 않는다. 그것은 우리 몸에 있는 물의 성질 때문이다. 물의 분자 간의 결합 특성에 따라 우리 몸의 물은 바깥 온도의 차에도 쉽게 뜨거워지거나 차가워지지 않으면서 우리 몸에 온도 변화를 완화시킨다. 아무리 무더운 여름이나 추운 겨울에 체온이 쉽게 변화하지 않는 것은 신체의 65%~70%를 물이 차지, 몸의 체온조절을 돕고 있기 때문이다. 이와 같이 땀과 호흡도 체온조절에 영향을 크게 미친다.

우리 몸이 땀을 많이 흘리거나 호흡으로 인하여 폐의 수분이 증발하면서 몸의 열이 빠져나가면서 몸에서 체온이 올라가는 것을 막아준다. 이렇게 일정한 체온 유지에 중요한 역할을 하는 것은 피부 표면 부위에서의 땀의 증발이다. 이것이 안되면 체온이 상승한다. 이러한 현상은 몸의 체온이 40% 이상은 몸의 근육에서 발생하고, 전신의 10~15%의 화상을 입으면 심각한 상태에 이루며, 또한 1/3 이상의 심한 화상은 체온조절의 기능을 상실로 인해 사망하게 된다. 이는 신체의 활동으로 발생되는 열은 피부와 땀으로 약 85% 정도가 배출되고, 소변 및 기타요인으로 약 15% 정도 발산 된다. 그리고 정상체온 유지는 우리 몸의 자기조절 향상성에 의한다. 그러므로 인체의 열 발산율은 골격근 60%, 간장 20%, 기타 20% 열이 발생한다. 그러나 우리 몸의 외부 온도 적응능력 또한 한계가 있어 상극온도에서는 우리의 몸이 치명적인 상황에 놓일 수 있게 된다.

*고온 → 열사병, 저온 → 동상/동사

한편 우리 몸의 체온이 정상에서 벗어나는 경우는 여러 가지 요인으로 인하여 발생하는데, 병원체, 마음의 상태, 음식물 섭취 등에 면역 활동과 자가치유력 정도에 따라 발생한다. 이렇게 자연치유력 정도에 따라 달라지는 것은 음식물 소화에서 중요한 대사활동을 하는 위장이 소화 시키기에 적합한 구조를 가지고 있다. 그러나 현대인의 식생활은 불규칙적이고 폭식 등으로 인하여 위장이 소화기능 장애를 일으켜 이를 처리하는 과정에서 발생하는 열이 혈액순환 및 항상성 유지에 방해요인이 될 수 있다.

이러한 방해요인으로 인하여 비정상적인 두뇌활동과 과식 행동이 비정상적인 체온을 야기하고 부정적이고 불안한 마음이 생기면 문제해결을 위해 신경이 그것에 집중과 스트레스를 받으면 정상적인 두뇌활동에 장애가 온다. 특히 일반적으로 질병의 원인을 알아내기 위해 피와 소변검사를 하는데, 이것은 피와 소변은 인체 건강의 척도이기 때문이다. 그러므로 비정상적인 두뇌 정보처리와 과식 등이 체온을 발생시켜 건강을 위협한다. 그러나 우리 몸의 건강을 유지하기 위해서는 비정상적 열을 어떻게 정상적 체온을 유지시키는가에 달려 있다.

인간은 여러 가지 복잡한 생체 조절에 따라 정상적이고 아님 비정상적인 몸이 되기도 하지만 인간의 몸을 유지하기 위해서는 필요하고 중요한 성분들이 있다. 우리 몸은 물 1리터당 80~100mg/ℓ 나트륨을 섭취해야 하는데, 칼륨은 체내 수분을 전체적으로 조절하고 근육의 수축과 이완을 도우며 칼륨도 나트륨과 마찬가지로 땀과 소변으로 손실되는 미네랄이다. 이렇게 중요한 물과 소금은 인간의 생명유지에 산소 다음으로 중요한 것이며 올바른 수분공급은 건강의 기본이 중요한 요소이다.

또한 정상적인 세포의 생체리듬을 위해서는 물이 세포의 내부와 외부에 안정적으로 공급되어야 하고 물이 안정적으로 세포에 도달하려면 물질대사에서 발생이 되는 세포 내부에 있는 노폐물들이 빠져나가고 규칙적으로 정화 운동을 시켜야 한다. 그러므로 물의 균형은 수분-칼륨-소금 섭취에 의하여 유지되고, 만약 세포에 도달하는 물이 충분치 않으면 세포 내부에서는 세포 밖의 물을 필요로 하는데, 이렇게 되면 탈수 현상이 시작되는 것이다. 이러한 경우에 탈수 현상의 초기임에도 몸 전체가 붓는 것은 뇌에서 몸에 물이 필요하다는 것을 알리는 신호로 인식해야 한다.

그러하다면 인간과 물의 관계는 어떠한가? 물은 인간의 생명유지에 매우 중요한 요소로 질병을 막아주기도 하고 물로 인해 병을 얻기도 한다. 이렇게 세포형태를 유지하며 신진대사를 통하여서 세로운 세포를 계속 만들어 건강한 생명을 유지하는 것이다. 그러므로 물은 원활한 체액의 순환과 위장에서 영양분을 소화 흡수하여 세포에 필요한 각종 영양소를 원활히 공급하고, 체내에 쌓인 찌꺼기나 노폐물을 땀과 대소변 등을 통해 체외로 배출시킴으로써 혈액을 약알칼리성으로 유지 깨끗한 혈액으로 만들어주며, 열을 발산시켜서 체온조절과 신진대사를 돕는다. 특히 뇌의 주성분은 약 85% 물로 뇌를 보호하고 호르몬 분비 등의 기능에도 영향을 준다. 이렇게 세포에서는 수많은 물질의 화학작용이 끊임없이 이어서 일어나는데, 물질대사에 매개체인 물은 세포의 화학작용에 물이 없으면 작용이 일어나지 않는다. 한편 물은 세포에서 자기

공명을 일으키는데 이를 활용한 대체요법도 개발되고 있다. 특히 물도 건강의 핵심적 열쇠이므로 치유력 있는 물로서 치유가 될 수 있다.

   우리 몸의 세포의 건강은 물이 세포 속으로 얼마나 많이 들어오느냐에 따라 달라진다. 어렸을 때는 구조화된 육각수가 많고 나이를 먹어 가면서 비구조화된 물이 늘어나 대사기능이 감소하는데, 우리 몸에 필요한 모든 물질이 물에 녹아서 용액 상태로 이동하며 80 여종의 종류로 되어있다. 사람이 생명유지에 필요한 단백질, 아미노산, 지방산, 포도당, 호르몬, 미네랄과 효소 등이 들어있으며 물은 산소와 이산화탄소 등과 같은 기체, 염류나 영양분과 여러 가지 필요한 물질을 용해 및 분해하여 인체의 각 부분으로 운반 전달한다. 이렇게 올바른 수분공급은 혈액순환을 원활하게 하여 질병을 억제하여 면역계 세포가 각종 질병의 세포막에 더욱 많이 공급되어 질병의 증식을 억제할 수 있다. 세포에 충분한 수분공급은 세포의 팽창과 pH의 균형이 면역력으로 가서 치유 반응을 유도할 수 있다.

CHAPTER 04 인간의 자연치유 능력과 치유체계

1. 인간의 자연치유 능력

인간은 정신적, 육체적, 사회적으로 건강해야만 건강하다고 할 수 있는 것인데 주변의 환경에서 인간에게 수시로 침해하려는 요소들로 꽉 차 있다. 그런데 건강에 조금이라도 소홀히 하면 인체에 침투하여 몸과 마음이 황망해(惶忘害) 진다. 또한 한의학에서는 이와 같은 침해 요소들은 사기(邪氣)라고 한다. 그러므로 인체에 해가되는 유해인자 모두를 '사기'라 표현해 왔으며 '사기'는 외사(外邪)와 내사(內邪)로 나뉘고, '외사'는 바람과 추위 그리고 더위와 습기 또한 건조함 등 자연환경의 기후와 질병의 원인인 바이러스, 세균 등과 몸에 상해와 같은 외부에서 가해진 유해인자를 뜻하며 '내사'는 인체의 정기와 대칭되는 해로운 기(氣)를 말한다. 결과적으로 내사는 병리적 손해와 내적 발병요인을 말하는 것이다. 이 같은 내사 가운데서 핵심은 스트레스이며 인간의 자율신경계와 호르몬계 등과 면역체계에 중대한 영향을 준다는 것은, 잘 알려진 사실이다. 그러나 긍정적이고 의욕적인 생활과 매사에 긍정적으로 생각하면 정기(正氣)를 낼 수 있고, 반대의 생각을 가지고 생활한다면 사기(邪氣)를 내는 것이다.

그러나 인간은 태어날 때부터 선천적으로 자가 복구시스템을 갖고 태어나므로 균형이 크게 무너지지 않는 병증은 의료적 조치 없이 자생력으로 치유한다. 또한 인간은 자기만의 고유의 생명유지 시스템을 지니고 있으며, 이러한 자연치유 시스템은 심리적 요인이 근원으로 작용하는 총괄적인 자가 복구시스템이다. 이렇게 인간에게 중요한 생명유지 시스템을 움직이는 핵심요소는 면역기능이다. 그러면 일반적 정의는 무엇일까? 그것은 인간의 몸에 들어오는 독소, 바이러스, 세균, 곰팡이 등등 이물질에 대항하고 방어하는 자신의 방어 능력이다. 이러한 방어 능력보다 매우 복잡한 기능적 동작과 면역체계를 가지고 있다. 이렇게 면역과 관련된 유전자 정보에 치유시스템이라는 프로그램이 입력되어 있으며, 면역과 자연치유 관련 유전적 정보는 다음 세대에 독특한 방식으로 세포주기에 따라 유전되고 있다.

인간의 면역과 자연치유력의 만남은 면역성을 생물학적 측면이 아닌 다른 화학적이나 물리적인 측면에서 보면 면역이 복합적인 과정인가를 이해할 것이다. 우리의 몸은 외부에서 공격이나 충격으로 생긴 손실이나 손상으로부터 방어와 복구에 화학적으로 물질을 합성과 분비하여 대처하고, 세포의 증식으로 새로운 세포들이 복구에 투입 전력을 다하여 물리적으로 작용하는 것이다. 그러므로 우리 몸이 가지고 있는 자연치유력은 화학적이고 물리적인 작용과 함께 정신과 마음이 근원적으로 작용하는 자가 복구시스템이며, 우리 몸의 치유와 절대적인 관계로 면역은 외부에서 세균 인자가 침투하면 세포와 조직이 반응하여 항체를 만들어 외부인자를 제거하여 항상성을 유지하려는 현상을 말하는 것이다. 이렇게 인간의 자연치유 능력은 무궁하지만, 현대문명에서의 요구는 인간에게 '부자연'을 강요되고 이러한 요구가 인간을 허약하게 만들고 있다. 이러한 현대문명에서의 인간의 질병 등을 자연치유의 능력에 맞춰서 조율하고 복원시키는 능력이야말로 인간이 가지고 있는 최상의 치유 능력일 것이다.

2. 인간의 자연치유 체계 I

인간의 몸에는 약 60조 이상의 세포들로 이루어져 있다. 이러한 세포들은 세포분열을 하여 새로운 세포를 만들고 노화되거나 손상된 세포들을 교체하는데, 세포의 분열하는 속도들은 세포종류 및 주기에 따라서 다르고 이런 현상은 효소에 의하여 일어나며, 효소는 각 세포와 조직에 필요한 영양분을 만들어 공급하고 조절하면서 노폐물을 체외로 보내는 모든 생화학반응을 조절하는 중요한 역할을 한다. 이렇게 효소는 자연치유 체계에 중요한 에너지원이며 우리 몸에 효소가 부족해지면 자연치유 체계가 약화 되므로 효소를 섭취하는 것은 우리 몸의 건강에 중요하고, 인체에 이상한 세포가 증식하거나 세균이 침입하는 것을 예방을 위한 기능을 작동시켜 면역력을 극대화하는 역할을 한다. 여기서 잠깐 치료(curing)와 치유(healing) 차이를 알아보고 가고자 한다.

치료(curing)는 직접 관련된 보이는 증상과 부위를 완화시키거나 제거하는 것을 의미하고, 치유(healing)는 우리의 정신과 몸을 포함한 전인격을 온전하게 만들며, 원래 상태로 복원시키고자 하는 것이 치유이다.

그러면 인간에게 질병의 병원체가 침투해 들어오면 항체가 싸워서 병원체에 대한 저항력이 생기게 하여 다시 병원체가 들어온다고 하여도 면역기구의 림프구는 자기 이외의 것인 비자기인 항원을 기억하여 발병될 수 없다. 홍역이나 수두 및 볼거리 등이 한번 걸리면 다시 걸리지 않는 이러한 면역체계를 평생 면역이라고 한다.

1) 면역기능에 필요한 요소

(1) 항체란?

인간의 몸에 외부에서 병원체가 들어오면 항체가 병원체와 싸워서 그 병에 대한 저항력이 생기게 되므로 다음에 다시금 같은 병원체가 들어온다면 발병되기 힘들다. 면역기능에서의 림프구는 인간의 몸에 침입한 자기 이외의 것인 항원을 싸움이 끝나도 기억한다. 그러므로 항원의 기억 덕분으로 볼거리, 수두, 홍역 등은 한번 걸리면 다시 걸리지 않는 평생면역에 해당되며, 그 외 풍진, 독감 등이 있다.

(2) 과립구 역할 이란?

인간의 몸에 있는 백혈구의 60%를 차지하는 과립구는 외부에서 들어온 큰 병원체를 분해 및 소화 시키는데, 즉 NK 자연 살해 세포(NK cell, Natural Killer cell, Larg Granuiar Lymphocytes, LGL. 1970)는 선천면역을 담당하는 중요한 세포이다. 또한 NK세포는 세포독성 T세포의 역할과 비슷하며, 이러한 자연 살해 세포는 감염 후 약 3일 후에 작용하며, 바이러스에 감염된 세포에 대한 반응을 빠르게 제공하고, 종양 형성에 반응 일반적으로, 면역세포는 감염된 세포 표면에 있는 주요 조직에 적합한 MHC(유전자 복합체)를 검출하여, 사이토카인(cytokine)방출을 유발하여 감염된 세포의 용해 또는 세포 자멸을 유도한다. 이렇게 살해 T세포가 암세포와 같은 병원체를 항원으로 인식하고, 항체는 암세포와 같은 병원체를 공격하는데, 이들은 병원체 표면에 표지로서 부착하고, 간접공격을 하는 것으로 판명되었다. 이러듯 세포 간의 신호전달 물질인 사이토카인에 의하여 활성과 분화하여 성장 된 NK세포는 인간의 몸 모든 곳을 빠짐없이 돌아다니며 변질된 세포 등을 찾아내서 공격하여, 제거한다.

2) 자연치유력의 3가지 요소

인간이 생명력을 유지하는데, 필요한 면역기능은 자연치유력의 핵심은 생명력 그 자체이다. 건강한 몸을 유지하는데 필요한 3가지 요소는 자기방어와 자기재생 기능 및 항상성 유지를 하므로 해서 인간이 가장 자연스럽게 신체에 갖춰지는 것이 대단히 중요하게 갖춰져야 하는 3가지 요소이다. 그러므로 세 가지 기능이 각각 역할을 완수해야 만이 병이나 상처를 치료할 수 있다.

(1) 자기방어적 기능
- 미생물=병원체=암세포=잠재적 유해물 질에 대하여 자체적으로 신체를 지키는 몸에서 일어나며, 세균이나 바이러스 등의 외부의 적과 싸우는 사기방어 힘이다.

(2) 자기재생 기능
- 재생이 가능한 세포 및 조직과 기능들이 손상에 대해 회복할 수 있게 자연치유력이 몸을 스스로 지키도록 하며, 원상태로 돌아가려는 하는 자기방어 힘이다.

(3) 항상성유지
- 외부에서 오는 환경적 변화나 체내 생리기능이 정상에서 벗어난 상황에 인체가 대처하여 자연스럽게 원래의 수준으로 일정하게 유지하는 체온과 수분량 및 혈액, 또한 호르몬 등을 유지하기 위한 항상성유지 기능은 주로 자율신경 및 에너지 대사와 호르몬의 기능에 의해서 조절되는 기능이다.

3. 인간의 자연치유 체계 Ⅱ

1) 독소 배출과 노폐물 청소

우리의 몸을 깨끗이 하려면 음식물 섭취를 적당히 조절하는 방법은 우리의 몸을 정화하듯 깨끗이 하고 건강하게 관리한다. 그러므로 흐르는 물이 썩지 않듯이 맑은 혈액이 우리의 몸 구석구석을 잘 돌면 병이 생기지 않으나 물이 고이면 문제가 되듯이 혈액 또한 탁해져 어느 한 곳에 정체되면 병이 될 수 있다. 그래서 한시적인 금식은 인체의 세포 속에 있는 해로운 독소들을 분해하여 배출하고, 탁해진 혈액을 정화 시켜 맑은 혈액으로 바꿔줄 수 있다. 그러므로 맑은 혈액은 혈액의 순환을 원활하게 해주며, 병의 원인을 없애서 근본적인 치유 효과를 가져온다. 그리고 음식 섭취 조절에서 물만 마시면 인체는 체내에 있는 양분인 탄수화물 및 단백질과 지방을 소비하여 노폐물을 배출, 축적되었던 지방을 에너지 공급원으로 사용한다. 이러한 단계를 거치면서 장내 노폐물과 질병으로 손상된 세포들을 배출시켜 생리기능을 활발하게 하여 혈관을 깨끗하게 만든다. 그래서 모든 병은 혈액순환 원인에서 생겨난다고 해도 틀린말이 아니므로, 사람이 먹는 음식 및 호흡은 우리 몸의 건강과 직결되어 있으므로 호흡에 따라서 몸으로 들어오는 공기 또한 깨끗해야 한다. 그러므로 탁한 공기는 혈액을 탁하게 하는 원인이 되기 때문이다. 그리고 우리가 살아가는 환경에서는 정상적인 세포를 나쁘게 변형시키는 요소들이 많이 산재 되어있으므로 자연 치유체계를 건강하게 효율적으로 유지하는 방법을 알아두어 숙지하는 것도 중요하게 인식되고 있다.

또한 우리 몸속에 있는 각종 유해한 세포들을 이길 수 있도록 깨끗하게 혈액 상태를 유지하여 질병을 예방하는 치유체계를 최상의 목표로 나아갈 수 있도록 노력해야 한다.

2) 현대인의 질병과 문제점

(1) 잘못된 식생활

인간에게 찾아오는 질병 중에는 외부물질에 의하여 일어나는 외인성 질병은 전체 질병의 30% 정도를 차지하며, 내인성 질병은 내적 요인으로 인한 질병이 70% 정도로 본인 자신으로부터 오는 요인들이 대부분이다. 그리고 내인성 질병의 70%가 음식물인 먹거리와 식품 등에서 관련이 있는 생활 습관성에서 온다고 한다. 그러므로 먹거리로 인하여 질병이 생기는 원인으로 전체 질병의 50% 내외로 약 절반을 차지하는 것이다. 이렇게 질병이 나타나는 증상은 대개 살아온 결과물이 반영된 것이 병에 걸리게 한 원인이므로 새롭게 인체의 체질을 바꾸어야 몸의 병이 치유될 것이다.

(2) 바른 자세

우리의 생활 속에서의 나쁜 자세도 질병을 유발하는 원인이 될 수 있다. 그러면 자연치유에서 깨끗한 혈액을 만들려면 내적과 외적으로 협력체계가 구축되어야 하는데, 먼저 우리 몸에서는 신장과 간이 제 기능을 잘하여 청혈과 노폐물 제거를 담당하고, 외부적으로는 몸을 바르게 하여 내적 신진대사를 돕게 하는 것이다. 신체의 바른 자세와 건강은 밀접한 관계가 있다. 그러므로 바른 자세는 인체의 체액순환을 돕고 뇌에 산소공급을 원활하게 우리 몸을 건강하게 증진하는데, 크게 도움이 된다.

(3) 운동 부족

우리 몸에 병의 원인 중에는 잘못된 식생활에서부터 시작을 하나 그중에서 운동부족이 이러한 질병을 만드는 원인을 부추기는 계기가 된다. 그러므로 건강한 생활을 위해선 자신에게 알맞은 운동으로 인체에 활력을 주고, 운동 전후에 명상이나 스트레칭으로 몸과 마음의 안성감을 갖는 우리 몸의 관리가 매우 중요하다.

(4) 마음의 병

만병의 근원은 마음에서부터 오는 것이다. 특히 스트레스에 있으며, 우리에게 오는 많은 질병이 마음에서 오고 있고, 현대인들의 대부분이 크고 작은 마음의 병으로 시달리고 있다. 그러므로 대표적인 것이 우리 몸에서 기(氣)의 흐름이 막히는 현상으로 건강한 사람은 일반적으로 氣의 흐름이 덜 막히지만, 몸이 허약하고 심약한 사람들은 막히는 경향이 있다.

(5) 환경 오염

우리의 주변의 환경 오염은 심각하여, 이러한 오염으로 인하여 생기는 질환은 호흡기 질환, 피부염 등 복합적이고 다양한 합병증이 나타나고, 우리가 모르는 사이 환경호르몬에 노출되어 우리의 몸은 피폐해져 건강에 문제가 될 수 밖에 없는 현실을 잘 알고 있다. 사람의 몸은 물과 공기와 흙을 떠나서는 살 수가 없는 것이므로, 시급히 환경을 살리는 것이 급선무일 것이다. 이러한 환경을 살리는 것이 궁극적으로 우리를 건강하게 만들어 건강한 삶을 영위하게 하는 지름길이다.

(6) 성인병의 요인

현대인들이 제일 많이 있는 성인병의 70% 이상이 불규칙적이고 균형이 어긋난 식생활에서부터 유발된다. 그 중에 과식과 과음 그리고 과욕과 과로에서 오는 문제를 일으키게 된다. 그리고 우리나라에서 발생하는 환자의 약 15%는 영양이 부족하여 생기는 병을 앓는 경우가 있고, 특히 약 85%는 과잉 영양공급으로 생긴 병이라 한다. 이렇게 과하게 섭취한 영양으로 인하여, 그것이 쌓여 독으로 축적하는 요소로 발달할 수 있다.

3) 지혜로운 치유

병은 우리가 갖고 있는 자연의 힘, 그것은 자연치유력으로 고칠 수 있다
- 히포크라테스 -

우리는 병에 걸린 아픈 경험이 있을 때, 예방이 중요한지 절실할 것이다. 그래서 예방이야말로 지혜의 산물로서 우리의 건강 차원에서 예방의 중요성이란 질병에 걸려보지 않고서는 알 수 없고 느낄 수 없다. 그러므로 아픔이란 건강을 챙기기 위한 요인이라 하는 사람도 있으나, 인간의 몸은 웬만한 통증에서는 회복되는 경이로운 힘을 지니고 있으며, 건강한 몸 상태에서는 몸의 에너지가 각 요소요소에 효과적으로 기능을 발휘하게 하고, 몸에 있는 질병 치유는 밖에서 오지 않으며, 우리가 아플 때 복용하는 약 들은 몸에서 활동하는 치유력이 움직일 수 있도록 하는 조력자일 뿐이다.

인간의 몸은 더울 때 땀이 나고 추울 때 콧물과 기침하고, 혹 상한 음식물이 들어오면 신호로 나타나는 미열과 복통, 식은땀, 구토와 설사 그리고 두드러기 등으로 증상을 표시하는 이러한 환경에 대처하는 몸의 자연스러운 반응인 것이다. 그러므로 몸에서 열이 나는 것은 열과 땀으로 체내의 독성을 밖으로 내보내려는 우리의 몸이 반응하는 자연치유력의 작용이다. 우리의 인체는 본능적으로 필요로 하는 것을 보충하려 해서 수분이 부족하면 갈증을 유발하고, 몸이 아프면 식욕이 떨어져 소화기관을 일시적으로 쉴 수 있게 하고 우리의 몸의 휴식과 정화를 모색하여 제자리로 돌아가려고 한다. 우리 몸에 질병에 걸리면 면역시스템이 즉시 작동하여 몸속의 백혈구는 병원체를 소멸하고, 적혈구는 질병 치료에 필요한 산소와 영양분을 병변 부위에다, 공급을 한다. 또한 인체의 자율신경과 연관된 작용들인 소화, 흡수, 배설과 자연치유 등 가운데 소화와 흡수기능이 휴식 등을 취하면 배설과 자연치유력이 활발해진다.

그러나 우리의 몸은 음식물이 들어오지 않는 상태에서의 정상적인 기능 유지를 위하여 호르몬 분비를 활성화하고 저항력 강화로 인해 자연치유력의 극대화를 만들어 놓는다. 그러한 결과로 우리의 몸이 체질이 개선되고 몸이 개선되고 정화되어 종국에는 통증이 사라지게 된다. 인간은 태초에부터 질병을 회복하는 자연치유력으로 복원해 주는 건강관리에 어느 무엇보다도 중요하다는 것을 우리 모두 잊어서는 안 되는 것이다.

이렇게 우리의 몸을 지혜롭게 풀어가는 것이 중요한데, 어떻게 지혜롭게 풀어 갈 것인가 풀어가 보자.

동양의학에서 보는 사람의 몸을 어떻게 보는가?
하나의 생명체이며, 생명체는 정(精)·기(氣)·신(神) 세 가지로 나누어 본다. 이러한 생병제 세 가지는 성(精)은 몸을 뜻하며, 신(神)은 마음(성신)이며 성(精)과 신(神)에 기(氣)가 들어가야 하나의 생명체가 되며, 동의보감에서는 이를 삼보(三寶)라 한다. 동양의학에서 기(氣)란 무엇인가? 즉 호흡을 말한다. 즉 기(氣)가 막히면 병이고, 나가면 죽음을 뜻하며, 정신은 귀신이 되는 것이다. 그만큼 氣의 작용이 매우 중요하다.

사람의 몸은 소우주(小宇宙)다.

우리의 몸을 긴장한 채로 나를 잡고 있다 보면 소우주에 머문다. 그러나 몸의 긴장을 풀고 나를 놓으면 광활한 대우주와 합을 이룬다. 이러한 순간에 우리의 몸은 한순간에 충전이 되나, 이때만큼은 우리의 몸이 긴장한 만큼 이완을 꼭 해야 한다. 이렇게 우리의 몸은 참 신비롭다. 스스로 비우면 채워지고 자연히 채워지면 비우는 것이 우리의 몸이다. 그렇게 비우고, 채워지면 우리의 몸은 건강해지고, 특히 우리 몸에서 오장육부(심장/간/비장/폐/신장)는 음(陰)의 장부라 하는데 항시 가득 채우려는 성질을 갖고 있다. 그러나 육부(위장/소장/대장/담낭/방광/삼초)는 양(陽)의 장부로서 비우면 편하다 했다. 이렇게 육부는 채우면 병이 되고, 대장이 멈춰 있으면 변비가 되고, 위장이 차 있으면 식체가 되고, 이러한 성질이 담낭에 머무르면 담석증에 걸리게 된다. 그러므로 우리의 몸은 오장이 채워지면 육부가 비워지고, 육부를 비우면 그 힘으로 오장을 채워준다.

(1) 우리의 몸이 막히는 건 어떻게 아나?

그것은 우리의 몸이 스스로 나에게 말해 준다.

그것은 통증이라고!

통즉불통(通卽不痛)이라 기혈이 통하면 아프지 않고, 몸이 아프면 기혈이 통하지 않아 아프다는 뜻이다. 그래서 우리의 몸은 어딘가 막히면 통증으로 증상을 표현하고, 그래도 느끼지 못하면 마비로 이어지는 것이다. 그래서 마비 또한 몸의 언어이다.

사람은 자연의 워리 리듬의 원리가 있다.

묘시(卯時 오전 5시~7시)에는 몸의 기운이 대장으로 간다. 그래서 일어나 배설하여야 한다.

진시(辰時 오전 7시~9시)에는 경맥의 순환이 위(胃)로 가기 때문에, 아침 식사를 거르지 말고 해야 되며 아침을 거르면 하루 종일 허하여 간식을 찾게 되고, 저녁에 과식을 하게되어 우리 몸에 무리를 주어 비만이 된다.

그래서 戌時(오후 7시) 이전에 음식 섭취를 말아야 한다. 그리고 亥時(오후 9시)이후에는 일체 음식을 먹지 말아야 한다. 이때 섭취한 음식은 장내에 축척돼 아침까지 가서 결국 살이 찌는 요인이 된다. 그러므로 오후 7시부터 아침 8시경까지 안 먹으면 13시간 간헐적 단식(間歇적 斷食) 요법이 되는 것이다.

(2) 우리 몸의 건강은 어떻게 챙기나?

우리의 현 사회의 직장인은 주로 책상이나 컴퓨터 앞에서 일을 하는데 일을 하다가도 하루에 세 차례 이상 항문을 조여주라. 바른 자세로 앉아서 괄약근을 조여주는 항문 운동을 하게 되면 괄약근을 수축하면서 아랫배에 힘이 들어가는데 그 자리가 단전(丹田)이다. 인간이 한 그루의 나무라 한다면, 단전(丹田)은 뿌리에 해당하는 중요한 血 자리이다. 그래서 한의학에서는 여성의 자궁도 남성의 정(精)도 단전 있기에 뿌리가 깊은 나무는 바람에 흔들리지 않는 것이다.

(3) 누구나 단전을 키울 수 있다.

(1) 단전을 어떻게 키울까?

◇ 괄약근을 수축하는 운동을 한다(수축하면 단전에 힘이 들어감).

◇ 힘이 간 자리에 의식을 집중한다.

◇ 이러한 운동이 잘 되었을 때 입안에 저절로 맑은 침이 고인다.

도가(道家)에서는 고인 맑은 침을 신수(神水)라고 한다. 그러므로 이러한 침을 삼키면 몸에 좋다. 현대인은 다들 바쁘게 살아가지만, 시간이 허락될 때마다 괄약근 운동을 하여 단전(丹田)에 힘이 가게 해야 한다. 또한 단전(丹田)이 잡히면 몸의 중심도 잡힌다. 이러한 현상은 나무의 뿌리가 깊이 뻗어 잡혀가듯 우리 몸의 뿌리가 깊어가는 이치와 같다. 이렇게 단전(丹田)은 마음과 생각과 연결되어 있는데 단(丹)은 마음이고, 전(田)은 몸이라 단전(丹田)은 뇌(腦; Brain)와 연결되어 있다. 그래서 화를 내거나 짜증을 내면 丹田이 막히게 된다. 그러므로 항상 밝은 표정으로 웃어야 단전(丹田)이 열리는데, 어린아이들은 하루에 400번 가까이 웃어 단전이 열린 채로 살아가는데, 나이든 사람들은 하루에 평균 6번 정도 웃는다. 그래서 단전이 막혀 여기저기 아픈 것이다.

동양의학(東洋醫學)에서는 인간의 몸은 수승화강(水升火降)이 돼야 건강하다 하였다. 찬 기운은 위로 올라가고, 뜨거운 기운은 아래로 내려가야 우리의 몸은 건강해지는데, 단전(丹田)에 집중하면 머리로 올라갔던 화기(火氣)가 배꼽 밑으로 내려오고, 이렇게 우리의 몸에서는 문제와 답을 함께 낸다는 것이다. 우리 몸에 이상이 생기면 우리 몸에서 먼저 신호를 보내는데, 통증으로 나타나고, 피로함으로 나타내고, 배고픔과 배부름도 우리 몸에서 보내는 다 같은 신호이며 표현이고 이야기다. 이렇게 머리가 아프고 배가 아프고 귀가 아프고 손이 아픈 것도 몸에서 아프다고 말하는 것이다.

이렇게 몸에서 말을 하면 대답을 해주어야 하는 것, 피로하면 쉬어 주고, 졸리면 자고, 아프면 원인을 찾아 치료해 주고 우리 몸에서 스스로 정상이 되고자 하는 향상성에 귀를 기울이면 건강해지는 답과 치료의 답을 찾을 수 있다.

즉 "숨을 잘 쉬고", "밥 잘 먹고", "마음 편히 갖는 것"이 건강의 세 가지 방법 아니겠는가. 우리 몸에서 얘기하는 소리를 잘 경청한다면 그것이 치유의 답이고 문제를 해결하는 방법이다.

05 CHAPTER 자연치유의 방해요인: 의학적, 환경적, 생물학적 요인

1. 의학적 치유 방해요인

1) 질병이란?

질병이란 인간이 지니고 가야만 하는 숙명일까? 우리 몸에서 보내는 말을 잘들을 수 있다면 충분히 예방을 할 수 있다 질병은 정신과 몸 전체 또는 일부에 장애가 발생하여 정상적인 기능을 할 수 없는 상태를 말한다. 그러면 질병을 분류해 보면 감염성과 비감염성의 두 종류로 분류되고, 질병을 일으키는 감염성 질환은 세균이나 바이러스 및 곰팡이 등이 인체에 침입하여 일으키는 질환이다. 이들 중에서 세균에 의한 질병 등은 항생제 발달로 치료가 대부분 가능해졌지만, 코로나19와 같은 바이러스성인 경우에는 항바이러스제 개발이 전 세계적으로 활발히 진행되고들 있다. 그리고 비감염성 질환은 병원체 없이 나타나는 인체의 질병으로 발병의 원인이 밝혀지지 않은 경우도 많이 있다. 그러므로 병에 따라서 위험인자 등이 복합적으로 질병을 유발시키는데 영향을 주는 것으로 추정되고 있다. 이러한 질병과 관련되고 있는 위험인자들로 흡연으로 인한 폐암과 짠 음식으로 인한 고혈압 등이 있으며, 또한 단 음식으로 인하여 생기는 당뇨병 등에서 찾아볼 수 있다.

한편 현대사회에서의 질병 관리에는 비감염성 질환에도 생활방식에서 변화를 주어 주위에서의 위험인자를 제거하는 관리가 매우 중요해지고 있으나, 예전에 질병관리는 질병이 발생하면 진료하는 것으로 되어있으나, 현대인은 질병이 발생하기 전에 올바른 생활 습관으로 질병의 예방을 강조하고, 스트레스에 대처할 때와 감정이 폭발할 때 몸에서 나타나는 비정상적으로 열이 발생하여 몸 전반에 걸쳐 나쁜 영향을 미치게 한다. 그러므로 혈액순환과 체온조절 등 영향을 미치고, 체액의 pH, 산소공급과 면역체계 등에 균형이 깨져 우리의 몸의 건강이 무너지는 것 또한 항상성을 방해하는 주요인이 된다. 그러므로 우리 몸이 아파서 병원에 가면 병의 근원을 조사하기 위해 가장 먼저 하는 것이 소변검사와 혈액검사인데, 이 두 가지 검사가 몸의 건강의 척도이기 때문이다.

이러한 검사에서 혈관이 긴장한다거나 한편으로 혈행이 지나치게 빠른 혈류는 치료에 방해가 되는 요인들인데, 이렇게 질병에 가까워지지 않으려면 흥분을 자제하고 조급한 마음을 버려야 건강할 수 있는 척도이며, 자연치유에 방해가 되는 다양한 요인들 가운데 현대인들이 가장 많이 경험하고 고생하는 질병의 일환으로서 스트레스와 만성피로, 각종 암을 예로 알아보기로 한다. 이에 앞서서 질병에 대해 간략하게 설명하면 다음과 같다.

2) 질병 예방과 치유

치유의 근본적인 목적은 예방일 것이다!

치유보다는 질병이 생기지 않도록 예방을 하고 건강을 승진시키는데 있다. 그러나 사람의 몸에서의 항상성이 여러 요인에 의하여 균형을 잃으면 질병의 테두리에 둘러싸이게 된다. 그러므로 이러한 질병은 일반적으로 병을 일으키기 쉬운 요인들로 인하여 병이 발생 시기로부터 시작된다. 이렇게 병적 변화가 생기는 증상발현의 전 단계를 거쳐 뚜렷한 임상증상이 나타나, 어떻게 본인이 대처했는가에 따라서 완전히 회복되든가 아니면 장애를 남기게 되는 결과를 초래한다. 자연 친화적 치유는 하나의 질병을 계기로 더욱더 건강을 증진하도록 관리하여 삶의 질을 높여가는 1단계로 인식하면 된다. 자연치유에서의 질병의 예방은 세 단계로 나누는데, 자연치유는 증상이 발병되기 전 단계와 예방에 대한 1차에 관심을 더 많이 두고 있다.

- 1차 예방 : 질병이 발현하기 전에 막는 예방단계이다.

자연치유는 질병의 예방보다 건강을 증진하고, 유지하여, 무병장수를 하는 것을 목적으로 한다.

- 2차 예방 : 병의 증상이 나타나면 조기에 진료와 검사받고 치료에 임한다. 질병에 걸렸을 때 더 악화하지 않게 원인을 찾아서 후유증을 최소화 하도록한다.

- 3차 예방 : 1~2차 예방에도 병이 진행된다면 3차 예방으로 대비하는데, 질병에 걸린 후 부작용 및 장애에 대한 여파를 최대한으로 줄여야 한다.

3) 만병의 근원 만성적 피로 해결 방법

우리의 몸에 피로를 느낀다는 것은 우리 몸의 건강 유지에 무리가 되어 제 기능을 다 할 수 없는 일이 벌어지고 있음을 알리는 예고 증상이다. 또한 현대인이 느끼는 만성적 피로는 피로감을 느껴 휴식을 취해주었을 때 사라지는 피로는 만성피로가 아니다. 그러나 피로가 휴식을 취해도 피로감이 1개월 이상 지속되면 병적인 치료를 요하는 급성 피로인 것이다. 이러한 피로감이 6개월 이상 이어진다면 만성피로로써 진료를 통해 원인을 찾아 근본적으로 치유를 해야 한다. 그러므로 만성피로를 일으키는 주된 원인은 신체적 원인을 들 수 있는데, 만성피로와 함께 몸에 오는 질환은 수백 가지에 이른다. 그리고 몸에 영양 불균형도 만성피로의 원인 중 하나이다. 현재 우리가 겪는 만성피로의 대부분은 사회생활에서 오는 심적 스트레스에서 오는 피로로 그중에서도 과다업무, 불규칙한 생활, 대인관계, 음주, 운동부족 등이 주된 원인이기 때문에 운동과 생활습관을 바꾸고 생활에서 오는 여러 종류의 스트레스를 대처하는 능력을 길러야 한다. 그래서 만성피로는 모든 병의 근원이며, 공통적으로 갖는 증상이다. 즉 만성피로가 쌓이면 근육에서 글리코겐이 빠져나가고 혈액에 유산이 축적되어 발이나 발가락에 통증이 오게 된다. 이렇게 피로감이 쌓여 지치게 되는 것이다. 동물실험 연구를 보면 피로감을 유발하여 지치게 한 동물의 피를 충분히 휴식을 취한 동물에게 주사하면 피로의 징후가 나타난다는 연구보고가 있다.

4) 식초로 만성피로증후군 개선

우리의 몸이 만성적으로 피곤하면 면역력과 자연치유력이 저하되어 각종 질병에 쉽게 노출되고, 삶의 의욕이나 활력에도 영향을 미쳐 에너지가 고갈된다. 이럴 때 우리 몸이 회복하기 위해 각종 요법을 활용한다. 즉 생활 습관 개선을 위한 자연요법과 식초요법, 효소요법, 운동요법, 생약요법, 명상 등을 추천한다.

◇ **식초요법**

현대인의 최대의 화두는 건강과 행복일 것이다. 최근에 각 방송매체에서 자연발효 식초가 질병의 예방을 해주는 건강식품으로 알려지면서 식초의 성분과 효능에 알아보고, 식초의 활용에 따라 예방 치유에 도움을 준다.

식초는 초산 등 60종 이상의 탄소를 함유한 유기산으로 식용으로 다양한 아미노산과 주석산 등이 함유하였고, 영양소가 들어있는 식품에 첨가시켜면 조리할 때 영양소의 파괴를 방지해주고, 체내 흡수율을 높여 흡수가 어려운 비타민C나 칼슘 흡수를 도와준다. 그러므로 식초는 원료나 제조법에 따라 성분이 변하는데 약초를 이용한 약초식초, 쌀을 이용한 쌀 식초, 과일 등을 이용한 과일식초 다양한 재료를 이용한 식초들이 질병에 맞추어 재료가 가지고 있는 치유의 성분을 식초로 만들어 극대화하여, 질병을 치유하는 보조식품으로 주목을 받고 있다.

식초는 발효의 마지막을 장식하는 발효 음료이고, 곡물과 과일 등을 일차적으로 발효시킨 발효액이나 발효 술과는 비교할 수 없는 인간에게 하늘에서 주신 선물인 "식초" 최고의 항암제이고, 해독제인 다이어트와 스트레스를 날릴 수 있는 청량음료의 제왕으로 불린다. 그리고 음식의 풍미를 더 해주는 식재료를 이용, 최고의 조미료가 식초다. 그러나 제조법이 간단치는 않다. 하지만 원칙만 잘 지키면 집에서도 천연식초를 만들 수 있으며 옛 어머니들은 재래식 부엌 부뚜막에 위에 만들어 사용했으나 지금도 입식 부엌이지만 가능하다.

◇ **효소요법**

우리 몸의 면역기능과 항산화기능 및 몸의 대사기능 향상을 위해 식생활을 개선해 나가야 한다. 그러므로 채소와 과일을 충분히 섭취하여 비타민C와 B군을 섭취를 권장, 또한 에너지 생성을 돕는 활성 물질이 함유된 음식 등을 꾸준히 섭취한다. 그리고 효소를 복용해야 한다. 인간의 몸은 세포로 이루어져 있는데, 우리 몸의 세포가 정상으로 살아가려면 효소의 작용이 필요하며, 효소는 음식의 소화, 흡수, 배출, 세포 형성과 유해 독성 해독 및 지방분해를 돕는 직간접적으로 영향을 준다. 또한 간의 건강상태를 나타내는 GOT(Gulutamicoxaloacetic transninas), GPT(Gulutanicpyruvic transn inas)는 아미노산에 관여하는 효소이다. 이러한 효소를 꾸준히 복용하면 간기능을 건강하게 유지할 수 있고, 류머티즘 관절염의 통증을 없앤다. 또한 신장질환을 예방하고 치료하는데 도움을 주고, 우리 몸에 노폐물을 분해 제거하여 신장의 부담을 줄여 주어서 신장 내 염증을 제거하며 신장의 이상으로 생긴 부종을 개선하는데, 도움을 준다.

우리 몸은 인스탄트식품을 계속하여 섭취하는데 인스탄트식품에는 효소가 부족하다. 그러므로 계속적으로 인스턴트식품을 섭취하게 되면 비만은 물론 각종 질병에 노출되고 위장장애와 영양 결핍으로 이어지는 심각한 병에 걸린다. 그래서 내 건강상태는 식생활의 결과이며 이러한 현상은 우리 몸이 효소를 생성하는데, 한계이다. 이러한 현상은 우리 몸에서 소화효소나 대사효소는 우리가 필요한 만큼 무한정 만들어낼 수 없기에 효소가 가지고 있는 풍부한 녹황색 채소와 과일과 산약초와 나물류 발효식품을 복용해야 한다. 또한 우리 몸에 효소가 부족하면 노화가 빠르게 진행하고, 효소가 풍부한 각종 효소식품을 섭취하면 고갈에 따른 질병을 예방할 수 있다. 그중에서 대사효소는 우리가 먹고 소화한 영양소 등을 분해하고 합성하여 배출하는 등 우리 몸의 물질대사에 작용하는 효소이다. 그러므로 인간을 포함한 모든 생명체는 외부로부터 흡수된 특정 물질들을 이용하여 그때그때 필요한 물질을 합성하고 분해하면서 생명의 활동에 필요한 각종 에너지를 얻는다.

그리고 이러한 과정에서 생겨난 부산물이나 노폐물을 몸 밖으로 배출하는 역할을 하는 대사효소는 우리에게 매우 중요한 생명 활동을 지속하게 한다. 이러한 물질대사의 과정 중에 어느 한 부분에라도 이상이 생긴다면 심각한 문제가 발생 우리의 건강은 깨지고 만다. 이 같은 중요한 대사 역시 효소의 도움이 있어야만 이루어지는 것이다. 현재까지 밝혀진 1300여 종류의 대사효소는 우리몸의 신진대사를 촉진, 질병이나 상처 등의 자연 치유력을 강화시켜, 이물질에 대한 면역력을 높이고, 혈액을 정화하여 지방을 분해하는 등의 활동에 도움을 준다. 또한 대사효소가 없다면 신체의 대사활동은 불가능해지고, 건강은 큰 위험에 노출될 것이다. 이러한 대사활동이 멈춘다면 직접적인 죽음과 연결될 수 있다.

◇ **운동요법**

운동은 혈압을 낮추고, 심폐기능을 개선시키며, 체중감소를 돕는다. 또한 혈중 콜레스테롤 수치를 개선하고 스트레스 해소 등을 통해 우리에게 매우 유용하다. 여러 연구를 통해 보면 꾸준한 유산소 운동이 혈압을 낮추고, 운동을 안 하는 사람들보다 고혈압 발생 위험을 50% 이상 낮추는 것이 잘 알려져 있습니다. 그러므로 유산소 운동에 걷기와 자전거 타기 등을 천천히 늘려가며 하루 약 30분 이상을 운동하면 좋다. 또한 운동은 치료를 위해 운동요법은 일반적으로 규칙적인 유산소 운동을 권장하는 방법이다.

그리고 일주일 3~5회 정도 규칙적인 운동을 실행하고, 처음 운동을 시작할 때는 10~20분 정도 하다가 천천히 운동시간을 늘려서 30~50분 정도 하는 것이 알맞다. 그리고 심장병이나 중대한 건강상의 문제를 가진 환자는 운동부하검사나 전문의에 의한 철저한 평가 후에 실시해야 한다. 따라서 개인에게 맞는 운동능력을 유지하도록 운동을 권고하는 것이 바람직하다. 언제까지 운동을 해야하는지를 전문가에게 자문을 받아서 오랫동안 지속하는게 좋으나 3개월~6개월만 운동을 해도 효과는 있다. 그리고 운동 전이나 후에 마음을 다스리는 명상과 호흡조절 요법을 병행하면 더욱더 효과적이다. 명상을 통해서는 정신건강과 면역기능이 향상되고, 호흡조절은 스트레스를 완화되어 매우 좋다.

◇ **생약요법**

우리 몸이 만성적으로 피곤하면 생체의 리듬이 깨져 면역력과 자연치유력이 저하되어서 각종 질병에 노출되는 심각한 상황을 초래할 수 있다. 이렇게 질병에 노출되어 삶의 의욕을 상실하거나 몸의 활력 또한 고갈된다면, 약용식물늘로부터 추출되는 파이토케미컬(phy tochemical)이라는 식물 활성 물질이 생약으로 쓰이는데, 그중에서 버드나무의 살리실산은 통증에 효능이 있어서 유럽에서 쓰였다. 한편 한의학에서는 마황의 주성분인 에페드린과 카페인은 중국에서 여러 증상에 약제로 특히 해열, 기침, 수렴, 이뇨 등에 오랜 기간 사용되어 왔다. 그리고 생약은 약용으로 할 목적 식물, 광물, 곤충, 곰팡이, 세균 등 전체 또는 일부와 분비물 등을 그대로 또는 건조하거나 간단한 가공하여 얻어지는 것을 말한다. 이렇게 생약에서 차지하는 것은 식물성 생약인데, 현 의약품의 시작은 생약에서 비롯된 것이고 산지나 원료에 따라 유효 성분이 다름으로 사용 시에는 주위를 요한다. 현재 많이 사용하는 화학약품에도 원래 생약으로 정재된 약품이 적지 않은데, 아편으로 진통제나 지사제(止瀉劑)인 모르핀, 황백으로 위장약인 베르베린 등이 만들어지는데, 생약은 한의학에 의해 오랜세월에 걸쳐 연구로 생약을 배합된 것이 약제로써 제공되고 있다.

이렇게 우리 몸은 한의학에 오랜세월 동안 생약요법으로 아님 민간전승요법으로 쓰이거나 한의학에서 한의사의 처방에 따라 치유로 이어져 왔다. 그러므로 생약의 약명은 생약; herd medicine. 生藥=식물의 본초(本草)/ 초근, 목피, 꽃, 과실, 종자 서각(犀角; 무소의 뿔) 등으로 그대로 약품으로 쓰이는 원료로 하는 천연적인 산물이다.

2. 환경적 치유 방해요인

우리 몸의 자연치유를 방해하는 요소는 우리 몸에 섭취하는 것과 외부로부터 심각하게 다가오는 환경적인 방해요인들로 언급되는 환경호르몬의 심각성으로 많은 정보를 듣고 살고 있다. 또한 대기의 오존층 파괴로 살인적인 자외선 등의 문제를 들 수 있다. 한편 이들이 우리 몸에 심각하게 미치는 영향과 해로운 결과로 사람에게 피해를 주고 있다. 그러므로 우리 인간은 전 생애를 통해 수없이 많은 환경호르몬에 노출되고 있다. 이러한 환경호르몬이 아주 적은 양이라도 주변에 머물면서 우리 몸에 영향을 미치고 있다. 이렇게 화학물질은 우리 몸 체지방과 신체 각 기관에 축척된다. 그리고 모든 물질이 독성을 유발하므로 유해하다고 할 수는 없지만, 우리가 일일이 구분해 가기에는 너무나 많다.

그래서 환경오염물질은 합성세제, 유기물, 농약, 중금속, 아황산가스 외에 수많은 환경적 치유 방해요인들로 우리 몸속에 한 번 흡수되면 몸 밖으로 배출 이 안되어 주의해야 한다. 그리고 환경호르몬은 일명 "죽음의 덫"이라 한다. 전문적인 용어는 내분비계 교란물질로 사람이나 동물 체내에 들어가 내분비계의 정상적인 기능을 방해 또는 혼란 시키는 화학물질로 정의하고 있다. 또한 환경 요인 중에 배출된 화학물질이 인체에 유입되어선 정상 호르몬처럼 작용한다고 하여서 외인성 내분비 교란 화학물질이라고도 한다. 그러나 일반적으로 우리 몸의 신체 외 물질이 원인이 되어 정상적인 호르몬 분비가 교란되는 것을 의미하는데, 환경호르몬은 우리 몸에 들어와 비정상적 현상들인 면역기능 저하와 각종 암 유발 등과 기형아 출산에 심각한 영향을 주는 연관 가능성이 높다. 또한 오존층 파괴와 지구온난화 문제와 함께 해결되어야 할 3대 세계 환경 문제로 꼽히고 있다. 그러므로 환경호르몬은 우리 몸속으로 들어와 모방이나 봉쇄 작용으로 인하여 문제가 심각하다. 모방 환경호르몬은 구조가 생체호르몬과 비슷하여 우리 몸에서 천연호르몬처럼 작용하는 경우며, 봉쇄는 환경호르몬이 생체호르몬이 할 수 있는 역할을 빼앗아 가는 경우, 봉쇄되어버리면 환경호르몬이 우리 몸의 세포의 대사물질과 결합으로 인하여 비정상적인 생리작용을 초래하여 우리 몸에서는 면역기능 이상 등 각종 질병 들이 발생하게 된다. 그러므로 환경호르몬 문제는 나라의 문제가 아니라 각각 개인의 심각한 문제이며, 후손들에게 환경호르몬이 없는 세상을 만들어주려면 우리 모두 머리를 맞대고 대처하여 해결점을 찾아야 할 것이다.

- 환경호르몬 대치법 십계명

1. 인스턴트식품 섭취 자제
2. 아기에게 모유 수유
3. 전자레인지 내 플라스틱 및 스치로폼 용기 사용 자제
4. 전자제품 인체에서 멀리 사용
5. 플라스틱제품 사용 최소화
6. 생활 쓰레기 최소화
7. 유기농 농산물 먹기
8. 오염수 및 오염된 공기와 토양에 접근하지 말 것
9. 환경호르몬으로부터 보호수칙을 철저히 지킬 것
10. 세탁 시 염소표백 세정제 및 1회용 용품 사용 최소화

3. 생물학적 치유 방해요인

인간의 몸의 치유체계에서 균형과 조화를 이루어 정상적인 기능을 할 때 우리 몸은 치유체계 존재를 인식하지 않는다. 그러나 인간은 표면적으로 문제가 드러날 때까지 본인의 몸 상태를 전혀 인식하지 못하는 것은 우리 모두 건강하길 원하기 때문이다. 그러므로 우리 몸의 모든 시스템이 효율적으로 움직여진다면 항상성이 유지되고 건강한 삶을 영위할 수 있기 때문이다. 인간과 동물 등이 가지고 있는 생명의 항상성은

생물체 내에서 기본적 힘의 원천으로 작용하고 있다. 그리고 자연치유와 항상성 유지는 매우 관계가 깊다. 그러나 우리 주변에는 좋은 요인과 나쁜 요인들이 주변에 산재해 있다. 그러면 생물학적 요인인 활성산소는 우리 몸에 어떠한 작용 하는지 알아보고자 한다.

활성산소는 주로 산소와 영양분으로 에너지를 만드는 세포 내에 발전소인 미토콘트리아(ATP:adenosine triphosphate)를 공격한다. ATP(세포활동에 필요한 에너지를 제공하는 분자)는 산소의 도움으로 영양분의 에너지 처리과정을 거쳐 만들어지고, 이 과정에서 부산물로 활성산소가 발생한다. 이와같이 활성산소는 사람이 살기 위해 음식물을 섭취하여 에너지로 바꾸는 과정에서 생기는데, 이때 활성산소가 생기면 높은 활성과 반응성으로 세포의 효소나 DNA, ATP= DNA(고유의 ATP 생성체제)등을 공격하여 손상시키지만 우리몸에는 유해 활성산소의 증가를 막기 위해서 황산화효소를 분비하여 대비하는 방어체계가 구축되어 있어서, 어느 정도는 활성산소의 무제한적 증가를 막을 수 있다. 그러나 우리 몸에 면역력이 저하되거나 세월이 흘러 활성산소가 몸속에 축적되어 많아지면 이들에 의한 세포구조물 파괴가 빠르게 진행되어 노화증상이 속속 드러나고 각종 질병이 발생된다. 그리고 질병 발생 원인과도 연결되어 있는 활성산소에 대하여 의학계에서는 모든 질병의 근원이라고 믿고 있다. 또한 활성산소가 우리 몸에 미치는 영향은 산화반응으로부터 오며 산화는 특히 우리 몸의 노화의 주범이라는 것을 알고 그 발생은 최소화하여야 한다.

그러나 셀레늄은 활성산소를 중화시키는 강력한 항산화력을 발휘하고, 중금속해독에도 뛰어난 효능을 가지고 있으며, 체내에 쌓인 독소를 배출하는 이들 항산화제 기능을 돕는 물을 충분히 섭취하여 체내 순환이 원활하도록 하루에 1.5~2L 마시면 좋다. 또한 항산화제는 활성산소가 유전자나 세포에서 작동하여 질병을 일으키는 과정을 차단 지연시키는 강력한 물질이라 볼 수 있으며, 특히 활성산소가 일으키는 증상 및 질병의 연관성을 들어 본다.

- 염증 유발 ⇒ 관절염
- 알레르기 반응 ⇒ 피부염, 비염 등
- 호르몬 불균형 ⇒ 불면증, 생리불순, 갱년기 장애
- 세포 공격 ⇒ 세포 약화 = 노화 촉진

- 과산화 지질 생성 ⇒ 습관성 생활 질병
- 유전자 손상 유발 ⇒ 난치병, 암 발생

1) 우리 몸의 활성산소 검사법

- 스트레스를 많이 받는가?
- 최근 염증이나 질병을 심하게 앓은 적이 있는가?
- 심한 노동과 육체 피로에 시달리고 있는가?
- 나이에 비하여 피부가 어둡거나 늙어 보인다는 말을 자주 듣는가?
- 비만인가?
- 우울감과 우울증 있는가?

06 CHAPTER 자연치유요법과 보완대체요법

1. 자연치유요법

자연치유요법은 인류와 더불어 역사가 시작되었다고 할 수 있다.
우리의 몸에는 질병이 발생했을 때 스스로 낫게 할 수 있는 항상성 에너지가 존재하기 때문에 우리 몸에서 자연치유력이 활성화할 수 있도록 몸의 변화를 주는 요법이다. 서양의학의 아버지인 히포크라테스도 자연치유요법을 사용하였다. 그는 소수의 생약과 신선한 공기와 햇빛을 이용하였고, 운동과 마사지를 이용하여 치료하였다. 그러므 로 자연치유요법에서는 우리 몸의 병을 부분적으로 보지 않고 전체적인 몸 상태를 보면서 각각의 병의 실체가 하나의 부분임을 인식하고 우리 몸을 전체라는 개념으로 파악하는데, 몸에 조화와 균형을 이루도록 정신과 신체 기능을 보강해 주고 자연에서 나는 천연물질을 이용하여 부작용 없이 치유하는 의학이다. 그래서 자연치유는 질병에 걸린 몸 상태가 좋아져서 건강한 몸으로 회복하는 것이다.

자연치유요법은 자연적으로 치유할 수 있는 우리 몸에 주는 회복력을 '항상성(homeostasis)'이라고 한다. 그러나 치유에는 질병이 걸리기 이전 상태로 신체가 완전히 완치되는 완전치유와 질병이 치유되기는 하였으나 상태가 더 악화되지 않고 후유증을 남기게 되는 불완전한 치유가 있다. 그러므로 자연치유요법은 인간의 몸에서 병을 치료하는데 있어서 단순히 질병의 기전만을 생각할 것이 아니라,

내담자의 생활환경과 식생활 습관 그리고 유전요인과 생활 태도와 정서적 감정, 내면적 갈등의 요인과 또한 스트레스 및 대인관계에서 오는 요인과 가정환경에서 오는 요인, 직장에서 오는 직업적 요인 등이 현대인이 질병에서 벗어날 수 없는 요인을 다양한 면들을 파악하여 이에 따르는 전인적 치유를 할 수 있는 것이 자연치유요법이다.

　그래서 자연치유요법에서는 인간의 질병에 영향을 주는 두 가지 요소를 강조 한다. 첫째 질병 요인의 독성이 얼마나 강하냐는 것이고, 둘째 사람의 몸에서 질병에 대한 저항력이 얼마나 강하냐이다. 이러한 방어력이 튼튼할수록 질병은 인간의 몸의 균형을 깨뜨리려고 침투하는 질병을 막아내는 힘이 강해질 것이다. 또한 자연치유요법에서 보는 질병에 대한 관점은 인간의 모든 병은 근본적으로 그 세포의 생명력이 약하기 때문이라는 공통점을 가지고 있다는 사실이다. 그러므로 인간의 몸이 건강하게 하려면 두 가지의 근본적인 방법을 동원해야 한다. 따라서 우리의 몸에 부족한 부분을 채워주어서 몸에 있는 독성을 체외로 빼내주고, 몸에서 부족한 부분을 채워주면 된다. 물과 음식과 긍정적 마음, 운동(동작) 맑은 정신과 마음의 안정 등으로 채워주며, 몸속의 청소작업으로 각종 독소로 꽉 찬 몸을 정화한다. 또한 여기에 명상이나 복식호흡을 이용하여 마음수련과 몸의 이완법으로 영적인 조화를 향상시켜서, 자연치유요법을 성공적으로 가기 위해서는 꾸준한 인내와 노력과 강한 의지력이 필요한 것이다. 그러므로 자연치유요법이 인간에게 가장 오래된 형태의 요법이며, 사람에게 가장 친숙한 자연치유요법으로 영원히 이용될 것이다. 이러한 자연치유란 자연에서 채취한 천연치료제를 이용하여 인체에서 스스로 치유력을 회복시켜 질병을 치유할 수 있는 형태로 만들어주는 것이 자연치유요법인 것이다.

　우리가 자연에서 보는 식물들도 부러지거나 찌끼면 스스로 진이 나와 상처를 보호하여 바이러스나 세균으로부터 보호하거나 퇴치하여 또 다른 균으로부터 침입 못하도록 감싸서 스스로 치료되도록 한다. 또한 개(犬)를 보면 속이 탈이 나면 굶거나 주변에 있는 풀을 뜯어먹고 토를 하고는 스스로 속병을 고친 후에 조금씩 음식을 먹는다. 이렇게 식물이나 동물들도 스스로 치유할 수 있는 능력을 갖추고 있다면 인간에게는 스스로 치유할 수 있는 항상력을 갖추고 있으므로 진정한 치료제는 내 몸 안에 있다는 사실을 알아야 한다. 약물은 결코 질병의 근원을 치료할수없다는 것을 알아야 할 것이며, 우리가 섭취하는 음식으로 못 고치는 병은 의사도 고칠 수 없다.

1) 우리 몸의 건강을 위한 자연치유

우리가 사는 지구에는 인간을 포함하여 큰 동물들에서부터 작은 미생물에 이르기까지 생명의 기원이 정해진 것 같은 자연의법칙이며, 이 법칙이 우리들의 생활을 지배한다. 이러한 법칙에 순응하는 것은 건강한 삶을 살아가고 있다는 증거이다. 대자연의 순리를 알지 못하므로 거부하고 반항하며 자연의 순리에 따르지 않는 것이다. 인간의 건강의 표준은 자연의 순리를 따르는 법이며, 건강의 표준이다. 그러므로 자연의 법칙에 순응하며 사는 사람은 건강하고, 자연의 순리를 역행함으로써 건강이 나빠지도록 키워 방치하는 것이다. 이렇게 우리의 건강은 경제적으로나 사회적 문제를 해결하는 유익한 요소로서 이성과 안일한 생각으로 살아가는 사람들에게 자연치유를 인식시켜야 할 생활의 기본요소이다.

우리 주변에서 병든 사람들은 사회생활에서 보면 불행한 동기가 있는 것으로 볼 수 있다. 즉 상황을 보면 기분전환 한다고 몸에 안 좋은것들을 사들이면서 즐거워하는 행위가 사회문제를 유발하고, 경제적으로 불합리화를 초래하는 폐습을 야기하는 행위를 막아야 할 것이다. 현대사회에서의 인간은 사회 구성원으로서 가장 핵심적이며, 건강하지 못한 인적자원은 사회를 어둡게하므로, 발전은 고사하고 퇴보시키는 결과를 가져오게 되는 것이다. 건강한 사회는 건강한 나라를 만들고 건강한 가정에서 건강한 아이들 미래를 만들 수 있다. 또한 건강한 나라의 어린이는 건강하게 자라 사회발전에 균형을 이루고 노령에도 자신을 안정하게 경영함으로써 이러한 건강함이 건전한 국가의 일원으로 자리매김할 것이다. 그러나 병든 사람은 일하지 못하므로 사회적으로 활력을 잃게 되고 정신적으로 위축되어 자신의 종말이 암울함을 느낌으로 수명이 짧아지고 열심히 살아가는 노력의 부족으로 무능력한 삶을 초래하게 된다. 한편 건강한 사람은 자신의 운명에 만족한다. 그것은 건강하다는 것은 모든 것을 소유할 수 있기 때문이다. 본인 스스로 자각할 수 있는 운명에서 경쟁과 질투에 연연하지도, 알지도 못하기 때문이다.

한편 우리의 사회는 불행하게도 불치의 병이 만연하여 미처 손을 쓸 수 없는 경우가 많으며, 그로인해 세상을 등지는 일은 너무나도 흔해졌다. 그리하여 우리는 이제 자연요법으로 돌아가지 않으면, 돌이킬 수 없는 후회로 구제할 수 없다는 절박함을 깨닫고, 우리의 모두가 건강한 사회를 만드는데 합심해야 할 것이다. 건강은 나 이외에 누구한테도 얻을 수 없다. 그러므로 자연은 자연스럽게 해줄 때 진정한 자연이 되는 것이다. 욕심과 무리한 생각을 버리고 자연의 흐름에 따라 자연에 순응하는 계획은 자연요법에 기본적인 행위다. 호수의 물을 막아놓으면 물이 썩어 모든 생명이 죽어 간다. 그러나 호수의 물을 순환시키면 호수의 물은 살아나고 생명체가 살아갈 수 있는 환경을 만들어준다. 이것이 즉 자연 순환이며 자연요법으로 우리 몸에 축적된 독소를 제거해 주면 우리 몸은 반드시 소생하게 되고 자연에서 알아서 회복하게 해줄 것이다. 그러므로 인간의 자율신경은 항상 변화하는데, 변화하는 자율신경은 자연환경이 만들어내고 있다. 그래서 자연의 리듬대로 따라 하면 순응이고, 거부하면 자연을 거스르는 행위가 된다. 이러한 자연의 리듬을 무시하고 흐트러진 생활을 지속하면 반드시 건강에 이상이 생긴다. 또한 우리 몸은 낮 동안에 충분한 활동을 해야 만이 밤에 쉬고 싶은 마음이 든다. 또한 낮 동안에 흥분을 한 채로 계속 밤까지 이어져 활동을 하면 교감신경과 부교감신경의 생채 리듬이 깨져 역행한다. 이러한 현상은 우리 몸의 리듬이 자연스러운 리듬에서 이탈하는 것이고, 복용하는 약물 중에서도 흥분을 지속시켜 불면증을 유발, 장기간 약물로 인하여 신체의 자연스러운 리듬이 깨져 버리는 것이다.

또한 날씨에 따라 변화하기도 한다. 교감신경은 고기압일 때 긴장하고 부교감신경은 저기압일 때 활성화되기 때문에 날씨가 좋을 때는 활동적이고 사교적이며 의욕이 넘치지만, 비 오는 날에는 조용히 혼자 사색에 잠기는 시간을 즐기는 것도 자연적인 감각이다. 이러한 신체의 리듬 감각을 따라가는 것이 건강하게 살아가는 비결이다. 이렇게 우리 몸의 자율신경계의 균형은 계절에 따라 변화하기 때문에 일상생활에서 변화하는 미묘한 느낌은 당연함이고, 한겨울에 추위를 견디기 위해 교감신경이 긴장하므로 모든 일에 의욕을 보이며, 반대로 여름에는 부교감신경이 우위를 차지하기 때문에 여름에는 충분한 휴식을 취해야 한다. 그리고 생활의 리듬에 강약조절이 필요하다. 이러한 리듬의 가이드라인은 일일 리듬과 한주의 리듬, 일 년 리듬에 강약을 주듯 흥분과 휴식을 적당히 교체되는 생활환경을 만들고 자연의 리듬에 맞추어 살아가는 것이 우리의 몸과 마음의 건강을 유지하는 길이다.

2) 자연의 순응과 적응

인간은 가정이라는 울타리를 꾸미며 공동체 생활한다. 이러한 공동체 생활에 필요한 기본적인 요소는 음식을 취하고, 잠자고, 일하고, 부부생활을 하며 이끌어간다. 이렇게 안락한 생활을 영위하고픈 인간에게 자연은 봄, 여름, 가을, 겨울 사계절에 따라 다양한 변화를 주어 인간에게 추웠다, 더웠다, 시련을 주며 때에 따라서 태풍으로 인해 물난리와 강풍으로 주변을 초토화 시켜서 인간의 나약함을 절실히 드러내어 자연에 순응하며, 자연환경에 적응하며 살아가도록 하는 순응과 적응의 법칙이다.

우리 인간이 자연환경에 순응하며 적응하고 살아가는 기본은 자연의법칙이다.

자연의법칙은 자연에 순응하며 적응하는 인간에게는 건강과 풍요를 주고 자연의 법칙을 거부하거나 적응하지 못하는 인간에게는 질병과 고통으로 도태시키는 것이다. 이렇게 자연의법칙은 자연의 흐름에 순응과 적응을 가르쳐서 세상의 흐름을 알면 바람을 등 뒤로 맞으면서 앞으로 나갈 때 더 쉽다는 것을 알려주고, 세상의 흐름에 역행하는 것은 거센 바람을 가슴으로 맞으면서 힘들게 앞으로 나가는 것처럼 힘들고 어렵다. 우리 인간에게는 지혜로움과 현명하게 판단하는 지혜를 가지고 있으므로 자연의 흐름이 본인에게 유리하게 적응하면 살기 쉬운 것이고 판단 잘못으로 순응과 적응을 잘못하면 불리하게 흘러가서 살기 힘든 것이다. 이러한 자연의 순응과 적응은 어떠한 환경에서 강한 체질을 타고났다면 살기 편한 것이고 약한 체질을 타고났다면 살기 어려워지는 것이다. 하지만 타고난 체질이나 자연환경은 어쩔 수가 없다. 그러나 우리 인간은 자연의 흐름을 깨치고 본연의 껍질을 벗고 운명을 개척하며, 바꿀 수 있는 능력을 갖고 태어났다. 그러므로 자신의 껍질을 벗기 위해서는 자연의 흐름을 알아야 하고, 자신의 삶을 자연의 흐름에 맞도록 조정하고 조율해야 한다는 것이다. 이러한 자연의 순리이며 우리 인간이 건강하게 인생을 설계하며 자연의법칙에 맞는 생활이고 우리의 몸이 저절로 자연의 흐름에 맞도록 변화하는 것이다.

3) 자연의 먹거리

우리 몸을 가장 강하게 하는 것은 올바른 먹거리에서 찾을 수 있다. 그러나 현대인들은 육류 중심의 식생활을 선호하고 설탕과 가공 조미료를 가미한 요리와 식품에 길들여진 먹거리에 현대인의 건강을 위협하고 있다. 이러한 현대인들은 고혈압, 당뇨, 동맥경화, 위장병, 간경화증 등으로 쓰러지는 것은 식생활에서 오는 잘못된 습관에서 찾아볼 수 있다. 이러한 현대인들의 식생활을 살펴보면 자연식품(Natural Food)보다는 가공식품(Instant Food)를 다량 섭취하는 것을 알 수 있다. 이러한 반 자연식품은 우리 몸의 면역기능을 약화시켜 우리의 몸을 병들게 하는 공해의 산물이다. 그래서 우리의 건강을 지키는 자연에 가까운 재료와 음식을 섭취할 때 백세 건강을 보장

받을 수 있다. 우리는 원래 초식동물이다. 우리 몸속의 각 기관은 육류보다는 채소류에 잘할 수 있도록 발달되어 있다. 그러므로 제철에 나오는 과일과 채소를 풍부히 섭취하는 것은 어떠한 보약보다도 훌륭한 보약이 된다. 이렇게 우리 몸에 좋은 건강한 식생활에 반하는 반 자연적인 환경을 줄이는 노력이 결국 우리의 생활을 쾌적하고 윤택하게 만들어 건강하게 만들 것이다. 또한 반 자연적인 환경과 육류 중심의 식사는 우리의 두뇌를 둔하게 만드는 원인이며, 사람을 위협하는 각종 공해가 이 지상은 물론 지하수까지 오염됨을 우리는 너무도 잘 알기에 완벽한 자연식품을 만든다는 것은 힘든 일인 것을 잘 안다. 이러한 환경에서 자연식을 기대할 수 없는 것이나 자연식이란 우리 몸 안에 자연치유력을 높이는 것이라고 할 수 있다. 그러면 자연치유력을 높이는 자연식품에는 땅에서 나는 유기농 농산물인 현미와 통밀 그리고 각종 콩 종류를 섭취하고 바다에서 나는 해초류와 생선들 각종 식물의 열매, 콩으로 만든 된장이나, 청국장 김치와 제철에 나오는 각종 채소류, 이러한 자연 친화적인 먹거리 등이 우리 몸에 자연치유력을 키우는 에너지 공급원이 된다.

우리 몸에서 자연에서 주는 먹거리 중에서 현미나 건강 강화식품, 자연발효 약초식초, 각종허브차 및 녹차, 섭취까지 자연식(自然食)이라 하고, 이러한 자연식으로 병을 치유하거나 건강증진을 도모하는 것이 자연식의 요법이라고 할 수 있다. 또한 현대인은 만성병으로 고생을 하고 있다. 고혈압, 당뇨, 심장질환, 간경화, 심근경색, 류마티즘, 신경통, 치매성 질환, 등 자율신경 실조 등 수 많은 만성질환 있으나, 현대의학에서는 발생 요인의 구조가 있다는 입장을 취하고, 일시적으로 억제시키는 방편은 있지만, 완치할 수 없는 만성질환 등을 더욱 힘들게 만들어 수명을 단축시키는 경우가 많다. 그러나 자연의학적 측면에서는 만성질환의 종류는 다양하지만, 자연치유에서 보면 하나로 통한다. 결론적으로 질병의 원인은 잘못된 식습관과 음식물 섭취라고 본다.

한편 현대인들에게 제일 무서워하는 질병은 바로 암(癌: Cancer)일 것이다. 이러한 암(癌) 또한 자연 그대로의 화학구조를 가진 물질은 거의 암(癌)을 일으키지 않는다. 암 발생은 화학구조가 변형을 일으켜 왜곡되고 뒤틀릴 때 발암물질이 된다. 이렇게 변형되고 왜곡되는 것은, 바로 문명에서 오는 부작용이다. 이것은 인간 스스로가 자연에 대한 반동으로 생활의 문명화가 결국에는 암(癌)을 일으키는 주범인 것을 알아야 한다. 그러나 癌을 예방하기 위하여 모든 암(癌)의 원인을 외울 필요는 없다. 그러나 자연에 가까운 삶을 추구하면서 살면 될 뿐이다. 하지만 현대인의 삶은 그렇게 녹녹하지 않다. 일반적인 식생활에서 보더라도 인공적인 미각에 길들여져 있다. 이러한 인공적인 미각에서 멀어질 수 있다면, 자연미각을 추구하고 자연미각에 길들이면 자동적으로 암(癌)을 예방할 수 있다. 이렇게 대자연에서 제공하는 자연 그대로의 식품이야말로 보약중에 최고의 보약이며 천연 항암제이기 때문이다. 수억년의 지하 암반을 뚫고 나오는 자연 그대로의 광천수가 약수로 각광을 받는 이유일 것이다. 아직 까지는 자연에서 주는 천연 항암제인 다양한 항암성분을 가진 먹거리를 찾아볼 수 있다.

세계적인 문호인 괴테는 '인간이 자연과 멀수록 병은 가까워지고, 자연과 가까울수록 병은 멀어진다'고 했다. 인간이 자연 속에서 자연의 일부가 되어 살았던 옛 시절에는 면역체계를 공격하는 유해물질이 많지 않았다. 그러나 사회가 발달하면서 각종 유해물질로 인하여 우리의 몸은 자연을 찾아가려는 사실을 깨달으면서 자연과 더불어 사는 자연 지향적인 삶이 강조되어 보인다. 자연의 힘을 빌려 질병을 치료하는 자연주의의학이 주목을 받고 있다. 문명과 공해로 인하여 병든 세상을 이겨 낼 대안은 자연의 곁으로 돌아가는 것뿐이다. 자연에서 얻을 수 있는 깨끗한 물과 햇빛 그리고 신선한 공기를 만들어주는 울창한 숲과 나무를 튼튼하게 키워주는 비옥한 살아있는 흙 등이 우리의 삶의 터전에서 되살아날 때 공해로 망가진 환경으로 생존의 위기에 직면한 인류가 풀어야 할 가장 큰 해결점은 자연과 조화롭게 공존할 수 있는 세상을 만드는 것이다. 친화적인 자연환경을 만들 때 우리의 건강지수는 높아지고, 자연과 어우러져 자연의 순리를 따르며, 자연스럽게 사는 인간의 참모습을 볼 때 가장 미래지향적인 생활인의 모습이 될 것이다.

3) 자연치유학의 발달

자연치유학의 창시자인 베네딕트 러스트(Benedict Lust; 1887~1945)는 자연치유의 아버지 또는 자연치유의 시조로 추앙받고 있는 거장이다. 베네딕트 러스트(Benedict Lust)는 어려서부터 몸이 허약하여 여러 가지 질병에 고생하던 중에 세바스찬 크나이프(Kneipp)신부를 통해 자연치유법을 통해 건강을 찾게 된다. 그 후 성인으로 성장한 베네딕트 러스트는 미국으로 건너와 크나이프 신부의 자연요법을 연구하고 터득하게 되어 자연요법을 집대성하고 자연치유요법을 미국 전역에 전파, 자연치유요법의 체계를 수립하는데 평생을 헌신하였다. 또한 러스트 등이 주도한 서양에서의 자연치유(Naturopathy)의 철학은 그 핵심에 광범한 종류의 자연적 치유법들에 대한 확고한 근본적인 신념과 포용력, 협력관계가 있으며 자연치유 즉 내츄로파시(Naturopathy)오늘날 행해지고 있는 시술법과 관련된 기술과 방식을 상당수 포함하고 있다. 자연치유는 동종요법을 제외하고 뒤에 나타난 모든 치유법보다. 일찍이 1800년대에 통일된 개념을 학문화하고 학문적으로 체계적으로 정리하였다. 한편 동종요법은 당시에 널리 알려져 있었기에 부분적으로 편입하였고, 러스트(Benedict Lust)에 의해 정립된 자연치유요법의 기본개념은 후일 미국 연방의회에서 공포된 미국으 자연치유법을 확립하는데 모태가 되었다고 본다. 1931년 미 의회는'1927년 02월 27일 승인된 자연치유란 용어는 다음의 행위, 시술, 취급 등으로 구성된 말로 모든 자연치유를 포괄하고 내포한다.'라는 자연치유법의 규정안에서 치유를 위한 생리학과 재료학상의 진단과 시술로서 기계요법, 관절의 수기치유, 교정적 정형운동, 신경요법, 심리요법, 물 치료법, 철분욕, 전자요법, 온열요법, 광선요법, 색채요법, 진동요법, 그리고 식의요법을 포함시키는 획기적인 법안을 통과를 시켰으며, 식이요법에는 생화학적 조직구성 산물 식품, 정상적인 인체에서 발견되는 세포염 식품이 포함된다. 또한 식물유(기름), 탈수되고 가루로 만들어진 과일, 꽃, 씨, 나무껍질, 약초, 뿌리, 그리고 화합되지 않은 채소, 즉, 자연 상태로서의 채소가 포함된다. 이와 같은 일부, 또는 전부의 자연요소로서의 광물욕, 신체기관의 건강을 위해 요구되는 조직과 세포화학물질염분 등의 사용은 자연치유 시술하는 모든 사람에게 미합중국 연방의회의 확고한 특별법령이 부여하는 합법적인 권한이다.(이 내용은 1931년 미국 국회법안으로 통과된 법안 내용임) 그리고 카이로프랙틱 역시 합법화한 전문의료분야로 발전되었다. 그러나 자연치유분야는 자연의학의 기본개념에서 일탈하여 기존의 제도권 의료 등과 혼합되는 성향을 가져오기도 하였다. 미국에서는 자연치유법이 제정됨에 따라서 자연치유사들이 자연치유학문의 어떠한 부분이든 이수하고 훈련으로 습득한 기술과 지혜로 병든 자와 각종 질병과 인간의 고통을 자유롭게 진단하고 치유시술을 하게 되었다 이렇게 미국의 자연치유법이 제정되므로 기존 의료체계에서의 화학물질과 화학약품과 수술이라는 공격적인 치유 방식을 사용하지 않고, 곡물이나 산초, 채소와 과일을 발효시킨 효소와 식초 등과 물, 바람, 공기 등의 자연의힘을 빌려서 각자가 지니고 있는 생명력과 항상성 그리고 면역력을 증대시키고 강화시켜 우리 몸의 균형과 조화를 찾아 질병을 치유하고 예방하는 전인치유全(人治癒)와 인간과 자연 우주를 하나로 보는 홀리즘(Holism)을 근본으로 한 전일치유(全一治癒)로 발전하여 현대의 자연치요법의 기본을 확립시키는데 기본적인 초석이 되었다.

● 미국의 초기 자연치유요법

분류	자연요법
자연의 순리를 따르는 요법	① 광선요법 ② 물 요법 ③ 산림 요법(일광 요법) ④ 식이요법(영양요법, 단식요법) ⑤ 방사선 요법 ⑥ 소리 요법(음악치료) ⑦ 색채 요법
영적 치유법	① 신비 요법 ② 신유 요법 ③ 영성 치유
운동요법	① 호흡 요법 ② 운동 요법 ③ 신체훈련 요법 ④ 가공 요법
수지 요법	① 마사지 요법 ② 정골 요법 ③ 기계 요법 ④ 카이로프랙틱 요법 ⑤ 지압 요법 ⑥ 침술 요법 ⑦ 반사 요법
자연 약재를 이용하는 법	① 약용식물 요법 ② 생물 요법 ③ 생화학 요법 ④ 동종요법 ⑤ 변압 공기 요법 ⑥ 아로마 요법
형이상학적인 요법	① 심리요법 ② 심리분석 요법 ③ 정신요법 ④ 최면요법 ⑤ 황홀 요법 ⑥ 自省(자성) 요법

이상의 분류는 미국의 초기 자연치유요법을 중심으로 나누어진 것이나, 현재 전 세계 각국에는 전통적인 많은 자연요법이 매우 다양하게 존재한다.

(자연치유학 개론, 도서출판 국제선교, 신태웅, 2006, 참조)

4) 자연치유 요법의 종류

동양 한의학에서는 양적인 사람은 음으로 치료하고 음적인 사람은 양으로 치료한다는 원칙이다. 음양을 알고 나면 한(寒), 열(熱), 허(虛), 실(失), 표(表), 리(裏)를 알아야하는데, 보이는 세계는 보이지 않는 것이 주관하므로 마음이 몸의 주인 노릇을 하기 때문에 음과 양, 허와 실, 더움과 차거움, 겉과 속을 관찰하는 게 시급하다. 그러므로 이열치열(以熱治熱)이나 이독치독(以毒治毒) 등도 음과 양에 바탕을 두고 여름에 삼계탕을 먹는 것은 겉은 뜨겁고 속은 차기 때문이다. 우리가 숨을 들어 마시는 것은 음이요, 숨을 내뿜는 것은 양이라 비만인 사람은 풍선만 불어도 살이 빠진다. 그래서 관현악기를 부는 사람은 비만인 사람이 드물다. 불면증을 잠을 못 자는 사람은 여러 가지 이유가 있겠지만 음양이론에서 보면 음기가 부족하기 때문에 음의 꽃인 안개꽃을 한 다발 사서 머리맡에 놓고 자면 잠이 잘 온다. 이렇게 자연치유요법은 자연의법칙에 따라 음양의 조화를 이루며 자연에 순응하며, 적응하여 건강한 삶을 찾아가는 것이다. 이러한 자연치유법은 다양한 방법의 치유법을 개발하고 실전에 사용하고 적응하여 효과를 본 여러 요법을 간략하게 소개하고자 한다.

1. 인도전통의학(아유르베다)요법

인도는 자연치유 중에서 '아유르베다'는 한의학에서 말하는 '인간은 소우주다'라는 것을 강조 우주의 질서에 순응하는 것이 건강이고, 역행하는 무질서는 병이다.'라 주장한다. 특히 한의학에서는 오행을 보고, 인도전통의학인 아유로베다는 공허, 공기, 물, 불, 흙의 다섯 가지 요소를 중시하고, 아유로베다에서는 바타, 파타, 카파 세가지 체질로 분류한다. 공기와 허공, 불과 물, 물과 흙으로 자연을 보며 순리에 따라 인간의 정신과 영적인 상관관계를 적용해서 병의 원인을 심리적, 신체적, 영적인 면에서 찾는 아유르베다의 가장 큰 특징 중 하나이다. 특히 아유르베다는 인간의 인체를 매일 면밀히 관찰하는데, 특히 맥박, 혀, 얼굴, 눈, 손톱, 입술, 을 보고 진단을 통해 인체의 몸과 마음을 통한 의식이 조화로운 통일체로서 평형유지 상태를 보고, 소변과 대변, 땀이 정상적으로 배설하는지를 본다. 또한 아유로베다의 치료 원칙 중 하나는 몸속의 독소를 제거하는 것이고 또 하나는 독소를 중화시키는 것이다. 그리고 약물 치료, 척추지압, 침술과 마사지 등으로 치료하고 코안에 약물 투여, 음식조절, 요가, 호흡과 명상, 만트라 등을 외우며, 다양한 치료법을 사용하고 있다.

2. 명상 요법

인간의 질병을 치료를 위한 방법은 두 가지 방법이 있다. 하나는 의학이고, 두 번째는 명상이라고 할 수 있다. 현재 우리가 살고 있는 세상에는 휠링(Healing)과 치유가 넘치고 있다. '명상(瞑想; meditation)'과 '약(藥; medicine)'은 같은 어원에서 나왔다. 약은 육체를 치료하는 것을 의미하고, 명상은 의식(정신과 마음)을 치료하는 것을 의미한다. 특히 명상은 눈을 감고 고요히 생각하며 내면을 바라보며 공허한 상태에서 자신의 모습을 호흡과 이완으로 긴장을 풀어내어 매 순간 알아차림으로써 자신의 내면속에서 자아를 찾아가는 전인적인 치유법이다. 특히 불교에서는 템플스테이에서 나를 찾아가는 수행 방법으로 몸과 마음을 알아가는 명상으로 마음을 챙기고. 천주교에서는 피정(避靜)을 요가 명상에서는 신과의 합일로 몸과 마음에 집중하고, 기독교에서는 공동체나 기도원 등에서 묵상기도를 한다.

3. 청혈 요법

우리 몸이 피곤하거나 긴장을 많이 하여, 저리고, 통증과 더불어 마비 등 감각 이상이 있을 때 아픈 곳을 두드리고, 당기고, 문지르는 것은 본능적으로 몸이 이상을 느끼고 통증을 완화 시키려는 본능에서 오는 자연스러운 행위 즉 치료행위가 점차 발전한 것이 청혈 요법이다. 그래서 청혈 요법은 침이나 뜸을 활용하고 마사지와 부항 등을 이용하여 다양한 치료로 손을 사용하고 기구를 활용하여 압력과 자극을 서서히 가해 생체의 자연치유력을 증가시켜 회복을 촉진하고, 피를 맑게 하여 말초혈관 및 신경과 순환계에 영향을 줌으로써, 신체의 균형을 이루어 우리 몸의 근본 원인을 치료하고자 행하는 한의학물리치료법이다. 이러한 청혈 요법은 우리 몸에 생리적 균형 및 조화가 이루어지지 않아 모세혈관에 어혈이 쌓이는데 이렇게 생성된 노폐물이나 독소들이 피부를 자극해 피아로 끌어내어 분해시켜 피부의 가스교환 및 산소를 보충해 우리 몸을 보호하고 혈액을 맑게 정화하여, 피부 세포호흡과 배설을 도와 독소와 노폐물을 체외로 배출, 진통작용으로 통증을 감소시켜주고, 혈액과 임파액의 흐름을 촉진, 우리 몸에서 신진대사를 왕성하게 하고, 자율신경계를 자극하여 소화작용, 배변조절과 수면 상태를 개선시키는 역할을 하고, 모세혈관의 정화 작용으로 피하지방을 분해하여 비만과 피부노화를 방지한다. 청혈 요법은 우리 몸에 산도 균형을 유지, 피로회복과 미용에 효과가 있고 피부 자극으로 인해 부신피질계인 스테로이드 호르몬의 균형을 유지 시켜주고, 젖산 및 CO_2 등을 피부를 통해서 배출하기도 한다. 또한 감각 수용기를 자극하여 척수의 후각 세포가 장기에 영향을 주어서 반사 효과를 나타나게 한다.

4. 스포츠 테이핑 요법

스포츠 테이핑 요법은 1982년 일본의 가세 겐조(加瀨建造) 박사가 근육 및 관절염의 치료를 위하여 연구하던 중에 테이핑 요법을 적용하면서 발전되었으며, 현재는 자연요법으로 자리매김하였고, 피부를 통해 신체의 건강을 조절하는 스포츠 요법이다. 우리 몸의 관절이나 근육에 대한 중상(상해)에 대한 예방 및 치료 또는 보호 목적으로 접착력이 있는 테이프나 신축성이 있는 테이프를 근육의 흐름에 따라서 붙이는 과정을 현장(경기장)에서 행한다. 또한 각종 운동선수는 물론 일반인들도 근육 및 관절 통증에 널리 치료 목적으로 쓰이고 있다. 현재는 편의점이나 마트에서도 구할 수 있을 정도로 대중화 되고 있다. 그리고 피부는 감각 신경과 자율신경이 분포되어 있으며 피부를 통해 근육의 감마 운동반사 역시 영향을 받기 때문에 인간의 피부는 인체 내부에 모든 것을 반영하는 출입문 역할이라 할 수 있다. 이러한 테이핑 요법을 통해 근육 생리(Muscle Physiology) 및 근육 수축, 척추반사, 생리학, 류마티스 관절염, 통풍, 퇴행성 관절염, 통증과 디스크, 오십견, 염좌, 척추강, 척추전방전위증, 협착증, 강직성척추염, 어깨 통증 완화 등에 효과를 볼 수 있다. 특히 테이핑 요법은 부작용이 없고 간단하며, 누구나 방법만 알면 쉽게 적용할 수 있으면서 효과가 빠른 장점이 있다. 운동시 관절에 무리가 없도록 가동 범위를 제한하고, 환부 조직의 교정과 압박 효과와 국소의 부종 예방 등과 인체의 조직 결합에 도움을 주어 피부 상해 예방을 통해 먼지나 오물로부터 상처를 보호하고 인공적 인대(힘줄)의 역할을 수행 통증 완화와 정신적인 안정감을 제공한다. 그러나 부위에 따라 테이프 종류와 폭의 선택을 정확히 하는 것이 좋다. 또한 테이핑 요법 시 피부를 깨끗이 하고 건조한 상태에서 사용하고 테이핑 후 2~3일 사용 후에 떼어내고 다시 테이핑 한다 그러나 피부 발진이나 가려움증이 있을 때는 사용을 금지한다.

5. 홍채 진단요법

홍채 진단법은 서양에서 19세기 헝가리의 이그나즈 폰 펙슬리(Ignaz von Peczely)와 두 번째로 홍채진단학에 영향을 준 스웨덴의 성직자이자 의사인 닐스 릴리예퀴스트(Nils Liljequist)로 본인의 질환으로 홍채의 색깔이 변화는 과정을 관찰하여 1893년도에 출판하였는데, 여기에 258개에 달하는 흑백 눈 일러스트와 12개의 컬러 일러스트를 포함한 홍채진단에 관한 자료를 모은 것으로인해서 홍책학의 시조로 인정받고 있다. 두 의사가 창시한 "홍채 진단요법" 진단 범위가 눈을 통하여 광범위하게 진단하는 요법이다. 그러나 동양에서 한의학은 맥을 짚어 보고 병을 알아내지만, 서양에서는 눈을 통해 온갖 병을 찾아내는 홍채 진단법이 있다. 홍채 진단법은 눈에 검은 눈동자가 바로 홍채라 한다. 홍채는 영어로 iris로 고대 희랍의 신화 속에서 "무지개 여신"을 뜻한다. 홍채(虹彩)의 "홍(虹)"자는 바깥세상의 햇빛과 영혼의 빛을 연결하는 다리를 뜻하는 무지개를 말한다. 폰 펙슬리는 어릴 적에 올빼미 공격을 받은 적이 있는데 올빼미 눈이 변하는 것을 보고 의사가 된 후에 사람의 눈이 수시로 변하는 것을 관찰하여 이러한 눈의 변화가 우리의 몸의 질병과 연관이 있다는 확신하게 되어 1991년 홍채진단법 이론을 체계화하여 발표하였다. 또한 홍채 전문가인 버나드 젠센(Bernard Jensen)의사는 우리 몸의 내부와 눈의 관계성을 설명하고 홍채의차트를 개발한 인물이다. 젠센 의사가 개발한 차트를 보면 홍채가 어떤 장기와 해당하는지를 알 수 있다. 그렇게 해서 연결된 장기에 질병이 생기면 홍채의 해당 부위에 '미세염증'이 생겨 홍채 조직의 모양과 색상의 변화로 나타나게 된다. 이러한 홍채의 진단에서 나타나는 질병이 현대의학에서도 눈을 관찰하여 고혈압과 뇌졸중, 폐결핵, 당뇨병 등과 세균성 심장 내막염 등을 진단하고 있다. 홍채는 자율신경과 동안신경·감각신경 등 수십만 가닥의 신경말단과 모세혈관 및 근섬유 조직을 가지고 있고, 뇌와 신경계를 통하여 모든 장기와 조직에 연결되어 있어 건강에 대한 직접적인 진단지표 역할을 수행할 수 있다. 이 같은 홍채의 특성을 이용하여 건강 수준이나 치료에 대한 반응, 인체골격, 질병 회복 및 진행에 관한 상태를 판독하고 진단하는 방법을 홍채진단이라 하며, 그 체계를 학문으로 정립한 것이 홍채학이다. 이후 각국으로 전파되어 각 학파를 이루었는데, 독일의 데크(J. Deck), 미국의 젠슨(B. Jensen) 등은 각 학파의 창시자로 간주 되는 홍채 학자들이다. 이 중 데크는 형태학적·유전적·임상적 질환 측면에서 홍채학을 연구하여 홍채학의 아버지라 불린다. 젠슨은 캘리포니아에 홍채학과 자연의학 요양소를 세우고 50년 동안 35만 명의 환자를 연구하여 홍채학을 발전시킨 인물이다. 우리나라에서는 1998년 7월 12일 의사와 한의사·과학자들이 함께 대한홍채의학회를 설립해서 활동하고 있다. 의학적 치료 목적 외에 공항 출입국관리, 주거시설 보안관리, 마약 복용 검사시스템 등에도 유용하게 활용할 수 있다고 말한다. 또한 홍채 진답법은 몸의 왼쪽은 외쪽 홍채를 오른쪽 홍채는 오른쪽을 나타낸다. 또한 홍채의 12시 부위는 머리이며 6시 부위는 다리를 가리킨다. 2시는 갑상선, 8시는 간장을 가리키는 것이다. 만약에 간에 문제가 생기면 8시 부위 홍채의 색깔이 변한다.

[네이버 지식백과] 홍채학 [iridology, 虹彩學] (두산백과) 참고

6. 약탕 요법

  옛 우리 선조들은 건강과 관련하여 산이나 들에 열려있는 식물을 이용하여 약재를 만들고 이용한 온욕법으로 애엽탕(艾葉湯; 쑥을 이용한 요법) 요법을 해 왔다. 창포탕(菖蒲湯)은 목욕통에 창포와 길경과 원지를 넣고 그 물에 온욕을 하면 피부병에 좋으나 특히 습진에 효험이 좋고 만성 호흡기 질환과 늑간 신경통 등에도 효과가 있다. 소엽탕(蘇葉湯; 차조기)은 소엽과 창출을 목욕통에 놓고 온욕을 하면 알러지성 피부염에 효과가 있으며, 식중독이나 중독성 급성신염 등에 효과를 나타내는 경우가 많다. 소엽에는 다양한 비타민과 미네랄 성분 등이 풍부하게 함유되어 있으며 탈모 예방 및 노화방지효능이 있는 생리활성물질로서 피부성 질환 치유에도 도움을 주어 피부 자극 완화 및 진정에도 효과적이다.

  각탕(脚湯) 요법은 발을 담글 수 있을 정도로 따뜻한 물에 죽염을 이나 천일염을 넣고 10분 이상 발을 담가 물이 식을 때쯤 발을 주무르는 방법이며, 발은 우리 몸의 체중을 떠받는 일로 쉽게 피로하고, 전신 혈액의 순환에도 영향을 준다. 이러한 각탕(脚湯) 요법은 수면장애(불면증), 고혈압 및 중풍과 각종 심신의 위화감 또는 피로회복에 탁월한 효능을 볼 수 있다. 이러한 요법은 한의학뿐만 아니라, 동서고금을 통해서 보면 공통적인 치유의 원리라고 하겠다. 특히 천연의 약탕 요법은 온천욕이며 일반적 수지료법의 효과와 피부를 통해 약리적인 효과를 기대하는 이중적인 목적이 있다.

7. 좌훈 요법

  좌훈(坐熏)의 기원은 예로 양귀비가 처음 시작했다는 설은 있지만 중국황실에서 체계화되었고, 문헌적으로 당나라 황실 태의청(太醫廳)황실의 의원 기록에 좌훈의 기록이 나타나며, 현재 북경 자금성에 좌훈(坐熏) 이용시 사용하던 의자와 일지가 보관되어 있다고 한다. 이 요법은 오랜 세월 동아시아의 전래 건강법인 좌훈(坐熏)요법으로 아주 오래전부터 여성들이 행하던 건강법인데, 현대에 와서도 여성에게 좋다고 알려지면서 일부 한의원이나 자연치유원 등에서 활용되고 있다. 좌훈(坐熏)은 약재를 끓는 물에 넣고 그 증기나 김을 여성기에 쏘이는 방법으로 여성 질환 치료에 탁월한 효과가 있다. 예부터 여성들은 집 주변에 있는 쑥을 이용하거나 인진 쑥을 채취하여 요강을 이용하여, 약초(약쑥, 익모초, 포공영, 루틴 성분 약재)등을 넣고 증기나 연기를 쏘이면, 여성기 깊숙한 곳까지 약재의 증기가 스며들어 약효가 흡수되어 여성호르몬의 원활한 분비를 돕고, 다이어트에도 좋으며, 특히 중년여성의 갱년기 이후에도 여성 질환이나 골다공증 예방에 도움이 된다.

여성들이 좌훈(坐熏)을 하면 강력한 살균력으로 여성 질환을 치료하고 남들한테 애기할 수 없는 치질을 완화하고 피부가 윤택해 해지므로 정신건강과 비만의 고민을 해소하고 불임과 출산 후 성 불만을 원만히 해소해 준다. 이러한 좌훈 요법은 옛 방식은 자궁과 질이 최대한 외부에 접근하기 때문에 약 성분의 증기가 직접 닿게 되는 오래전부터 내려오는 전통방식의 요법이나 비과학적이라고 해서 사라졌다가 새로이 효능이 검증, 현대에 맞게 개발되어 사용하고 있다.

중국의 황제내경에서는 "여성의 아랫배의 통증과 질병은 모두 한기(寒氣)가 모여 딱딱해진 병이니 마땅히 훈증"해야 한다고 했고, 우리나라 동의보감에서도 유사한 치료법이 기록돼 있다. 또한 우리나라 기록을 살펴보면, 동의보감에서 다양한 질병에 좌훈요법을 시술하였고 구법(灸法)을 할 수 없는 부위에 대하여 좌훈요법을 시술하고 훈세법(熏洗法), 훈증법(熏蒸法), 훈연법(熏煙法)으로 일컫는다고 나와있습니다. 그러므로 좌훈 요법은 주로 여성의 자궁질환 및 냉대하를 치료하는 포공영, 여성의 몸을 따뜻하게 하여 월경불순이나 월경통, 하복부통을 치료하는 인진, 불임이나 수족냉증을 치료하여 여성에게 가장 좋은 약재로 알려진 익모초, 혈액순환을 도와 여성의 생리를 원활히 하는 천궁, 외음부의 소양감을 제거하는 사상자 등을 여과지에 싸서 끓인 증기를 쐬면 여성에게는 최고의 요법이 됩니다.

그러므로 이러한 요법은 한의학적인 원리를 알아보면 좌훈 요법은 주로 하초질환(下焦疾患)의 대표적인 원인은 寒氣(한기)와 습기(濕氣)가 주가 되는데, 좌훈 요법 시 발생하는 약재(藥材)의 증기(蒸氣)와 연기(煙氣)는 열에 의하여 寒氣(한기)와 습기(濕氣)를 효과적으로 제거하는 것입니다. 이러한 좌훈 요법은 약재를 끓인 김이나 태운 연기를 쏘여 해당 부위의 기혈(氣血) 순환을 왕성하게 하고, 위기(衛氣)와 영기(營氣)를 윤택(滋潤)하는 작용 촉 하며 기혈(氣血)을 소통시켜 해독소증(解毒消贈), 지통(止痛), 지양(止痒), 거풍(去風)의 목적으로 사용된다. 한편 양의학적 치료효과로는 살균(殺菌)작용, 진통(鎭痛)작용, 소염(消炎)작용, 영양(營養)작용, 복활(復活)작용, 수축(收縮)작용이 있으며 적응증으로는 대하, 골반통, 치질, 욕염, 요도 증후군, 방광염 등 다양한 질환을 이용될 수 있다. 이와 같은 현상은 옛 선조들의 지혜에서 나왔다 볼 수 있다. 이러한 지혜는 우리 민족이 아랫목에서 태어나고 자라서 살다가 피곤하고 병나면 아랫목에서 보신을 하고, 늙어서 죽으면 아랫목에서 장례를 치루고, 제사상도 아랫목에서 받는다.

이렇듯 따뜻한 구들방에서 태어나고 자란 우리 선조들은 신발을 벗고 방에 들어가서 있으면 발바닥이 따뜻하고 앉으면 피가 잘 통하지 않는 몸 부위가 아궁이에서 불을 떼어 달구어진 구들에 밀착되어 혈액순환을 활성화시킨다. 따뜻한 구들방에 앉아 있노라면 잠이 슬슬 오는데 누우면 구들에서 나오는 열을 요가 가두어 어깨, 허리, 엉덩이, 장다리 등을 따뜻하게 하고 이불을 덮으면 구들에 닿지 아니하는 가슴과 배를 따뜻하게 하여 잠을 자는 시간에도 온 몸의 혈액순환이 활발하게 된다. 구들에서 우리는 감기는 땀을 내고 배탈은 배를 지지고 신경통이나 관절염은 찜질로 소중한 도움을 받는다. 옛날엔 여성들이 주로 아궁이 앞에 앉아서 아궁이를 떼는 시간이 많았다. 그래서 자연스럽게 신체의 하부를 따뜻하게 해줘서 몸을 데워주기 때문에 옛 선조들은 자궁질환이 거의 없었다고 한다.

8. 발반사요법(Reflexology)

발반사요법은 발과 발바닥과 무릎아래부터 발까지 특정 부위를 손가락과 손으로 누르면, 그 부위와 연관된 신체 특정 기관을 자극하여 내분비선의 기능이 향상되는 자연요법이다.

옛부터 아시아권에서 약 5,000년 전부터 발반사요법을 사용, 고대 의학 서적인「환제내경(黃帝內經)」소녀편(素女編)의 관지법(觀趾法)은 한나라시대의 화타는 관지법을 정리하여 족심도(足心道)라 하여 화타비지(華陀秘誌)에 소개하였다.

관지법은 인체내의 각 기관 및 조직이 손이나 발에 대응적으로 나타남다는 원리에 기초 하였고, 약 4,300년 전에 이집트 프레스코벽화에도 발 반사요법이 그림을 볼 수 있다. 이렇게 오랜세월동안 내려온 발반사요법은 현대적 체계로 발전한 계기는 1913년 미국코네티컷주 내과의사인 윌리엄 피츠제널드(W. Fitzgerald)에 의해 존 세라피 (Zone theraphy. 區帶治療)를 의학계에 발표하면서 시작되었다 본다. 건강과 관련하여 발반사요법은 침술이 서구에 보급되는 시기에 때를 같이하여 급속도로 활성화되었으며, 주 치료는 소화기질환과 스트레스 관련질환 및 천식, 편두통, 피로증후군, 관절염, 신경통, 다발성경화증 등 여러가지 증상과 질병 치료에 응용되어왔다. 그러나 발반사요법은 혈액순환을 향상시켜서 근육을 이완 통증을 완화하는데 이론의 여지가 없지만, 아직 많은 연구가 필요하다는 주장이다.

9. 바이오피드백 요법

인간의 몸은 내 의지오 달리 움직일 수 있느냐 없느냐에 따라서 하나의 손으로 물건을 잡듯이 마음대로 팔과 다리를 움직일 수 있는 감각과 운동신경을 포함한 체신이라 칭하고, 다른 하나는 맥박이나 체온처럼 내 뜻과 상관없이 스스로 움직이는 자율신경과 교감. 부교감신경으로 나눈다. 바이오피드백은 인간이 건강과 실적을 향상시키고자 하는 목적으로 생리적 활동을 변경시키는 방법을 배우는 과정으로 정의하는데, 바이오피드백의 생리적 안정과 스트레스 감소를 훈련을 시키는 것이다.

이러한 훈련은 요가를 하는 수행자와 동양의 심신 발달 기술을 연마하는 사람들은 심장박동수를 천천히 하여 자율신경계에 영향을 끼쳐 안정된 상태를 만들 수 있다고 오래전부터 알려져 왔다. 그러나 서양에서는 심장박동과 혈압 및 뇌파와 근육의 긴장 등을 자기 마음대로 조절할 수 있다고 믿는 의학자는 거의 없었으나 1950년대 이후, 기술의 발달로 이전의 의식이 통제 밖에 있다고 인식되었던 유사한 생리적 상태를 가지는 것이 가능하게 인식된 것이 1960년대 후반 미국의 브라운과 그린 박사는 명상을 통해 뇌파를 자기 마음대로 조절하는 것을 목격하고, 생체에서 나오는 신호등을 생체에 재입력해 연습하면 가능한 것을 통제할 수 없다고 생각했던 신경 또한 통제할 수 있다는 생각에서 비롯된 것이 바이오피드백 요법이다.

바이오피드백 요법은 스트레스에 직접 관련된 질환들 이외에도 효과가 있다. 이렇게 적응되는 많은 질환들이 정신적인 부분이 있지만, 근육이완과 마음의 안정을 주는 명상, 요가, 유도 심상(Guided Imagery)과 상당한 부분 공통점을 가지고 있다. 현장에서 정신심리치료사들은 바이오피드백과 함께 다양한 심신요법을 응용하여 사용, 또한 인지행동 요법과 감각운동 심리치료요법이나 기타 정신치료기법을 응용한다.

그러므로 스트레스 반응과 이완 상태 사이의 연속성은 자율신경계의 교감신경과 부교감신경의 평형이라고 설명할 수 있다. 이렇게 바이오피드백 요법은 만성통증이나 긴장성 두통, 악관절통, 신경성 장 증후군, 이명(耳鳴), 뇌성마비,고혈압, 집중력 저하증, 요실금, 근육재훈련 등의 치료에 응용되고 있다. 이렇게 바이오피드백 요법은 기구의 계속적인 사용 없이 환자 자신이 스스로 언제 어디서나 증상을 통제할 수 있도록 만들어주는 자연요법이다. 보통 12~20회 이상 1주일에 1회 훈련해야 효과를 볼 수 있다.

2. 보완대체요법

보완대체요법은 전통의학과 대체의학에 대한 요구의 증가는 인간의 수명연장과 고령화에 따른 만성질환 증가로 인해 의료비 증가와 건강과 삶의 질에 대한 인간의 관심의 증가에 기인한다. 이러한 사회경제적 변화에 의료에 대한 요구는 앞으로 더욱 가속화될 것이다. 한편 세계보건기구(WHO)에서는 보완대체요법을 해당국가의 고유의 전통적인 것에 속하지 않으면서 주류를 이루고 있는 의료체계에 통합되지 않는 여러종류의 건강관리 행위로 정의하고 있다. 또한 미국 국립보건원의 보완대체요법센터 (National Center for Complementary and Alternative Medicine: NCCAM)에서는 현재 의료의 일부가 아니라고 여기는 다양한 의료 및 건강관리 체계, 행위 및 제품이라 정의하고 있다. 이러한 두 정의에 따르면 의료가 아닌 제도권 밖의 치료적 또는 예방적 방법을 의미함을 알 수 있다. 이처럼 보완대체요법의 정의를 논할 때는 사회문화적 배경에 대한 이해가 중요하다는 점을 논의해야 할 것이다.

보완대체요법은 1990년 미국의 하버드대학의 아이젠버그(Eisenberg D) 교수 등이 발표한 논문에서 미국인 1,500여 명을 대상으로 보완대체요법 이용에 조사에서 1년간 대상자의 3분의 1 이상이 보완대체요법을 이용 그에 따른 병원 입원 자부담비를 상회 하였다. 이러한 현상은 당시 미국 사회에 큰 충격이었다. 그 후 1997년 조사에서 이용률(42.1%)과 현재까지 자부담률이 증가하였으며, 보완대체요법 이용이 계속되고 있다는 사실이다.

한편 유럽 여러 나라에서도 허브요법, 자연요법, 동종요법, 카이로프랙틱 등의 다양한 보완대체요법들이 현대의학이 자리 잡기 이전부터 현재까지 성행하고 있다. 이렇게 보완대체요법은 시대적, 문화적, 배경을 초월하여 언제 어디서나 존재하는 보완대

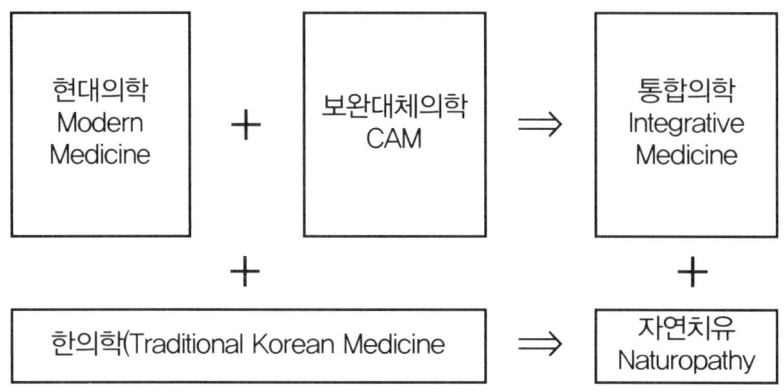

자연치유 관련 용어의 개념 모식도

【출처】 유리화,이정희외2(2014), 국립산림과학원, 산림정책이슈, 자연치유관련동향 및 산림치유 시사점, 제33, 10. 1, p6

체요법을 행하고 있는 사람이 증가한다는 것은 그 필요성에 대하여 많은 공감을 하고 있다는 사실이다. 한편 보완대체의학과 자연치유 그리고 통합의학을 분류 설명하자면 다음과 같다.

• 보완대체의학(Complementary and Alternative Medicine, CAM): 현대의학에서 속하지 않는 모든 의료행위로, 정통의학(conventional medicine)에 포함되지 않은 다양한 의학이나 건강관리 시스템을 말한다.

• 자연치유(naturopathy, naturopathic medicine): 보완대체의학의 하나로서 "자연요법" '자연치유'라고도 한다. 자연치유는 자연적으로 치유력을 향상시켜 식이요법과 운동을 통해서 인간의 몸의 질병을 치유하는 방법이다.

이러한 자연치유의 개념을 정립한 것은 20세기초 미국의 베네틱트 러스트(Benedict Lust)에 의해 정립되었고, 1927년 미국의회에서 자연치유란 용어가 처음 승인 1931년 '자연치유법'이 연방의회를 통과 식이요법, 약초요법, 동종요법, 물리요법, 운동요법, 명상요법 등의 방법을 대상자에게 선택적으로 적용할 수 있는 것이 보완대체요법이다.

• 통합의학(integrative medicine): 건강을 위한 예방에 우선적으로 초점을 맞추어 환자와 일반인의 전인적 접근(holistic approach)을 강조하며, 안전성이 확립되고 효과에 근거가 어느 정도 밝혀진 보완대체의학을 선택하여 기존 의학들과 함께 하는 의학의 새로운 패러다임이다.

미국의 국립보건원(NIH)의 보완대체요법센터(NCCAM)에서 보완대체요법의 대체의료 체계, 심신중재, 수기요법, 약물 및 생리적 요법, 약초(허브)요법, 식이와 영양요법, 생전자기장 치료법 등의 일곱 유형으로 분류하고 있으며, 대체의료 체계는 현대의학과 전혀 다른 이론과 시술체계를 갖춘 것으로 자연요법(naturopathic medicine), 아유로베다(ayurveda), 동종요법(homeopathic medicine), 중의학(traditional chinese medicine) 등이 있다. 이 중에서 심신 중재는 정신과 신체와 연관 되어있으며 서로 영향을 준다는 전제하에 사용되는 요법으로 요가(yoga), 이완요법(relaxation techniques), 명상(meditation), 태극권, 정신요법(mental healing), 음악요법(music therapy), 유도영상법(Guided imaginary) 최면(hypnosis)요법 등이 포함되어 있다.

07 효소의 생명과 치유

CHAPTER

1. 효소의 기능

효소(酵素)는 생체안에서 이루어지는 화학반응의 촉매로서 작용하는 고분자(高分子) 물질로 생체 안에서는 물질대사(物質代謝)에 관여하는 생체 촉매이다. 이러한 촉매를 이용한 우리 옛 선조들께서는 자연에서 나오는 각종 재료를 이용하여 발효식품으로 건강한 식생활을 유지해왔으며 콩을 이용한 청국장이나 김치는 대표적인 우리 고유의 효소식품이다. 옛 선조들은 전통적으로 각종 효소를 이용하여 암이나 질병을 예방하고 소화가 안 될 때 매실 발효액을 먹어 소화제 역할을 하는 지혜를 가지셨다. 효소는 다양한 곳에서 이용되고 있다. 특히 현대에 와서는 우리가 먹는 약인 소화제와 세탁할 때 쓰는 세제에도 효소가 들어가 있으며, 이렇게 효소는 인간에게 도움을 주고 있으나 원래는 살아있는 모든 생물의 몸속에 있으면서 생명 활동을 유지해 나가는 중요한 존재라는 점이다. 그러므로 우리가 음식을 먹으면 위와 장에서 소화를 돕는 역할을 하여 영양소를 체내에 흡수하기 쉽도록 분해하여 재이용할 수 있도록 단백질이나 다당, 지방 등을 분해 변형시켜 작고 간단한 단위로 가수분해하는 것이다.

우리가 동물의 고기를 먹었을 경우 동물의 단백질이 우리에게 필요한 단백질이 될 수 없기 때문이며, 동물의 단백질이 그대로 흡수될 수 없다. 그러나 동물의 단백질이 20여종의 아미노산으로 가수분해되면 우리 몸에 흡수되어 영양소 재료로 하여 우리에게 필요한 단백질을 형성할 수 있다. 특히 소화효소는 각각의 영양물질에 따라 전문적인 효소가 존재하는데, 단백질 분해효소, 당 분해효소, 핵산 분해효소 등으로 나누어지고 고분자인 영양물질을 나누는 특이적 가수분해 능력을 생화학연구에 응용하여 생체 고분자 구조 결정을 할 수 있으므로 효소는 소화 흡수와 분해, 배출, 항염, 항균 해독과 살균, 혈액을 정화하고 세포를 재생 부활하는 등의 많은 기능을 가지고 우리 몸의 건강을 지켜주고 있다.

2. 효소의 생명

우리 인간은 생명을 유지하기 위해서는 매일 음식물을 섭취하여 우리의 몸 안에서 각 기관에서 필요한 영양소를 효소가 만들어 공급한다. 이렇게 음식물이 위에 들어오면 위벽으로부터 분해효소인 불활성 전구체인 펩시노겐(Pepsinogen)과 염산이 분비되고 펩시노겐은 낮은 pH에서는 분자의 일부가 떨어져 나와서 활성형 펩신(Pepsin)으로 변형된다. 이렇게 변한 펩신(Pepsin)은 pH2 정도의 산성 환경에서 가장 작용이 강하다. 그러나 음식물이 완전한 입체구조를 가지고 있을 때는 분해효소가 작용하기 어렵다.

또한 음식물은 십이지장에서 췌액과 섞어 소장에 도날하여 살게 분해하며, 이러한 현상은 췌액에 함유된 트립신(Trypsin), 키모트립신(Chymotrypsin), 엘라스틴분해효소(Elastase), 카복시펩티드분해효소(Carboxypeptidase) 등의 효소의 각각 특이성에 따라서 정해진 방법으로 펩티드(Peptide) 결합을 가수분해한다. 그래서 트립신(Trypsin), 키모트립신(Chymotrypsin), 엘라스틴분해효소(Elastase)는 분자 내부의 결합을 절단해 주는 효소이지만, 염기성 아미노산, 방향족 아미노산, 알라닌(Alanine)과 같은 작은 곁사슬을 가진 아미노산의 카복시(carboxy)쪽을 전달하고, 카복시펩티드분해효소(Carboxypeptidase)는 C말단으로부터 1개씩 아미노산을 절단하는데, 이들 효소는 중성 pH가 아니면 작용하지 않기 때문에 위액의 염산은 췌액중의 탄산수소나트륨으로 중화되는 원리이다.

또한 소장에는 N-말단에서부터 1개씩 아미노산을 절단하는 아미노펩티데이스(Aminopoptidase:소화효소)도 존재하며, 이러한 단백질의 구성단위인 아미노산 또는 작은 펩티드(Peptide:(아미노산의 중합체)=콜라겐과 엘라스틴의 생성을 유도하는 물질) 가수분해가 일어난다. 그리고 이러한 분해물은 소장 내벽에 있는 '점막돌기(융모)'에 흡수된다. 그러나 효소(酵素)가 작용하지 않으면 음식물은 소화되지 않고 영양 또한 이루어지지 않는다.

3. 효소와 자가면역 증상과 질병 및 효소의 관계

인체의 혈액 속에는 많은효소(酵素)가 존재한다. 하지만 혈액 속에만 존재하는 것도 있으나 인체의 여러 장기에서도 나온다. 또한 혈액에 이상적으로 효소가 증가하였을 때는 인체의 장기중에 손상이 되어 비정상적으로 분비되는 것으로 손상된 장기의 적신호이다. 이렇게 효소가 특정 장기 속에만 존재한다면, 특정 효소가 있는 장기의 이상 유무를 체크하기에 편리하며, 또한 혈액 속 특정 효소 레벨과 진단에 활용할 수 있고, 각종 효소의 활성을 측정함으로써 질병을 진단 활용할 수 있다. 그 예로서는 GOT, 글루타민산-옥살로 아세트산 트란스아미나이제(Glutamoc-Oxaloacetic Transaminase)라 하는 효소이다. 이 효소는 간세포에 함유된 효소이며, 간세포가 파괴되거나 간세포의 세포막 투과성에 높아지면 혈액 속에 유출되어 증가하는 효소를 말한다. 그러므로 혈액 속에 이 효소가 높아지면 만성간염, 알콜성간염, 간경변 등의 만성화 된 간 장애가 있는 것으로 간주한다.

＊효소진단법

• GPT라는 효소는 글루탐산-피부르산 트란스아미나아제(Qlutamic-pyRuvictransaminase)라는 효소를 말하며, 이 또한 간세포에 함유된 효소이며, 이 효소가 혈액에서의 활성을 조사함으로써 급성간염 혹은 만성간염과 간경변 등을 진단할 수 있다.

• LDH-젖산 탈수소효소(Lactate Dehydrogenase)라는 효소로는 주로 심장,

신장, 간장, 폐, 혈액세포, 골격 등에 함유되어 있고, 간 질환에 있으면 GOT, GPT 등의 검사를 병행하여 진단된다. 그리고 심근경색이나 폐에 질환이 있거나 백혈병과 악성빈혈, 간염, 악성 종양일 때에도 효소가 증가함으로 LDH 측정은 다양한 질병의 진단에 반드시 실시하게 되는 검사 중 하나이다.

• ALP-칼리리 포스파타아제(Alkaline Phosphatase)라는 효소이며, 간 내에서 생성되어 담즙속으로 유출되는 효소이고, 효소의 활성이 높아지면 담석이나 담관의 질병일 가능성이 있으며 경우에는 악성종양(암)이 간장으로의 전의나 간암일 때도 상승한다는 것으로 알려져 있다.

• CHE-콜린 에스테라아제(Choline Esterase)라는 효소이다. 간장에서 생성되어 혈액 속으로 분비되는 효소이고, 간세포가 장애가 생기면 아세틸콜린에스테라아제가 저하 간경변, 간장암 등에 특히 저하하는 성질이 있다. 그리고 아밀라아제라는 효소는 녹말을 분해하는 효소이며, 췌장과 타액선에서 생성되고 이 효소의 값이 상승하면 췌장염이나 췌장암, 담석, 담낭염, 만성신부전 등의 질병에 걸릴 가능성이 있다.

• r-GTP-r-글루타민 트란스펩티다아제(r-Glutamyl Transpepidase)의 효소는 신장, 췌장, 간장, 소장, 비만 등에 포함된 효소이다. 하지만 이 효소의 활성치가 높아지면은 간장과 담도, 췌장에 질병이 생길 확률이 높다. 특히 알콜 숭녹인 사람과 그렇지 않은 사람 사이에 명확한 차이가 나타나므로 검사에 유형하다.

• CPK(CK)라고 명칭하는 크레아틴 키나아제(Creatine Kinase)효소이다. 이 효소는 골격근이나 심근 등의 근육에 있는 효소로써 증가하면 근육장애가 생겼다는 것을 의미한다. 그래서 이 효소는 지질의 성분으로서 LDL(Low-densityh Lipoprotein 저비중 리포단백질)과 HDL(High-densityh lipoprotein 고비중 리포단백질)의 2가지 측정이 이루어지며, 특히 고지혈증, 동맥경화, 협심증, 심근경색 등을 진단하는데 중요한 항목이다. 그러나 LDL에는 악성 콜레스테롤이 포함되어 있고, HDL에는 양성 콜레스테롤이 포함되어있다.

08 CHAPTER 자연치유와 질병

1. 질병에 대한 자연치유

질병에 대한 자연치유는 질병에 대한 치료에 있어서 현대의학의 역증요법을 주축으로 하는 것이 체계화되기 이전부터 인간은 완전한 존재라는 신앙에서 출발하여 자연과 신의 섭리에 따라서 순리대로 살아가면 치유력과 면역력, 조화력에 의해서 건강한 삶을 살 수 있다는 확신을 바탕으로 살아왔으나 현대에서는 인간의 질병을 치료하는 목적으로 인공적인 약물과 화학물질, 수술을 사용하여 질병을 치료하여왔으나, 첨차적으로 인공적인 약물이나 화학물질, 수술이 아닌 질병을 예방 치유하려는 것이므로 자연치유가 인간이 지닌 자연치유력인 항상성, 면역력, 회복력을 증대시키고 강화시켜줌으로써 인간의 몸을 균형과 조화를 찾아서 질병을 치유하는 것을 질병에 대한 자연치유의 목적이다.

2. 자연치유와 전인치유

자연치유(自然治癒)는 인간의 건강과 질병은 생활방식과 자연의 환경에서 오는 관계로 문명구조와 대중의식 등 많은 차원과 요소들로 연결되어 나타나는 다차원적인 현상이며, 전인치유(全人治癒)는 자연과 인간을 기계와 같은 고정된 물체로 보지 않으며, 정지하지 않고 변화해가는 역동적 흐름으로 자연은 인간을 많은 요소가 통합된 생명체로서 인간의 마음과 정보를 자연치유력 등을 매개로 어우러진 전일적인 에너지원으로 보는 사상이며 홀리즘(Holism)과도 상통한다.

한편 현대의학은 우리의 의식이나 마음이 뇌의 전기적 작용과 생화학적인 작용에 의하여 부수적으로 일어나는 현상으로 인식되어왔다. 그러므로 질병과 크게 연관성이 있다고 간주하지 않았으나, 양자역학(量子力學)의 연구로 서양학자들은 인간의 몸과 마음이 서로 주고받는 관계임을 알게 되었고, 질병과도 연관성이 있다는 것을 양자학을 통해 깨닫게 되었다. 또한 양자의학(量子醫學)과 심신의학(心身醫學; Body-mind Medicine) 등에서도 마음을 다스리지 못하면 질병을 치료할 수 없다는 전통적인 동양의학의 견해와도 일맥상통한다. 또한 미국에서는 일찍이 표준화된 자연치유의 개념으로 Naturopathy와 CAM의 정의를 1931년 미 의회에서 자연치유에 관한 입법으로 정하였다. 자연치유란, 화학물질, 화학약품과 수술이라는 공식적인 치료방식이 아닌 곡물과 채소, 산초, 물, 바람, 공기 등을 이용한 자연의 힘을 빌려 각자가 지니고 있는 生생명력(免疫力), 항상성(恒常性), 생명력(免疫力)을 증대시키고 강화시켜서 우리의 몸을 균형과 조화를 이루어 질병을 치유하고 예방하는 전인치유(全人治癒)라는 점을 합법화하였다.

3. 자연치유와 예방

자연치유는 질병을 근본적으로 치유하는 것보다 질병이 생기지 않도록 예방할 뿐 아니라 건강한 삶의 질을 높이는데에 목적을 두고 있다. 그러나 현대의학에서는 위기상황에 대처하는 것으로 의학이 발전해 왔으나, 이제는 예방 측면이 더욱더 강조되는 시대에 의료계가 추구하는 방향이기도 하다. 일반적으로 질병의 발생과정은 감수성기, 증상발현 전기, 임상 질환기, 장애기등으로 분류되어 있으며, 여기에 대한 1차, 2차, 3차 예방의 단계가 있으며, 보통 1차 예방과 증상발현 정기에 많은 관심을 두고 예방에 힘쓰고 있다.

예방의 3단계

1) 1차 예방 : 질병이 발생하기 전에 이를 막는 것이며, 인간의 건강 수준 자체를 향상시키고 질병에 대한 저항력을 높여서 사전에 예방 주사를 맞아 면역을 갖도록 한다면 질병을 예방할 수 있고, 그래서 여러 가지 병에 대한 사항들을 예방하거나 제시하는 것이 필요한 것이다. 그러므로 자연치유는 병이 없는 예방차원의 상태이기보다는 건강을 완전하게 유지하고 건강을 증진하므로 무병장수하는 삶을 영위하는 것을 목적으로 한다.

2) 2차 예방 : 우리의 몸에 병이 생겼을 경우 조기에 진단하여서 치료를 받거나 병이 발생하였더라도, 더 이상 진전되지 않고 정지하도록 병의 원인을 찾아서 병의 진전 속도를 지연시켜 후유증을 줄이는 것으로 우리 몸에 병이 생겨 치료를 받게 되면 통증과 더불어 경제적, 신체적으로 고통을 받는다, 또한 후유증이 생길 가능성이 높으므로 사전에 진단을 통한 조기치료를 받으면 불필요한 대가를 치를 필요가 없어지는 것이다.

3) 3차 예방 : 1차 2차 예방을 하였더라도 불가피하게 병이 생겼더라도 3차 예방을 해야 한다. 이것은 질병에 걸린 후 그 잔재효과를 최대한으로 줄이는 것이다. 이렇게 자연치유는 병을 하나의 계기로 삼아 더욱 건강을 증진 인간의 삶의 질을 높여가는 단계로 이해하면 될 것이다.

09 자연치유와 피부질환
CHAPTER

1. 자연치유의 질환과 미용

현대인이 가장 중요시하는 것이 건강이다. 그중에서 가장 관심을 가지며 민감하게 느끼며, 외부에 노출되어 있어서 항시 고민하는 신체의 일부인 피부이다. 항상 외부 환경에 노출되어 있고 우리 몸에서 가장 큰 기관인 피부는 우리 몸의 온도 조절 및 산소의 흡입은 물론 이산화탄소를 발산하고, 접촉을 통한 사물에 대한 느낌과 피부의 땀구멍을 통해 독소를 배출하는 기능을 포함한 다양한 기능을 가지고 있어 어느 장기 못지 않게 중요한 기능을 담당한다. 또한 피부 표면 아래에 있는 모공은 땀샘과 지방을 보유한 피지샘을 포함하고 있으며, 외부 환경에 즉각 변화하는 아주 민감한 기관이다. 이러한 외부의 반응으로 당황함을 경험한 이는 타오르는 열기와 그 열기로 인하여 얼굴이 빨개지는 것을 느낀다. 이렇게 피부는 다른 많은 변화에 적응해 왔다. 때로는 피부가 창백해지거나 빨간색 아님 노란색으로 또한 황갈색으로 변화를 보인다는 것을 알 수 있다. 그러므로 많은 사람들이 만성적 지성피부로 고생을 하고 아님 건성피부에 민감성 알레르기성 피부를 가진 이들도 있다. 그러면 예를 들어 피부는 자신에게 좋은 음식인지 주변 환경이 건강에 좋은지 좋은 습관의 삶을 즐기는지 피부는 말해 줄 수 있다. 한 예로 스트레스는 피부에 영양을 미칠 수 있으며 두드러기-가렵고 부어오른 뾰루지 등이 우리가 스트레스를 어떻게 다루는지에 관련이 있다.

그러므로 우리의 건강을 잘 지킨다면 민감성 피부라도 인간의 피부는 빛나고, 유연하고, 선명하여 반짝일 것이다. 하지만 안 좋은 음식을 먹어도 여전히 좋게 보이는 사람은 그리 많지 않다. 이렇게 피부가 건강하게 보이는지 또는 원래의 피부색에서 변화가 있는지를 결정하기 위해서는 개인적으로 보아야 할 것이다.

2. 자연치유 섭생법과 피부질환

인간의 몸은 배설기관에 문제가 생겨 배설기능이 안되거나 혈액순환 기능에 문제가 생기면 몸에 습진이 발생하는데, 습진은 피부의 넓은 부위로 피부 발진을 하는 질병이다. 이렇게 습진으로 인한 피부가 건조해져서 벗겨지고 쉽게 갈라지고 점액으로 불쾌감을 주는 피부병으로 사람들이 고생하고 완치하는데, 많은 어려움을 겪고 있다. 그러나 습진도 우리 몸의 항상성으로 건강을 찾으면 빠르게 고칠 수 있다. 그러나 원인으로 우리가 해독하는 독소의 양이 우리 몸에서 배설할 수 있는 양을 초과한다면 혈액 속에 쌓여서 혈액순환이 안되어 독소와 지방과 기름이 피부 표면 아래의 조직 내에 쌓이게 만들어 문제를 야기 시켜, 피부 트러블을 일으키는 것이다. 이러한 것처럼 주변 환경의 항원인 공기를 오염시키는 강아지 털이나 고양이 털 등이 원인이며 봄철의 꽃가루까지의 모든것이 발생하기를 기다리는 항원과 같으며 피부에 문제를 일으키는 도화선과 같다. 그러나 습진을 치료하기 위해서는 지방과 당, 콜레스테롤그리고 화학 첨가물이 가미된 음식을 줄여야 한다. 또한 소금을 과도하게 섭취하게 되면 신장과 대장에 독소가 혈류 속에 축적 시켜서 심한 습진을 유발한다. 그리고 주부습진 또한 처음에는 손바닥이 뜨겁고, 다음에는 땀이 나고, 그다음에는 허물을 벗는다. 이러한 현상은 오장육부를 다스리는 심포삼초는 손을 지배하는데 손 운동을 많이 하면 심포삼초에 좋아지나 심포삼초에 문제가 생기면 병이 든다. 현대의학에서 물을 만지는 주부들 병이라 주부습진이라 했다가 주부가 아닌 환자가 생기니 수(手)습진이라고 했다. 그러나 한의학에서는 심포, 삼포의 병이라 심포경의 중충혈과 삼초경의 관충혈에 침만 놓아도 낫는다. 침을 다섯 번 이내에 낫는데 침을 그냥 꽂기만 하면 효과가가 없으며, 강 자극을 하면 거북등처럼 갈라지던 피부가 물렁물렁해진다. 침을 가볍게 찌르면 효과가 없으며 강하게 자극을 해야 즉효가 있고 심포삼초가 나쁘면 손의 모양이 이그러져 손가락 마디가 뭉그려진다.

이러한 과정을 보면 피부가 얼마나 중요한 기관인가를 인식해야 할 것이다. 특히 검버섯과 주근깨를 자연치유에서 보면 간 기능 저하로 인해 손에 나타나는데, 이검 버섯과 주근깨는 노인들의 손에 많이 나타난다. 그러므로 갈색 점 현상은 장기와 관련된 경락이 부담을 느끼고 있음을 특정한 경락에 따라 손에 나타나는 현상이며, 일반적으로 갈색 점은 지방과 당의 과도함에서 나타난다. 그러나 어린이에게도 나타나는 것은 과도한 과일과 당에 의해 생기는데, 사탕과 탄산음료 그 외 단것의 섭취는 나이가 들수록 줄어들고 주근깨는 점차적으로 사라진다. 또한 햇빛이 주근깨의 원인은 아니지만, 촉진의 기전이다.

3. 자연치유의 탈모 예방

현대인의 성인 남녀 중에서 보면 탈모로 인하여 고민이 많다. 외모에서 오는 여러 가지 고민 중에서 탈모라고 한다. 이러듯 탈모의 원인은 식생활에서 비롯되는데 이 중에서 지나친 육류 섭취와 과량의 음료에 원인이 있다. 모발에는 모낭과 기름을 함유한 피지선에 따라 모근에 위치한다. 이렇게 과당 음료를 낳이 섭취하게 뇌년 신상에서 처리할 수 있는 능력이면 특히 과당인 탄산음료와 커피는 우리 몸의 모근을 팽창시키고, 그 결과로 머리털이 빠지거나 대머리인 사람들은 음료나 커피를 줄여서 신장을 잘 관리해야 된다. 그러므로 동양의학에서는 탈모를 신허에 의한 수기부족 현상으로 본다.

그리고 육류 과다섭취 도한 탈모를 유발하는 원인으로 우리나라 탈모 인구증가와 육류 소비증가 사이에 함수관계가 있다는 연구자료도 있다. 그러므로 탈모를 방지하고 대머리를 막으려면 평소에 채식을 위주로 하는 슬로우 푸드로 식습관을 가지는 것이 필요하다. 또한 동물성 지방의 섭취를 줄이고 두피의 지성화를 막아야 하는데 탈모자의 80%가 지루성탈모증을 가지고 있으며, 대머리는 어김없이 지성두피를 가지고 있다. 또한 초기의 유전적 탈모증의 대부분이 지루인설(비듬)과 지루성피부염이 있다는 연구 보고도 있고, 비듬도 일종의 지루성피부염으로 가볍게 보아서는 안 된다.

1) 남성의 체모

남성에게 있어서 역시 강한 털은 강한 간과 신장 그리고 생식기관을 반영하는데 끝이 갈라지거나 부서지기 쉬운 털을 가진 사람은 약한 신장과 생식기관으로 고통을 받을 수 있으며, 갈라진 끝은 음의 상태를 나타낸다. 그러므로 털의 끝이 갈라지는 원인은 식습관과 생활방식에서 지나치게 많은 음을 지니고 있기 때문이며, 이러한 상태는 과도한 약물 복용과 기분전환을 위한 약 등을 과도한 사용에 의해서 생길 수 있다. 또한 부서지기 쉬운 털은 많은 양의 소금과 동물성 음식을 섭취하므로 인해서 생길 수 있다. 이렇게 두 가지 경우에 신장에 무리를 줄 수 있으므로 안 좋은데, 이러한 현상에는 요오드의 부족함으로 생기므로 바다에서와 땅에서 나는 야채를 섭취하면 쉽게 치료될 수 있다.

2) 여성의 체모

여성의 체모에는 특별한 상징이 될 수 있다. 그것은 많은 여성이 콧수염이 발달 된 것을 볼 수 있는데 이러한 현상은 특히 소화기관과 생식기기관에 관련이 있다. 그러므로 몸의 이 부분에 과도한 솜털이 있음을 알 수 있으며, 이러한 과도한 솜털의 존재는 점액 축적이 매우 높은 비율에 이르렀음을 나타내고 있어 단백질과 점액의 높은 수치는 소화관과 생식기관에 증가하는 털이 성장하는 결과이다. 그래서 여성이 두드러진 콧수염을 가지고 있으면 그 여성은 월경 전후 증후군과 섬유종의 가능성을 포함하여 생식기관 또는 월경 주기와 관련된 문제로 고통을 받을 것이다. 또한 우리가 식습관을 바꿀 때 언제나 나는 털에게 영향을 주어서 작은 변화에라도 주의를 기울이라고 권유할 때에는 주의를 요한다. 어떠한 요법이 옳은 것처럼보일 수 있지만 생물학적으로 우리에게 매우 잘못된 결과를 볼 수 있다. 그래서 우리 몸에 털은 우리 생명과 직간접적으로 영향을 미치는지 말해 주고 있다. 그리고 탈모에는 반흔성과 비반흔성이 있는데 반흔성은 외상이나 화상 등에 의해서 모낭이 손상된 경우를 말하며, 사고나 잘못된 빗질이나 모발 관리 습관으로 빚어진 견인성탈모를 제외 하고는 원형탈모, 지루성탈모 등은 치유될 수 있다. 또한 현대인의 탈모 증상은 대부분 지루성이므로 잘못된 식습관과 수면, 운동 등 생활 습관을 바꿔야 하며, 탈모 예방법을 잘 지키면 치유될 수 있다.

탈모 예방법

- 스트레스를 줄일 것
- 폭식을 하지 말 것
- 항시 두피의 청결을 유지할 것
- 염색이나 탈색, 왁스 사용을 하지 말 것
- 머리를 감을 때 두피 마사지를 할 것
- 헤어드라이 사용을 자제할 것
- 머리에 자외선이 직접 닿지 않게 할 것
- 건과류(검은콩, 흑임자) 등을 자주 섭취할 것
- 야채와 해초류(다시마, 김, 미역) 등을 고루 섭취할 것
- 백설탕, 엿, 감미료 등을 피할 것
- 기름진 음식 및 인스탄트식품 등을 피할 것
- 원형탈모는 마늘이나 생강즙을 내어 바르면 효과가 있다.
- 머리카락 세게 당겨 묶지 않기

10 CHAPTER

효소가 기본이다
발효 치유요법(Fermentation Healing therapy)

1. 약초 요법 (Herbal remedies)
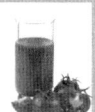

1) 약초 식초를 만들 수 있는 약재

갈근(칡)

학 명: *Puerariae lobata* Ohwi
생약명: 갈근(葛根)-뿌리를 말린 것,
　　　　　갈화(葛花)-개화하기 전의 꽃을 말린 것
이 명: 갈마, 칡넝쿨, 곡불히, 감갈

주요 질환: 소화기·신경계·순환계 질환을 다스린다.

한방요법: 꽃(숙취, 구토, 발열, 번갈, 장출혈), 뿌리(숙취, 두통, 고혈압, 설사, 이질, 고열)에 다른 약재와 처방한다.

약초만들기: 잎이 진 늦가을부터 새순이 나기 전 봄까지 뿌리를 캐어 하룻밤 소금물에 담근 후 겉껍질을 벗긴 다음 잘게 쪼개어 햇볕에 말린다.

용법 : 알코올 의존증에는 칡꽃이나 씨, 또는 뿌리 10~12g을 달여서 하루 2~3회 복용한다. 소화불량에는 이른 봄에 싹이 나올 때 채취하여 그늘에 말려두었다가 달여 차로 마신다.

형태 : 칡은 콩과의 갈잎덩굴나무로 길이는 10m 이상 자란다. 잎은 어긋나고 잎 자루가 길며 3개의 작은 잎이 달린다. 줄기는 다른 물체를 감고 올라간다.
꽃은 8월에 잎겨드랑이에 붉은 빛이 도는 보라색으로 피고, 열매는 9~10월에 길쭉한 꼬투리로 협과(莢果)로 여문다.

구 분	특 징
분 포	전국 각지
생 지	산기슭의 양지
이용 부위	식용(꽃, 잎, 뿌리), 약용(꽃, 가지, 뿌리)
효 능	주독 해독, 발한, 해열, 지갈, 진경, 지사, 꽃(구토, 발열, 번갈, 장출혈), 뿌리(숙취, 두통, 고혈압, 설사, 이질, 고열)
약 효	뿌리
채취기간	꽃(8월), 잎(봄~가을), 뿌리(잎이 진 늦가을~새순이 나기전 봄)
성 미	맛은 달고 매우며 성질은 서늘하다.
독성여부	뿌리에 소량 있다.
금 기	복용 중에 살구씨를 주의한다
1회 사용량	뿌리(10~12g)
물 용량	500~600mL(물이 반으로 줄 때까지 달인다)
약리 작용	주독 해독 작용, 해열 작용, 진경 작용, 뇌 및 관상동맥의 혈류량 증가, 근육경련을 이완시킨다.

감국(국화꽃)

학 명 : *Chrysanthemum indicum* L.
생약명 : 감국(甘菊)-꽃을 말린 것
이 명 : 야국화, 들국화, 단국화, 황국

주요 질환: 순환기질환과 냉증을 다스린다.

한방요법: 고혈압, 관절통, 나력(瘰癧), 옹종, 습진, 구창, 간열로 머리가 아프고 어지러울 때에 다른 약재와 처방한다.

약초만들기: 가을에 꽃을 따서 바람이 잘 통하는 그늘에서 말린다.

용법: 눈이 붉게 충혈되었을 때는 꽃 또는 온포기 6g을 달여서 그 물로 5~6회 환부를 닦아준다. 종기·부스럼에는 생꽃을 짓찧어 환부에 붙인다.

형태: 감국은 국화과의 여러해살이풀로 높이 30~60cm 정도이다. 잎은 어긋나고 달걀 모양이며, 깃 모양으로 갈라지고 가장자리에 결각 모양의 톱니가 있고 전체에 짧은 털이 있다. 꽃은 9~10월에 줄기 끝에 산방형 두상화서를 이루며 노란색으로 핀다.

구 분	특 징
분 포	전국 각지
생 지	산과 들, 길가
이용 부위	식용(꽃, 어린순), 약용(꽃)
효 능	청열, 해독, 진정, 소풍, 소종, 주로 고혈압, 나력, 옹종, 습진, 구착, 두통
약 효	꽃
채취기간	꽃(가을)
성 미	맛은 맵고 쓰며 성질은 조금 차갑다.
독성여부	없음
금 기	남자는 20일 이상 장복하지 않는다. 위를 상하게 한다.
1회 사용량	꽃(9~10g)
물 용량	500~600mL(물이 반으로 줄 때까지 달인다)
약리 작용	혈압강하 작용, 거담 작용, 진정 작용, 진통 작용

감수(개감수)

학 명 : *Euphorbiae Kansui Raix* (KHP, CP)
생약명 : 감수(甘遂)-뿌리를 말린 것, 우리나라는 개감수를 쓴다.
이 명 : 참대극, 감택, 감고, 고택

주요 질환: 소변불통에 효험이 있고 신장 질환을 다스린다.

한방요법: 부종, 복부팽팜, 복부에 응결된 덩어리와 가래를 삭일 때 다른 약재와 처방한다.

약초만들기: 잎이 나기 전 봄 또는 잎이 진 후 가을에 뿌리를 캐서 줄기와 잔뿌리를 다듬어 버리고 물에 씻어 햇볕에 말린다.

용법: 복수에는 뿌리 1~3g을 물에 달여서 하루 2~3회 복용한다. 배가 부풀어 오르고 가슴에 통증이 있을 때 쓰는 십조탕(十棗湯: 원화, 감수, 대극, 대추로 만든 약)을 달여 하루에 3번 복용한다.

형태: 감수는 대극과의 여러해살이풀로 높이 30~40cm 정도이다. 잎은 5개로 줄기 끝에서 돌려나며 긴 피침형이다. 잎과 줄기를 자르면 흰 유액이 나온다.
꽃은 암수한그루로 4~7월에 줄기 끝에서 황록색으로 피고, 열매는 9월에 둥근 삭과(蒴果)로 여문다.

구분	특징
분포	중국(우리나라는 개감수)
생지	산과 들의 양지바른 풀밭
이용 부위	식용(어린순), 약용(뿌리)
효능	강심, 소종, 파적취, 주로 부기, 대소변을 보지 못할 때, 늑막염, 적취, 배가 부풀어 오르고 가슴이 아플 때, 전간, 부스럼
약효	뿌리
채취기간	뿌리(잎이 나기 전 봄, 잎이 진 후 가을)
성미	맛은 쓰고 달며 성질은 차갑다
독성여부	있다.
금기	임산부, 허약한 사람, 위가 건조한 사람은 쓰지 않는다. 감초제니탕에 3일간 담갔다가 물로 일어서 흑즙을 버리고 씻은 다음 볶거나 밀가루로 싸서 독을 제거한다.
1회 사용량	뿌리(1~3g)
물 용량	500~600mL(물이 반으로 줄 때까지 달인다)
약리 작용	이뇨 작용, 통이변 작용

감저(돼지감자, 뚱딴지)

학 명 : *Helianthus tuberosus*
생약명 : 국우(菊芋)·저내(苧乃)-덩이줄기를 말린 것
이 명 : 뚱딴지, 돼지감자, 뚝감자, 꼬마 해바라기

주요 질환: 당뇨병에 효험이 있고, 위장과 간장을 보호하고 허한 데 쓴다.

한방요법: 당뇨병, 신경통, 류머티즘성 관절통, 골절, 타박상에 다른 약재와 처방 한다.

약초만들기: 꽃이 진 후 늦가을에 땅속에서 덩이줄기를 캐어 물로 씻은 후 햇볕에 말린다.

용법: 당뇨병·신경통에는 덩이줄기를 날것으로 먹거나, 덩이줄기를 캐서 잘게 썰어 햇볕에 말린 다음 물에 달여서 수시로 마신다. 타박상·골절상에는 잎을 채취하여 짓찧어 환부에 붙인다.

형태: 뚱딴지는 국화과의 여러해살이풀로 높이 1.5~3m 정도이고, 전체에 짧은 털이 있다. 줄기는 곧게 자라고 가지가 갈라진다. 잎자루에 날개가 있고 잎이 줄기 밑에서 마주나며 윗부분에서는 어긋나고 가장자리에 톱니가 있다. 땅속줄기 끝이 굵어져 감자처럼 된다. 꽃은 8~10월에 줄기와 가지 끝에 두상화가 1송이씩 노란색으로 피고, 열매는 10월에 긴 타원형으로 여문다.

구분	특 징
분 포	전국 각지
생 지	밭둑이나 길가
이용 부위	식용(꽃, 잎, 뿌리), 약용(덩이줄기)
효 능	청열, 양혈, 활혈, 거어, 해열, 지혈, 진통, 자양강장, 주로 당뇨병, 신경통, 류머티즘성 관절통, 골절, 타박상
약 효	덩이줄기
채취기간	꽃(여름), 덩이줄기(꽃이 진 후 늦가을)
성 미	성질은 평범하고 맛은 달다.
독성여부	없음
금 기	치유되면 중단한다.
1회 사용량	덩이줄기(6~10g)
물 용량	500~600mL(물이 반으로 줄 때까지 달인다)
약리 작용	혈당 강하 작용

감초

학 명 : *Glycyrrhiza uralensis* Fischer
생약명 : 감초(甘草)·국로(國老)-뿌리줄기를 말린 것
이 명 : 미초, 밀감, 밀초, 국로

주요 질환: 소화기·순환계·이비인후과 질환을 다스린다.

한방요법: 약물 중독, 음식물 중독, 위궤양, 만성 위염, 기관지염, 간염, 인후두의 염증, 습진, 옹종, 식중독, 독버섯 중독에 다른 약재와 처방한다. 한약 처방에 감초를 섞는 것은 약초와 배합할 때 독성을 약하게 하거나 효능을 조화 시키기 위함이다.

약초만들기: 봄과 가을에 뿌리를 캐서 줄기와 잔뿌리를 제거하고 적당한 크기로 잘라 햇볕에 말린다.

용법: 위경련·편도선염에는 감초 8g+길경 12g을 물에 달여 하루 3번 나누어 복용한다. 식중독·독버섯 중독에는 감초 20g을 물에 달여 복용한다.

형태: 감초는 콩과의 여러해살이풀로 높이 1m 정도이다. 잎은 깃꼴겹잎이고 작은 잎은 달걀 모양이며 가장자리가 밋밋하다. 뿌리가 비대하다. 꽃은 7~8월에 총상화서를 이루며 남자색으로 피고, 열매는 9~10에 납작한 협과로 여문다.

구 분	특 징
분 포	남부 지방
생 지	밭에서 재배
이용 부위	식용(잎, 뿌리), 약용(뿌리)
효 능	말린 것(화중완급, 윤폐지해, 청열해독, 항진, 소종독), 생것(인후종통, 위궤양, 약물 중독, 식물 중독), 주로 약물 중독, 음식물 중독, 위궤양, 만성 위염, 기관지염, 간염, 인후둥의 염증, 습진, 옹종, 식중독, 독버섯 중독
약 효	뿌리
채취기간	뿌리(봄, 가을)
성 미	성질은 달고 성질은 평하다.
독성여부	없음
금 기	치유되면 중단한다.
1회 사용량	뿌리(10~15g)
물 용량	500~600mL(물이 반으로 줄 때까지 달인다)
약리 작용	독소 해독 작용, 혈압 강하 작용

강황(심황)

학 명 : *Curcuma longa* Rhuzina
생약명 : 강황(薑黃)-줄기뿌리를 말린 것, 울금(鬱金)- 덩이뿌리를 말린 것
이 명 : 심황, 마술, 황울, 황강

주요 질환: 울혈을 풀어주고, 혈증을 다스린다.

한방요법: 요통, 생리통, 생리불순, 토혈, 코피, 혈뇨, 담낭경석, 치질, 종기, 소화장애, 치매 예방에 다른 약재와 처방한다.

약초 만들기: 늦가을에 덩이줄기를 캐서 잔뿌리와 줄기를 제거하고 잘게 썰어 데친 후 그늘에서 말린다.

용법: 치매 예방에는 식사할 때마다 강황의 주성분이 커큐민이 많이 함유된 카레를 먹는다. 치질·부스럼에는 생덩이줄기를 짓찧어 환부에 붙인다.

형태: 강황은 생강과의 여러해살이풀로 높이 50~70cm 정도이다. 잎은 밑동에서 모여 나고 끝이 뾰족한 타원형이다. 땅 속에 지름 3~4cm 굵은 뿌리줄기가 있다.
꽃은 6~7월에 꽃줄기 끝에 연노란색으로 피고, 열매는 가을에 여문다.

구 분	특 징
분 포	중남부, 남부 해안과 섬 지방
생 지	밭에서 재배
이용 부위	식용(어린잎, 뿌리), 약용(뿌리)
효 능	파혈행기, 통경, 기통, 혈어기체, 흉협동통, 건위, 지혈, 소종, 배설 촉진, 주로 요통, 생리통, 생리불순, 토혈, 코피, 혈뇨, 담낭결석, 치질, 종기, 소화장애, 치매
약 효	뿌리
채취기간	뿌리(늦가을)
성 미	강황(성질은 뜨겁고 맛은 맵다), 울금(성질은 서늘하고 맛은 맵고 쓰다)
독성여부	없음
금 기	임산부는 쓰지 않는다.
1회 사용량	뿌리(4~6g)
물 용량	500~600mL(물이 반으로 줄 때까지 달인다)
약리 작용	담즙분미 촉진 작용

건강(마른 생강)

학 명: *Zingberis* Rhizoma (KP, JP, CP)
생약명: 생강(生薑)·선생강(鮮生薑)- 캐낸 생뿌리줄기
  건강(乾薑)- 뿌리줄기를 말린 것, 포강(炮薑)- 생강을 불에 구운 것
이 명: 새망, 새앙, 새양, 생이

주요 질환: 소화기·호흡기 질환을 다스린다.
한방요법: 냉증, 관절통, 천남성과 반하의 중독, 생선 중독, 구토, 담식, 소화불량, 복통에 다른 약재와 처방한다.
약초만들기: 가을에서 초겨울 사이에 뿌리줄기를 캐서 잔뿌리를 제거하고 마르지 않도록 습한 모래에 묻어 서늘한 곳에 보관한다.
용법: 치매 예방에는 식사할 때마다 강황의 주성분이 커큐민이 많이 함유된 카레를 먹는다. 치질·부스럼에는 생덩이줄기를 짓찧어 환부에 붙인다. 만성 위염에는 생강을 4g을 캐서 물로 씻고 적당한 크기로 잘라 물에 달여서 마신다.
  감기에 걸렸을 때는 생강과 대추를 물에 달여 꿀을 타서 먹는다.
  몸이 냉할 때는 생강을 캐서 햇볕에 말린 후 곱게 갈아서 식사를 할 때마다 한 두스푼씩 먹는다.
형태: 생강은 생강과의 여러해살이풀로 높이 30~50cm 정도이다. 잎은 좁고 길며 어긋나고 줄기가 곧게 자란다. 뿌리줄기는 연한 노란색으로 울퉁불퉁한 마디가 있다. 독특한 향기와 매운맛이 있다. 꽃은 6월에 연한 노란색으로 피고, 열매는 10월에 긴 다원형의 붉은 색으로 여문다.

구분	특 징
분 포	경기도 이남
생 지	밭에서 재배
이용 부위	식용(뿌리줄기), 약용(뿌리줄기)
효 능	발한해표, 온중, 거담, 지통, 생강(위가 차서 구토를 하는 증상), 건강(몸 전체가 차가운 증상), 포강(복부의 냉증으로 인한 혈액순환을 트낄 때), 주로 냉증, 관절통, 천남성과 반하의 중독, 생선 중독, 구토, 담식, 소화불량, 복통
약 효	뿌리줄기
채취기간	뿌리줄기(가을~초겨울)
성 미	맛은 맵고 성질은 따뜻하다.
독성여부	없음
금 기	다용하면 기를 소모시킨다.
1회 사용량	뿌리줄기(4~10g)
물 용량	500~600mL(물이 반으로 줄 때까지 달인다)
약리 작용	항균 작용

검실(가시연꽃씨)

학 명 : *Euryala ferox* Salisbury
생약명 : 검실(芡實)·검인(芡仁)·계두실(鷄頭實)- 익은 속씨를 말린 것,
　　　검실근(芡實根)-뿌리를 말린 것,
　　　검실경(芡實莖)- 꽃대를 말린 것,
　　　검실엽(芡實葉)- 잎을 말린 것
이 명 : 가시연꽃, 방석연꽃, 계두, 계옹

주요 질환: 비뇨기와 운동계 계통의 통증을 다스린다.
한방요법: 비허로 인한 설사, 신허로 인한 유정, 요통, 슬통, 요실금에 다른 약재와 처방한다.
약초만들기: 가을에 익은 열매를 따서 열매껍질을 두드려 씨만 빼서 말린다.
용법: 유정에는 열매 12g+연꽃술 4g+용골+모려(굴조개 껍질) 각각 20g을 배합하여 하루 3번 나누어 복용한다. 요통·관절염에는 말린 약재를 1회 3~8개씩 달이거나 가루 내어 복용한다.
형태: 가시연꽃은 수련과의 한해살이 물풀로 전체에 가시가 퍼져 난다. 잎은 뿌리에서 나오고 방패 모양이며, 겉면이 주름지고 윤기가 나며 양면 맥 위에 가시가 있다. 꽃은 7~8월에 긴 꽃자루 끝에 1송이씩 자색으로 피고, 열매는 둥근 액과로 여문다.

구분	특 징
분 포	전라도, 경상도, 중부 평야지대
생 지	연못이나 늪
이용 부위	식용(잎줄기, 뿌리줄기), 약용(속씨, 잎, 꽃대, 뿌리)
효 능	속씨(고신삽정, 보비지설), 뿌리(소복결기통), 꽃대(번갈), 잎(포의불하), 주로 속씨(유정, 대하, 소변실금, 설사), 뿌리(산기, 백탁, 종독), 꽃대(번갈), 잎(토혈), 비허로 인한 설사, 산허로 인한 유정, 요통, 슬통, 요실금
약 효	열매
채취기간	열매(가을)
성 미	맛은 달고 떫으며 성질은 평하다.
독성여부	없음
금 기	소변이 잘 나오지 않는 사람, 치질이나 복부 팽만감이 있는 사람, 혈뇨 및 병비가 있는 사람, 산후에는 복용하지 않는 것이 좋다.
1회 사용량	열매(10~30g)
물 용량	500~600mL(물이 반으로 줄 때까지 달인다)
약리 작용	진통 작용

견우자(나팔꽃씨, 흑축)

학 명 : *Pharbitis Nil* Choisy
생약명 : 흑축(黑丑) · 견우자(牽牛子) - 여문씨를 말린 것
이 명 : 금령, 초금령, 구이초, 분증초

주요 질환: 음식 체증과 운동계 질환을 다스린다.

한방요법: 복통. 식체, 오랜 체증, 관절염, 변비, 복수, 부기, 해수, 천식에 다른 약재와 처방.

약초만들기: 여름과 가을에 다 익은 씨를 채취하여 햇볕에 말린다.

용법: 식체 · 복통에는 말린 약재를 1회 2~4g씩 물에 달여 복용한다. 벌레에 물렸을 때에는 생 잎을 짓찧어 즙을 환부에 바른다.

형태: 나팔꽃은 메꽃과의 한해살이 덩굴풀로 길이 2~3m 정도이다. 잎은 어긋나고 염통 모양이며 잎자루가 길다. 전체에 털이 빽빽이 나며 줄기가 다른 물체를 왼쪽으로 감아 올라간다. 꽃은 7~8월에 잎겨드랑이에서 나온 꽃줄기에 1송이씩 홍자색, 백색, 적색으로 피고, 열매는 3실에 각각 2개의 검은 씨가 들어 있는 삭과로 여문다.

구 분	특 징
분 포	전국 각지
생 지	들, 울타리, 밭둑, 민가 근처
이용 부위	식용(꽃, 어린순, 씨), 약용(씨)
효 능	사수, 강기, 살충, 이뇨, 주로 복통, 식체, 오랜 체증, 관절염, 변비, 부기, 해수, 천식
약 효	꽃, 씨
채취기간	꽃(여름), 씨(여름~가을)
성 미	맛은 쓰고 매우며 성질은 차갑다.
독성여부	있다.
금 기	임산부는 파두와 함께 복용을 금한다. 한 번에 너무 많이 복용하면 설사를 일으킨다. 꽃은 머리부분과 끝부분을 쓴다.
1회 사용량	씨(2~4g)
물 용량	500~600mL(물이 반으로 줄 때까지 달인다)
약리 작용	사하 작용

고본(지신, 울향)

학 명 : *Angelica tenuissima* NAKAI
생약명 : 고본(藁本) - 뿌리를 말린 것
이 명 : 지신, 토궁, 울향, 산채

주요 질환: 피부과 · 부인과 질환을 다스린다.

한방요법: 두통, 치통, 복통, 상처, 옴에 다른 약재와 처방한다.

약초만들기: 봄 또는 가을에 뿌리를 캐서 줄기와 잔뿌리를 다듬어 버리고 물에 씻어 햇볕에 말린다.

용법: 두통 · 복통에는 뿌리 10g을 물에 달여 먹는다. 옴에는 달인 액으로 환부를 씻는다.
손발이 찬 증상에는 가지 8~20g을 물에 달여 하루 2~3회 복용한다.

형태: 고본은 산형과의 여러해살이풀로 높이 30~80cm 정도이다.
잎은 어긋나고 깃털겹잎이며 갈래는 선형이다. 꽃은 8~9월에 원줄기 끝에 자주색으로 피고, 열매는 9월에 타원형의 분과로 여문다.

구 분	특 징
분 포	전국 각지
생 지	깊은 산기슭이나 바위틈
이용 부위	식용(잎, 줄기), 약용(뿌리)
효 능	발표산한, 거풍, 억균, 지통(止痛), 두통, 치통, 복통, 상처, 옴
약 효	뿌리
채취기간	뿌리(봄, 가을)
성 미	맛은 맵고 성질은 따뜻하다
독성여부	없음
금 기	복용 중 맨드라미를 주의한다. 혈 부족으로 인한 두통에는 쓰지 않는다.
1회 사용량	뿌리(10g)
물 용량	500~600mL(물이 반으로 줄 때까지 달인다)
약리 작용	진경 작용, 통경 작용, 항염 작용, 물로 달인 액은 피부진균에 대하여 항진균 작용이 있다.

과루인(하눌타리씨)

학 명 : *Trichosanthes kirilowii* Maximowicz
생약명 : 천화분(天花粉)- 말린 뿌리, 과루(瓜蔞)- 익은 씨를 말린 것
　　　　과루근(瓜蔞根)- 생뿌리
이 명 : 하늘수박, 대원과, 새박, 단설

주요 질환: 호흡계 · 순환계 질환을 다스린다.
한방요법: 열매(해수, 기관지염, 부스럼, 악창, 종기, 수은 중독), 뿌리(당뇨병, 옹종, 종기, 폐열조해, 열사로 인한 상진)에 다른 약재와 처방한다.
약초만들기: 가을에 익은 열매를 따서 껍질을 제거하고 씨를 받아 햇볕에 말린다. 그리고 뿌리를 캐서 겉껍질을 벗겨버리고 잘게 썰어 햇볕에 말린다.
용법: 당뇨 · 황달에는 하눌타리 뿌리+인삼+맥문동을 각각 10g씩 배합하여 물에 달여서 하루 3번 나누어 복용한다. 기관지 천식에는 하눌타리 뿌리를 캐서 물로 씻고 10g+참대껍질 2g을 물에 달여서 공복에 복용한다.
형태: 하눌타리는 박과의 여러해살이 덩굴풀로 길이 2~5m 정도이다. 잎은 어긋나고 둥글며 손바닥처럼 5~7개로 갈라지고 거친 톱니가 있다. 밑은 심장형으로 양면에 털이 있고 고구마 같은 덩이뿌리가 있다. 꽃은 암수딴그루로 7~8월에 꽃자루에 1송이씩 흰색으로 피고, 열매는 10월에 장과로 여문다.

구분	특 징
분 포	전국 각지
생 지	산기슭과 들
이용 부위	식용(꽃, 어린순, 열매, 뿌리), 약용(씨, 열매, 뿌리)
효 능	열매(청열, 화담, 활장, 통변, 제습), 뿌리(청열, 생진, 소종, 배농), 주로 열매(해수, 기관지염, 부스럼, 악창, 종기, 수은 중독), 뿌리(당뇨병, 옹종, 종기, 폐열조해, 열사로 인한 상진)
약 효	씨, 뿌리
채취기간	씨, 뿌리(가을)
성 미	맛은 달고 쓰며 성질은 차갑다
독성여부	없음
금 기	복용 중 생강 · 쇠무릎 · 폐모 · 모란을 주의한다.
1회 사용량	뿌리(8~12g)
물 용량	500~600mL(물이 반으로 줄 때까지 달인다)
약리 작용	물 추출물은 쥐의 스트레스 궤양을 억제시키고, 토끼에게 에탄올 추출물을 투여하면 혈당 강하 작용이 있다.

곽향(방아잎, 배초향)

학 명 : *Teucrium veronicoides* Maxim
생약명 : 산곽향(山藿香)-꽃을 포함한 지상부를 말린 것
이 명 : 방아잎, 깨나물, 중개풀

주요 질환: 소화기 질환 · 혈증을 다스린다.

한방요법: 감기, 두통, 복통, 설사, 소화불량, 관절염, 위염, 치질에 다른 약재와 처방 한다.

약초만들기: 여름부터 가을 사이에 꽃이 피어 있을 때 지상부를 채취하여 그늘에서 말린다.

용법: 감기에 의한 두통에는 전초 10g을 달여 먹는다. 구취에는 전초를 달인물로 양치질하면 좋다.

형태: 배초향은 꿀풀과의 여러해살이풀로 높이 40~100cm 정도이다. 잎은 마주나고 끝이 뾰족한 염통 모양이며 가장자리에 둔한 톱니가 있다. 꽃은 7~9월에 원줄기 끝에 모여 빽빽하게 자주색으로 피고, 열매는 10월에 납작한 타원형으로 여문다.

구분	특징
분포	제주도
생지	산지
이용부위	식용(꽃, 어린순) 약용(지상부)
효능	소화, 건위, 지사, 주로 감기, 두통, 복통, 설사, 소화불량, 관절염, 위염, 치질
약효	꽃이 피어 있는 지상부
채취기간	지상부(여름~가을)
성미	맛은 맵고 성질은 조금 따뜻하다.
독성여부	없음
금기	음허증에는 쓰지 않는다.
1회 사용량	지상부(10g)
물 용량	500~600mL(물이 반으로 줄 때까지 달인다)
약리작용	물로 달인 액은 백선균과 무좀균에 대하여 항진균 작용이 있다.

관동화(머위꽃)

학 명: *Tussilago farfara* L.
생약명: 봉두근(峰斗根)- 뿌리를 말린 것, 봉두채(峰斗菜)- 줄기를 말린 것
    관동화(款冬花)- 꽃봉오리를 말린 것
이 명: 사두초, 머구, 머우, 관동

주요 질환: 호흡기 · 소화기 · 비뇨기 질환을 다스린다.

한방요법: 해수, 기관지염, 비염, 식체(어류), 암(식도암), 어혈, 옹종, 인후염, 편도선염 치루에 다른 약재와 처방한다.

약초만들기: 봄에 꽃봉오리를 따서 그늘에 말리고, 가을에 뿌리를 캐어 햇볕에 말린다.

용법: 기관지염 · 천식에는 말린 꽃봉오리는 1회에 10~15g씩, 뿌리를 말린 약재는 1회 3~6g씩 달이고 생것은 즙을 내어 복용한다. 피부병 치료에는 머위를 삶은 물로 목욕을 하면 좋다.

형태: 관동화는 국화과의 여러해살이풀로 높이 50~60cm이다. 땅속줄기에서 잎이 나고 잎자루가 길며, 전체에 털이 있고, 가장자리는 톱니 모양이다. 꽃은 4월에 작은 꽃이 잎보다 먼저 꽃줄기 끝에 모여 피고, 열매는 6월에 원통형의 수과로 여문다.

구분	특 징
분 포	전국 각지
생 지	산과 들의 습지
이용 부위	식용(꽃봉오리, 줄기, 잎) 약용(꽃봉오리, 뿌리)
효 능	거담, 진해, 소종, 지통, 산어, 주로 기침, 가래 끓을 때, 인후염, 편도선염, 기관지염, 천식, 타박상, 토혈, 히스테리
약 효	꽃봉오리, 뿌리
채취기간	꽃봉오리(3월), 뿌리(가을)
성 미	맛은 맵고 성질은 따뜻하다.
독성여부	없음
금 기	치유되면 중단한다.
1회 사용량	꽃봉오리 · 뿌리(6~10g)
물 용량	500~600mL(물이 반으로 줄 때까지 달인다)
약리 작용	해독 작용

구기자(구기자)

학 명 : *Lycium* chinense
생약명 : 구기자(枸杞子)- 익은 열매를 말린 것, 지골피(地骨皮)- 뿌리껍질을 말린 것
　　　　구기엽(枸杞葉)- 잎을 말린 것
이 명 : 지골자, 적보, 청정자, 천정자

주요 질환: 신진대사에 효험이 있고, 신경계 질환을 다스린다.

한방요법: 열매(당뇨병, 음위증, 요통, 신증(요슬무력, 요슬산통), 마른기침. 뿌리껍질 (기침, 고혈압, 토혈, 혈뇨, 결핵)에 다른 약재와 함께 처방한다.

약초만들기: 봄 또는 가을에 뿌리를 캐서 물에 씻고 껍질을 벗겨 감초탕에 담가 썰어서 햇볕에 말린다. 가을에 익은 열매를 따서 햇볕에 말린다.

용법: 당뇨병에는 가지를 채취하여 잘게 썬 후 물에 달여 차로 수시로 마시며, 특히 몸이 허약할 때는 열매 10g+ 황정뿌리 10g을 물에 달여서 수시로 장복하면 좋다.

형태: 구기자나무는 가짓과의 갈잎떨기나무로 높이 1~2m 정도이다. 줄기는 다른 물체에 기대어 비스듬히 서고 끝이 늘어진다. 꽃은 6~9월에 잎겨드랑이에 1~4송이씩 자주색 종 모양으로 피고, 열매는 8~9월에 타원형의 장과로 여문다.

구 분	특 징
분 포	전국 각지
생 지	마을 근처 재배
이용 부위	식용(꽃, 어린순, 열매) 약용(잎, 열매, 뿌리껍질)
효 능	신체허약, 자보간신, 영양실조증, 폐결핵, 신경쇠약, 주로 열매(당뇨병, 음위증, 요통, 요슬무력, 마른기침), 뿌리껍질(기침, 고혈압, 토혈, 혈뇨, 결핵)
약 효	잎, 줄기, 열매, 뿌리
채취기간	뿌리(봄, 가을), 열매(가을)
성 미	열매(맛은 달고 성질은 평하다), 뿌리(맛은 달고 성질은 차갑다)
독성여부	없음
금 기	위장이 약하거나 설사를 자주 하는 사람
1회 사용량	열매(6~12g)
물 용량	500~600mL(물이 반으로 줄 때까지 달인다)
약리 작용	모혈당 강하 작용, 혈압 강하 작용, 항지간 작용

구자(부추씨), 구채(부추)

학 명 : *Allium tuberosum* Rorrler
생약명 : 구채(韭菜)- 지상부, 구자(菜子)- 씨를 말린 것
이 명 : 솔, 구, 졸, 정구지

주요 질환: 간경에 효험이 있고, 심장 질환을 다스린다.
한방요법: 열을 내리게 하는 증세, 소변불리, 무월경, 타박에 의한 어혈, 임질, 풍치에 다른 약재와 처방한다. 허약체질, 간염, 요슬냉통, 소변빈수, 유뇨, 대하, 몽설에 다른 약재와 처방한다.
약초만들기: 가을에 잘 익은 씨를 채취하여 햇볕에 말린다.
용법: 간염에는 부추를 짓찧어 즙을 내서 하루 2번 공복에 소주잔으로 반 잔 마신다. 특히 월경불순 · 토사곽란에는 부추를 짓찧어 생즙을 내서 먹는다.
형태: 부추는 백합과의 여러해살이풀로 높이 30~40cm 정도이고, 가늘고 긴 끈 모양의 잎이 비늘줄기에서 뭉쳐난다. 잎을 잘라내면 곧 새잎이 돋는다. 독특한 향기가 있다. 꽃은 7~9월에 줄기 끝에 작은 꽃줄기가 촘촘히 돋아 흰색으로 피고, 열매는 10월에 팽이를 거꾸로 세운 모양으로 여문다.

구분	특 징
분포	전국 각지
생지	밭에서 재배
이용 부위	식용(꽃, 전초, 씨), 약용(씨)
효능	온중, 하기, 행기, 산혈, 보익간신, 난요슬, 주로 허약체질, 간염, 오슬냉통, 소변빈수, 대하, 몽설
약효	씨, 비늘줄기
채취기간	씨(가을)
성미	맛은 맵고 성질은 따뜻하다
독성여부	없음
금기	오래 써도 해롭지 않다
1회 사용량	씨(8~12g)
물 용량	500~600mL(물이 반으로 줄 때까지 달인다)
약리 작용	해독 작용

제10장 효소가 기본이다

권백(부처손)

학 명 : *Selaginella tamariscina* SPRING
생약명 : 권백(卷柏) - 전초를 말린 것
이 명 : 장생불사초, 불로초, 불사초, 바위손

주요 질환: 암, 산부인과 계통의 질환을 다스린다.

한 방 요 법: 암, 천식, 황달, 타박상, 탈항, 신장염, 대하증, 토혈, 혈변에 다른 약재와 처방하면 효과가 좋다.

약초만들기: 가을부터 이듬해 봄까지 전초를 통째로 채취하여 그늘에서 말린다.

용법: 소종 · 무좀에는 생잎을 짓찧어 환부에 붙인다. 각종 암에는 말린 약재를 1회 3~6g을 물에 달여서 복용한다.

형태: 부처손은 부처손과의 여러해살이풀로 고산 지대의 건조한 바위틈에서 자라며, 높이는 20cm 정도이다. 가는 뿌리가 서로 엉켜 실타래처럼 생긴 밑동에서 줄기가 나와 건조하면 안으로 말려 공처럼 되고 습하면 다시 퍼진다. 포자엽은 달걀 모양의 삼각형으로 가장자리에 톱니가 있다.

구분	특 징
분 포	전국 각지
생 지	고산 지대의 건조한 바위틈
이용 부위	식용(전초), 약용(전초)
효 능	지혈, 이뇨, 거담, 소종, 주로 각종 암, 천식, 황달, 타박상, 탈항, 신장염, 대하증, 토혈, 혈변
약 효	전초
채취기간	전초(가을~이듬해 봄)
성 미	맛은 맵고 성질은 평온하다
독성여부	없음
금 기	임산부는 복용을 금한다
1회 사용량	전초(3~6g)
물 용량	500~600mL(물이 반으로 줄 때까지 달인다)
약리 작용	항암(폐암)작용

금불초(하국, 선복화)

학 명 : *Inula britannica* var. *chinensis* REGEL
생약명 : 선복화(旋覆花)- 꽃을 말린 것, 금불초(金佛草)- 지상부를 말린 것
이 명 : 금비초, 하국, 하국꽃

주요 질환: 소화기 · 호흡기 질환을 다스린다.
한방요법: 가래가 있어 기침이 나고 숨이 차는 증세, 소변을 누지 못하는데, 딸꾹질, 트림, 만성 위염, 구토에 다른 약재와 처방한다.
약초만들기: 여름에 활짝 핀 꽃과 전초를 채취하여 햇볕에 말린다.
용법: 소화불량 · 식적창만 · 위장염에는 말린 약재 1회 2~4g을 달이거나 가루 내어 복용하고, 가래 · 기침 · 딸꾹질 · 트림에는 말린 꽃 6g을 물에 달여 하루 동안 여러 차례 나누어서 차처럼 마신다.
형태: 금불초는 국화과의 여러해살이풀로 산과 들의 풀밭이나 논둑 등 습지에서 자라고, 높이는 30~60cm 정도이고, 잎은 어긋나고 긴 타원형이며 가장자리에 작은 톱니가 있으며, 꽃은 7~9월에 노란색으로 피고 가지와 줄기 끝에 여러 송이가 산방상, 두상화서로 달리고, 열매는 10월에 수과로 여문다. 금불초는 외국에서 온 귀화식물로 사람들이 많이 알고 있지만, 우리 토종식물이다.

구 분	특 징
분 포	전국 각지
생 지	들과 밭의 습지
이용 부위	식용(어린순), 약용(꽃, 전초)
효 능	소담(消痰), 하기, 행수, 연견(軟堅), 주고 건위, 곽란, 구역증, 구토, 방광염, 복수, 소화불량, 식적창만, 위장염, 이뇨, 천식, 해수
약 효	꽃, 전초
채취기간	꽃, 전초(7~9월 개화기)
성 미	성질은 따뜻하며 맛은 맵고 쓰다
독성여부	없음
금 기	몸이 냉하고 허약한 사람과 열을 수반하는 기침이나 쇠약한 사람이 가래가 없고 마른기침을 할 때 쓰지 않는다
1회 사용량	꽃, 전초(2~4g)
물 용량	500~600mL(물이 반으로 줄 때까지 달인다)
약리 작용	뿌리 및 지상의 분획물을 황색포도상구균에 대하여 항균 작용, 중추 신경 흥분 작용이 있다.

길경(도라지)

학 명 : *Platycodon grandiflorum* A. de Candolle
생약명 : 길경(桔梗) - 뿌리를 말린 것
이 명 : 백약, 경초, 고경, 산도라지

주요 질환: 호흡기 · 이비인후과 질환을 다스린다.

한방요법: 기침, 해수, 기관지염, 인후염, 인후종통, 이질복통에 다른 약재와 처방한다.

약초만들기: 가을부터 이듬해 봄까지 뿌리를 캐서 물에 씻고 겉껍질을 벗겨 버리고 햇볕에 말린다.

용법: 잦은 기침에는 뿌리를 캐어 햇볕에 말린 후 10g을 물에 달여 하루 3번 공복에 마신다. 기관지염에는 도라지를 캐서 물로 씻어 적당한 크기로 잘라 10g+감초 2g을 1회 용량으로 하여 하루 3번 공복에 복용한다.

형태: 도라지는 초롱과의 여러해살이풀로 높이 80~100cm 정도이다. 잎은 어긋나거나 3~4장씩 돌려나고 타원형으로 가장자리에 날카로운 톱니가 있으며, 줄기를 자르면 흰색의 즙이 나온다. 꽃은 7~8월에 줄기와 가지 끝에 1송이씩 종 모양으로 위를 향해 보라색 또는 흰색으로 피고, 열매는 9~10월에 둥근 달걀 모양으로 여문다.

구분	특 징
분포	전국 각지
생지	산과 들의 양지 바른 곳, 밭에서 재배
이용 부위	식용(꽃, 어린순, 뿌리), 약용(뿌리)
효능	거담, 배농, 주로 기침, 해수, 기관지염, 인후염, 인후종통, 이질복통
약효	꽃, 뿌리
채취기간	꽃(7~8월), 뿌리(가을~이듬해 봄)
성미	맛은 쓰고 매우며 성질은 평하다
독성여부	있음
금기	각혈하는 환자에게는 금기.
1회 사용량	뿌리(10g)
물 용량	500~600mL(물이 반으로 줄 때까지 달인다)
약리 작용	사포닌 성분은 용혈시키고 국소를 자극하며, 위액 분비를 촉진 시키고, 거담 작용, 항염증 작용, 항알레르기 작용이 있다.

남과(호박)

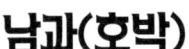

학 명 : *Cucurbita moschata* DUCHESNE
생약명 : 남과인(南瓜仁) · 남과자(南瓜子)- 씨를 말린 것, 남과근(南瓜根)- 뿌리를 말린 것
이 명 : 황과(黃瓜), 황과등, 번남과

주요 질환: 부인과 · 이비인후과 · 순환계 질환을 다스린다.

한방요법: 신체허약, 유즙부족, 불면증, 백일해, 일사병, 야맹증에 다른 약재와 처방한다.

약초만들기: 가을에 잘 여문 호박씨를 받아 물에 씻어 햇볕에 말린다.

용법: 산후부종에는 늙은 호박을 삶아서 먹거나 씨를 뺀 늙은 호박 속에 잔대+밤+대추+꿀을 넣고 달여서 복용한다. 신장염에는 호박 속을 모두 버리고 그 속에 꿀을 넣고 삶은 물을 먹는다.

형태: 호박은 박과의 한해살이 덩굴풀로 길이 8~10m 정도이다. 잎자루가 길며 큰 심장 모양의 잎이 어긋나고, 잎 가장자리는 5갈래로 얕게 갈라진다. 잎 겨드랑이에서 덩굴손이 나와 물체를 감고 올라간다. 줄기를 자른 면은 오각형이고 전체에 거친 털이 있으며, 꽃은 6~10월에 잎겨드랑이에 1송이씩 황색으로 피고 열매는 7~10월에 노란색, 녹색, 붉은색으로 둥글고 크게 여문다.

구분	특 징
분포	전국 각지
생지	밭에서 재배, 두렁, 담장, 논둑
이용부위	식용(꽃, 잎, 열매, 씨), 약용(씨)
효능	자양강장, 이습열, 통유즙, 주로 신체허약, 유즙부족, 불면증, 백일해, 일사병, 야맹증
약효	씨, 열매, 잎
채취기간	씨(가을), 열매(봄, 가을), 어린잎(봄)
성미	맛은 달고 성질은 평하다.
독성여부	없음.
금기	많이 먹으면 각기와 황달을 유발
1회 사용량	씨 · 열매 · 잎(200~400g)
물 용량	500~600mL(물이 반으로 줄 때까지 달인다)
약리 작용	지렁이에게 씨에서 추출한 에탄올 엑스를 투여하면 구충 작용이 있고, 주혈흡충에 대해 살충 작용이 있다.

내복자(단무씨)

학 명 : *Raphanus sativus* Linne L.
생약명 : 내복자(萊葍子) - 씨를 말린 것
이 명 : 무시, 동삼, 나백자, 나소자

주요 질환: 호흡기 질환을 다스린다.

한방요법: 거담, 기관지염, 고혈압, 당뇨병, 신경통, 요독증, 해수담천이나 식적기체, 흉민복장(胸悶腹腸)에 다른 약재와 처방한다.

약초 만들기: 여름이나 무씨가 여문 다음 지상부를 베어 햇볕에 말리고 두드려 씨를 털어내 잡질을 없앤다.

용법: 감기에는 성숙된 무를 뽑아 물로 씻고 즙을 내서 한 컵씩 마신다. 코막힘증에는 무를 강판에 갈아서 즙을 낸 후 코안에 삽입한다.

형태: 무는 십자화과의 한해살이풀 또는 두해살이풀로 높이 30~50cm 정도이다. 또한 뿌리 위쪽에서 대가 센 잎이 모여서 나며, 뿌리는 둥근 기둥 모양으로 굵고 물기가 많으며 시원한 맛이 있다. 잎과 줄기를 무청으로 부른다. 꽃은 4~5월에 십자 모양의 꽃이 줄기와 가지 끝에 흰색 또는 연한 자주색으로 피고, 열매는 7~8월에 길쭉한 꼬투리 속에 둥근 갈색 씨가 들어 있다.

구 분	특 징
분 포	전국 각지
생 지	밭에서 재배
이용 부위	식용(잎, 뿌리), 약용(씨, 뿌리)
효 능	하기, 냉천, 정천, 소식, 화담, 소화촉진, 주로 거담, 기관지염, 고혈압, 당뇨병, 신경통, 요독증
약 효	씨, 뿌리
채취기간	뿌리(연중), 씨(여름)
성 미	성질은 평온하며 맛은 맵고 달다
독성여부	없음
금 기	지황과 함께 먹으면 지황의 효능이 없어진다.
1회 사용량	씨·뿌리(10~15g)
물 용량	500~600mL(물이 반으로 줄 때까지 달인다)
약리 작용	씨를 달인 액 1% 농도에는 연쇄구균, 화농균, 폐렴쌍구균, 대장균에 대한 항균력이 있다. 6종의 피부 진균에 대해서도 항진균 작용이 있다.

단삼(단삼)

학 명 : *Salvia miltiorrhiza* BUMGE
생약명 : 단삼(丹蔘) - 덩이뿌리를 말린 것
이 명 : 극선초, 목양유, 분마초, 적삼

주요 질환: 부인병 · 순환계 질환을 다스린다.

한방요법: 월경통, 월경불순, 대하증, 적병(뱃속 덩어리), 봉루, 심교통, 어혈복통, 골절동통에 다른 약재와 함께 처방한다.

약초만들기: 가을에 덩이뿌리를 캐어 햇볕에 말린다.

용법: 대하증에는 말린 약재 6~12g을 물에 달여 하루 2~3회 복용하고, 시력 회복에는 말린 약재를 달여 차처럼 마신다.

형태: 단삼은 꿀풀과의 여러해살이풀로 높이 40~80cm 정도이고, 꽃은 5~6월에 층층으로 자줏빛으로 핀다. 꽃통은 양순형이고 길이 2~2.5cm로 갈라지며, 갈라진 조각의 끝이 패고 가장자리에 잔 톱니가 있으며, 수술이 길어 밖으로 나온다.

구 분	특 징
분 포	전국 각지
생 지	산지, 밭에서 재배
이용 부위	식용(꽃, 잎, 뿌리), 약용(덩이뿌리)
효 능	거어, 청심제번, 양혈소옹, 배농지통, 주로 월경통, 월경불순, 대하증, 적병(뱃속 덩어리), 봉루, 심교통, 어혈복통, 골절동통
약 효	덩이뿌리
채취기간	덩이뿌리(가을)
성 미	성질은 약간 차고 맛은 쓰다
독성여부	없음
금 기	복용 중 여로 · 소금을 주의한다.
1회 사용량	덩이뿌리(6~12g)
물 용량	500~600mL(물이 반으로 줄 때까지 달인다)
약리 작용	쥐나 고양이에게 에탄올을 투여하면 혈압을 강하시키고, 진정 작용, 진통 작용이 있다.

당귀(승검초 뿌리)

학 명 : *Angelica gigas* Nakai
생약명 : 당귀(當歸) - 뿌리를 말린 것
이 명 : 일당귀, 참당귀, 조선당귀, 토당귀

주요 질환: 혈증 · 운동계 질환을 다스린다.

한방요법: 신체허약, 관절통, 두통, 복통, 월경불순, 염좌에 다른 약재와 처방한다.

약초 만들기: 가을부터 이듬해 봄까지 줄기가 나오지 않은 뿌리를 캐어 잎을 제거하고 햇볕에 말린다.

용법: 빈혈에는 뿌리 10g을 물에 달여서 하루 3번 공복에 복용한다. 생리불순에는 뿌리 20g을 캐서 물로 씻고 적당한 크기로 잘라 물에 달여서 하루 3번 복용하거나 달인 물로 하체를 씻는다.

형태: 당귀는 산형과의 여러해살이풀로 높이 1~2m 정도이다. 뿌리잎과 밑부분의 잎은 깃꼴겹잎이며 작은 잎은 타원형이고 가장자리에 톱니가 있고, 8~9월에 가지 끝에서 자주색으로 꽃이 피고, 열매는 10월에 타원형의 분과로 여문다.

구분	특 징
분포	전국 각지
생지	산골짜기 냇가 근처
이용 부위	식용(어린잎, 뿌리), 약용(뿌리)
효능	거풍, 활혈, 보혈, 산어, 진통, 주로 신체허약, 관절통, 두통, 복통, 월경불순, 염좌
약효	뿌리, 씨
채취기간	뿌리(가을~이듬해 봄)
성미	맛은 달며 성질은 따뜻하다.
독성여부	없음
금기	치유(완치)되면 중단
1회 사용량	뿌리(10~20g)
물 용량	500~600mL(물이 반으로 줄 때까지 달인다)
약리 작용	쥐와 토끼의 자궁에 에탄올을 투여하면 수축시키고 흥분 작용이 있으며, 정유 성분은 진정 작용이 있고, 대장균에 대하여 항균 작용, 진경 작용, 진통 작용이 있다.

대계, 소계(엉겅퀴)

학 명 : *Cirsium japonicum* var. *maackii* (Maxim.) Matsum
생약명 : 대계(大薊)- 전초 또는 뿌리를 말린 것
이 명 : 가시나물, 야홍화, 산우엉, 호계

주요 질환: 뿌리는 신경통이나 근육통에 응용된다. 어혈 · 신진대사 · 소화기 · 혈증 운동계 질환을 다스린다.

한방요법: 어혈, 고혈압, 피로회복, 신장염, 월경출혈, 대하에 다른 약재와 처방한다.

약초만들기: 여름에 꽃이 필 때 전초를 채취하여 햇볕에 말린다.

용법: 근육의 타박상이나 응어리를 풀고자 할 때는 탕에 엉겅퀴를 통째로 넣고 우린 물로 목욕을 한다. 외이염에는 엉겅퀴 뿌리를 캐서 물로 씻고 짓찧어 즙을 낸 다음 솜에 싸서 귓속에 밀어 넣는다.

형태: 엉겅퀴는 국화과의 여러해살이풀로 높이는 50~100cm 정도이다. 줄기는 곧게 서고 거미줄 같은 흰색 털이 있다. 잎에는 털과 가시가 있고 가장자리에 톱니와 가시가 있으며, 꽃은 6~8월에 줄기와 가지 끝에서 자주색 · 붉은색 · 흰색으로 1송이씩 피고, 열매는 10월에 긴 타원형의 수과로 여문다.

구 분	특 징
분 포	전국 각지
생 지	산과 들
이용 부위	식용(꽃, 잎, 뿌리), 약용(전초)
효 능	해열, 양혈, 지혈, 소옹종, 강정, 주로 어혈, 고혈압, 피로회복, 신장염, 월경 출혈, 대하
약 효	꽃, 잎, 전초, 뿌리
채취기간	전초(6~8월), 뿌리(가을)
성 미	맛은 달고 쓰며 성질은 서늘하다.
독성여부	없음
금 기	치유되면 중단
1회 사용량	전초(4~12g)
물 용량	500~600mL(물이 반으로 줄 때까지 달인다)
약리 작용	토끼나 고양이에게 물 또는 에탄올 추출물을 투여하면 혈압을 강하시키고, 결핵균에 대하여 항균 작용이 있다.

대산(마늘)

학 명: *Allium sativum* Linne
생약명: 대산(大蒜) - 마늘줄기(알뿌리)를 말린 것
이 명: 호산, 산채, 산산, 야산

주요 질환: 면역력을 강화해 주고, 순환계 · 운동계 질환을 다스린다.

한방요법: 감기, 신경통, 동맥경화, 고혈압, 치질, 변비, 곽란, 암, 면역력 강화, 스태미나 강화, 해독, 냉증, 구충에 다른 약재와 처방한다.

약초만들기: 6~7월에 마늘의 알뿌리를 캐내 잎과 줄기를 제거하고 그늘에 말린다.

용법: 기관지염에는 마늘을 으깨어 꿀에 반죽하여 식후에 먹는다. 정력증강에는 마늘+검은 참깨+꿀을 배합하여 가루 내어 환으로 만든 후 1회 20개씩 하루 3번 먹는다.

형태: 마늘은 백합과의 여러해살이풀로 높이 60cm 정도이다. 길고 납작한 잎이 3~4개가 어긋나고, 대산줄기는 5~6개의 작은 마늘쪽으로 되어 있으며 얇은 껍질에 쌓여 있다. 꽃은 7월에 꽃대 끝에서 둥글게 연한 자주색으로 피고, 열매는 맺지 않는다.

구 분	특 징
분 포	전국 각지
생 지	밭에서 재배
이용 부위	식용(마늘줄기, 알뿌리), 약용(마늘줄기)
효 능	강장, 강정, 진통, 이뇨, 소종, 주로 감기, 신경통, 동맥경화, 고혈압, 치질, 변비, 곽란, 암, 면역력 강화, 스태미나 강화, 해독, 냉증, 구충
약 효	마늘줄기
채취기간	잎이 고사할 때(6~7월)
성 미	맛은 맵고 따뜻한 성질을 갖고 있다.
독성여부	없음
금 기	복용 중 맥문동 · 백하수오 · 개고기를 주의한다. 어린이는 먹지 않는다. 위가 허약한 사람은 날 것으로 먹지 않는다. 음기가 허약한 사람은 복용을 주의한다. 과용하면 눈을 상하게 한다
1회 사용량	음식으로 먹으면 탈이 없다
물 용량	500~600mL(물이 반으로 줄 때까지 달인다)
약리 작용	항균 작용, 항진균 작용, 강심 작용

대조(대추)

학 명 : *Zizyphus jujuba* Miller var. *inemis* Rehder
생약명 : 대조(大棗) - 익은 열매를 말린 것
이 명 : 조목, 홍조, 너초, 양조

주요 질환: 허약체질에 효험이 있고, 소화기 · 호흡기 질환을 다스린다.

한방요법: 잎(고혈압, 창절, 열창, 시기발열), 열매(불면증, 마른기침, 신경과민, 식욕부진, 복통), 씨(급성 인후부궤양, 경창, 복통), 뿌리(위통, 관절산통, 토혈, 월경불순, 풍진, 단독(丹毒))에 다른 약재와 처방한다.

약초만들기: 가을에 익은 열매를 따서 햇볕에 말린다.

용법: 경창(脛滄) · 열창에는 씨의 핵을 가루 내어 환부에 문질러 바른다. 고혈압에는 잎 15g을 달여서 복용한다.

형태: 대추나무는 갈매나뭇과의 갈잎큰키나무로 전체에 가시가 있다. 잎은 어긋나고 긴 달걀 모양이며 턱잎이 변한 가시가 있다. 꽃은 6월에 잎겨드랑이에 취한 화서를 이루며 연한 황록색으로 피고, 열매는 9월에 타원형의 핵과로 여문다.

구 분	특 징
분 포	전국 각지
생 지	마을 부근 식재
이용 부위	식용(열매), 약용(열매, 씨, 뿌리)
효 능	잎(혈압 강하), 씨(경창, 급성 인후부궤양), 뿌리(관절산통, 위통, 월경불순), 주로 잎(고혈압, 창절, 열창, 시기발열), 열매(불면증, 마른기침, 신경과민, 식욕부진, 복통), 씨(급성 인후부궤양, 경창, 복통), 뿌리(위통, 관절산통, 토혈, 월경불순, 풍진, 단독)
약 효	잎, 열매, 열매꼭지
채취기간	열매(가을)
성 미	맛은 달고 따뜻한 성질을 갖고 있다.
독성여부	없음
금 기	복용 중 파 · 현삼을 주의한다. 날대추를 먹으면 야윈다
1회 사용량	잎(8~16g)
물 용량	500~600mL(물이 반으로 줄 때까지 달인다)
약리 작용	에탄올 엑스를 투여하면 위궤양을 예방하고 혈압을 강하시키고 항알레르기 작용을 한다.

대회향(산미나리씨)

학 명 : *Illicum verum* Hooker fil.
생약명 : 대회향(大茴香)- 씨를 말린 것
이 명 : 토회목, 곡회향, 회향풀, 소회향

주요 질환: 부인과 · 운동계 · 치과 질환을 다스린다.

한방요법: 간질, 관절염, 구역증, 구토, 부인병, 대하증, 복통, 양기부족, 어혈, 위염에 다른 약재와 처방한다.

약초만들기: 가을에 줄기잎, 열매, 뿌리를 채취하여 햇볕에 말린다.

용법: 쇠고기를 먹고 급체했을 때는 잎을 달여 복용하고, 부인의 냉증에는 5~7g을 달여서 1일 2~3회, 5~6일 정도 복용한다.

형태: 회향은 미나릿과의 한해살이풀 또는 두해살이풀로 높이 1~2m 정도이다. 뿌리 잎과 밑에서 자란 잎은 잎자루가 길고 위로 올라가면서 잎자루가 짧아져 잎집으로 되어 줄기를 감싼다. 줄기잎은 3~4회 깃 모양으로 갈라져 길이 4cm 정도의 실 모양이 된다. 꽃은 7~8월에 줄기 끝과 가지 끝에서 겹산형 꽃차례를 이루어 피고, 열매는 8~9월에 원기둥 모양의 분과로 여문다.

구분	특징
분포	전국 각지
생지	밭에서 재배
이용 부위	식용(회향유 기름), 약용(열매, 뿌리, 줄기잎)
효능	온신, 산한, 이기, 화위, 정유는 구풍의 효능이 있고, 주로 구역증, 구충, 구토, 부인병, 대하증, 복통, 양기부족, 어혈, 위염
약효	열매, 뿌리, 줄기잎
채취기간	열매, 뿌리, 줄기잎(가을)
성미	성질은 따뜻하며 맛은 맵다.
독성여부	없음
금기	치유되면 중단한다
1회 사용량	줄기잎(5~7g)
물 용량	500~600mL(물이 반으로 줄 때까지 달인다)
약리 작용	정유는 토끼의 적출 장관의 긴장 및 유동을 촉진하여 장내 가스를 배출시킨다. 아네톨을 개구리에 투여하면 중추신경을 억제하고, 심근을 흥분시킨 뒤 마비시키고, 에탄올 엑스는 진경, 위 운동 항진 작용이 있다.

도인(복숭아씨)

학 명 : *Prunus persica* Batsch
생약명 : 도화(桃花)- 꽃을 말린 것, 도인(桃仁)- 속씨의 알갱이를 말린 것
이 명 : 복사나무, 복상나무, 도, 도화수

주요 질환: 건강에 유익하고, 통증 · 피부 종독을 다스린다.

한방요법: 니코틴 해독, 거담, 기관지염, 기미, 주근깨, 식체, 요로결석, 장염, 해수, 변비, 부기, 어혈종통, 타박상에 다른 약재와 처방한다.

약초만들기: 여름에 잘 익은 열매를 따서 과육과 핵각을 제거한 후 씨를 분리하여 햇볕에 말린 다음 물에 넣어 씨껍질을 불려서 제거하고 다시 햇볕에 말리고, 5~8월에 잎과 잔가지를 채취하여 햇볕에 말린다.

용법: 피부병 · 고운 살결을 원할 때는 활짝 핀 꽃으로 환부를 씻고, 대하증에는 가지를 삶은 물로 뒷물을 한다.

형태: 복숭아나무는 장미과의 갈잎 중키 나무로 높이 3m 정도이고, 잎은 어긋나고 피침형이며, 가장자리에 톱니가 있다. 꽃은 잎이 나기 전 4~5월에 잎겨드랑이에 1~2송이씩 옅은 홍색 또는 흰색으로 피고, 열매는 7~8월에 핵과로 여문다.

구분	특 징
분포	전국 각지
생지	밭(과수원) 재배
이용 부위	식용(꽃, 열매), 약용(꽃, 씨, 잎, 잔가지)
효능	통경, 행어, 윤조, 활장, 주로 니코틴 해독, 거담, 기관지염, 기미, 주근깨, 식체, 요로결석, 장염, 해수, 변비, 부기, 어혈종통, 타박상
약효	씨, 잔가지, 잎
채취기간	씨(7~8월), 잎과 잔가지(5~8월)
성미	맛은 쓰고 성질은 평하다.
독성여부	없음
금기	임산부는 금기이며, 복용 중 삽주를 주의한다.
1회 사용량	씨(10~15g)
물 용량	500~600mL(물이 반으로 줄 때까지 달인다)
약리 작용	물로 달인 액은 기관지 수축을 억제하고 이완 반응을 증강 시킨다.

동규자(아욱씨)

학 명 : *Malva verticillata* Linne
생약명 : 동규엽(冬葵葉)- 잎을 말린 것, 동규근(冬葵根)- 뿌리를 말린 것
　　　　동규자(冬葵子)- 씨를 말린 것
이 명 : 동규, 규자, 규채자, 규

주요 질환: 소화기 · 비뇨기 질환을 다스린다.

한방요법: 구토, 대변불통, 소변불통, 숙취, 이뇨, 해수, 황달, 유방염, 허약체질을 개선하는데 다른 약재와 처방한다.

약초만들기: 여름부터 가을 사이에 씨가 다 여물면 열매를 채취하여 햇볕에 말린다.

용법: 아욱씨 3g+사인2g을 배합하여 가루 내어 젖이 잘 나오지 않는 데 쓴다. 1회 4~5g씩 하루 3번 복용한다. 해롭지는 않으나 치유되면 중단한다. 대변 불통에는 말린 약재 1회 3~9g씩 복용한다.

형태: 아욱은 아욱과의 한해살이풀 또는 두해살이풀로 높이 60~90cm 정도이다. 잎은 어긋나고 둥글며, 손바닥 모양으로 갈라지고 가장자리에 뭉툭한 톱니가 있으며, 꽃은 6~7월에 잎겨드랑이에 연한 분홍색으로 피고, 열매는 꽃받침에 싸여 삭과로 여문다.

구분	특징
분포	중남부 지방
생지	산지 재배
이용 부위	식용(어린순), 약용(잎, 씨, 줄기껍질)
효능	이수, 활장, 최유, 완하(緩下), 주로 구토, 대변불통, 소변불통, 숙취, 이뇨, 해수, 황달, 유방염, 허약체질
약효	씨
채취기간	씨(6~9월)
성미	성질은 차며 맛은 달다.
독성여부	없음
금기	서리가 내린 후에 먹으면 담이 동하여 좋지 않다.
1회 사용량	씨(3~9g)
물 용량	500~600mL(물이 반으로 줄 때까지 달인다)
약리 작용	산성 다당체인 MVS-IVA, MVS-V는 면역 기능을 증강시키며, 식균(식세포활동) 작용을 한다.

두충(두충나무 껍질)

학 명: Eucommia ulmoides OLIV.
생약명: 두충(杜沖) - 줄기껍질을 말린 것
이 명: 사금목, 옥사피, 목면, 사면피

주요 질환: 통증에 효험이 있고, 비뇨기·신경계·운동계 질환을 다스린다.

한방요법: 요통, 요배산통, 좌골신경통, 관절염, 근무력증, 신경통, 고혈압, 잔뇨, 임산부의 자궁출혈, 자양강장 등에 다른 약재와 처방한다.

약초만들기: 봄부터 여름에 줄기 껍질을 벗겨내어 겉껍질을 긁어 버리고 햇볕에 말린다.

용법: 당뇨병·고혈압에는 두충나무 잎 20g+구기자 20g을 물에 달여서 하루 3번 공복에 마신다. 요통·관절통에는 두충나무 잎 20g을 따서 잘게 썰어 하얗게 나오는 실을 제거한 후 물을 넣고 달여 하루 3번 공복에 복용한다.

형태: 두충나무는 두충과의 갈잎큰키나무로 높이 10cm 정도이다. 잎은 어긋나고 뾰족한 타원형이며, 가장자리에 톱니가 있다. 줄기껍질, 잎, 열매를 자르면 고무같은 실이 나온다. 꽃은 암수딴그루로 4~5월에 암꽃은 가지 밑에 담녹색으로 피고, 열매는 10~11월에 납작한 긴 타원형으로 여문다.

구 분	특 징
분 포	중남부 지방
생 지	산지 재배
이용 부위	식용(어린순), 약용(잎, 씨, 줄기껍질)
효 능	강근골, 보간, 보신, 인태, 주로 요통, 요배산통, 좌골신경통, 관절염, 근무력증, 신경통, 고혈압, 잔뇨, 임산부의 자궁출혈, 자양강장
약 효	5년 이상 된 줄기껍질
채취기간	줄기껍질(5~6월)
성 미	맛은 달고 성질은 따뜻하다
독성여부	없음
금 기	치유되면 중단한다.
1회 사용량	잎(6~12g)
물 용량	500~600mL(물이 반으로 줄 때까지 달인다)
약리 작용	개에게 줄기 껍질 달인 액을 정맥주사를 하면 혈압이 현저하게 강하되고, 이뇨 작용이 된다.

마치현(쇠비름)

학 명 : *Portulaca oleracea* Linne
생약명 : 마치현(馬齒莧)- 잎과 줄기를 말린 것
이 명 : 장명채, 오행채, 오행초, 마치초

주요 질환: 신진대사 · 부인과 · 이비인후과 질환을 다스린다.

한방요법: 선종, 용종, 소변불리, 요도염, 대장염, 유종, 대하, 임파선염, 악창, 종기, 습진, 마른버짐, 이질에 다른 약재와 처방한다.

약초만들기: 여름부터 가을 사이에 지상부를 채취하여 증기로 찌거나 살짝 데친 후 햇볕에 말린다.

용법: 종양 · 용종 · 선종 · 악창에는 쇠비름 효소를 담가 찬물에 희석해서 먹으며, 장복해야 효과를 볼 수 있다. 백전풍(白癜風)에는 전초를 짓찧어 즙을 짜서 백반+식초를 넣고 물에 달인 물을 환부에 붙인다.

형태: 쇠비름은 쇠비름과의 한해살이풀로 길이 30cm 정도이고, 전체가 통통하고 물기가 많다. 줄기는 누워 퍼지고 붉은 빛이 도는 갈색이며, 잎은 주걱 모양으로 어긋나거나 마주나고 가지 끝에서는 돌려난다. 꽃은 6~10월에 가지 끝에서 한낮에만 잠시 노란색으로 피었다가 진다. 열매는 8월에 타원형으로 여문다.

구 분	특 징
분 포	전국 각지
생 지	길가, 밭, 빈터
이용 부위	식용(꽃, 어린순과 줄기), 약용(잎과 줄기)
효 능	해열, 소종, 억균, 주로 선종, 용종, 소변불리, 요도염, 대장염, 유종, 대하, 임파선염, 악창, 종기, 습진, 마른버짐, 이질
약 효	줄기가 달린 전초
채취기간	지상부(여름~가을)
성 미	맛은 시고 성질은 차갑다
독성여부	없음
금 기	치유되면 중단한다.
1회 사용량	전초(20~40g)
물 용량	500~600mL(물이 반으로 줄 때까지 달인다)
약리 작용	달인 약은 적리균, 간균에 대한 항균 작용이 있으며, 토끼의 자궁 적출에 물 추출액을 투여하면 흥분 작용이 된다.

맥문동(맥문동 덩이뿌리)

학　명 : *Liriope platyphylla* F. T. Wnag & T. Tang
생약명 : 맥문동(麥門冬) – 덩이뿌리를 말린 것
이　명 : 넓은잎맥문동, 알꽃맥문동, 문동, 불사약

주요 질환: 호흡기 · 순환계 질환을 다스린다.

한방요법: 폐 건조로 인한 마른기침, 만성 기관지염, 당뇨병, 부종, 소변불리, 변비, 비출혈, 기침에 다른 약재와 처방한다.

약초만들기: 가을부터 이듬해 봄까지 덩이뿌리를 캐어 물에 씻고 햇볕에 말린다.

용법: 당뇨병 · 기관지염에는 말린 약재를 1회 2~5g씩 물에 달여 하루에 2~3회 복용한다. 숨이 차고 입안이 마르고 맥이 약할 때는 맥문동 10g+인삼6g+오미자6g을 배합하여 물에 달여서 복용한다.

형태: 맥문동은 백합과의 여러해살이풀로 높이 20~50cm 정도이고, 굵은 뿌리줄기에서 잎이 모여나서 포기를 형성한다. 잎은 진녹색을 띠고 선형이다. 꽃은 5~6월에 꽃줄기 1마디에 3~5송이씩 연분홍색으로 피고, 열매는 10~11월에 둥근 삭과로 여문다.

구분	특 징
분 포	중부 이남
생 지	산지의 그늘진 곳
이용 부위	식용(꽃, 덩이뿌리), 약용(덩이뿌리)
효 능	양음윤폐, 청심제번, 양위생진, 주로 폐 건조로 인한 마른기침, 만성 기관지염, 당뇨병, 부종, 소변불리, 변비, 비출혈, 기침
약 효	덩이뿌리
채취기간	덩이뿌리(가을~이듬해 봄)
성 미	맛은 달고 조금 쓰며 성질은 조금 차갑다
독성여부	없음
금 기	복용 중 무 · 마늘 · 파 · 오이풀을 주의하고, 기가 약하고 위가 차가운 사람은 주의
1회 사용량	덩이뿌리(2~5g)
물 용량	500~600mL(물이 반으로 줄 때까지 달인다)
약리 작용	토끼에게 달인 액을 경구 투여하면 혈당이 강하되고, 에탄올 추출물은 항염증 작용이 있다.

목과(모과)

학 명: *Chaenomeles sinensis* Koebhne
생약명: 모과(木瓜) - 열매를 말린 것
이 명: 모개나무, 목리, 명사

주요 질환: 호흡기 · 소화기 질환을 다스린다.

한방요법: 천식, 해수, 기관지염, 폐렴, 신경통, 근육통, 빈혈증, 이질, 설사, 구역증, 소갈증, 식체, 진통, 좌섬요통에 다른 약재와 처방한다.

약초만들기: 9월에 노랗게 익은 열매를 따서 물에 5~10시간 담갔다가 건져서 잘게 썰어 햇볕에 말린다.

용법: 천식 · 기관지염에는 말린 약재를 1회 2~3g씩 달여 복용한다. 피로회복 · 자양강장 · 식욕증진에는 열매로 모과주를 담가서 잠들기 전에 한 잔 마신다.

형태: 모과나무는 장미과의 갈잎중키나무로 높이 10m 정도이고, 나무껍질이 벗겨져서 흰 얼룩무늬가 된다. 잎은 어긋나고 가장자리에 뾰족한 잔톱니가 있으며, 꽃은 5월에 가지 끝에 1송이씩 연한 홍색으로 피고, 열매는 9월에 둥근 이과로 여문다.

구분	특징
분포	중부 이남
생지	마을 부근 식재
이용 부위	식용(꽃, 열매), 약용(열매)
효능	자양강장, 피로회복, 거풍습, 진해, 지사, 주로 천식, 해수, 기관지염, 폐렴, 신경통, 근육통, 빈혈증, 이질, 설사, 구역증, 소갈증, 식체, 진통, 좌섬요통
약효	열매
채취기간	열매(9월)
성미	맛은 시고 성질은 따뜻하다.
독성여부	없음
금기	치유되면 중단한다.
1회 사용량	열매(2~3g)
물 용량	500~600mL(물이 반으로 줄 때까지 달인다)
약리 작용	항염 작용

목통(으름덩굴)

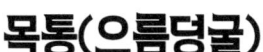

학 명:	*Akebia quinata* Decaisne
생약명:	목통(木通)- 줄기를 말린 것, 통초(通草)- 뿌리를 말린 것, 팔월찰(八月札)-열매를 말린 것
이 명:	만년등, 임하부인, 유름, 통초

주요 질환: 부인과 · 신경계 질환을 다스린다.

한방요법: 부종, 신경통, 관절염, 당뇨병, 월경불순, 해수, 유즙불통, 빈뇨, 배뇨곤란, 불면증, 이명, 진통, 창종에 다른 약재와 처방한다.

약초만들기: 가을부터 이듬해 봄까지 줄기를 잘라 겉껍질을 벗기고 적당한 길이로 잘라 햇볕에 말린다.

용법: 당뇨병 · 급성 신장염에는 말린 약재를 1회 2~6g씩 물에 달여 복용한다. 특히 악창 · 종기에는 잎을 짓찧어 즙을 환부에 붙인다.

형태: 으름덩굴은 으름덩굴과의 갈잎덩굴나무로 길이 6~8m 정도이다. 잎은 어긋나고 5~8개가 모여 손바다 모양을 이루며, 줄기는 다른 나무를 감고 올라간다. 꽃은 암수한그루로 5월에 암자색으로 피는데 수꽃은 작고 많이 피고, 암꽃은 크고 적게 핀다. 열매는 9~10월에 길이 6~10cm의 타원형이며 장과로 여문다.

구 분	특 징
분 포	전국 각지
생 지	산기슭, 숲 속
이용 부위	식용(꽃, 잎, 가지, 열매, 씨앗), 약용(줄기)
효 능	줄기(혈맥통리, 사화), 열매(이기, 서간, 활혈, 지통, 제번, 이뇨). 주로 부종, 신경통, 관절염, 당뇨병, 월경불순, 해수, 유즙불통, 빈뇨, 배뇨곤란, 불면증, 이명, 진통, 창종
약 효	줄기
채취기간	줄기(가을~이듬해 봄)
성 미	맛은 쓰고 성질은 차갑다.
독성여부	없음
금 기	치유되면 중단한다.
1회 사용량	줄기(2~6g)
물 용량	500~600mL(물이 반으로 줄 때까지 달인다)
약리 작용	줄기의 에탄올 엑스 및 사포닌의 경우 투여는 스트레스성 위궤양 예방 효과가 있고, 부종 억제 및 이뇨 작용이 있다.

목향(밀향, 오향)

학 명 : *Inula helenium* L.
생약명 : 목향(木香) · 토목향(土木香) - 뿌리를 말린 것
이 명 : 향초, 청목향, 토목향, 밀향

주요 질환: 호흡기 · 순환기 질환을 다스린다.

한방요법: 이질, 구토, 소변불리, 말라리아, 촌충구제, 개창, 위염, 기관지염, 해수, 위경련, 복통에 다른 약재와 처방한다.

약초만들기: 가을에 뿌리를 캐서 물로 씻고 햇볕에 말린다.

용법: 위경련 · 위염에는 건조시킨 뿌리 10g을 달여 먹는다. 특히 개창 · 종기에는 잎을 짓찧어 즙을 낸 후 환부에 붙인다.

형태: 목향은 국화과의 여러해살이풀로 높이 1~2m 정도이다. 잎은 어긋나고 가장자리에 불규칙한 톱니가 있다. 꽃은 7~8월에 줄기 위쪽의 잎겨드랑이에 1개씩 황색으로 피고, 열매는 9~10월에 연한 적갈색의 관모가 있는 수과로 여문다.

구분	특징
분포	전국 각지
생지	밭에서 재배
이용부위	식용(꽃, 전초), 약용(뿌리)
효능	건위, 강장보호, 주로 이질, 구토, 소변불리, 말라리아, 촌충구제, 개창, 위염, 기관지염, 해수, 위경련, 복통
약효	뿌리
채취기간	뿌리(가을)
성미	맛은 맵고 쓰며 성질은 따스하다.
독성여부	없음
금기	치유되면 중단한다.
1회 사용량	뿌리(10g)
물 용량	500~600mL(물이 반으로 줄 때까지 달인다)
약리작용	구충 작용, 항균 작용

미후도(다래)

학　명 : *Actinidia arguta* (Siebold & Zucc.) Planch. ex miq. var. arguta
생약명 : 미후리(獼猴梨) · 미후도(獼猴桃)- 열매를 말린 것,
　　　　목천료(木天蓼)- 충영(나무 벌레의 혹)
이　명 : 개다래, 참다래, 섬다래나무, 쥐다래나무

주요 질환: 간장을 보호해 주고, 소화기 · 호흡기 질환을 다스린다
한방요법: 잎(소화불량, 황달, 류머티즘, 신경통, 중풍), 수액(위장병, 신장병)에 다른 약재와 처방한다.
약초만들기: 가을에 열매가 익으면 채취하여 햇볕에 말린다. 가을에 충영을 따서 끓는 물에 한 번 데친 후 햇볕에 말린다.
용법: 류머티즘성 관절염 · 관절통에는 다래나무 껍질을 채취하여 물에 달여서 하루 3번 공복에 복용한다. 특히 통풍 · 결석에는 열매로 효소를 담가 물에 희석해서 마시면 좋다.
형태: 다래나무는 다래나뭇과의 덩굴성 갈잎떨기나무로 길이 5~10m 정도이다. 잎은 어긋나고 넓은 타원형이며 가장자리에 날카로운 톱니가 있고, 줄기는 다른 물체를 감거나 기댄다. 꽃은 암수딴그루로 5~6월에 잎겨드랑이에 3~6송이가 모여서 흰색으로 피고, 열매는 9~10월에 황록색으로 여문다.

구분	특 징
분 포	전국 각지
생 지	깊은 산속, 골짜기
이용 부위	식용(꽃, 어린순, 열매, 수액), 약용(열매, 충영)
효 능	잎(건위, 청열, 최유, 이습), 열매(지갈, 번열), 뿌리(이뇨, 통경), 충영(수족냉증, 요통, 류머티즘, 신경통), 주로 잎(소화불량, 황달, 류머티즘성 관절통, 구토, 당뇨병), 열매(요통, 석림), 뿌리(이뇨, 통경, 암), 충영(수족냉증, 요통, 류모티즘, 신경통, 중풍), 수액(위장병, 신장병)
약 효	열매, 충영
채취기간	열매(가을)
성 미	맛은 달고 시며 성질은 차갑다.
독성여부	없음
금 기	과다 복용이나 장복 시 주의를 요한다.
1회 사용량	열매(10g)
물 용량	500~600mL(물이 반으로 줄 때까지 달인다)
약리 작용	고양이에게 달인 액을 투여하면 중추신경을 흥분시키고 혈당 강하 작용이 있다.

박하(영생이)

학 명: *Mentha arvensis* var. *piperascens* MALINV
생약명: 박하(薄荷) - 전초를 말린 것
이 명: 영생, 번하채, 남박하, 승양채

주요 질환: 열병 및 통증에 효험이 있고, 소화기·신경계 질환을 다스린다.

한방요법: 두통, 인후종통, 소화불량, 치통, 소아경풍, 구취에 다른 약재와 처방한다.

약초만들기: 여름부터 가을 사이에 꽃이 피기 전 또는 꽃이 피기 시작하는 시기에 전초를 베어 그늘에서 말린다. 박하는 오랜 시간 끓이면 약효가 떨어진다.

용법: 피부소양증에는 전초를 짓찧어 즙을 낸 후 환부에 바른다. 구취에는 전초를 입 안에 넣고서 가글을 한다.

형태: 박하는 꿀풀과의 여러해살이풀로 전체에 짧은 털이 있고 향기가 있다. 높이는 50cm 정도이고, 잎은 마주나고 긴 타원형이며 가장자리에 날카로운 톱니가 있다. 꽃은 7~9월에 잎겨드랑이에 모여 이삭처럼 연한 자줏빛으로 피고, 열매는 9월에 타원형의 분과로 여문다.

구 분	특 징
분 포	전국 각지
생 지	저지대의 습지에서 재배
이용 부위	식용(꽃, 잎), 약용(전초)
효 능	건위, 거풍, 해독, 산예, 주로 두통, 인후종통, 소화불량, 치통, 소아경풍, 구취
약 효	전초
채취기간	전초(여름~가을)
성 미	맛은 맵고 시며 성질은 서늘하다.
독성여부	없음
금 기	땀이 나는 데는 쓰지 않는다.
1회 사용량	전초(4~8g)
물 용량	500~600mL(물이 반으로 줄 때까지 달인다)
약리 작용	모세혈관 확장 작용

방풍(방풍나물 뿌리)

학 명 : *Ledebouriella seseloides* WOLFF.
생약명 : 방풍(防風) - 뿌리를 말린 것
이 명 : 갯기름나물, 동에, 수방풍, 식방풍

주요 질환: 풍과 열증에 효험이 있고, 운동계 질환을 다스린다.

한방요법: 외감풍한, 두통, 수근경직, 근골산통, 관절염, 신경통, 치통에 다른 약재와 처방한다.

약초만들기: 가을부터 이듬해 봄까지 뿌리를 캐서 줄기와 잔뿌리를 제거한 후 물로 씻어 햇볕에 말린다.

용법: 반신불수·사지관절이 굴신이 안 될 때는 뿌리를 적당한 크기로 잘라 물에 달여 하루 3번 공복에 복용한다. 중풍 예방이나 중풍을 맞았을 때는 방풍으로 효소를 담가 장복한다.

형태: 방풍은 산형과의 여러해살이풀 또는 세해살이풀로 높이 1m 정도이며, 뿌리잎은 모여서 나고 줄기잎은 어긋나며 깃꼴겹잎이고 작은 잎은 끝이 뾰족한 선형으로서 꽃은 7~8월에 원줄기 끝과 가지 끝에 겹산형 꽃차례를 이루며 백색으로 피고, 열매는 편평한 넓은 타원형의 분과로 여문다.

구 분	특 징
분 포	제주도, 중부 지방
생 지	건조한 모래땅으로 된 풀밭
이용 부위	식용(꽃, 잎과 줄기), 약용(2년 된 뿌리)
효 능	발표, 거풍, 지통, 해열, 주로 외감풍한, 두통, 수근경직, 근골산통, 관절염, 신경통, 치통
약 효	뿌리
채취기간	뿌리(가을~이듬해 봄)
성 미	맛은 맵고 달며 성질은 조금 따뜻하다.
독성여부	약간의 독이 있다.
금 기	열이 나면 쓰지 않는다.
1회 사용량	뿌리(5~10g)
물 용량	500~600mL(물이 반으로 줄 때까지 달인다)
약리 작용	혈액 응고를 저지한다.

백개자(겨자씨)

학 명: *Brassica juncea* var. *integrifolia* SINSK
생약명: 개자(芥子) - 씨를 말린 것
이 명: 겨자, 촉개, 랄채자, 황개자

주요 질환: 호흡기 · 소화계 · 운동계 질환을 다스린다.
한방요법: 관절염, 구취, 기관지염, 신경통, 사지동통, 월경불통, 설사, 식적창만, 인후염, 치질출혈, 종독, 타박상, 피부염에 다른 약재와 처방한다.
약초만들기: 5월에 익은 씨를 채취하여 햇볕에 말린다.
용법: 기관지염에는 씨 1~3g을 달여서 복용한다. 타박상에는 잎을 짓찧어 환부에 붙인다.
형태: 겨자는 십자화과의 한해살이풀 또는 두해살이풀로 높이는 1~2m 정도이고, 잎은 무와 비슷하다. 뿌리잎은 깃꼴로 갈라지고 톱니가 있으나 줄기잎은 톱니가 없으며, 꽃은 4월에 노란색으로 피고, 열매는 5월에 원기둥 모양의 꼬투리가 달린다.

구분	특 징
분 포	전국 각지
생 지	밭에서 재배
이용 부위	식용(잎), 약용(씨)
효 능	건위, 강심, 소화불량, 주로 관절염, 구취, 기관지염, 신경통, 사지동통, 월경불통, 설사, 식적창만, 인후염, 치질출혈, 중독, 타박상, 피부염
약 효	씨
채취기간	씨(5월)
성 미	맛은 맵고 성질은 따뜻하다.
독성여부	없음
금 기	치질, 혈변, 폐열이 있는 사람은 장복하지 않는다.
1회 사용량	씨(1~3g)
물 용량	500~600mL(물이 반으로 줄 때까지 달인다)
약리 작용	이뇨 작용

백과(은행)

학 명: *Gingko biloba* Linne
생약명: 백과(白果)- 속씨의 열매를 말린 것, 백과엽(白果葉)- 잎을 말린 것
이 명: 은행목, 압각수, 공손수, 은빛 살구

주요 질환: 성인병에 좋고, 순환계 · 호흡기 질환을 다스린다.
한방요법: 혈전용해, 심장병, 고혈압, 당뇨병, 관상동맥질환, 거담, 뇌졸중, 대하증, 말초혈관장애, 식체, 야뇨증, 요도염, 위염, 종독, 치매, 협심증, 해수, 천식에 다른 약재와 처방한다.
약초만들기: 가을에 노란 잎과 익은 열매를 따서 과육을 제거한 다음 물로 씻은 후 햇볕에 말린다.
용법: 고혈압 · 당뇨병에는 말린 잎을 1회 2~4g씩 달여 복용한다. 기침 · 천식에는 은행씨를 굽거나 삶아서 그 즙과 함께 복용한다.
형태: 은행나무는 은행나뭇과의 갈잎큰키나무로 높이 5~10cm 정도이다. 잎은 어긋나고 부채꼴이며 잎맥은 2개씩 달린다. 꽃은 암수딴그루로 4월에 짧은 가지에 녹색으로 피고, 열매는 10월에 둥근 핵과로 여문다. 열매의 겉껍질에서는 역한 냄새가 난다.

구분	특 징
분 포	전국 각지
생 지	가로수 식재, 인가 부근, 향교
이용 부위	식용(열매), 약용(잎, 열매)
효 능	진해, 항이뇨, 항결핵, 수렴, 진경, 익기, 지사, 주로 혈전용해, 심장병, 고혈압, 당뇨병, 관상동맥질환, 거담, 뇌졸중, 대하증, 말초혈관장애, 식체, 이뇨증, 요도염, 위염, 종독, 치매, 협심증, 해수, 천식
약 효	잎, 햇순(1년생 가지), 씨
채취기간	씨(9~10월), 햇순(9월~이듬해 봄)
성 미	잎(맛은 달고 쓰며 성질은 따뜻하다), 열매(맛은 쓰고 떫으며 성질은 조금 평하다)
독성여부	잎(없다), 열매 · 씨(있다)
금 기	열매와 씨에는 독성이 약간 있으므로 기준량을 넘지 않는다. 한꺼번에 많이 먹지 않는 것이 좋다.
1회 사용량	잎(2~4g), 열매(5~12개)
물 용량	500~600mL(물이 반으로 줄 때까지 달인다)
약리 작용	혈관 확장 작용, 진경 작용, 황산화 작용을 한다.

백부자(흰바꽃, 노랑돌쩌귀)

학 명: *Acontium coreanum* (H. Lev.) Rapaics
생약명: 백부자(白附子)- 덩이뿌리를 말린 것
이 명: 관부자, 강흰바꽃, 독각련, 관백부

주요 질환: 간경에 효험이 있고, 운동계 질환을 다스린다.

한방요법: 간질, 강심, 관절염, 중풍, 구안와사, 경간, 진정, 냉통, 신경통, 이뇨, 피부 소양증 등에 다른 약재와 처방한다.

약초 만들기: 봄 또는 가을에 덩이뿌리를 캐어 줄기와 잔뿌리를 제거한 후 물로 씻고 햇볕에 말린다.

용법: 중풍에는 백부자 10g+홍화10g+방풍15g을 배합하여 달인 물에 전갈가루 2g을 넣고 하루 2번 복용한다. 피부소양증에는 전초를 짓찧어 환부에 바른다.

형태: 노랑돌쩌귀는 미나리아재빗과의 여러해살이풀로 높이 1m 정도이다. 잎은 어긋나고 둥근 염통 모양이며 3~5개로 갈라진다. 꽃은 7~8월에 줄기 끝에 총상화서를 이루며 노란색으로 피고, 열매는 골돌과로 여문다.

구 분	특 징
분 포	중북부 지방
생 지	풀밭이나 관목 숲, 습한 골짜기
이용 부위	식용(꽃), 약용(덩이뿌리)
효 능	진경, 풍습화담, 거풍담, 한습, 주로 간질, 강심, 관절염, 중풍, 구안와사, 경간 진정, 냉통, 신경통, 이뇨, 피부소양증
약 효	꽃, 덩이뿌리
채취기간	덩이뿌리(봄, 가을)
성 미	맛은 맵고 달며 성질은 따뜻하다.
독성여부	독성이 있으므로 주의를 요한다.
금 기	열이 나는 환자, 허약한 사람은 쓰지 않는다.
1회 사용량	덩이뿌리(0.5~1g)
물 용량	500~600mL(물이 반으로 줄 때까지 달인다)
약리 작용	결핵균 억제 작용

백자인(측백나무씨)

학 명: *Thuja orientalis* Linne
생약명: 백엽(百葉)·측백엽(側柏葉)- 잎을 말린 것, 백자인(栢子仁)- 익은 씨를 말린 것
　　　　 백근백피(白根白皮)- 뿌리줄기를 말린 것
이 명: 총백엽, 측백, 강백, 측백목

주요 질환: 혈증·소화기 질환을 다스린다.

한방요법: 잎(고혈압, 대장염, 이질, 토혈, 혈뇨, 비출혈(코피), 장출혈), 씨(신체허약증, 불면증, 요통, 변비, 식은땀, 유정, 신경쇠약)등에 다른 약재와 처방한다.

약초만들기: 봄과 가을에 잎이 붙은 어린 가지를 잘라 그늘에서 말린다. 가을에 여문씨를 채취하여 햇볕에 말린다.

용법: 고혈압에는 잎을 1회 3~5g을 달이거나 가루 내어 복용한다. 땀띠·습진·피부병등에는 측백잎을 헝겊 주머니에 넣어서 목욕제로 이용한다.

형태: 측백나무는 측백나뭇과의 늘푸른큰키나무로 높이 10cm 정도이다. 잎은 바늘처럼 생기고 마주나거나 3개씩 달리고, 어릴 때는 바늘잎이지만 성장 후에는 비늘같이 부드럽게 되는 것도 있다. 꽃은 암수한그루이고 가지 끝이나 잎겨드랑이에 달려서, 열매는 구과로 여문다.

구분	특 징
분 포	전국 각지
생 지	울타리, 정원
이용 부위	식용(차, 술), 약용(잎, 잔가지, 씨)
효 능	잎(거담, 지혈, 수렴), 씨(자양강장, 진정, 안신, 통변완화), 주로 잎(고혈압, 이질, 토혈, 혈뇨, 비출혈(코피), 장출혈), 씨(신체허약증, 불면증, 요통, 변비, 식은땀, 유정, 신경쇠약)
약 효	잎, 잔가지, 씨
채취기간	잎이 붙은 어린 가지(봄, 가을), 씨(가을)
성 미	성질은 서늘하며 맛은 맵고 약간 쓰다.
독성여부	없음
금 기	복용 중에 국화·대황·소리쟁이를 주의한다.
1회 사용량	잎(3~5g)
물 용량	500~600mL(물이 반으로 줄 때까지 달인다)
약리 작용	쥐에게 에탄올 추출물을 투여하면 거담 작용이 있고, 잎에는 진해 작용이 있다.

백작약(함박꽃 뿌리)

학 명 : *Paeonia japonica* (Makino) Miyabe & Takeda
생약명 : 작약(芍藥) - 뿌리를 말린 것
이 명 : 초작약, 개삼, 산작약, 홍작약

- **주요 질환:** 부인과 · 호흡기 · 이비인후과 · 순환계 질환을 다스린다.
- **한방요법:** 두통, 복통, 위통, 월경불순, 대하, 식은땀, 현훈, 신체허약에 다른 약재와 처방한다.
- **약초만들기:** 가을부터 이듬해 봄까지 뿌리를 캐서 줄기와 잔뿌리를 제거한 후 물로 씻어서 햇볕에 말린다.
- **용법:** 월경불순에는 뿌리 10g을 물에 달여 먹으며, 현기증에는 환제나 산제로 만들어 먹는다.
- **형태:** 작약은 미나리아재빗과의 여러해살이풀로 높이 40~50cm 정도이며, 잎은 어긋나고 깃털 모양이고 작은 잎은 긴 타원형이다. 뿌리는 굵고 육질이며 밑부분이 비늘 같은 잎으로 싸여 있고, 꽃은 5~6월에 원줄기 끝에서 1송이씩 백색 또는 적색 등으로 핀다. 그리고 열매는 9~10월에 골돌 내봉선으로 터진다.

구분	특 징
분 포	전국 각지
생 지	정원, 밭에서 재배
이용 부위	식용(꽃, 어린잎), 약용(뿌리)
효 능	유간지통, 양혈염음, 조혈, 지한, 주로 두통, 복통, 위통, 월경불순, 대하, 식은땀, 현훈, 신체허약
약 효	3~4년 된 뿌리
채취기간	뿌리(가을~이듬해 봄)
성 미	맛은 쓰고 성질은 조금 차갑다.
독성여부	없음
금 기	치유되면 중단한다.
1회 사용량	뿌리(10g)
물 용량	500~600mL(물이 반으로 줄 때까지 달인다)
약리 작용	물로 달인 액은 장 내용물의 배출을 촉진 시키고 평활근을 이완시켜 위의 스트레스성 궤양을 억제하고 운동을 항진시킨다. 그 외 진경 작용, 혈압 강하 작용, 혈관 확장 작용, 항염증 작용 등이 있다.

백지(구릿대 뿌리)

학 명 : *Angelica dahurica* Benth. et Hook.
생약명 : 백지(白芷) - 뿌리를 말린 것
이 명 : 향백지, 방향, 대활, 구리대

주요 질환: 부인과 · 신경계 질환을 다스린다.

한방요법: 두통, 감기, 치통, 요통, 부스럼, 옹종, 장출혈, 신경통에 다른 약재와 처방을 한다.

약초만들기: 가을에 줄기가 나오지 않는 뿌리를 캐서 잎자루와 잔뿌리를 다듬고 물로 씻어서 햇볕에 말린다.

용법: 월경불순에는 뿌리 10g을 물에 달여 먹는다. 현기증에는 환제나 산제로 만들어 먹는다.

형태: 구릿대는 산형과의 여러해살이풀로 높이 1~2m 정도이며, 잎은 2~3회 깃꼴겹잎이고 작은 잎은 긴 타원형이고 가장자리에 날카로운 톱니가 있다. 꽃은 6~8월에 산형화서로 줄기와 가지 끝에 흰색으로 핀다. 열매는 10월에 평평한 타원형의 분과로 여문다.

구분	특징
분포	전국 각지
생지	산골짜기
이용 부위	식용(꽃, 어린순, 뿌리), 약용(뿌리)
효능	거풍, 조습, 소종, 지통, 주로 두통, 감기, 치통, 요통, 부스럼, 옹종, 장출혈, 신경통
약효	뿌리
채취기간	줄기가 나오지 않은 뿌리(가을)
성미	맛은 맵고 성질은 따뜻하다.
독성여부	없음
금기	음기가 허약한 사람은 장복하지 않는다. 발한에 쓰지 않는다.
1회 사용량	뿌리(6~12g)
물 용량	500~600mL(물이 반으로 줄 때까지 달인다)
약리 작용	에탄올 엑스는 해열 작용이 있고, 국소 진통 및 마비 작용이 있으며, 쿠마린류는 항진균 작용과 지방 분해 촉진 작용 등이 있다.

백출(삽주 뿌리)

학 명 : *Atractylodes japonica* Koidz.
생약명 : 백출(白朮)- 껍질을 벗겨낸 햇뿌리를 말린 것,
　　　　창출(蒼朮)- 껍질을 벗겨내지 않은 묵은 뿌리를 말린 것
이 명 : 화창출, 복창출, 천생출, 동출

주요 질환: 건위 또는 냉병에 효험이 있고, 소화기 질환을 다스린다.

한방요법: 백출(비위기약, 소화불량, 식욕부진, 황달, 관절염), 창출(습성곤비, 감기, 구토, 야맹증, 담음)에 다른 약재와 처방한다.

약초만들기: 봄부터 가을까지 삽주 덩이뿌리를 캐서 잔뿌리를 제거하고 겉껍질을 제거한 후 햇볕에 말려서 쓰거나 그대로 말린다.

용법: 소화불량에는 뿌리를 캐서 말린 후 썰어서 가루 내어 환을 만든 다음 하루 3번 식후에 30~40개씩 복용한다. 습한 열로 무릎이 아플 때는 창출+황경피+우슬+율무씨를 같은 양으로 배합하여 1회에 3~5g씩 달여 하루 3번 복용한다.

형태: 삽주는 국화과의 여러해살이풀로 높이 30~100cm 정도이고, 뿌리에서 나온 잎은 꽃이 필 때 시들고 어긋나며 잎자루는 없다. 줄기 밑부분의 잎은 깃꼴로 깊게 갈라지지만, 윗부분의 잎은 갈라지지 않는다. 꽃은 7~10월에 줄기 끝에서 1송이씩 흰색 또는 연한 분홍색으로 피고, 열매는 10~11월에 긴 타원형으로 여문다.

구분	특 징
분 포	전국 각지
생 지	산지의 건조한 곳
이용 부위	식용(꽃, 어린순), 약용(뿌리)
효 능	백출(보비, 익위, 조습, 건위, 거담, 이뇨, 안태), 창출(건비, 조습, 거풍, 발한, 해울), 주로 백출(비위기약, 소화불량, 식욕부진, 황달, 관절염), 창출(습성곤비, 감기, 구토, 야맹증, 담음)
약 효	뿌리
채취기간	뿌리(봄~가을)
성 미	백출(맛은 쓰고 달며 성질은 따뜻하다), 창출(맛은 맵고 성질은 따뜻하다)
독성여부	없음
금 기	복용중에 복숭아·자두를 주의한다. 열이 있을 때·땀이 많이 날 때 주의를 요한다.
1회 사용량	뿌리(10~20g)
물 용량	500~600mL(물이 반으로 줄 때까지 달인다)
약리 작용	물 추출물은 혈관을 확장시켜 혈압이 강하하며, 정유는 방부 작용 등이 있다.

백합(백합)

학 명: *Lilium longiflorum* THUNB
생약명: 백합(白合)- 비늘줄기를 말린 것
이 명: 우리나라에는 유사종인 중나리, 참나리, 말나리, 털중나리가 있다.

주요 질환: 허약체질에 효험이 있고, 호흡기 질환을 다스린다.

한방요법: 각혈, 강장보호, 기관지염, 신경쇠약, 위장염, 자율신경실조증, 자폐증, 정신 분열증, 중이염, 치질, 종기에 다른 약재와 처방한다.

약초만들기: 가을에 비늘줄기를 채취하여 햇볕에 말린다.

용법: 기관지염 · 위장염에는 말린 약재 8~10g을 물에 달여 하루 3번 복용하고, 종기 · 치질에는 잎을 짓찧어 환부에 붙인다.

형태: 백합은 백합과의 여러해살이풀로 높이 30~60cm 정도이며, 잎은 어긋나거나 때로는 돌려나기도 하는데 잎자루가 없다. 꽃은 5~6월에 원줄기 끝에 나팔처럼 흰색으로 피고, 열매는 8~10월에 긴 타원형의 삭과로 여문다.

구 분	특 징
분 포	전국 각지
생 지	관상용으로 재배
이용 부위	식용(어린순), 약용(비늘줄기)
효 능	보기, 보폐, 진정, 주로 각혈, 강장보호, 기관지염, 신경쇠약, 위장염, 자율신경실조증, 자폐증, 정신분열증, 중이염, 치질, 종기
약 효	비늘줄기
채취기간	비늘줄기(가을)
성 미	성질은 평온하며 맛은 달고 약간 쓰다.
독성여부	없음
금 기	치유되면 중단한다.
1회 사용량	비늘줄기(8~10g)
물 용량	500~600mL(물이 반으로 줄 때까지 달인다)
약리 작용	이뇨 작용

복령(소나무뿌리혹), 복신(백복신)

학 명 : *Poria cocos*
생약명 : 복령(茯苓)- 소나무 뿌리에 기생하는 균체(菌體)의 혹,
　　　　　복신(茯神)- 소나무 뿌리를 내부에 감싸고 자란 것
　　　　　복신목(茯神木)- 복신을 관통한 소나무 뿌리
이 명 : 솔풍령, 송령, 복토, 운령

주요 질환: 부인병에 효험이 있고, 심경을 다스린다.
한방요법: 부인병, 강심제, 심장병, 심장판막증, 강장보호, 불면증·우울증, 건망증, 경련, 고혈압, 당뇨병, 허약체질, 기미, 주근깨, 어혈, 종독에 다른 약재와 처방한다.
약초만들기: 벌목한 지 3~4년 지난 소나무 뿌리에서 채취하여 물에 담근 다음 부드러워졌을 때 알맞게 잘라 햇볕에 말린다.
용법: 심장병에는 복령 8~15g을 달여 하루 3회 복용한다. 주근깨·기미에는 복령을 가루 내어 얼굴팩을 한다.
형태: 소나무 뿌리의 주변을 쇠꼬챙이로 찔러서 찾는다. 복령은 소나무 뿌리와 엉켜 있는데 크기와 형태는 일정하지 않으나 대개 10~30cm 정도의 공 모양 또는 타원형이고 표면은 꺼칠꺼칠한 적갈색 또는 흑갈색이다. 빛깔이 흰색인 것은 백복령(적송에 자생), 적색인 것은 적복령(곰솔에 자생)이다.

구분	특 징
분 포	전국 각지
생 지	벌목 후 3~4년이 지난 소나무 뿌리
이용 부위	식용(술), 약용(소나무뿌리혹)
효 능	진정, 해열, 주로 부인병, 강심제, 심장병, 심장판막증, 강장보호, 불면증, 우울증, 건망증, 경련, 고혈압, 당뇨병, 허약체질, 기미, 주근깨 어혈, 종독
약 효	균괴(菌塊)
채취기간	소나무뿌리혹(가을~이듬해 봄)
성 미	성질은 평온하며 맛은 담백하고 달다.
독성여부	없음
금 기	복용 중 뽕나무·오이풀·진범을 주의한다.
1회 사용량	소나무뿌리혹(8~15g)
물 용량	500~600mL(물이 반으로 줄 때까지 달인다)
약리 작용	혈압 강하 작용, 혈당 강하 작용

복분자(산딸기)

학 명	: *Rubus coreauns* Miquel
생약명	: 복분자(覆盆子) - 덜 익은 열매를 말린 것
이 명	: 복분, 곰딸, 곰의딸, 대맥매

주요 질환: 원기회복과 자양강장에 효험이 있고, 순환계 질환을 다스린다.

한방요법: 신체허약, 양기부족, 음위, 유정, 빈뇨, 이뇨, 시력 회복, 스태미나 강화 등에 다른 약재와 처방한다.

약초만들기: 초여름에 덜 익은 푸른 열매를 따서 햇볕에 말린다.

용법: 음위증에는 복분자를 술에 담갔다가 건져내어 약한 불에 말려 가루 낸 후 물에 타서 복용한다. 스태미나 강화 · 신체허약에는 말린 약재를 1회 2~4g씩 물을 넣고 달여서 하루 3번 나누어 복용하면 좋다.

형태: 복분자는 장미과의 갈잎떨기나무로 높이 3cm 정도이며, 잎은 어긋나고 깃꼴겹잎이며, 작은 잎은 타원형이고 가장자리에 예리한 톱니가 있다. 꽃은 5~6월에 가지 끝에 흰색이나 연홍색으로 피고, 열매는 7~8월에 반달 모양의 복과로 여물어간다.

구분	특 징
분 포	전국 각지
생 지	산기슭의 양지
이용 부위	식용(꽃, 어린순, 익은 열매), 약용(덜 익은 열매)
효 능	자양, 강장, 강정, 명목, 축뇨, 주로 신체허약, 양기부족, 음위, 유정, 빈뇨, 이뇨, 시력 회복, 스태미나 강화
약 효	덜 익은 푸른 열매
채취기간	덜 익은 푸른 열매(6~7월), 성숙한 열매(가을)
성 미	맛은 달고 시며 성질은 따뜻하다.
독성여부	없음
금 기	치유되면 중단한다.
1회 사용량	덜 익은 푸른 열매(2~4g)
물 용량	500~600mL(물이 반으로 줄 때까지 달인다)
약리 작용	주로 말초혈관을 확장시켜 주고, 정액 분비 촉진 작용 등이 있다.

부자(바꽃, 초오)

학 명 : *Aconitum carmichaeli* Miquel
생약명 : 부자(附子) · 초오(草烏)-덩이뿌리를 말린 것
이 명 : 바꽃, 쌍란국, 투구꽃, 누람자

주요 질환: 염증 · 통증 · 풍증을 다스린다.
한방요법: 강심제, 심장병, 심복통, 고혈압, 당뇨병, 요통, 류머티즘, 마비, 반신불수, 견비통, 어혈, 신경통, 관절염에 다른 약재와 처방한다.
약초만들기: 늦가을에 덩이뿌리를 채취하여 햇볕에 말리며, 감부자는 감초와 검은콩을 삶은 물에 담갔다 사용하고, 포부자는 부자를 120℃ 정도로 가열하여서 독성을 없앤다. 생부자는 소금물에 담갔다가 석회 가루를 뿌려 말린다.
용법: 맹독성 약재인 부자는 옛날에 극약으로 사용할 정도로 매우 위험하므로 반드시 한의사의 처방을 받아야 한다.
형태: 바꽃은 미나리아재빗과의 여러해살이풀로 높이 1m 정도이며, 잎이 어긋나며 손바닥 모양으로 갈라지고 가장자리에 거친 톱니가 있다. 꽃은 9월에 자주색으로 피고, 열매는 10월에 타원형의 골돌과로 여문다.

구 분	특 징
분 포	전국 각지
생 지	깊은 산골짜기, 밭에서 재배
이용 부위	식용(먹을 수 없다), 약용(덩이뿌리)
효 능	회양구역, 보화조양, 진통, 자양, 진경, 소종, 주로 강심제, 심장병, 심복통, 고혈압, 당뇨병, 요통, 류머티즘, 마비, 반신불수, 견비통, 어혈, 신경통, 관절염
약 효	덩이뿌리(탕, 산제, 환제)
채취기간	덩이뿌리(늦가을)
성 미	맛은 맵고 성질은 덥고 극성이 있다.
독성여부	있음(극약으로 사약의 재료)
금 기	부자를 복용할 때는 목욕이나 음주를 했을 때는 물론이고 난방 등 따뜻해진 상태에서는 복용을 금하고, 열이 많은 사람이나 혈압이 높은 사람, 임산부는 금한다.
1회 사용량	덩이뿌리(1.5~4g)
물 용량	500~600mL(물이 반으로 줄 때까지 달인다)
약리 작용	소량 사용시 온열 중추를 진정시키고 혈관을 확장 시켜 심장 기능을 저해시킨다. 해열 진통 작용, 강심 작용 등이 있다.

부평초(개구리밥)

학 명 : *Spirodela polyhiza* (L.) SCHLEID
생약명 : 부평(浮萍) - 전초를 말린 것
이 명 : 수화전, 수선, 머구리밥풀

주요 질환: 해독 작용에 효험이 있고, 열증·이비인후과 질환을 다스린다.

한방요법: 부기, 이뇨, 편두통, 소변불통, 두드러기, 당뇨병, 종독, 피부소양증, 풍치에 다른 약재와 처방한다.

약초만들기: 여름에 물 위의 전초를 건져내어 물에 씻고 햇볕에 말린다.

용법: 소변을 누지 못할 때는 말린 약재 8g을 달여 하루 3번 나누어 복용한다. 특히 두드러기에 부평+우엉 열매를 각각 10g씩 배합하여 달인 후 하루 3번 나누어 복용을 하면 좋다.

형태: 개구리밥은 개구리밥과의 여러해살이 부유성 수생식물로 엽상체의 길이가 5~10cm 정도이며, 엽상체는 달걀 모양이고 앞면은 녹색이며 뒷면은 자주색이며, 꽃은 7~8월에 흰색으로 핀다. 열매는 포과이다.

구분	특 징
분포	전국 각지
생지	논이나 연못의 수면 위
이용 부위	식용(양어장용), 약용(전초)
효능	강장, 발한, 소종, 주로 부기, 이뇨, 편두통, 소변불통, 두드러기, 당뇨병, 종독, 피부소양증, 풍치
약효	전초
채취기간	전초(7~9월)
성미	맛은 맵고 성질은 따뜻하다
독성여부	없음
금기	표피가 허하여 저절로 땀이 나는 데는 쓰지 않는다.
1회 사용량	전초(10~15g)
물 용량	500~600mL(물이 반으로 줄 때까지 달인다)
약리 작용	물로 달인 액은 개구리에 대하여 강심 작용이 있고 다량 투여 시 혈관이 수축이 되고 혈압이 상승한다. 토끼에게 경구 투여하면 해열 작용이 있으며, 해충에 대하여 살충 작용 등이 있다.

비파엽(비파나무 잎)

학 명: *Eriobotrya japonica* Lindley
생약명: 비파(枇杷)- 열매를 말린 것, 비파엽(枇杷葉)- 잎을 말린 것
이 명: 파엽(巴葉), 파엽(把葉)

주요 질환: 간경과 방광경을 다스린다.

한방요법: 급성 간염, 고혈압, 부인병, 부종, 요통, 견비통, 위통, 골절증, 천식, 기관지염, 무좀, 타박상, 피부염에 다른 약재와 처방한다.

약초 만들기: 연중 잎을 채취하여 그늘에 말린다.

용법: 고혈압에는 말린 약재 5~10g을 달여서 하루 3번 나누어 복용하며, 특히 무좀에는 잎을 짓찧어 즙을 내어 환부에 바른다.

형태: 비파나무는 장미과의 상록 활엽 소교목으로 높이 5m 정도이다. 잎은 어긋나고 넓은 댓잎피침형으로서 끝이 뾰족하고 가장자리에 이빨 모양의 톱니가 있고, 꽃은 10~11월에 가지 끝에 원추꽃 차례를 이루며 흰색으로 피고, 열매는 꽃이 지고 난 후 6월경에 공 모양 또는 타원형으로 여문다.

구분	특 징
분 포	남부지방
생 지	온실 재배
이용 부위	식용(열매), 약용(잎, 씨)
효 능	윤폐, 지갈, 하기, 청폐, 강기, 화담, 주로 급성 간염, 고혈압, 부인병, 부종, 요통, 견비통, 위통, 골절증, 천식, 천식, 기관지염, 무좀, 타박상, 피부염
약 효	잎
채취기간	연중(잎)
성 미	성질은 평온하며 맛은 쓰다.
독성여부	없음
금 기	치유되면 중단한다.
1회 사용량	잎(5~10g)
물 용량	500~600mL(물이 반으로 줄 때까지 달인다)
약리 작용	진통 작용, 거담 작용

사간(범부채)

학 명 : *Belamcanda chinensis* Lerman
생약명 : 사간(射干) · 오선(烏扇) - 뿌리줄기를 말린 것
이 명 : 나비꽃, 산포선, 호선초, 호접화

주요 질환: 이비인후과 · 호흡기 질환을 다스린다.

한방요법: 가래를 삭일 때, 편도선염, 인후가 붓고 아플 때, 거담, 진해, 임파선염, 구취, 옹종창독에 다른 약재와 처방한다.

약초만들기: 가을에 뿌리줄기를 캐어 잔뿌리를 제거하고 물에 씻어 햇볕에 말린다.

용법: 인후염에 범부채+황금+도라지+감초를 각각 9g씩 달여서 하루 3번 나누어 복용하고, 종기에는 말린 약재를 가루 내어서 환부에 뿌린다.

형태: 범부채는 붓꽃과의 여러해살이풀로 산과 들에서 높이 50~100cm 정도 자라서, 잎은 어긋나고 칼 모양이며 2줄로 늘어선다. 또한 꽃은 7~8월에 황적색으로 피고 꽃잎에는 흑자색 반점이 있다. 열매는 9~10월에 달걀 모양의 삭과로 여문다.

구 분	특 징
분 포	전국 각지
생 지	산과 들
이용 부위	식용(꽃, 어린잎), 약용(뿌리줄기)
효 능	지통, 산혈, 주로 가래를 삭일 때 편도선염, 인후가 붓고 아플 때 거담, 진해, 임파선염, 구취, 동종창독
약 효	뿌리줄기
채취기간	뿌리줄기(가을)
성 미	맛은 쓰고 성질은 차갑다.
독성여부	약간 있음
금 기	나물로 먹을 때는 독성이 있어 오랫동안 우려낸 뒤에 먹는다. 성한 하고 독이 있다.
1회 사용량	뿌리줄기(2~4g)
물 용량	500~600mL(물이 반으로 줄 때까지 달인다)
약리 작용	물로 달인 액은 피부사상균에 대하여 항진균 작용 등이 있다.

사삼(더덕)

학 명 : *Adenophora triphylla* var. *japonica* Hara
생약명 : 산해라(山海螺) · 양유근(洋乳根) · 토당삼(土黨蔘) · 통유초(通乳草)-뿌리를 말린 것
이 명 : 양유, 백삼, 노삼

주요 질환 : 호흡기 질환에 효험이 있고, 비뇨기 · 순환계 · 신경계 질환을 다스린다.
한방요법 : 오랜 기침, 기관지염, 유선염, 편도선염, 백대하, 고혈압, 불면증, 종독, 피부 소양증에 다른 약재와 처방한다.
약초만들기 : 가을부터 이듬해 봄까지 더덕의 뿌리를 캐서 잔뿌리를 제거하고 물에 씻은 후 햇볕에 말린다.
용법 : 젖이 부족한 산모는 더덕에서 나오는 하얀 유액인 양유(羊乳)가 좋기 때문에 더덕을 생으로 먹는다. 거담 · 백대하에는 더덕을 물에 달여서 하루 3번 공복에 복용을 한다.
형태 : 더덕은 초롱과의 여러해살이 덩굴풀로 길이는 1.5~2m 정도이며, 잎 앞면은 녹색이고 뒷면은 흰색이고, 잎은 어긋나서 가지 끝에서 4장이 모여 마주나며 가장 자리는 밋밋하다. 잎이나 줄기, 뿌리를 자르면 흰색 즙이 나오고 독특한 향이 난다. 8~9월에 종 모양의 연한 녹색의 꽃이 밑을 향해 피는데 꽃잎 안쪽에 자주색 반점이 있으며, 열매는 10~11월에 납작한 팽이를 거꾸로 세운 모양으로 여문다.

구분	특 징
분 포	전국 각지
생 지	깊은 산지나 밭
이용 부위	식용(꽃, 어린잎, 뿌리), 약용(뿌리)
효 능	소종, 해독, 배농, 거담, 하유즙(下乳汁), 주로 오랜 기침, 기관지염, 유선염, 편도선염, 백대하, 고혈압, 불면증, 종독, 피부소양증
약 효	꽃, 뿌리
채취기간	꽃(8~9월), 뿌리(가을~이듬해 봄)
성 미	맛은 달고 매우며 성질은 평하다. 인삼은 더운 약성이고, 더덕은 찬 약성을 가지고 있다.
독성여부	없음
금 기	치유되면 중단한다.
1회 사용량	꽃(4g), 뿌리(6~10g)
물 용량	500~600mL(물이 반으로 줄 때까지 달인다)
약리 작용	토끼에게 물로 달인 액을 투여하면 거담 작용이 있으며, 두꺼비의 적출 심장에 대한 강심 작용 등이 있다.

사상자(배암도랏씨)

학 명: *Torilis japonica* (Houtt.) DC
생약명: 사상자(蛇床子)- 열매를 말린 것
이 명: 사미, 사주, 사상인, 마상

주요 질환: 부인병 · 피부병을 다스린다.

한방요법: 부인음증종통, 음낭습양, 자궁한랭불임, 풍습비통, 어혈, 종창, 피부병, 옴,풍, 개선습창에 다른 약재와 처방한다.

약초만들기: 가을에 열매를 채취하여 햇볕에 말린다.

용법: 불임증에는 말린 약재 5~6g을 달여서 하루 2~3회, 20일 이상 복용하며, 특히 종창 · 어혈에는 전초를 채취하여 짓찧어 환부에 붙인다.

형태: 사상자는 미나릿과의 두해살이풀로 높이 30~70cm 정도이고, 잎은 어긋나고 깃꼴겹잎이며, 꽃은 6~8월에 가지와 원줄기 끝에 겹산형 꽃차례를 이루어져 흰색으로 피고, 열매는 달걀 모양으로 여문다.

구 분	특 징
분 포	전국 각지
생 지	산과 들
이용 부위	식용(꽃, 전초), 약용(열매)
효 능	온신, 장양, 거풍, 주로 부인음증종통, 음낭습양, 자궁한랭불임, 풍습비통, 어혈, 종창, 피부병, 옴, 풍, 개선습창
약 효	열매
채취기간	열매(가을)
성 미	성질은 따스하고 맛은 약간 맵고 쓰다.
독성여부	없음
금 기	치유되면 중단한다.
1회 사용량	열매(10g)
물 용량	500~600mL(물이 반으로 줄 때까지 달인다)
약리 작용	물로 달인 액은 피부진균의 성장을 억제하는 작용을 한다.

산사육(당구자, 산사나무 열매)

학　명 : *Crataegus pinnatifida* Bunge
생약명 : 산사자(山査子) - 익은 열매를 말린 것
이　명 : 당구자, 산리홍, 산사자, 산조홍

주요 질환: 소화기·순환계 질환을 다스린다.

한방요법: 소화불량, 고혈압, 동맥경화, 심장병, 고지혈증, 이질, 실체, 장염, 요통, 월경통, 고지방혈증, 진통, 복부팽만, 복통, 어혈, 현기증, 갈증에 다른 약재와 처방한다.

약초만들기: 9~10월에 익은 열매를 따서 햇볕에 말린다.

용법: 소화불량·고기를 먹고 체했을 때에는 열매를 먹으며, 특히 개고기를 먹고 체했을 때에는 산사자+행인을 함께 진하게 달여 복용하면 좋고, 고혈압·동맥경화에는 말린 약재를 1회 2~5g씩 달여 복용한다.

형태: 산사나무는 장미과의 갈잎중키나무로 높이 6~7m 정도이고 가시가 있으며, 잎은 어긋나고 넓은 달걀 모양이고 깃 모양으로 갈라지고 가장자리에 톱니가 있다. 꽃은 가지 끝에 산방화서를 이루며 흰색으로 피고, 열매는 9월에 붉게 이과로 여문다.

구 분	특 징
분 포	전국 각지
생 지	산지, 마을 부근
이용 부위	식용(열매), 약용(열매)
효 능	건위, 소화, 지사, 주로 소화불량, 고혈압, 동맥경화, 심장병, 고지혈증, 이질, 식체, 장염, 요통, 월경통, 고지방혈증, 진통, 복부팽만, 복통, 어혈, 현기증, 갈증
약 효	열매
채취기간	성숙한 열매(9~10월)
성 미	맛은 시고 달며 성질은 따뜻하다.
독성여부	없음
금 기	치유되면 중단한다.
1회 사용량	열매(2~5g)
물 용량	500~600mL(물이 반으로 줄 때까지 달인다)
약리 작용	두꺼비의 전신 혈관에 주사하면 혈관이 확장되며, 토끼에게 열매 알코올 추출물을 정맥 주사하면 혈압을 강하시켜 3시간 지속된다. 달인 액은 적리균, 녹농균에 대하여 항균 작용 등이 있다.

산수유(산수유나무 열매)

학 명 : *Cornus officinalis*
생약명 : 산수유(山茱萸)·석조(石棗) - 열매를 말린 것
이 명 : 춘황금화, 산채황, 실조아수, 산대추나무

주요 질환: 비뇨기·신경계 질환을 다스린다.
한방요법: 원기부족, 빈뇨, 이명, 요슬산통, 현훈, 유정, 월경과다, 식은땀, 기관지염, 소변불통, 양기부족, 요실금, 전립선염, 자양강장, 음위 등에 다른 약재와 처방한다.
약초만들기: 가을에 익은 열매를 따서 씨를 제거하고 햇볕에 말린다.
용법: 남성의 전립선염이나 여성의 요실금에는 빨갛게 익은 열매를 따서 씨를 제거한 후 물에 달여 차로 마신다. 피로회복·자양강장에는 열매로 술을 담가 식후에 조금씩 마신다.
형태: 산수유나무는 층층나뭇과의 갈잎큰키나무로 4~7m 정도이며, 잎은 마주나고 달걀 모양을 하고 가장자리는 밋밋하다. 꽃은 잎이 나기 전 3~4월에 20~30송이가 무리지어 노란색으로 피고, 열매는 10~11월에 타원형의 핵과로 여문다.

구 분	특 징
분 포	전국 각지
생 지	산기슭이나 인가 부근
이용 부위	식용(꽃, 열매), 약용(열매)
효 능	보익간신, 정기수렴, 강장, 강정, 주로 원기부족, 빈뇨, 이명, 요슬산통, 현훈, 유정, 월경과다, 식은땀, 기관지염, 소변불통, 양기부족, 요실금, 전립선염, 자양강장, 음위 등에 좋다.
약 효	씨를 제거한 과육
채취기간	성숙한 열매(10~11월)
성 미	맛은 시고 성질은 조금 따뜻하다.
독성여부	과육(없음), 씨(있음)
금 기	복용 중 도라지·방기를 주의한다.
1회 사용량	열매(6~16g)
물 용량	500~600mL(물이 반으로 줄 때까지 달인다)
약리 작용	열매 달인 액은 황색포도상구균에 대하여 항균 작용이 있고, 개에게 투여하면 혈압 강하와 이뇨 작용 등이 있다.

산약(마)

학 명: *Dioscorea batatas* DECNE
생약명: 산약(山藥)- 덩이뿌리를 말린 것
　　　　산약등(山藥藤)- 덩이줄기를 말린 것
　　　　주아(珠芽)- 잎겨드랑이에 달린 열매
　　　　풍차아(風車兒)- 열매
이 명: 산우, 서여, 야산두, 당마

주요 질환: 건강을 유익하게 하는 데 많이 쓴다.

한방요법: 당뇨병, 해수, 정액고갈, 이명, 건망증, 대하, 빈뇨에 다른 약재와 처방한다.

약초만들기: 가을부터 이듬해 봄까지 뿌리를 캐서 줄기와 잔뿌리를 제거하고 물에 씻은 후 겉껍질을 벗겨 버리고 증기에 쪄서 햇볕에 말린다.

용법: 유옹·피부습진에는 생마를 짓찧어 환부에 붙인다. 이명(耳鳴)에는 열매를 따서 술이나 효소를 담가 찬물에 희석해서 먹는다.

형태: 마는 맛과의 여러해살이 덩굴풀고 길이는 1m 정도이다. 잎은 마주나거나 돌려나고 삼각형이다. 꽃은 암수딴그루로 6~7월에 잎겨드랑이에서 수상화로 달리는 데 수꽃은 곧게 서고, 암꽃은 아래로 처진다. 열매는 9~10월에 둥글게 삭과로 여문다.

구분	특징
분포	전국 각지
생지	산과 들
이용 부위	식용(꽃, 주아, 잎, 덩이뿌리), 약용(줄기, 덩이뿌리, 열매)
효능	자양, 강장, 강정, 지사, 건비, 건폐, 보신, 약정, 주로 당뇨병, 해수, 정액고갈, 이명, 건망증, 대하, 빈뇨
약효	덩이뿌리
채취기간	덩이뿌리(가을~이듬해 봄)
성미	맛은 달고 성질은 평하다
독성여부	없음
금기	치유되면 중단한다
1회 사용량	덩이뿌리(10~20g)
물 용량	500~600mL(물이 반으로 줄 때까지 달인다)
약리작용	토끼에게 달인 액을 주사하면 혈당량이 감소한다.

산자고(가채무릇)

학 명: *Tulipa edulis* Bak.
생약명: 산자고(山紫枯) - 비늘줄기를 말린 것
이 명: 까치무릇, 금등, 물구, 주고

주요 질환: 통증에 효험이 있고, 신장계를 다스린다.

한방요법: 암(유방암, 전립선암), 강심제, 요로결석, 폐결핵, 등창, 옹종, 종독에 다른 약재와 처방한다.

약초만들기: 가을부터 이듬해 봄까지 비늘줄기를 채취하여 그늘에 말린다.

용법: 요로결석에는 말린 약재 2~4g을 달여 하루에 3번 나누어 복용한다.
옹종·종독에는 비늘줄기를 짓찧어 즙을 내 환부에 붙인다.

형태: 산자고는 백합과의 여러해살이풀로 높이 30~40cm 정도이고, 잎은 선형으로 끝이 뾰족하다. 꽃은 4~5월에 꽃줄기를 내어 1개의 육판화가 위를 향하여 흰색으로 피고, 열매는 둥근 삭과로 여문다.

구분	특징
분포	제주도, 전남(무등산), 전북(백양사)
생지	양지바른 풀밭
이용 부위	식용(꽃), 약용(비늘줄기)
효능	소종, 산결, 해독, 진정, 행기, 행열, 주로 암(유방암, 전립선암), 강심제, 요로결석, 폐결핵, 등창, 옹종, 종독
약효	비늘줄기
채취기간	비늘줄기(가을~이듬해 봄)
성미	맛은 약간 맵고 성질은 차다.
독성여부	약간 독이 있다.
금기	투여 후 3~6시간 뒤에 오심, 구토, 설사 등이 나타난다
1회 사용량	비늘줄기(2~4g)
물 용량	500~600mL(물이 반으로 줄 때까지 달인다)
약리 작용	쥐에게 피하 주사하면 세포의 유사 분열이 억제된다.

상엽(뽕잎)

학 명 : *Morus alba* Linne

생약명:	상엽(桑葉)- 잎을 말린 것	상백피(桑白皮)- 뿌리껍질을 말린 것	
	상지(桑枝)- 가지를 말린 것	상심자(桑椹子)- 덜 익은 열매를 말린 것	
	상기생(桑寄生)- 뽕나무 겨우살이	상표초(桑螵蛸)- 뽕나무 사마귀집	
이 명 :	오디나무, 포화, 상, 상수		

주요 질환: 소화기·순환계·신경계·호흡기 질환을 다스린다.
한방요법: 잎(고혈압, 구갈, 기관지천식, 불면증, 피부병, 류머티즘), 열매(소갈, 이명, 관절통, 변비, 어혈, 이뇨), 가지(관절염, 류머티즘, 수족마비, 피부소양증), 뿌리껍질(고혈압, 기관지염, 부종, 소변불리, 자양강장, 천식, 피부소양증, 황달, 해수)에 다른 약재와 처방한다.
약초만들기: 가을에 서리가 내린 후 덩이줄기를 캐내어 겉껍질을 벗겨내고 햇볕에 말린다.
용법: 월경불순에는 말린 약재 1회 3~10g씩 달여서 하루에 3번 나누어 복용한다.
형태: 매자기는 사초과의 여러해살이풀로 높이 80~150cm 정도이다. 잎은 어긋나고 선형이며 밑은 엽초가 되어 줄기를 감싼다. 꽃은 6~10월에 꽃줄기 끝에 산방화서를 이루며 노란색으로 피고, 열매는 10월에 세모진 수과로 여문다.

구 분	특 징
분 포	전국 각지
생 지	마을 부근 식재
이용 부위	식용(꽃, 잎, 가지, 열매, 뿌리껍질), 약용(잎, 가지, 뿌리껍질, 덜 익은 열매)
효 능	잎(거풍, 청열, 양혈, 명복), 열매(보간, 익신, 지해), 뿌리껍질(해열, 진해, 소종), 주로 잎(고혈압, 구갈, 기관지천식, 불면증, 피부병, 류머티즘), 열매(소갈, 이명, 관절통, 변비, 어혈, 이뇨), 가지(관절염, 류머티즘, 수족마비, 피부소양증), 뿌리껍질(고혈압, 기관지염, 부종, 소변불리, 자양강장, 천식, 피부소양증, 황달, 해수), 뽕나무 사마귀집(몽정, 건망증)
약 효	꽃, 잎, 가지, 열매, 뿌리껍질
채취기간	뿌리껍질(수시), 꽃·잎·가지·열매(6~7월)
성 미	잎(맛은 달고 쓰며 성질은 차갑다), 가지(맛은 쓰고 성질은 평하다), 뿌리와 열매(맛은 달고 성질은 차갑다), 뽕나무 사마귀집(성질은 평범하고 맛은 짜다)
독성여부	없음
금 기	치유되면 중단한다.
1회 사용량	꽃, 잎, 가지, 열매, 뿌리껍질 각 2g, 상표초(뽕나무 사마귀집)9~18g
물 용량	500~600mL(물이 반으로 줄 때까지 달인다).
약리 작용	쥐에게 잎을 알록산으로 처리한 뒤 투여하면 혈당이 강하고, 토끼에게 뿌리껍질 달인 액을 투여하면 이뇨 작용, 혈압 강하 작용이 있으며, 쥐에게 투여하면 진정 작용이 있다.

생강(생강)

학 명 : *Zingiber officinale* Roscoe
생약명 : 생강(生薑)·선생강(鮮生薑)- 캐낸 생뿌리줄기
　　　　건강(乾薑)- 뿌리줄기를 말린 것
　　　　포강(炮薑)- 생강을 불에 구운 것
이 명 : 새망, 새앙, 새양, 생이

주요 질환: 건위제로 효험이 있고, 호흡기 질환을 다스린다.
한방요법: 생강(위가 차서 구토를 하는 증상), 건강(몸 전체가 차가운 증상), 포강(복부의 냉증으로 인한 혈액순환을 시킬 때), 냉증, 관절통, 천남성과 반하의 중독, 생선 중독, 구토, 담식, 소화불량, 복통에 다른 약재와 처방한다.
약초만들기: 가을에서 초겨울 사이에 뿌리줄기를 캐서 잔뿌리를 제거하고 마르지 않도록 습한 모래에 묻어 서늘한 곳에 보관한다.
용법: 만성 위염에는 생강 4g을 캐서 물로 씻고 적당한 크기로 잘라 물에 달여 마신다. 감기에 걸렸을 때는 생강과 대추를 물에 달여 꿀을 타서 먹는다. 몸이 냉할 때는 생강을 캐서 햇볕에 말린 후 곱게 갈아 식사할 때마다 한두 스푼씩 먹는다.
형태: 생강은 생강과의 여러해살이풀로 높이 30~50cm 정도이다. 잎은 좁고 길며 어긋나고, 줄기가 곧게 자란다. 뿌리줄기는 연한 노란색으로 울퉁불퉁한 마디가 있다. 독특한 향기와 매운맛이 있다. 꽃은 6월에 연한 노란색으로 피고, 열매는 10월에 긴 타원형의 붉은색으로 여문다.

구 분	특 징
분 포	경기도 이남
생 지	밭에서 재배
이용 부위	식용(뿌리줄기), 약용(뿌리줄기)
효 능	발한발표, 온중, 지토, 거담, 주로 생강(위가 차서 구토를 하는 증상), 건강(몸 전체가 차가운 증상), 포강(복부의 냉증으로 인한 혈액순환을 시킬 때), 냉증, 관절통, 천남성과 반하의 중독, 생선 중독, 구토, 담식, 소화불량, 복통
약 효	뿌리줄기
채취기간	뿌리줄기(서리 내리기 전 9~10월)
성 미	맛은 맵고 성질은 따뜻하다
독성여부	없음
금 기	치유되면 중단한다
1회 사용량	뿌리줄기(3~6g)
물 용량	500~600mL(물이 반으로 줄 때까지 달인다)
약리 작용	추출한 물은 자색 백선균, 질 트리코노나스균에 대하여 항균 작용이 있다.

서과(수박)

학 명 : *Cirullus vulgaris* SCHRAD
생약명 : 서과(西瓜)- 익은 열매를 졸인 것
　　　　서과피(西瓜皮)- 익은 열매껍질을 말린 것
이 명 : 과, 한과, 서과등, 대과

주요 질환: 비뇨기 · 피부과 질환을 다스린다.

한방요법: 신장염, 소변불리, 요독증, 고혈압, 당뇨병, 구내염, 기관지염, 편도선염, 구갈심번, 요도염, 방광염에 다른 약재와 처방한다.

약초만들기: 여름에 익은 열매껍질을 모아 햇볕에 말린다.

용법: 부종에는 수박씨를 1회 8g씩 하루에 3번 물로 달여서 마신다. 수박씨는 이뇨작용이 탁월하다. 신장병에는 수박을 졸인 서과당을1회 한 숟가락씩 하루에 10번 복용하거나 수박씨만을 모아서 물에 달인 물을 먹는다.

형태: 수박은 박과의 한해살이 덩굴풀로 길이 2~3m 정도이다. 잎은 흰빛이 도는 녹색이고 가장자리에 불규칙한 톱니가 있다. 줄기는 땅 위를 기고 마디에서 덩굴손이 오며 전체에 흰색 털이 있다. 꽃은 5~7월에 잎겨드랑이에 연한 노란색으로 피고, 열매는 6~9월에 큰 공 모양으로 여문다.

구분	특 징
분 포	전국 각지
생 지	밭에서 재배
이용 부위	식용(과육, 과즙), 약용(씨, 껍질)
효 능	청열, 해서, 제번지갈, 주로 신장염, 소변불리, 요독증, 고혈압, 당뇨병, 구내염, 기관지염, 편도선염, 구갈심전, 요도염, 방광염
약 효	씨, 껍질
채취기간	익은 열매껍질(여름)
성 미	성질은 차며 맛은 달다.
독성여부	없음, 위가 약한 데는 좋지 않다.
금 기	냉한 사람은 먹지 않는다.
1회 사용량	씨(8~10g), 과육은 양껏 먹는다.
물 용량	500~600mL(물이 반으로 줄 때까지 달인다)
약리 작용	이뇨 작용을 촉진한다.

서점자(우엉씨)

학 명 : *Arctium lappa* Linne
생약명 : 악실(惡實) · 우방자(牛蒡子)- 여문 씨를 말린 것
　　　　우방근(牛蒡根)- 뿌리를 말린 것
　　　　우방경엽(牛蒡莖葉)- 잎을 말린 것
이 명 : 우채, 우력대, 대도자, 우편채

주요 질환: 피부과 · 운동계 · 치과 질환을 다스린다.

한방: 열매(인후종통, 반신불수, 관절염, 옹종, 창종, 풍진), 뿌리(당뇨병, 안면부종, 현훈, 인후열종, 치통, 해수)에 다른 약재와 처방한다.

약초만들기: 가을에 익은 열매를 따거나 뿌리를 캐서 햇볕에 말린다.

용법: 안면신경마비에는 우엉씨 30g+구릿대 뿌리 10g을 물에 달여 하루에 3번 먹는다. 피부병 · 종기에는 잎을 짓찧어 환부에 붙인다.

형태: 우엉은 국화과의 한해살이풀로 30~150cm 정도 자란다. 꽃잎은 마주나고 타원상 피침형이며 3~5개로 갈라진다. 꽃은 8~10월에 가지 끝에 1개씩 노란색으로 피고, 열매는 가장자리에 가시가 있어 다른 물체에 붙어 씨를 퍼트린다.

구 분	특 징
분 포	전국 각지
생 지	밭에서 재배
이용 부위	식용(꽃, 어린순, 뿌리), 약용(잎, 씨, 뿌리)
효 능	거풍혈, 소종, 해독, 주로 열매(인후종통, 반신불수, 관절염, 옹종, 창종, 풍진), 뿌리(당뇨병, 안면부종, 현훈, 인후열종, 치통, 해수)
약 효	잎, 씨, 뿌리
채취기간	성숙한 열매 또는 뿌리(가을)
성 미	맛은 맵고 쓰며 성질은 차갑다.
독성여부	없음
금 기	치유되면 중단한다.
1회 사용량	씨(4~7g), 잎 · 뿌리(8~12g)
물 용량	500~600mL(물이 반으로 줄 때까지 달인다)
약리 작용	추출한 물은 혈당을 저하시키고 항피부진균 작용이 있으며 쥐나 고양이에게 투여하면 이뇨 작용이 있다.

석창포(쟁피 뿌리)

학 명 : *Acorus gramineus* SOLAND
생약명 : 석창포(石菖蒲) - 뿌리줄기를 말린 것
이 명 : 창포, 왕창포, 향포, 석향포

주요 질환: 소화기능에 효험이 있고, 피부병증 질환을 다스린다

한방: 암, 종기, 고혈압, 건망증, 장염, 이질, 간질병, 기침, 기관지염, 정신불안, 소화불량, 가슴두근거림에 다른 약재와 처방한다.

약초 만들기: 8~10월에 뿌리줄기를 캐서 물에 씻어 비늘잎과 잔뿌리를 제거하고 햇볕에 말린다.

용법: 암에는 말린 약재를 1회 1~3g씩 물에 달여 복용한다. 종기에는 약재를 달인 물로 환부를 닦아내거나 가루 내어 기름으로 개어서 환부에 바른다. 목욕할 때 욕탕에 입욕제로 넣는다.

형태: 석창포는 천남성과의 여러해살이풀로 높이 30~50cm 정도이다. 물가 바위에 붙어 자라며 잎은 뿌리에서 모여나고 긴 칼 모양이며 가장자리는 밋밋하다. 꽃은 6~7월에 꽃줄기 옆에 육수화서를 이루며 연한 노란색으로 피고, 열매는 9~10월에 둥근 삭과로 여문다.

구분	특징
분포	남부지방
생지	물가 바위에 붙어 자란다
이용 부위	식용(꽃, 잎), 약용(뿌리줄기)
효능	건위, 진정, 진경, 이습, 주로 암, 종기, 고혈압, 건망증, 장염, 이질, 간질병, 기치, 기관지염, 정신불안, 소화불량, 가슴두근거림
약효	뿌리줄기
채취기간	뿌리줄기(8~10월)
성미	맛은 맵고 성질은 따뜻하다.
독성여부	없음
금기	치유되면 중단한다.
1회 사용량	뿌리줄기(1~3g)
물 용량	500~600mL(물이 반으로 줄 때까지 달인다)
약리 작용	쥐에게 추출한 물을 투여하면 자발 운동을 억제시켜 진정 작용이 있고, 혈압 강하 작용이 있다.

세신(족도리풀 뿌리)

학 명: *Asiasarum heteretrepoides* F. Schm. var. *mandshuricum* Kitag
생약명: 세신(細辛)- 뿌리가 달린 전초를 말린 것
이 명: 족도리풀, 각시풀, 소신, 놋동이풀

주요 질환: 신경계·호흡기 질환을 다스린다.
한방: 신진대사촉진, 도통, 비염, 축농증, 소화불량, 정신분열증, 치통, 풍, 해수에 다른 약재와 처방한다.
약초만들기: 봄부터 여름 사이에 뿌리를 캐어 물에 씻고 그늘에서 말린다.
용법: 암에는 말린 약재를 1회 1~3g씩 물에 달여 복용한다. 종기에는 약재를 달인 물로 환부를 닦아내거나 가루 내어 기름으로 개어서 환부에 바른다. 목욕할 때 욕탕에 입욕제로 넣는다. 비염·축농증에는 말린 약재를 1회 0.5~1.3g씩 뭉글하게 달여 복용한다. 두통·치통에는 세신 3g+독활 10g을 배합하여 하루에 3번 나누어 복용한다.
형태: 족도리풀은 쥐방울덩굴과의 여러해살이풀로 높이 10~30cm 정도이다. 잎은 밑동에서 2장씩 나며 염통 모양이고 잎자루가 길다. 꽃은 4~5월에 잎 사이에 흑색으로 피고, 열매는 장과로 여문다.

구 분	특 징
분 포	중부이남
생 지	산지 숲 속
이용 부위	식용(담금주), 약용(뿌리)
효 능	온폐, 개규, 거풍, 화담, 진해, 산한, 주로 신진대사촉진, 두통, 비염, 축농증, 소화불량, 정신분열증, 치통, 풍, 해수
약 효	뿌리
채취기간	뿌리(봄~여름)
성 미	맛은 맵고 성질은 서늘하다.
독성여부	조금 있다.
금 기	기가 허(虛)하여 땀이 나는 데, 음(陰)이 허하여 생긴 두통, 기침이 심한 사람, 단독으로 쓸 때는 2g 이하로 쓴다.
1회 사용량	뿌리(0.5~1.3g)
물 용량	500~600mL(물이 반으로 줄 때까지 달인다)
약리 작용	해열 작용, 진정 작용, 진해 작용, 항균 작용, 국소 마취 작용이 있다.

소맥(밀)

학　명 : *Triticum aestivum* (vulgare)
생약명 : 소맥(小麥) - 열매의 씨를 말린 것
이　명 : 진맥, 참밀

주요 질환: 순환계 · 소화기 질환에 효험이 있고, 간증과 갈증 질환을 다스린다

한방: 간병변증, 당뇨병, 참외를 먹고 체했을 때, 다한증, 동상, 배뇨통, 유종, 창종, 파상풍, 황달에 다른 약재와 처방한다.

약초 만들기: 6~7월에 익은 밀을 채취하여 햇볕에 말린다.

용법: 참외를 먹고 체했을 때는 밀로 미음죽을 만들어 복용한다.

형태: 밀은 볏과의 한해살이풀 또는 두해살이풀로 높이는 1m 정도이다. 잎은 어긋나며 가늘고 긴 선 모양의 댓잎 피침형인데 끝이 점차 좁아지고 뒤로 처진다. 꽃은 5월에 줄기 끝에 수상꽃차례로 긴 수염을 달고 핀다. 열매는 6~7월에 푸른 영과가 달려 점차 누렇게 여문다.

구분	특 징
분 포	전국 각지
생 지	밭에서 재배
이용 부위	식용(씨로 간장 · 된장 · 누룩의 원료), 약용(열매의 씨)
효 능	해열, 주로 간병변증, 당뇨병, 참외를 먹고 체했을 때, 다한증, 동상, 배뇨통, 유종, 창종, 파상풍, 황달
약 효	열매의 씨
채취기간	익은 밀(6~7월)
성 미	성질은 따뜻하며 맛은 달다.
독성여부	없음
금 기	복용 중에 측백나무를 주의한다.
1회 사용량	열매의 씨(7~12g)
물 용량	500~600mL(물이 반으로 줄 때까지 달인다)
약리 작용	혈당 강하 작용

속단(검단풀 뿌리, 접골초)

학 명 : *Phlomis umbrosa* Turcz.
생약명 : 속단(續斷) · 산소자(山蘇子) · 토속단(土續斷) - 뿌리를 말린 것
이 명 : 산토끼풀, 천속단, 남초, 용두

주요 질환: 부인과 · 운동계 · 비뇨기 질환을 다스린다.

한방: 감기, 중풍, 요통, 골절, 타박상, 종기, 외상 출혈에 다른 약재와 처방한다.

약초 만들기: 가을에 뿌리를 캐서 잔뿌리를 제거하고 그늘에서 말린다.

용법: 종기에는 짓찧어서 즙을 내어 환처에 바르거나 기름으로 개어서 환부에 붙인다. 요통에는 속단 + 숙지황 + 우슬 + 산수유 + 복령 + 두충 + 오갈피 각각 8g을 물에 달여 하루 3번 나누어 복용한다.

형태: 속단은 꿀풀과의 여러해살이풀로 높이 1m 정도이다. 잎은 마주나고 끝이 뾰족한 염통 모양이며 가장자리에 둔한 톱니가 있다. 꽃은 7월에 잎겨드랑이에서 붉은색으로 피고, 열매는 9~10월에 달걀 모양의 수과로 여문다.

구 분	특 징
분 포	전국 각지
생 지	산지의 습지나 숲 속
이용 부위	식용(어린잎, 뿌리), 약용(줄기, 뿌리)
효 능	강근골, 속절상, 지붕루, 보간, 보신, 청열, 지혈, 소종, 주로 감기, 중풍, 요통, 골절, 타박상, 종기, 외상, 출혈
약 효	줄기, 뿌리
채취기간	뿌리(가을)
성 미	맛은 떫고 성질은 평하다
독성여부	없음
금 기	치유되면 중단한다
1회 사용량	줄기 · 뿌리(4~6g)
물 용량	500~600mL(물이 반으로 줄 때까지 달인다)
약리 작용	에탄올 추출물은 손상된 뼈의 재생을 촉진하는 작용이 있다.

수근(미나리)

학 명 : *Oenanthe javanica* (Blume) DC.
생약명 : 수근(水芹)·근채(芹菜)- 잎과 줄기를 말린 것
이 명 : 돌미나리, 영화로운 풀, 수여, 거르제

주요 질환: 이비인후과·피부과·순환계 질환을 다스린다.

한방: 황달, 수종, 대하, 나력, 류머티즘성 신경통, 유행성 이하선염, 고혈압에 다른 약재와 처방한다.

약초 만들기: 봄과 여름에 미나리의 잎과 줄기를 채취하여 햇볕에 말린다.

용법: 황달·간염에는 미라리를 수시로 먹거나, 생미나리즙을 내어 한 컵씩 마신다. 소화불량에는 미나리 줄기를 채취하여 즙을 낸 다음 1회에 한 컵씩 하루 3번 마신다.

형태: 미나리는 산형과의 여러해살이풀로 농가에서 재배하며 습지와 물가에서 자라고 높이 80cm 정도이다. 잎은 어긋나고, 작은 잎은 끝이 뾰족한 달걀 모양이다. 줄기는 모가 난 기둥 모양이고 속은 비어 있으며 가장자리에 톱니가 있다. 전체에서 독특한 향기가 난다. 꽃은 7~9월에 줄기 끝에 우산 모양의 흰색으로 피고, 열매는 9월에 가장자리에 모난 타원형으로 여문다.

구 분	특 징
분 포	전국 각지
생 지	연못가, 습지나 물가, 농가에서 재배
이용 부위	식용(잎), 약용(잎, 줄기)
효 능	청열, 이수, 강장, 주로 황달, 수종, 대하, 나력, 류머티즘성 신경통, 유행성 이하선염, 고혈압
약 효	잎, 줄기
채취기간	잎과 줄기(봄~여름)
성 미	맛은 달고 매우며 성질은 서늘하다.
독성여부	없음
금 기	치유되면 중단한다.
1회 사용량	잎·줄기(15~25g)
물 용량	500~600mL(물이 반으로 줄 때까지 달인다)
약리 작용	혈당 강하 작용, 혈압 강하 작용

숭채(배추)

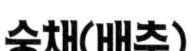

학　명 : *Brassica campestris* subsp. *napus* var. *pekinensis* MAKINO
생약명 : 숭채(菘菜) - 잎을 말린 것
이　명 : 봄동, 얼갈이, 송채, 백채

주요 질환: 나트륨 배출에 효험이 있고, 순환계 질환을 다스린다.

한방: 숙취, 갈증, 해독, 체내 나트륨 배출, 고혈압 예방, 변비 개선에 다른 약재와 처방한다(파종: 봄배추(4월), 가을배추(8월), 얼갈이배추(6월 중순~9월 중순)).

약초만들기: 5~10월에 배추 잎을 채취하여 햇볕에 말린다.

용법: 배춧국을 끓여 먹으며 술독을 풀고 온몸에 수분이 잘 통하게 한다.

형태: 배추는 십자화과의 두해살이풀로 높이 30~40cm 정도이고, 뿌리에서 나온 잎이 둥글게 자라 포기를 이룬다. 꽃은 4월에 십자 모양의 노란색 꽃이 모여 피고, 열매는 6월에 기둥 모양으로 여문다.

구 분	특 징
분 포	전국 각지
생 지	밭에서 재배
이용 부위	식용(김치, 시래기), 약용(말린 잎)
효 능	해독, 주로 숙취, 갈증, 해독, 체내 나트륨 배출, 고혈압 예방, 변비 개선
약 효	잎, 뿌리
채취기간	파종에 따라 성숙기(5~10월)
성 미	성질은 냉하고 맛은 달다
독성여부	없음
금 기	해롭지는 않으나 치유되면 중단한다.
1회 사용량	음식으로 먹는다
물 용량	500~600mL(물이 반으로 줄 때까지 달인다)
약리 작용	해독 작용

시체(고염꼭지, 감꼭지)

학 명 : *Diospyros kaki* Thunberg
생약명 : 시체(柿蒂)- 열매에 붙어 있는 꽃받침(감꼭지, 고염꼭지)을 말린 것
         오시(烏柿)- 불에 말린 감
         시엽(柿葉)- 잎을 말린 것
이 명 : 땡감나무, 시정, 시전, 시수

주요 질환: 주독에 효험이 있고, 신경계·순환계 질환을 다스린다.
한방: 딸꾹질, 주독, 야뇨증, 설사, 해수, 치창, 감기, 고혈압, 기관지염, 불면증, 식체, 신경통, 심장병, 장염, 화상, 출혈, 중풍, 주부습진, 구토에 다른 약재와 처방한다.
약초만들기: 가을에 익은 감을 따서 꽃받침을 뜯어 햇볕에 말린다. 5~6월경에 잎을 따서 85℃이상 뜨거운 물에 15초 동안 담갔다가 식혀서 그늘에 말린다.
용법: 딸꾹질에는 곶갑에 붙어 있는 감꼭지 5g+감초 1g을 물에 달여 복용한다. 감꼭지가 없을 때는 곶감 3개+댓잎 60장을 달여 마신다. 식도염에는 곶감을 1회 2~3개씩 달여 3~4회 나누어 복용한다.
형태: 감나무는 감나뭇과의 갈잎큰키나무로 높이 6~15m 정도이고, 나무껍질은 비늘처럼 갈라지며 작은 가지에 갈색 털이 있다. 잎은 어긋나고 가죽질이며 타원형이다. 꽃은 5~6월에 잎겨드랑이에 1송이씩 황백색으로 피고, 열매는 10월에 달걀 모양의 장과로 여문다.

구분	특 징
분 포	중남부 지방
생 지	마을 부근에 식재
이용 부위	식용(꽃, 연시, 열매, 곶감), 약용(감꼭지, 잎)
효 능	거담, 지혈, 주로 딸꾹질, 주독, 야뇨증, 설사, 해수, 치창, 감기, 고혈압, 기관지염, 불면증, 식체, 신경통, 심장병, 장염, 화상, 출혈, 중풍, 주부습진, 구토
약 효	열매, 연시, 곶감, 갓 익은 감꼭지, 잎
채취기간	잎(여름), 열매·감꼭지(가을)
성 미	시체(맛은 쓰고 성질은 평하다), 시엽(맛은 쓰고 성질은 차갑다), 시자(맛은 달고 떫으며 성질은 차갑다), 시병(맛은 달고 성질은 차갑다)
독성여부	없음
금 기	복용 중에 대극·원추리·술을 주의한다
1회 사용량	감꼭지(2~6g)
물 용량	500~600mL(물이 반으로 줄 때까지 달인다)
약리 작용	개에게 잎에서 추출한 물을 정맥 주사하면 관상동맥의 혈류량이 증가하고 혈압을 강하시킨다.

시호(멧미나리)

학 명 : *Bupleurum falcatum*
생약명 : 시호(柴胡) - 뿌리를 말린 것
이 명 : 지훈, 산채, 여초

주요 질환: 간경에 효험이 있고, 부인병 질환을 다스린다.

한방: 간 해열, 월경불순, 자궁하수, 부종, 한기, 옆구리 통증, 학질에 다른 약재와 처방한다.

약초만들기: 봄부터 가을까지 뿌리를 채취하여 햇볕에 말린다.

용법: 치통에는 말린 약재를 1회 5~6g을 달여서 하루 4~5회 복용한다. 부종에는 뿌리 10g을 달여서 하루 3번 나누어 복용한다.

형태: 시호는 미나릿과의 여러해살이풀로 높이 40~70cm 정도이다. 줄기잎은 바늘 모양이고 끝이 뾰족하며 밑부분이 좁아져서 잎자루처럼 되고 맥은 평하며 가장자리는 밋밋하다. 뿌리는 굵고 매우 짧다. 꽃은 8~9월에 원줄기 끝과 가지 끝에 겹산형 꽃차례를 이루며 황색으로 피고, 열매는 9월에 타원형으로 여문다.

구 분	특 징
분 포	전국 각지
생 지	산과 들, 풀밭
이용 부위	식용(전초), 약용(뿌리)
효 능	표리의 화해퇴열, 소간해울, 한열왕래, 승양, 주로 간 해열, 월경불순, 자궁하수, 부종, 한기, 옆구리 통증, 학질
약 효	뿌리
채취기간	뿌리(봄~가을)
성 미	성질은 약간 차고 맛은 약간 쓰다.
독성여부	없음
금 기	치유되면 중단한다.
1회 사용량	뿌리(5~6g)
물 용량	500~600mL(물이 반으로 줄 때까지 달인다).
약리 작용	토끼에게 에탄올 엑스를 투여하면 해열 작용이 나타나고, 쥐에게 투여하면 부종을 없애고 진정 작용이 있다.

제10장 효소가 기본이다

신이화(목련꽃망울)

학 명 : *Magnolia kobus* A. P. DC.
생약명 : 신이(辛夷)- 피지 않은 꽃봉오리를 말린 것
　　　　옥란화(玉蘭花)- 활짝 핀 꽃을 말린 것
　　　　목란피(木蘭皮)- 나무껍질을 말린 것
이　명 : 보춘화, 신치, 목란, 목필, 근설영춘

주요 질환: 신경계 · 순환계 · 이비인후과 질환을 다스린다.

한방: 비염, 축농증, 비창, 치통, 타박상, 고혈압, 거담, 두통에 다른 약재와 처방한다.

약초만들기: 겨울이나 이른 봄에 개화 직전 붓 모양의 꽃봉오리를 따서 햇볕에 말려서 쓴다. 꽃이 활짝 피었을 때 채취하여 그늘에 말려서 쓴다.

용법: 비염 · 축농증에는 꽃봉오리 4~6g을 물에 달여 하루 3번 나누어 복용한다. 복통과 불일 예방에는 꽃을 달여 먹는다.

형태: 목련은 목련과의 낙엽 활엽 교목으로 높이 10m 정도이다. 잎은 어긋나고 잎자루는 위로 올라갈수록 짧아진다. 꽃은 4월 중순에 잎이 돋기 전에 흰색으로 피고, 열매는 9~10월에 원통형의 분과로 여문다

구 분	특 징
분 포	전국 각지
생 지	습윤한 곳의 양지, 정원 식재
이용 부위	식용(꽃), 약용(개화 전의 꽃봉오리)
효 능	꽃봉오리(거풍, 통규), 꽃(소염, 익폐화기), 주로 비염, 축농증, 비창, 치통, 타박상, 고혈압, 거담, 두통
약 효	개화 전의 꽃봉오리
채취기간	개화 직전 붓 모양의 꽃봉오리(겨울, 이른 봄)
성 미	성질은 서늘하며 맛은 맵다
독성여부	꽃(없다), 나무껍질(있다)
금 기	복용 중에 석곡 · 황련을 주의한다
1회 사용량	꽃봉오리(4~6g)
물 용량	500~600mL(물이 반으로 줄 때까지 달인다)
약리 작용	토끼에게 에탄올 엑스를 주사하면 혈압을 강하시키고, 쥐나 토끼에게 달인 액을 투여하면 자궁 흥분 작용이 있으며, 여러 병원균에 대한 항균 작용이 있다.

애엽(약쑥)

학 명 : *Artemisia argyi* Lev. et Vant.
생약명 : 애엽(艾葉)·애호(艾蒿)- 잎과 어린줄기를 말린 것
이 명 : 애, 의초, 영초, 서초

주요 질환: 소화기·피부과·부인과 질환을 다스린다.

한방: 냉증, 여성질환, 월경불순, 생리통, 간염, 부종, 고혈압, 위나 복부 통증에 다른 약재와 처방한다.

약초만들기: 꽃이 피기 전 5월 단오 이전에 전초를 채취하여 그늘에서 말린다.

용법: 황달·간염에는 쑥 잎과 뿌리 4g을 캐어 잘 씻은 후 달여 공복에 마신다.
생리불순에는 생쑥을 즙내어 공복에 마신다.

형태: 쑥은 국화과의 여러해살이풀로 높이 60~120cm 정도이고, 전체에서 독특한 향이 나며, 흰색 털이 있다. 잎은 어긋나고 뒷면에 털이 있다. 꽃은 7~9월에 연한 원줄기 끝에 한쪽으로 치우쳐 노란색으로 피고, 열매는 10월에 달걀 모양으로 여문다.

구 분	특 징
분 포	전국 각지
생 지	전국의 산과 들, 밭두렁
이용 부위	식용(전초), 약용(전초)
효 능	온경, 지혈, 안태, 해열, 거담, 지사, 주로 냉증, 여성질환, 월경불순, 생리통, 간염, 부종, 고혈압, 위나 복부 통증
약 효	뿌리줄기
채취기간	전초(5월 단오 이전), 뿌리(가을)
성 미	맛은 쓰고 성질은 평온하다.
독성여부	단오 전(없다), 단오 후(있다)
금 기	2개월 이상 복용하지 않는다. 남자는 장기간 복용하면 양기가 상한다. 시력이 약한 경우 주의한다.
1회 사용량	뿌리줄기(2~4g)
물 용량	500~600mL(물이 반으로 줄 때까지 달인다)
약리 작용	기혈을 다스리고 한습(寒濕)을 몰아내며 온경(溫經)작용이 있다.

여정실(광나무 열매)

학 명 : *Ligustrum japonicum* THUNB.
생약명 : 여정실(女貞實)- 열매를 말린 것
　　　　여정엽(女貞葉)- 잎을 말린 것
　　　　여정근(女貞根)- 나무껍질을 말린 것
이 명 : 여정, 동청자, 서재목, 서시목, 사절목

주요 질환: 안과 · 신경계 질환을 다스린다.

한방: 강근골, 강장보호, 구창, 백내장, 변비, 불면증, 요슬산통, 창종, 현훈증, 흑발모에 다른 약재와 처방한다.

약초 만들기: 가을에서 겨울까지 잎, 잔가지, 줄기, 뿌리, 나무껍질, 열매를 채취하여 햇볕에 말린다.

용법: 탕을 하거나 산제로 사용한다. 백내장에는 말린 열매를 달여 복용한다.

형태: 광나무는 물푸레나뭇과의 상목 활엽 관목으로 높이 3~5m 정도이다. 잎은 마주 나고 긴 타원형으로 끝이 뾰족하며 톱니는 없다. 꽃은 7~8월에 새 가지 끝에 원추형의 겹총상 꽃차례를 이루며 흰색으로 피고, 열매는 10~11월에 둥근 계란 모양 핵과로 여문다.

구 분	특 징
분 포	남부 지방
생 지	바닷가, 섬의 산기슭
이용 부위	식용(열매), 약용(잎, 잔가지, 줄기, 뿌리, 나무껍질, 열매)
효 능	보간신, 보요슬, 주로 강근골, 강장보호, 구창, 백내장, 변비, 불면증, 요슬산통, 창종, 현훈증, 흑발발모
약 효	잎, 잔가지, 줄기, 뿌리, 나무껍질, 열매
채취기간	잎, 잔가지, 줄기, 뿌리, 나무껍질, 열매(가을~겨울)
성 미	성질은 평온하며 맛은 달고 쓰다.
독성여부	없음
금 기	치유되면 중단한다.
1회 사용량	열매(4~8g)
물 용량	500~600mL(물이 반으로 줄 때까지 달인다)
약리 작용	잎으로 만든 주사액은 황색포도상구균, 녹농균, 대장균에 대하여 항균 작용이 있다.

연교(이어리나무 열매, 개나리 씨앗)

학 명 : *Forsythia suspensa* Vahl
생약명 : 연교(連翹) - 익은 열매를 말린 것
　　　　연교경엽(連翹莖葉) - 잎을 말린 것
이 명 : 영춘화, 지단화, 개나리나무, 황춘단

주요 질환: 해독제·강심제로 쓰고, 피부과 질환을 다스린다.

한방: 방광염, 요도염, 부스럼, 옹종, 악창, 연주창, 견비통, 월경불순, 중이염, 축농증, 치질, 통풍, 피부염에 다른 약재와 처방한다.

약초만들기: 가을에 익은 열매를 따서 햇볕에 말린다.

용법: 옹종·악창·부스럼에는 개나리 열매와 금은화를 짓찧어 즙을 환부에 붙인다. 방광염·요도염에는 말린 열매를 물에 달여 복용한다.

형태: 개나리는 물푸레나뭇과의 갈잎떨기나무로 높이 2~3m 정도이다. 타원형의 잎이 마주나고 가장자리가 톱니 모양이거나 밋밋하다. 줄기는 모여나고 가지는 많이 갈라져 빽빽하게 자라면서 밑으로 처진다. 꽃은 3~4월에 잎보다 잎겨드랑이에 1~3송이씩 노란색으로 피고, 열매는 9~10월에 갈색의 계란 모양으로 여문다.

구분	특 징
분 포	전국 각지
생 지	양지바른 산기슭, 길가, 울타리 식재
이용 부위	식용(꽃, 잎, 열매), 약용(열매)
효 능	창열, 해독, 산결, 소종, 주로 방광염, 요도염, 부스럼, 옹종, 악창, 연주창, 견비통, 월경불순, 중이염, 축농증, 치질, 통풍, 피부염
약 효	열매
채취기간	열매(가을)
성 미	성질은 서늘하며 맛은 쓰다.
독성여부	없음
금 기	너무 많이 쓰지 않는다. 허한증에는 쓰지 않는다.
1회 사용량	열매(4~6g)
물 용량	500~600mL(물이 반으로 줄 때까지 달인다)
약리 작용	암세포 성장 억제 작용, 항균 작용

연자육(연꽃씨, 연밥)

학　명 : *Nelumbo nucifera* Gaertner
생약명 : 연실(蓮實) · 연자육(蓮子肉)- 익은 씨를 말린 것　연근(蓮根)- 뿌리줄기
이　명 : 하엽, 우절, 우, 연화

주요 질환: 신경계 · 이비인후과 질환을 다스린다.
한방: 신체허약, 위장염, 폐결핵, 비암(코암), 인후암, 소화불량, 설사, 불면증, 유정, 산후출혈, 요도염에 다른 약재와 처방한다.
약초만들기: 여름에 잎, 늦가을에 열매와 씨, 뿌리줄기와 뿌리줄기 마디는 일 년내내 채취한다. 씨는 껍질과 배아(胚芽)를 제거하여 햇볕에 말린 다음 줄기의 마디는 볶아서, 잎은 잎자루와 가장자리를 제거한 후에 쓴다.
용법: 자궁출혈 · 위출혈에는 여름에 연뿌리를 캐서 물로 씻고 강판에 갈아 생즙을 낸 후 공복에 한 컵씩 하루 3번 먹는다. 정력증강에는 연꽃 열매+검은깨+찹쌀+마를 같은 양으로 분말을 만들어 매일 아침 한 숟가락씩 장기복용하거나 환으로 만들어 식후 30개씩 3번 먹는다.
형태: 연꽃은 연꽃과의 여러해살이 물풀로 연못에서 자란다. 원기둥 모양의 뿌리줄기가 땅속으로 뻗고 마디에서 뿌리를 내리며, 뿌리줄기 속에 구멍이 있다. 물 위로 나온 잎은 가운데가 움푹 들어가고 넓다. 꽃은 7~8월에 꽃대 끝에 1송이씩 흰 색 또는 분홍색으로 피고, 열매는 9월에 벌집 모양으로 여물며 구멍마다 단단한 타원형의 씨가 들어있다.

구분	특 징
분 포	전국 각지
생 지	연못이나 논
이용 부위	식용(꽃, 잎, 줄기, 뿌리, 씨), 약용(씨)
효 능	양심, 지양, 익신, 비비, 진정, 수렴지혈, 지사, 주로 신체허약, 위장염, 폐결핵, 비암(코암), 인후암, 소화불량, 설사, 불면증, 유정, 산후출혈, 요도염
약 효	잎, 씨, 연근(뿌리)
채취기간	잎(여름), 씨(늦가을), 뿌리줄기 · 뿌리줄기 마디(연중)
성 미	맛은 달고 떫으며 성질은 평하다.
독성여부	없음
금 기	치유되면 중단한다.
1회 사용량	씨(2~4g), 뿌리(20~35g)
물 용량	500~600mL(물이 반으로 줄 때까지 달인다)
약리 작용	코와 후두부의 암을 억제한다.

오가피(오화, 목골)

학 명 : *Acanthopanax sessiliflorum* Seem.
생약명 : 오가피(伍加皮) - 뿌리 또는 나무껍질을 말린 것
이 명 : 오가, 오가피나무, 나무인삼, 참오갈피나무

주요 질환: 순환계 · 운동계 질환을 다스린다.

한방: 면역, 신경통, 요통, 관절염, 근골경련, 음위, 타박상, 종기, 옴, 풍습마비, 동통, 유뇨, 스태미나 강화에 다른 약재와 처방한다.

약초만들기: 여름 또는 가을에 뿌리와 가지를 채취하여 껍질을 벗긴 후 햇볕에 말린다.

용법: 스태미나 강화에는 오가피 열매나 줄기뿌리로 술을 담가 마신다. 면역력 증강, 요통, 관절염에는 말린 약재를 1회 2~4g씩 달여 하루에 2~3회씩 1주일 이상 복용한다.

형태: 오가피나무는 두릅나뭇과의 갈잎떨기나무로 높이 2~3m 정도이다. 잎은 어긋나고 손바닥 모양의 겹잎이며, 가장자리에 겹톱니가 있다. 꽃은 8~10월에 가지 끝에 모여 자주색으로 피고, 열매는 10월에 타원형으로 장과로 여문다.

구분	특 징
분 포	전국 각지
생 지	산과 들
이용 부위	식용(꽃, 어린잎, 가지, 열매, 뿌리), 약용(나무껍질, 뿌리)
효 능	강장, 거풍습, 장근골, 활혈, 진통, 거풍, 주로 면역, 신경통, 요통, 관절염, 근골경련, 음위, 타박상, 종기, 옴, 풍습마비동통, 유뇨, 스태미나 강화
약 효	나무껍질, 뿌리
채취기간	가지, 뿌리(여름~가을)
성 미	맛은 맵고 쓰며 성질은 따뜻하다.
독성여부	없음
금 기	고혈압 환자는 복용에 주의한다.
1회 사용량	나무껍질, 뿌리(2~4g)
물 용량	500~600mL(물이 반으로 줄 때까지 달인다)
약리 작용	에탄올 추출물은 관절염 치료 효과와 진통 및 해열 작용이 있다. 혈당 저하 작용과 혈압 강하 작용이 있다.

오매(매화나무 열매, 매실)

학 명 : *Prunus mume Siebold* et *Zuccarini*
생약명 : 오매(烏梅), 매실(梅實)- 열매를 가공한 것
　　　　매근(梅根)- 뿌리를 말린 것
이 명 : 매화수, 품자매, 녹갈매, 일지춘

주요 질환: 건위제로 효험이 있고, 소화기 질환을 다스린다.

한방: 감기, 기침, 천식, 인후염, 위염, 월경불순, 이질, 치질, 구토, 구내염, 당뇨병, 동맥경화, 식욕부진에 다른 약재와 처방한다.

약초만들기: 6~7월에 덜 익은 열매를 따서 약한 불에 쬐어 색이 노랗게 변할 때 햇볕에 말린다.

용법: 식욕부진, 위염에는 덜 익은 열매로 발효액을 만들어 찬물에 타서 먹는다.
복통, 이질에는 오매 3~6g을 물에 달여 하루에 3번 복용한다.

형태: 매화나무는 장미과의 갈잎큰키나무로 높이 4~6m 정도이다. 잎은 어긋나고 달걀 모양이며 가장자리에 잔톱니가 있다. 꽃은 2~4월에 잎이 나기 전 잎겨드랑이에 1~3개씩 흰색 또는 담홍색으로 피고, 열매는 6~7월에 둥근 핵과로 여문다.

구 분	특 징
분 포	중부 이남
생 지	마을 부근 식재
이용 부위	식용(씨를 뺀 열매(효소, 약술)), 약용(뿌리, 오매(소금에 절이지 않고 볏짚을 태워 연기를 쐬면서 말린 열매)
효 능	수렴, 생진, 진해, 거담, 소종, 회충구제, 주로 감기, 천식, 인후염, 위염, 월경불순, 이질, 치질, 구토, 구내염, 당뇨병, 동맥경화, 식욕부진
약 효	열매
채취기간	덜 익은 열매(6~7월)
성 미	맛은 시고 떫으며 성질은 따뜻하다.
독성여부	과육(없다), 씨(있다)
금 기	위산과다인 경우는 복용에 주의한다.
1회 사용량	열매(3~6g)
물 용량	500~600mL(물이 반으로 줄 때까지 달인다)
약리 작용	달인 액은 탄저균, 디프테리아균, 포도상구균, 고초균에 대하여 항균 작용이 있고, 백선균에 대하여 항진균 작용이 있다.

오미자(오미자나무 열매)

학   명 : *Schisandra chinensis* (Turcz) Baill.
생약명 : 오미자(伍味子) - 익은 열매를 말린 것
이   명 : 개오미자, 오메자, 문합, 현급

주요 질환: 비뇨기, 순환계, 호흡기 질환을 다스린다.
한방: 만성 간염, 당뇨병, 기관지염, 인후염, 동맥경화, 빈뇨증, 설사, 소변불통, 식체, 신우신염, 양기부족, 음위, 저혈압, 조루, 해수, 천식, 탈모증, 허약체질, 권태증, 해열에 다른 약재와 처방한다.
약초 만들기: 가을에 익은 열매를 따서 햇볕에 말린다.
용법: 해수, 천식에는 오미자 열매와 탱자나무 열매를 끓여서 식사 전에 하루 3번 복용한다. 인후염에는 오미자를 물에 우려 차로 마신다.
형태: 오미자나무는 목련과의 갈잎떨기나무로 길이는 5~9m 정도이다. 잎은 어긋나고 달걀 모양이며 가장자리에 톱니가 있다. 줄기는 다른 물체를 감고 올라간다. 꽃은 6~7월에 새 가지의 잎겨드랑이에 1송이씩 흰색 또는 붉은 빛이 도는 연한 노란색으로 피고, 열매는 8~9월에 둥근 장과로 여문다.

구 분	특 징
분 포	전국 각지
생 지	300m 이상 산기슭의 돌 많은 비탈
이용 부위	식용(꽃, 어린순, 열매), 약용(열매)
효 능	자양, 강장, 수한, 지사, 주로 만성 간염, 당뇨병, 기관지염, 이후염, 동맥경화, 빈뇨증, 설사, 소변불통, 식체, 신우신염, 양기부족, 음위, 저혈압, 조루, 해수, 천식, 탈모증, 허약체질, 권태증, 해열
약 효	열매
채취기간	성숙한 열매(10~11월)
성 미	열매, 과육(신맛), 껍질(단맛), 씨(매운맛, 쓴맛, 짠맛), 다섯 가지 맛(시고, 맵고, 달고, 쓰고, 떫다)이 있고 성질은 따뜻하다.
독성여부	없음
금 기	치유되면 중단한다.
1회 사용량	열매(5~7g)
물 용량	500~600mL(물이 반으로 줄 때까지 달인다)
약리 작용	에탄올 엑스는 중추신경을 흥분시키고 혈액순환을 개선시키며, 자궁을 흥분시키고 혈압을 강하시킨다. 폐렴균, 포도상구균, 녹농간균, 티푸스균에 대하여 항균 작용이 있다.

오약(녹나무)

학 명: *Lindera strichnifolia* Femandez-Villar
생약명: 장목(樟木)- 목재를 말린 것
　　　　 장수피(樟樹皮)- 줄기껍질을 말린 것
　　　　 장수엽(樟樹葉)- 잎을 말린 것
이 명: 행장목, 장재여장, 장뇌목

주 요 질환: 신경계, 운동계 질환을 다스린다.
한방: 　목재(복통, 통풍, 복창, 각기), 줄기껍질(구토하리, 위통, 풍습비통, 동통, 각기) 잎(위통, 류머티즘성 골통, 치통, 타박상)에 다른 약재와 처방한다.
약초 만들기: 겨울에 줄기껍질을 채취하여 햇볕에 말린다. 뿌리는 3~4월에 햇볕에 말린다. 잎은 내내 채취하여 그늘에 말린다.
용법: 　통풍에는 목재 6~12g을 달여 하루에 3번 나누어 복용한다. 타박상에는 잎을 짓 찧어 환부에 붙인다.
형태: 　녹나무는 녹나뭇과의 상록 활엽 교목으로 높이 20m 정도이다. 잎은 어긋나고 계란 모양의 타원형이며 가장자리에 물결 모양의 톱니가 있다. 꽃은 5월에 새 가지의 잎겨드랑이에 흰색으로 피어 노란색으로 변하고, 열매는 10월에 둥근 핵과로 여문다.

구 분	특 징
분 포	제주도, 남해안 지방
생 지	산기슭 양지
이용 부위	식용(열매), 약용(잎, 줄기껍질, 목재, 열매)
효 능	목재(거풍, 거습, 이골절), 줄기껍질(행기, 지통, 거풍습), 잎(거풍, 제습, 지통, 화담), 주로 목재(복통, 곽란, 통풍, 복창, 각기), 줄기껍질(구토하리, 위통, 풍습비통, 동통, 각기), 잎(위통, 류머티즘성 골통, 치통, 타박상)
약 효	잎, 나무껍질, 씨, 뿌리
채취기간	줄기껍질(겨울), 잎(연중), 뿌리(3~4월)
성 미	성질은 따뜻하며 맛은 맵다.
독성여부	없음
금 기	치유되면 중단한다.
1회 사용량	잎, 줄기껍질, 목재, 열매(6~12g)
물 용량	500~600mL(물이 반으로 줄 때까지 달인다)
약리 작용	장뇌(樟腦: camphor: 잎이나 가지를 자르면 강한 향기가 난다)는 국소마취, 소염, 진통의 효능이 있어서 제약 산업에 이용된다.

옥촉서(옥수수)

학 명: *Zea mays*
생약명: 옥촉서(玉蜀黍), 옥미수(玉米鬚)- 꽃술(암술대)을 말린 것
　　　　옥촉서근(玉蜀黍根)- 뿌리를 말린 것
이 명: 강냉이, 갱내, 옥식이, 옥고량

주요 질환: 비뇨기, 순환계 질환을 다스린다.

한방: 고혈압, 당뇨병, 신장염, 담석증, 토혈, 코피, 축농증, 신염수종, 황달간염, 각기, 변비에 다른 약재와 처방한다.

약초만들기: 여름에 옥수수 암꽃의 수염(암술대)을 채취하여 햇볕에 말린다. 수시로 뿌리를 채취하여 햇볕에 말려서 쓴다.

용법: 부종에는 옥수수수염 4g을 달여 마신다. 급성 신장염에는 옥수수수염 15g+옥수수 속대 2개를 1회 용량으로 하여 물에 달여 공복에 복용한다.

형태: 옥수수는 볏과의 한해살이풀로 높이 2~3m 정도이다. 줄기에 마디가 있고 곧게 서며 가지가 갈라지지 않는다. 수염뿌리와 버팀뿌리가 있어 줄기를 지탱해 준다. 꽃은 7~8월에 줄기 끝에서 피는데 수꽃이삭은 줄기 가운데의 잎겨드랑이에 달리고 수염 같은 긴 암술대가 다발 모양으로 나온다. 열매는 8~10월에 길쭉한 자루 모양이며, 익는데 45~60일 걸린다.

구 분	특 징
분 포	전국 각지
생 지	밭에서 재배
이용 부위	식용(수염, 열매), 약용(수염(암술대), 뿌리)
효 능	이뇨, 통경, 평간, 이담, 소종, 주로 고혈압, 당뇨병, 신장염, 담설증, 토혈, 코피, 축농증, 신염수종, 황달간염, 각기, 변비
약 효	수염(암술대), 뿌리
채취기간	암꽃의 수염(여름), 뿌리(수시)
성 미	맛은 달고 담백하며 성질은 평하다
독성여부	없음
금 기	허한성 빈뇨에는 복용에 주의한다
1회 사용량	수염(4g)
물 용량	500~600mL(물이 반으로 줄 때까지 달인다)
약리 작용	토끼에게 물로 달인 액을 투여하면 혈당이 저하되고, 이담 작용과 지혈 작용이 있으며, 개에게 투여하면 혈압이 강하된다.

와거(상추)

학　명 : *Lactuca sativa*
생약명 : 와거(萵苣)- 씨를 말린 것
이　명 : 적축면 상추, 치마상추(청치마, 적치마)

주요 질환: 사독을 풀어 주며, 불면증 질환을 다스린다.

한방: 불면증, 고혈압, 빈혈 예방, 변비 해소, 신경안정, 안구출혈, 위염, 유즙분비, 이뇨에 다른 약재와 처방한다.

약초만들기: 봄상추(4~6월), 가을상추(9~10월)의 씨를 채취하여 햇볕에 말려서 쓴다.

용법: 불면증에는 상추쌈을 먹는다. 산모의 젖이 부족할 때는 씨를 1회 15~20g을 달여 복용한다.

형태: 상추는 국화과의 한해살이풀 또는 두해살이풀로 높이 90~120cm 정도이다. 가지가 많이 갈라지고 윗부분의 잎은 어긋나며 줄기를 감싼다. 꽃은 5~6월에 노란색의 통꽃으로 피고, 열매는 8~9월에 납작한 타원형으로 여문다.

구 분	특 징
분 포	전국 각지
생 지	밭에서 재배, 수시(온실 재배)
이용 부위	식용(잎), 약용(씨)
효 능	이뇨, 주로 불면증, 고혈압, 빈혈 예방, 변비 해소, 신경안정, 안구출혈, 위염, 유즙분비, 이뇨
약 효	씨
채취기간	봄상추 씨(4~6월), 가을상추 씨(9~10월)
성 미	성질은 따뜻하며 맛은 쓰다
독성여부	없음
금 기	해롭지는 않으나 치유되면 중단한다
1회 사용량	씨(15~20g)
물 용량	500~600mL(물이 반으로 줄 때까지 달인다)
약리 작용	잎과 줄기를 자를 때 나오는 우윳빛 즙액인 락투세린, 락투신은 최면과 진통 효과가 있다.

왕불류행(장구채씨)

학 명 : *Melandrium firmum* Rohrbach
생약명 : 왕불류행(王不留行)- 지상부를 말린 것
　　　 여루채(女婁菜)- 전초를 말린 것
이 명 : 여루채, 금궁화, 장고새, 전금화

주요 질환: 이비인후과, 순환계 질환, 성병 질환을 다스린다.

한방: 월경불순, 무월경, 젖앓이, 요도염, 성병, 부종, 어혈, 옹종, 악창에 다른 약재와 처방한다.

약초만들기: 7~8월경 씨가 여물기 전에 전초를 베어 햇볕에 말린다.

용법: 황달, 중이염에는 전초 또는 씨 10g을 물에 달여 먹는다. 창종, 옹종에는 잎을 짓찧어 즙을 내어 환처에 바른다.

형태: 장구채는 석죽과의 두해살이풀로 높이 30~80cm 정도이다. 잎은 마주나고 긴 타원형이며 털이 약간 있고 마디는 검은 자줏빛을 띤다. 꽃은 7월에 잎 겨드랑이와 원줄기 끝에 취산꽃차례로 층층이 흰색으로 달리며 꽃잎은 5장이고 열매는 8~9월에 달걀 모양의 삭과로 여문다.

구 분	특 징
분 포	전국 각지
생 지	산과 들
이용 부위	식용(꽃, 어린순), 약용(전초, 씨)
효 능	활혈, 조경, 최유, 소종, 주로 월경불순, 무월경, 젖앓이, 요도염, 성병, 난산, 부종, 어혈, 옹종, 악창
약 효	전초, 씨
채취기간	전초(7~8월경 씨가 여물기 전)
성 미	맛은 쓰고 성질은 평하다.
독성여부	없음
금 기	임산부에게는 쓰지 않는다.
1회 사용량	전초(4~6g), 씨(3~4g)
물 용량	500~600mL(물이 반으로 줄 때까지 달인다)
약리 작용	씨에는 많은 사포닌이 함유되어 있다.

용규(까마중)

학 명 : *Solanum nigrum* Linne
생약명 : 용규(龍葵)- 지상부와 뿌리를 말린 것
이 명 : 강태, 깜두라지, 가마중, 먹딸

주요 질환: 폐에 효험이 있고, 소화기, 순환계 질환을 다스린다.

한방: 만성 기관지염, 고혈압, 기관지염, 대하증, 신경통, 신장병, 악성 종양, 옹종, 급성 콩팥염, 종기, 타박상에 다른 약재와 처방한다.

약초 만들기: 여름부터 가을 사이에 지상부를 베어 햇볕에 말린다.

용법: 당뇨병, 기관지염에는 전초 20g을 물에 달여 먹는다. 옹종, 악성종양에는 잎을 짓찧어 즙을 내서 환처에 바른다.

형태: 까마중은 가짓과의 한해살이풀로 높이 20~90cm 정도이다. 잎은 어긋나고 계란 모양이며 가장자리에 물결 모양의 톱니가 있다. 꽃은 5~7월에 긴 꽃줄기에 3~8송이가 모여 흰색으로 피고, 열매는 7월부터 둥근 흑색의 장과로 여문다.

구 분	특 징
분 포	전국 각지
생 지	야산, 밭이나 길가
이용 부위	식용(꽃, 열매, 어린잎), 약용(전초, 열매)
효 능	해독, 소종, 진해, 거담, 주로 만성 기관지염, 고혈압, 기관지염, 대하증, 신경통, 신장병, 악성 종양, 옹종, 급성 콩팥염, 종기, 타박상
약 효	꽃, 열매
채취기간	지상부(여름~가을)
성 미	맛은 조금 쓰고 성질은 차갑다.
독성여부	있다.
금 기	열매에는 독이 있어 어린이는 열매를 가급적 먹지 않는다
1회 사용량	전초(20g), 익은 열매(60~100g)
물 용량	500~600mL(물이 반으로 줄 때까지 달인다)
약리 작용	추출한 물은 항염증 작용이 있고, 쥐에게 복강 내 주사하면 혈당이 떨어지고 심장을 흥분시킨다.

용담초(파남풀, 초롱담)

학 명 : *Gentina scabra* Bunge for. *scabra*
생약명 : 용담(龍膽)- 뿌리줄기와 뿌리를 말린 것
이 명 : 용담, 초롱담, 과남풀, 관음풀

주요 질환: 소화기, 비뇨기과 질환을 다스린다.

한방: 담, 담낭, 황달, 인후통, 위염, 방광염, 요도염, 관절염, 불면증, 산후통, 음부습양, 두통에 다른 약재와 처방한다

약초만들기: 가을에 뿌리줄기와 뿌리를 캐서 줄기를 제거한 후 물에 씻고 햇볕에 말린다.

용법: 담낭, 황달에는 뿌리 10g을 물에 달여 먹는다. 음부습양에는 잎과 뿌리를 달인 물로 환처를 씻는다.

형태: 용담은 용담과의 여러해살이풀로 높이 30~60cm 정도이다. 잎은 마주나고 피침형이며 밑동은 줄기를 감싸고 있는데 깔깔하다. 꽃은 8~10월에 잎겨드랑이와 줄기 끝에 종 모양의 자주색으로 피고, 열매는 10~11월에 시든 꽃통과 꽃받침이 달려있는 상태에서 삭과로 여문다.

구 분	특 징
분 포	전국 각지
생 지	산지의 풀밭
이용 부위	식용(꽃, 어린잎), 약용(뿌리줄기, 뿌리)
효 능	건위, 담즙이 잘 나오게 함. 주로 담, 담낭, 황달, 인후통, 위염, 방광염, 요도염, 관절염, 불면증, 산후통, 음부습양, 두통
약 효	뿌리
채취기간	뿌리줄기, 뿌리(가을)
성 미	맛은 쓰고 성질은 차갑다.
독성여부	없음
금 기	복용 중에 지황(생지황), 숙지황을 쓰지 않는다. 허한 사람에게는 검게 주초해서 쓴다(탕액(湯液))
1회 사용량	뿌리(10g)
물 용량	500~600mL(물이 반으로 줄 때까지 달인다)
약리 작용	개에게 에탄올 엑스를 투여하면 위액 분비를 촉진하고, 피부 과민성 항체 생산을 억제한다.

우슬(쇠무릎지기)

학 명 : *Achyranthes japonica* Nakai
생약명 : 우슬(牛膝), 접골초(接骨草)- 뿌리를 말린 것
       우슬경엽(牛膝莖葉)- 잎과 줄기를 말린 것
이 명 : 쇠물팍, 우경, 접골초, 고장근

주요 질환: 부인과 질환에 효험이 있고, 비뇨기, 신경계, 운동계 질환을 다스린다.

한방: 무릎의 통증, 산후어혈에 의한 복통, 타박상, 소변불리, 혈뇨, 혈액순환에 다른 약재와 처방한다.

약초 만들기: 가을부터 이듬해 봄까지 뿌리를 캐서 잔뿌리를 제거하고 햇볕에 말린다.

용법: 무릎관절염, 야뇨증에는 뿌리 12g을 1회 용량으로 하여 하루 3번 공복에 복용한다. 벌레에 물렸을 때는 뿌리 생풀을 짓찧어 즙을 내어 환부에 바른다.

형태: 쇠무릎은 비름과의 여러해살이풀로 높이 50~100cm 정도이다. 잎은 마주나고 털이 있으며 가장자리가 밋밋하다. 줄기는 네모꼴로 곧게 자라고 가지가 많이 갈라지며 굵은 마디가 소의 무릎처럼 굵어서 쇠무릎으로 부른다. 꽃은 8~9월에 줄기 끝이나 잎겨드랑이에 꽃이삭이 연한 녹색으로 피고, 열매는 9~10월에 긴 타원형으로 여문다.

구 분	특 징
분 포	중부 이남
생 지	산지의 숲 속이나 들
이용 부위	식용(꽃, 잎, 뿌리), 약용(뿌리)
효 능	정혈, 통경, 산어혈, 주로 무릎의 통증, 산후어혈에 의한 복통, 타박상, 소변불리, 혈뇨, 혈액순환
약 효	뿌리
채취기간	뿌리(가을~이듬해 봄)
성 미	맛은 쓰고 시며 성질은 평하다.
독성여부	없음
금 기	복용 중에 하눌타리를 주의한다.
1회 사용량	뿌리(6~12g)
물 용량	500~600mL(물이 반으로 줄 때까지 달인다)
약리 작용	개와 고양이에게 에탄올 추출물을 주사하면 혈압이 강하되고, 물로 달인 액을 쥐에게 투여하면 진통 작용이 있으며, 토끼의 자궁과 쥐의 적출 장관을 수축시킨다.

우자(토란)

학 명 : *Colocasia antiquorum* var. *esculenta*
생약명 : 야우(野芋)- 덩이줄기를 말린 것
　　　　야우엽(野芋葉)- 잎을 말린 것
이 명 : 토련, 토지, 토두자, 우경

주요 질환: 피부과, 이비인후과 질환을 다스린다.
한방: 견비통, 신경통, 우울증, 유방염, 인후염, 중이염, 변비, 황달, 부종, 유즙불통, 종독, 치질, 타박상에 다른 약재와 처방한다.
약초만들기: 가을에 덩이줄기를 캐어 땅속에 묻어 보관하여 쓴다. 토란의 아린 맛은 쌀뜨물에 삶으면 없어진다. 하룻밤 물속에서 독을 뺀 후에 쓴다.
용법: 견비통(肩臂痛)에는 토란을 짓찧어서 생즙을 낸 후 헝겊에 싸서 환부에 붙인다. 토란은 염증에 쓴다. 편도선염에는 토란의 껍질을 벗긴 다음 생강을 채로 혼합해서 밀가루에 이겨 환처에 붙인다.
형태: 토란은 천남성과의 여러해살이풀로 높이 80~100cm 정도이다. 잎은 가장자리가 밋밋한 방패 모양이며 넓고 크다. 둥근 덩이줄기에서 잎자루가 길게 나온다. 꽃은 8~9월에 잎자루 사이에서 꽃줄기가 나와 꽃이삭 위쪽에는 노란색의 수꽃이, 아래쪽에는 녹색의 임꽃이 피고, 열매는 맺지 않는다.

구 분	특 징
분 포	중부 이남
생 지	밭에서 재배
이용 부위	식용(덩이줄기와 잎자루를 먹는다), 약용(덩이줄기)
효 능	유옹, 종독, 마풍, 주로 견비통, 신경통, 우울증, 유방염, 인후염, 중이염, 변비, 황달, 부종, 유즙불통, 종독, 치질, 타박상
약 효	날것으로 쓴다(덩이줄기를 땅속에 묻어 보관한다)
채취기간	덩이줄기(가을)
성 미	성질은 차며 맛은 맵다.
독성여부	약간 독이 있다.
금 기	복용 중에 황금을 주의한다. 장복하지 않는다. 토란을 손질할 때 손이 따갑고 가려운 것은 수산칼슘 때문이다.
1회 사용량	덩이줄기 생즙(15~20g)
물 용량	500~600mL(물이 반으로 줄 때까지 달인다)
약리 작용	항염 작용

욱이인(앵두씨)

학 명 : *Prunus triloba* var. tomentosa THUNB.
생약명 : 산앵도(山櫻桃) - 씨를 말린 것
이 명 : 앵도나무, 앵도, 산매자, 작매인

주요 질환: 비뇨기, 소화기 질환을 다스린다.

한방: 대변불통, 변비, 소갈증, 유정증, 이뇨, 황달

약초 만들기: 6월에 열매가 붉게 익었을 때 채취하여 과육과 핵각(核殼)을 제거하고 씨의 속살을 꺼내 햇볕에 말린다.

용법: 기관지염에는 생잎 30g에 설탕을 적당히 섞어 물에 달여 복용한다. 저혈압, 불면증에는 붉게 익은 열매로 술을 담가 자기 전에 소주잔으로 한 잔 마신다.

형태: 산앵두나무는 장미과의 갈잎떨기나무로 높이 3m 정도이다. 잎은 어긋나고 달걀 모양이며 겉에 잔털이 많다. 꽃은 잎이 나기 전 4월에 잎겨드랑이에 1~2송이씩 연분홍색 또는 흰색으로 피고, 열매는 6월에 둥근 핵과로 여문다.

구분	특 징
분 포	중부 이북
생 지	정원, 인가 부근 식재
이용 부위	식용(꽃, 열매), 약용(잔가지, 잎, 씨껍질을 벗긴 알갱이)
효 능	완화, 이뇨, 윤조, 활장, 하기, 이수, 주로 대변불통, 변비, 소갈증, 유정증, 이뇨, 황달, 환각증, 소변불리, 사지부종, 각기, 회충과 촌충구제
약 효	잎, 잔가지, 씨껍질을 벗긴 알갱이
채취기간	씨(6월)
성 미	맛은 달고 매우며 성질은 평하다.
독성여부	없음
금 기	많이 쓰지 않는다.
1회 사용량	씨껍질을 벗긴 알갱이(5~6g), 잔가지(6~8g)
물 용량	500~600mL(물이 반으로 줄 때까지 달인다)
약리 작용	이뇨 작용

울금(울금)

학 명 : *Curcuma longa* Linne Radix
생약명 : 울금(鬱金)- 뿌리줄기를 말린 것(카레의 주재료)
이 명 : 옥금, 과황, 황욱, 심황

주요 질환: 혈증에 효험이 있고, 몸의 울혈 질환을 다스린다.

한방: 간장기능 회복, 담, 담낭염, 담석증, 복통, 비뉵혈, 요혈, 토혈, 치질, 부스럼에 다른 약재와 처방한다.

약초만들기: 가을에서 이듬해 봄에 뿌리줄기를 캐어 햇볕에 말린다.

용법: 치매 예방에는 식사할 때마다 울금의 주성분인 커큐민이 많이 함유된 카레를 먹는다. 치질, 부스럼에는 생뿌리줄기를 짓찧어 환부에 붙인다.

형태: 울금은 생강과의 여러해살이풀로 높이 50~150cm 정도이다. 잎은 칸나 잎처럼 생겼고, 뿌리에서 4~8개의 잎이 두 방향으로 모여나와 긴 잎자루가 다발 모양을 이루면서 헛줄기(위경:僞莖)를 형성한다. 꽃은 8~11월에 잎 사이에서 나온 꽃줄기 끝에서 3~4개의 수상꽃차례를 이루며 엷은 노란색으로 피고, 열매는 10월에 삭과로 여문다.

구분	특 징
분 포	중남부 지방, 남부 해안과 섬 지방
생 지	밭에서 재배
이용 부위	식용(뿌리줄기 가루, 술), 약용(뿌리줄기)
효 능	보간, 청간, 흉협고만, 주로 간장기능 회복, 담, 담낭염, 담석증, 복통, 비뉵혈, 요혈, 토혈, 치질, 부스럼
약 효	뿌리줄기
채취기간	뿌리줄기(가을~이듬해 봄)
성 미	성질은 서늘하며 맛은 쓰고 맵다.
독성여부	없음
금 기	치유되면 중단한다.
1회 사용량	뿌리줄기(4~6g)
물 용량	500~600mL(물이 반으로 줄 때까지 달인다)
약리 작용	울혈을 풀어주고, 혈증에 효험이 있다.

원화(팥꽃나무)

학 명 : *Daphne genkwa Siebold* et *Zuccarini*
생약명 : 원화(芫花)- 꽃봉오리를 말린 것
　　　　　원화근(芫花根)- 뿌리를 말린 것
이 명 : 육원지

주요 질환: 심장질환과 통증에 효험이 있고, 호흡기 질환을 다스린다.

한방: 강심제, 심장병, 늑막염, 요통, 담, 천식, 식적창만, 어혈, 종독, 출혈, 타박상에 다른 약재와 처방한다.

약초 만들기: 봄에 꽃이 피기 전에 꽃봉오리를 따서 그늘에 말린다. 뿌리를 수시로 캐어 햇볕에 말린다.

용법: 심장질환에는 뿌리 2~4g을 달여 하루에 2번 나누어 복용한다. 어혈, 타박상에는 잎을 짓찧어 환부에 붙인다.

형태: 팥꽃나무는 팥꽃나무과의 낙엽 활엽 관목으로 높이 1m 정도이다. 잎은 마주 나고 가장자리는 밋밋하다. 꽃은 3~5월에 지난해 나온 가지 끝에 엷은 자주색으로 피고, 열매는 7월에 둥글고 투명한 장과로 여문다.

구분	특 징
분 포	전남, 서해안
생 지	바닷가 근처
이용 부위	식용(술), 약용(꽃봉오리, 뿌리)
효 능	축수, 통경, 주로 강심제, 늑막염, 요통, 담, 천식, 식적창만, 어혈, 종독, 출혈, 타박상
약 효	꽃봉오리, 뿌리
채취기간	꽃봉오리(봄에 꽃이 피기 전), 뿌리(수시)
성 미	성질은 따뜻하며 맛은 맵고 쓰다
독성여부	있다
금 기	임산부는 금한다
1회 사용량	뿌리(2~4g)
물 용량	500~600mL(물이 반으로 줄 때까지 달인다)
약리 작용	뿌리 달인 액은 진통 작용과 피임 작용이 있다.

유근피(느릅나무 껍질)

학 명: *Ulmus davidiana* var. *japonica* (Rehder) Nakai
생약명: 유근피(楡根皮), 유백피(楡白皮) - 뿌리껍질의 코르크층을 벗긴 후 말린 것
이 명: 뚝나무, 춘유, 추유피, 분유

주요 질환: 염증에 효험이 있고, 호흡기 질환을 다스린다.

한방: 뿌리껍질(암, 종기, 종창, 옹종, 화상, 요통, 간염, 근골동통, 인후염, 장염, 해수, 천식, 타박상, 토혈), 열매(회충, 요충, 촌충, 기생충)에 다른 약재와 처방한다.

약초만들기: 봄부터 여름 사이에 뿌리를 캐서 물로 씻은 후 껍질을 벗겨서 겉껍질을 햇볕에 말린다.

용법: 각종 암에는 느릅나무+오동나무 약재를 각각 20g씩 달여서 복용한다. 종기, 옹종, 화상에는 생뿌리껍질을 짓찧어 즙을 환부에 붙인다.

형태: 느릅나무는 느릅나뭇과의 갈잎큰키나무로 높이 20~30m 정도이다. 잎은 어긋나고 긴 타원형이며, 양면에 털이 있고 가장자리에 예리한 겹톱니가 있다. 꽃은 3~5월에 잎보다 먼저 다발을 이루며 누르스름한 녹색으로 피고, 열매는 4~6월에 타원형의 삭과로 여문다.

구분	특 징
분 포	전국 각지
생 지	산기슭의 골짜기
이용 부위	식용(어린잎, 뿌리껍질), 약용(열매, 뿌리껍질)
효 능	이뇨, 치습, 소종독, 주로 뿌리껍질(암, 종기, 종창, 옹종, 화상, 요통, 간염, 근골동통, 인후염, 장염, 해수, 천식, 타박상, 토혈), 열매(회충, 요충, 촌충, 기생충)
약 효	잎, 열매, 나무껍질, 뿌리껍질
채취기간	뿌리(봄~가을)
성 미	맛은 달고 성질은 평하다.
독성여부	없음
금 기	치유되면 중단한다.
1회 사용량	뿌리껍질(10~30g)
물 용량	500~600mL(물이 반으로 줄 때까지 달인다)
약리 작용	항암 작용, 항염 작용

유자(유자나무 열매)

학 명: *Citrus junos* Tanaka
생약명: 등자(橙子)- 열매를 말린 것
　　　　　등자피(橙子皮)- 열매껍질을 말린 것
　　　　　과핵(果核)- 등자핵
이 명: 금구, 유자나무

주요 질환: 순환계, 체증 질환을 다스린다.

한방: 감기, 고혈압, 냉병, 담, 두통, 편도선염, 방광염, 빈뇨증, 당뇨병, 신경통, 요통, 위염, 유즙분비, 해수, 황달, 치통에 다른 약재와 처방한다.

약초만들기: 10월에 덜 익은 열매를 따서 열매껍질을 햇볕에 말린다.

용법: 감기에는 익은 열매의 과육을 생으로 먹는다. 편도선염에는 말린 약재 10g을 달여 하루에 3번 나누어 복용한다.

형태: 유자나무는 운향과의 상록 활엽 관목으로 높이 4m 정도이다. 잎은 어긋나고 달걀 모양의 긴 타원형으로 위로 올라갈수록 좁아진다. 끝이 뾰족하고 가장자리에 둔한 톱니가 있다. 꽃은 5~6월에 잎겨드랑이에 작은 오판화가 1송이씩 피고, 열매는 9~10월에 약간 둥글납작한 장과로 여문다.

구 분	특 징
분 포	남부 지방
생 지	인가 부근 식재
이용 부위	식용(열매의 과육), 약용(덜 익은 열매껍질, 줄기껍질)
효 능	건위, 식체, 주로 감기, 고혈압, 냉병, 담, 두통, 편도선염, 방광염, 빈뇨증, 당뇨병, 신경통, 요통, 위염, 유즙분비, 해수, 황달, 치통
약 효	덜 익은 열매껍질
채취기간	덜 익은 열매(10월)
성 미	성질은 서늘하며 맛은 시다.
독성여부	없음
금 기	치유되면 중단한다.
1회 사용량	덜 익은 열매껍질(6~12g)
물 용량	500~600mL(물이 반으로 줄 때까지 달인다)
약리 작용	쥐에게 열매에서 추출한 액을 투여하면 적출 장관이 억제되고 항염증 작용이 있다.

음양곽(삼지구엽초)

학 명 : *Epimedium koreanum* Nakai
생약명 : 음양곽(淫羊藿)- 잎과 줄기를 포함한 지상부를 말린 것
　　　　음양곽근(淫羊藿根)- 뿌리를 말린 것
　　　　선령비주(仙靈脾酒)- 잎과 줄기를 포함한 지상부를 소주에 담근 약초술
이 명 : 닻풀, 방장초, 삼지초, 선영피

주요 질환: 비뇨기, 신경계 질환을 다스린다.
한방: 강장보호, 강정제, 갱년기장애, 음위, 발기부전, 불감증, 비뇨증, 야뇨증, 양기부족, 저혈압, 권태무력, 류머티즘에 다른 약재와 처방한다.
약초만들기: 봄에는 꽃, 여름부터 가을 사이에는 잎과 줄기를 채취하여 그늘에서 말린다.
용법: 정력 증강에는 음약곽 잎 10g을 채취하여 물에 달여서 하루 3번 식사 30분 전에 복용한다. 저혈압, 당뇨병, 중풍에는 잠들기 전에 선령비주를 소주잔으로 한 두잔 마신다.
형태: 삼지구엽초는 매자나뭇과의 여러해살이풀로 높이 30cm 정도이다. 뿌리에서 잎이 뭉쳐나고, 줄기 윗부분이 3개의 가지로 갈라지는데 각각의 가지에 3개의 잎이 달리고, 줄기에 달리는 잎은 가장자리가 가시처럼 가는 톱니 모양이다. 꽃은 5월에 연한 노란색으로 밑으로 향해 피고, 열매는 8월에 긴 타원형으로 여문다.

구 분	특 징
분 포	경기도, 강원도 이북
생 지	산지의 나무 그늘
이용 부위	식용(꽃, 뿌리), 약용(잎, 씨, 뿌리)
효 능	보신, 강장, 강정, 거풍, 최음, 제습, 주로 강장보호, 강정제, 갱년기장애, 음위, 발기부전, 불감증, 비뇨증, 야뇨증, 양기부족, 저혈압, 권태무력, 류머티즘, 저혈압
약 효	씨, 잎, 뿌리
채취기간	꽃(봄), 잎, 줄기(여름~가을)
성 미	맛은 맵고 달며 성질은 따뜻하다.
독성여부	없음
금 기	오래 장복하면 몸속의 진액이 고갈된다.
1회 사용량	잎(20g)
물 용량	500~600mL(물이 반으로 줄 때까지 달인다)
약리 작용	동물실험 결과, 주로 말초혈관을 확장시키고 정액 분비를 촉진시켜 정낭에 정액을 충만시키므로 감각신경을 자극하여 최음 작용이 있고 혈압을 강하시킨다.

의이인(율무쌀)

학 명 : *Coix lacryma-jobi* Linne var. *ma-yuen* Stapf
생약명 : 의이인(薏苡仁) - 열매를 말린 것
이 명 : 율무쌀, 의미, 의이, 인미

주요 질환: 운동계, 비뇨기, 소화기 질환을 다스린다.

한방: 암, 신장염, 만성 위염, 수종, 간염, 근맥구련, 관절굴신불리, 다이어트, 자양강장에 다른 약재와 처방한다.

약초 만들기: 가을에 율무의 열매가 익어 흑갈색으로 변하기 시작하면 열매를 채취하여 햇볕에 말린다. 다 말린 후에는 열매껍질을 벗겨낸다. 약용으로 쓸때는 농도가 약한 소금물에 삶아서 쓴다.

용법: 간염에는 뿌리를 캐어 잘 씻어 햇볕에 말린 후 20g을 달여 하루 3번 식후에 먹는다. 피부를 윤택하게 하고자 할 때에는 열매를 가루 내어 얼굴 팩을 한다.

형태: 율무는 볏과의 한해살이풀로 높이 1.5m 정도이다. 잎은 어긋나고 피침형이며 엽초가 있다. 가장자리는 거칠다. 꽃은 암수딴그루로 7~8월에 가지의 잎겨드랑이에서 길고 짧은 몇 개의 꽃이삭이 나온다. 열매는 9월 중순 이후에 타원형의 영과로 여문다. 품종에 따라 열매의 색깔이 다르다.

구 분	특 징
분 포	전국 각지
생 지	밭에서 재배
이용 부위	식용(열매), 약용(열매, 뿌리)
효 능	건비보폐, 이습, 청열, 배농, 주로 암, 신장염, 만성 위염, 수종, 간염, 근맥구련, 관절굴신불리, 다이어트, 자양강장
약 효	씨, 뿌리
채취기간	열매가 성숙할 때(9월 중순 이후)
성 미	맛은 달고 담백하며 성질은 조금 차갑다.
독성여부	없음
금 기	많이 복용하면 몸속의 수분을 제거하므로 임산부는 금한다.
1회 사용량	씨(20~30g), 뿌리(4~6g)
물 용량	500~600mL(물이 반으로 줄 때까지 달인다)
약리 작용	토끼에게 달인 액을 정맥 주사하면 장관의 운동이 억제되고 혈압이 강하된다.

익모초(암눈비앗, 육모초)

학 명 : *Leonurus sibiricus*
생약명 : 익모초(益母草), 충위(茺蔚)- 전초를 말린 것
　　　　충위자(茺蔚子)- 씨를 말린 것
이 명 : 세엽익모초, 곤초, 야고초, 암눈비앗

주요 질환: 부인과, 소화기, 순환계 질환을 다스린다.

한방: 부인병, 불임증, 임신중독증, 갑상선질환, 산후어혈복통, 월경불순, 월경통, 대하증, 급성 신염에 다른 약재와 처방한다.

약초만들기: 이른 여름 꽃이 피기 전에 지상부의 윗부분을 베어 바람이 잘 통하는 그늘에서 말린다.

용법: 난산 예방, 산후조리, 식욕부진에는 익모초를 채취하여 짓찧어 생즙을 복용한다. 소화불량에는 익모초를 짓찧어 생즙을 내어 한 컵씩 공복에 마신다.

형태: 익모초는 꿀풀과의 두해살이풀로 높이 1~1.5m 정도이다. 전체에 흰색 털이 있고, 줄기를 자른 면은 사각형이다. 뿌리에서 둥근 잎이 마주나며 위로 갈수록 깃꼴로 갈라진다. 꽃은 6~9월에 연한 홍자색 꽃이 줄기 윗부분의 잎겨드랑이에 몇 송이씩 층층으로 피고, 열매는 9~10월에 넓은 달걀 모양으로 여문다.

구분	특 징
분 포	전국 각지
생 지	빈터, 들, 밭둑, 재배
이용 부위	식용(꽃, 잎), 약용(씨, 전초)
효 능	활혈, 거어, 조경, 이뇨, 주로 부인병, 불임증, 임신중독증, 갑상선질환, 산후어혈복통, 월경불순, 월경통, 대하증, 급성 신염
약 효	씨, 전초
채취기간	꽃이 피기 전 지상부의 윗부분(이른 여름)
성 미	맛은 맵고 쓰며 성질은 약간 차다.
독성여부	없음
금 기	남자는 장복하지 않는다.
1회 사용량	씨(3~5g), 전초(10~20g)
물 용량	500~600mL(물이 반으로 줄 때까지 달인다)
약리 작용	토끼와 개에게 추출한 액을 정맥 주사하면 자궁 적출에 대하여 흥분되고 혈압이 강하된다.

인동(인동덩굴)

학 명 : *Lonicera japonica* Thunberg
생약명 : 금은화(金銀花) - 꽃을 말린 것
　　　　　인동등(忍冬藤) - 잎이 붙은 덩굴을 말린 것
이 명 : 은화, 금화, 겨우살이덩굴

주요 질환: 비뇨기, 운동계, 소화기 질환을 다스린다.

한방: 꽃(이질, 장염, 인후염, 편도선염, 종기, 감기, 나력, 중독), 덩굴(근골동통, 소변불리, 황달, 간염, 종기)에 다른 약재와 처방한다.

약초만들기: 가을에 잎과 줄기를 채취하여 햇볕에 말린다. 꽃은 6~7월에 채취하여 그늘에서 말린다.

용법: 황달, 간염에는 덩굴 약재를 1회 4~10g씩 달여서 복용한다. 어혈, 종기에는 꽃이나 잎을 말린 약재를 가루 내어 물에 개어서 환부에 바른다.

형태: 인동덩굴은 인동과의 갈잎덩굴나무로 길이 5m 정도이다. 긴 타원형의 잎이 마주나며, 가장자리가 밋밋하고 털이 있다. 가지는 붉은 갈색이고 속은 비어 있다. 줄기가 다른 물체를 오른쪽으로 감고 올라간다. 꽃은 5~6월에 잎겨드랑이에서 2송이씩 흰색으로 피었다가 나중에는 노란색으로 피고, 열매는 9월~10월에 검고 둥글게 여문다.

구분	특 징
분 포	전국 각지
생 지	산과 들의 양지바른 곳
이용 부위	식용(꽃, 잎, 줄기), 약용(꽃, 잎, 줄기)
효 능	꽃(청열, 해독, 소종, 수렴), 덩굴(청열, 해열, 통경락, 이뇨, 소종), 주로 꽃(이질, 장염, 인후염, 편도선염, 종기, 감기, 나력, 중독), 덩굴(근골동통, 소변불리, 황달, 간염, 종기)
약 효	꽃, 잎, 줄기
채취기간	꽃(6~7월), 잎, 줄기(가을)
성 미	맛은 달고 성질은 차갑다.
독성여부	없음
금 기	치유되면 중단한다.
1회 사용량	꽃, 잎, 줄기(4~10g)
물 용량	500~600mL(물이 반으로 줄 때까지 달인다)
약리 작용	잎의 에탄올 추출물은 티푸스균, 대장균, 녹농균에 대하여 항균 작용이 있다.

인삼(인삼)

학 명 : *Panax ginseng* C. A. Meyer
생약명 : 인삼(人蔘)- 뿌리를 말린 것
　　　　　인삼수(人蔘鬚)- 가는 뿌리
　　　　　인삼엽(人蔘葉)- 잎을 말린 것
이 명 : 신초, 인신, 인위, 지정

주요 질환: 소화기, 신진대사 질환을 다스린다.
한방: 면역력 증강, 기혈 부족, 갱년기장애, 권태무력, 식욕부진, 당뇨병, 건망증, 빈뇨, 냉병, 냉한, 호흡곤란, 조루, 토혈, 피부윤택에 다른 약재와 처방한다.
약초만들기: 가을에 6년 된 뿌리를 캐서 가공하는 방법에 따라 수삼, 홍삼, 백삼, 당삼 등으로 나눈다. 뿌리를 잔뿌리는 떼어내고 겉껍질은 칼로 긁어 햇볕에 말린다.
용법: 간염에는 수삼+들깻가루+분유+꿀을 반죽하여 1회에 10g을 먹는다. 자양강장에는 인삼의 성숙된 빨간 꽃을 따서 물에 달여 차처럼 마신다.
형태: 인삼은 두릅나뭇과의 여러해살이풀로 높이 50~60cm 정도이다. 뿌리에서 1개의 줄기가 나와 그 끝에 3~4개의 잎자루가 돌려나고 한 잎자루에 3~5개의 작은 잎이 달린다. 잎은 뾰족하고 가장자리에는 톱니가 있다. 꽃은 암수한그루로 4월에 꽃대 끝에 연한 녹색으로 피고, 열매는 9~10월에 둥글게 붉은 핵과로 여문다.

구 분	특 징
분 포	전국 각지
생 지	밭에서 재배(반음지)
이용 부위	식용(꽃, 어린순, 뿌리), 약용(뿌리)
효 능	대보원기, 보비익폐, 생진지갈, 안신증지, 주로 면역력 증강, 기혈 부족, 갱년기장애, 권태무력, 식욕부진, 당뇨병, 건망증, 빈뇨, 냉병, 냉한, 호흡곤란, 조루, 토혈, 피부윤택
약 효	뿌리
채취기간	뿌리(가을)
성 미	맛은 달고 성질은 따뜻하다
독성여부	없음
금 기	고혈압 환자는 복용에 주의한다
1회 사용량	뿌리(10g)
물 용량	500~600mL(물이 반으로 줄 때까지 달인다)
약리 작용	사포닌 성분은 항암 작용, 항궤양 작용, 혈압 강하 작용, 단백질 생합성 촉진 작용이 있다.

인진(더위지기, 인진쑥)

학 명 : *Artemisia iwayomogi* KTTAMURA
생약명 : 인진(茵蔯) - 잎을 포함한 지상부를 말린 것
이 명 : 더위지기, 석인진, 부덕쑥, 애기바위쑥

주요 질환: 냉증에 효험이 있고 소화기 질환을 다스린다.

한방: 간염, 지방간, 황달, 냉병, 다한증, 담, 담낭염, 담즙분비, 소변불통, 소화불량, 위염에 다른 약재와 처방한다.

약초만들기: 7~8월경 꽃이 피기 전에 지상부의 잎이 붙은 윗부분을 베어 그늘에서 말린다.

용법: 간염, 지방간, 황달에는 말린 약재를 1회 10~20g을 달여 하루에 3번 나누어 복용한다. 소변불통에는 인진쑥 22g+마른 생강 4g+감초4g을 배합하여 달여 하루에 3번 복용한다.

형태: 인진쑥은 국화과의 낙엽 활엽 관목으로 높이 1m 정도이고, 뿌리잎은 어긋나며 2회 깃꼴겹잎이다. 꽃은 8월에 잎겨드랑이에 두상화서를 이루며 노란색으로 피고, 열매는 11월에 수과로 여문다

구 분	특 징
분 포	전국 각지
생 지	산기슭 양지
이용 부위	식용(전초), 약용(전초)
효 능	보중악기, 청열, 이습, 주로 간염, 지방간, 황달, 냉병, 다한증, 담, 담낭염, 담즙분비, 소변불통, 소화불량, 위염
약 효	전초
채취기간	꽃이 피기 전 지상부의 잎이 붙은 윗부분(7~8월)
성 미	성질은 따뜻하며 맛은 매우 쓰다
독성여부	없음
금 기	남자가 20일 이상 장복하면 양기가 상한다
1회 사용량	전초(10~20g)
물 용량	500~600mL(물이 반으로 줄 때까지 달인다)
약리 작용	항암 작용, 항염 작용

임금(사과)

학 명 : *Malus pumila* Mill.
생약명 : 임금(林檎)- 열매를 말린 것
이 명 : 빈파, 평과, 임과, 시과

주요 질환: 췌장성 질환에 효험이 있고, 위경을 다스린다.

한방: 동맥경화, 변비, 복수, 불면증, 산후체증, 소화불량, 속쓰림, 고구마를 먹고 체했을 때 심장병, 아토피성 피부염, 위궤양, 위산과다증, 저혈압에 다른 약재와 처방한다.

약초만들기: 가을에 성숙된 열매를 따서 햇볕에 말린다.

용법: 동맥경화에는 사과의 과육을 적당량 먹는다. 고구마를 먹고 체했을 때 변비에는 사과의 과육을 생으로 먹는다.

형태: 사과는 장미과의 낙엽 활엽 교목으로 높이 3~6m 정도이다. 잎은 어긋나고 달걀 모양의 타원형이며 가장자리에 둔한 톱니가 있다. 꽃은 4~5월에 가지 끝 부분의 잎겨드랑이에서 나와 산형 총상꽃차례를 이루며 흰색 또는 엷은 홍색으로 피고, 열매는 8~9월에 둥근 핵과로 여문다.

구분	특 징
분 포	전국 각지
생 지	과수, 농가에서 재배
이용 부위	식용(과육), 약용(열매의 과육)
효 능	강장보호, 주로 동맥경화, 변비, 복수, 불면증, 산후체증, 속쓰림, 고구마를 먹고 체했을 때, 심장병, 아토피성 피부염, 위궤양, 위산과다증, 저혈압
약 효	열매의 과육
채취기간	성숙한 열매(가을)
성 미	성질은 평온하며 맛은 달다
독성여부	없음
금 기	치유되면 중단한다
1회 사용량	적당량
물 용량	500~600mL(물이 반으로 줄 때까지 달인다)
약리 작용	해독 작용

자단향(자색향나무)

학 명 : *Pterocapus santalius* Linne
생약명 : 회백엽(檜柏葉)- 잎을 말린 것
　　　　자단향(紫檀香)- 자색향나무를 말린 것
이 명 : 자단, 자진단, 향목엽, 향백송

주요 질환: 운동계, 순환계 질환을 다스린다.

한방: 고혈압, 혈액순환, 곽란, 관절염, 두드러기, 복통, 습진, 종기, 종독에 다른 약재와 처방한다.

약초 만들기: 가을에 열매를 따서 햇볕에 말린다. 잎과 뿌리를 연중 캐어 햇볕에 말린다.

용법: 고혈압에는 잎 15g을 달여 하루에 3번 나누어 복용한다. 습진, 종기에는 잎을 짓찧어 환부에 붙인다.

형태: 향나무는 측백나뭇과의 상록 침엽 교목으로 높이 10~20m 정도이다. 잎은 돌려나거나 마주나며 가지가 보이지 않을 정도로 빽빽하게 달린다. 잎의 종류에는 두 종류가 있다. 7~8년 이상 묵은 가지에는 부드러운 비늘이 달리지만, 새로 나온 어린가지에는 날카로운 바늘잎이 있다. 꽃은 4~5월에 암수딴그루 단성화로 피는데 수꽃은 가지 끝에 타원형의 황색으로 피고, 암꽃은 가지 끝이나 잎겨드랑이에 핀다. 열매는 이듬해 9~10월에 콩알만한 둥근 구과로 여문다.

구 분	특 징
분 포	울릉도, 중부 이남
생 지	산기슭, 평지, 인가 부근 식재
이용 부위	식용(열매(술)), 약용(잎, 열매, 뿌리)
효 능	거풍, 활혈, 통경, 풍습, 행혈, 주로 고혈압, 혈액순환, 곽란, 관절염, 두드러기, 복통, 습진, 종기, 종독
약 효	잎, 열매, 뿌리
채취기간	열매(가을), 잎, 뿌리(연중)
성 미	성질은 따뜻하며 맛은 맵다
독성여부	없음
금 기	치유되면 중단한다
1회 사용량	열매, 뿌리(10~15g)
물 용량	500~600mL(물이 반으로 줄 때까지 달인다)
약리 작용	잎의 휘발 성분은 백선균, 홍색표피균에 대하여 항균 작용이 있다.

자원(탱알, 개미취)

학 명 : *Aster tataricus*
생약명 : 자원(紫菀)- 뿌리 및 뿌리줄기를 말린 것
이 명 : 산백초, 반혼초, 야견우

주요 질환: 호흡기, 비뇨기 질환을 다스린다.

한방: 기침, 각혈, 간염, 거담, 천식, 기관지염, 담, 당뇨병, 소변불통, 이뇨, 인후염, 인후통에 다른 약재와 처방한다.

약초만들기: 가을부터 이듬해 이른 봄까지 뿌리를 캐어 줄기를 잘라 버리고 물에 씻은 후 햇볕에 말린다.

용법: 기침에는 개미취+관동꽃 각 3g을 배합하여 달여 복용한다. 기관지염, 인후염에는 말린 뿌리 10g을 달여 하루 3번 나누어 복용한다.

형태: 개미취는 국화과의 여러해살이풀로 풀 전체에서 향기가 난다. 높이 1.5~2m 정도이고, 잎은 타원형이며 가장자리에 톱니가 있다. 꽃은 7~10월에 줄기와 가지 끝에 모여 두상화서를 이루며 엷은 자주색으로 피고, 열매는 10월에 수과로 여문다.

구 분	특 징
분 포	중북부 지방
생 지	야산 습지나 초지
이용 부위	식용(꽃, 전초), 약용(뿌리)
효 능	진해, 이뇨, 항균, 주로 기침, 각혈, 간염, 거담, 천식, 기관지염, 담, 당뇨병, 소변불통, 이뇨, 인후염, 인후통
약 효	뿌리
채취기간	뿌리(가을~이듬해 이른 봄)
성 미	성질은 따뜻하며 맛은 쓰고 약간 맵다
독성여부	없음
금 기	열이 있는 사람은 복용에 주의한다
1회 사용량	뿌리(4~6g)
물 용량	500~600mL(물이 반으로 줄 때까지 달인다)
약리 작용	항균 작용

자초(지치), 자초화(지치꽃)

학 명 : *Lithospermum erythrorhizon* S. et Z
생약명 : 자초(紫草), 지초(芷草), 자단(紫丹) - 뿌리를 말린 것
이 명 : 자단, 칙금잔, 촉기근, 호규근

주요 질환: 피부과, 순환계, 소화기 질환을 다스린다.

한방: 냉증, 불면증, 관절염, 황달, 습진, 수두, 토혈, 종양에 다른 약재와 처방한다.

약초 만들기: 가을부터 이듬해 봄까지 뿌리를 캐서 햇볕에 말린다.

용법: 불면증에는 뿌리로 술(19도)을 담가 취침 전에 소주잔으로 한두 잔 마신다. 냉증에는 뿌리를 가루 내어 환을 만들어 하루 3번 식후에 30~50개씩 먹거나 지치주를 적당히 마신다.

형태: 지치는 지칫과의 여러해살이풀로 높이 30~70cm 정도이다. 잎은 어긋나고 뾰족한 피침형이며 가장자리는 밋밋하다. 뿌리는 굵고 자주색이다. 꽃은 5~6월에 가지 끝의 잎겨드랑이에서 흰색으로 피고, 열매는 8월에 소견과로 여문다.

구분	특 징
분 포	전국 각지
생 지	산과 들의 양지
이용 부위	식용(꽃, 잎, 뿌리), 약용(싹, 뿌리)
효 능	해열, 강심, 소종, 활혈, 주로 냉증, 불면증, 관절염, 황달, 습진, 수두, 토혈, 종양
약 효	싹, 뿌리
채취기간	뿌리(가을~이듬해 봄)
성 미	맛은 달고 성질은 차갑다
독성여부	없음
금 기	설사하는 데 쓰지 않는다
1회 사용량	싹(5~8g), 뿌리(4~8g)
물 용량	500~600mL(물이 반으로 줄 때까지 달인다)
약리 작용	항염증 작용, 항종양 작용

저근(모시 뿌리)

학 명: *Boehmeria vivea* Gaud.
생약명: 저마근(苧麻根) - 뿌리를 말린 것
이 명: 저마두, 라미, 저마

주요 질환: 혈증 질환을 다스린다.

한방: 당뇨병, 대하증, 빈혈증, 붕루(혈붕), 어혈, 옹종, 요혈, 종독, 출혈, 치루, 타박상, 태루, 토혈에 다른 약재와 처방한다.

약초만들기: 가을부터 이듬해 봄까지 뿌리를 캐서 햇볕에 말린다.

용법: 당뇨병에는 말린 약재 3~9g을 달여 하루에 3번 나누어 복용한다. 어혈, 타박상에는 잎을 짓찧어 환부에 자주 바른다.

형태: 모시풀은 쐐기풀과의 여러해살이풀로 높이 1.5~2m 정도이다. 잎은 어긋나고 긴 잎자루가 있으며 달걀을 닮은 타원형이다. 잎 가장자리는 톱날 모양으로 되어 있고 끝은 꼬리처럼 약간 길며 뾰족하다. 꽃은 7~8월에 암수한그루 단성화로 피는데 수꽃은 원줄기 밑부분의 마디에 달려 먼저 황백색으로 피고, 암꽃은 위쪽에 녹색으로 핀다. 열매는 9~10월에 길이 1mm 안팎의 수과로 여문다.

구 분	특 징
분 포	중부 이남
생 지	산과 그늘진 곳, 밭에서 재배
이용 부위	식용(잎), 약용(잎, 뿌리, 속껍질)
효 능	통경, 해열, 주로 당뇨병, 대하증, 변혈증, 붕루(혈붕), 어혈, 옹종, 요혈, 종독, 출혈, 치루, 타박상, 태루, 토혈
약 효	잎, 뿌리, 속껍질
채취기간	뿌리(가을~이듬해 봄)
성 미	성질은 차며 맛은 달다
독성여부	없음
금 기	치유되면 중단한다
1회 사용량	뿌리(3~9g)
물 용량	500~600mL(물이 반으로 줄 때까지 달인다)
약리 작용	혈당 강하 작용

저근백피(가죽나무 뿌리껍질)

학 명: *Ailanthus altissima* Swingle
생약명: 저근백피(樗根白皮)- 뿌리껍질 또는 줄기껍질을 말린 것
　　　　　봉안초(鳳眼草)- 열매를 말린 것
이 명: 저피, 고춘비, 저목, 취춘피

주요 질환: 소화기 질환을 다스린다.

한방: 구충, 이질, 설가, 대하증, 요도염, 빈혈증, 붕루, 빈혈증, 십이지장궤양, 외상, 적백리, 출혈, 치질에 다른 약재와 처방한다.

약초 만들기: 봄부터 여름 사이에 뿌리를 캐어 겉껍질과 속껍질을 모두 벗긴 후 햇볕에 말린다.

용법: 이질, 설사에는 뿌리 12g+인삼6g을 배합하여 달인 후 하루에 3번 나누어 복용한다. 외상, 타박상에는 잎을 짓찧어 즙을 낸 후 환부에 바른다.

형태: 가죽나무는 소태나뭇과의 낙엽 활엽 교목으로 높이 20cm 정도이다. 잎은 어긋나고 깃꼴겹잎이며 작은 잎은 위로 올라갈수록 뾰족해진다. 꽃은 6~7월에 가지 끝에 완추화서를 이루며 녹색으로 피고, 열매는 9월에 얇은 시과로 여문다.

구 분	특 징
분 포	전국 각지
생 지	마을 부근 식재
이용 부위	식용(어린순), 약용(나무줄기의 속껍질, 뿌리)
효 능	제습, 지사, 지혈, 주로 구충, 이질, 설사, 대하증, 요도염, 변혈증, 붕루, 빈혈증, 십이지장궤양, 외상, 적백리, 출혈, 치질
약 효	나무줄기의 속껍질, 뿌리
채취기간	뿌리(봄~여름)
성 미	맛은 쓰고 떫으며 성질은 차갑다
독성여부	없음
금 기	허한증에는 쓰지 않는다.
1회 사용량	나무줄기의 속껍질, 뿌리(5~8g)
물 용량	500~600mL(물이 반으로 줄 때까지 달인다)
약리 작용	열매에서 추출한 액은 적리균, 티푸스균, 질트리코모나스균에 대하여 살균 작용이 있다.

저실자(닥나무씨)

학 명 : *Broussonetia kazinoki* Siebold
생약명 : 저실자(楮實子)- 열매를 말린 것
　　　　　구피마(構皮痲)- 뿌리껍질을 말린 것
이 명 : 곡자, 곡실, 저실, 곡상

주요 질환: 소화기 질환을 다스린다.

한방: 허약체질, 간열, 류머티즘에 의한 비통, 강장보호, 강정제, 부종, 명목, 안질, 풍, 풍습, 타박상, 피부염에 다른 약재와 처방한다.

약초만들기: 가을에 열매를 채취하여 햇볕에 말린다.

용법: 류머티즘에 의한 비통(痺痛)에는 뿌리껍질 10g을 달여 하루에 3번 나누어 복용한다. 피부염에는 잎을 채취하여 짓찧어 환부에 붙인다.

형태: 닥나무는 뽕나뭇과의 낙엽 활엽 관목으로 높이 3m 정도이고, 잎은 어긋나는데 간혹 마주나기도 한다. 가장자리에 날카로운 톱니가 있다. 꽃은 암수 한 그루로 5월에 꽃차례를 이루며 잎겨드랑이에서 잎과 같이 달려 핀다. 열매는 9~10월에 둥근 핵과로 여문다.

구 분	특 징
분 포	전국 각지
생 지	산기슭의 양지
이용 부위	식용(어린싹), 약용(열매, 뿌리껍질)
효 능	열매(보간, 보양, 행혈), 뿌리껍질(거풍, 이뇨, 활혈), 주로 허약체질, 간열, 류머티즘에 의한 비통, 강장보호, 강정제, 부종, 명목, 안질, 풍, 풍습, 타박상, 피부염
약 효	열매
채취기간	열매(가을)
성 미	맛은 달고 성질은 차다
독성여부	없음
금 기	치유되면 중단한다
1회 사용량	열매(4~6g)
물 용량	500~600mL(물이 반으로 줄 때까지 달인다)
약리 작용	이뇨 작용

적소두(붉은팥)

학 명 : *Phaseolus angularis* W. F. Wight
생약명 : 적소두(赤小豆) - 붉은팥 씨를 말린 것
이 명 : 홍두, 주적두, 홍소두, 소두

주요 질환: 부종에 효험이 있고, 이비인후과, 순환계 질환을 다스린다.

한방: 부종, 야뇨증, 고혈압, 당뇨병, 두통, 불면증, 산후복통, 유즙분비촉진, 이하선염, 설사, 변비, 기미, 주근깨, 난소염, 종독, 치질에 다른 약재와 처방한다.

약초 만들기: 가을에 열매가 완전히 여물면 지상부를 베어 말린 다음 두드려 씨를 털어내고 잡질을 없앤다.

용법: 당뇨병에는 팥을 물에 불려 싹을 내어 말려 120g+돼지 지라 1개를 끓여서 복용한다. 부스럼, 이하선염에는 팥 50~70알을 가루 내어 꿀을 개거나 따뜻한 물과 달걀흰자에 개어서 환부에 붙인다.

형태: 팥은 콩과의 한해살이풀로 높이 50~90cm 정도이다. 잎은 어긋나고 3장으로 된 겹잎이다. 꽃은 8월에 가지 끝에 나비 모양의 노란색으로 피고, 열매는 9~10월에 원통 모양의 두과로 여문다.

구 분	특 징
분 포	전국 각지
생 지	농가에서 재배
이용 부위	식용(씨), 약용(씨)
효 능	이수, 거습, 소종, 통경, 배농, 주로 부종, 야뇨증, 고혈압, 당뇨병, 두통, 불면증, 산후복통, 유즙분비촉진, 이하선염, 설사, 변비, 기미, 주근깨, 난소염, 종독, 치질
약 효	씨
채취기간	씨(가을)
성 미	맛은 달고 시며 성질은 평하다
독성여부	없음
금 기	위가 약한 사람은 복용하지 않는 것이 좋다
1회 사용량	씨(30~45g)
물 용량	500~600mL(물이 반으로 줄 때까지 달인다)
약리 작용	항염 작용

적작약(붉은 함박꽃 뿌리)

학 명 : Paeonia lactiflora Pall.
생약명 : 작약(芍藥)- 뿌리를 말린 것
　　　　적작약(赤芍藥)- 뿌리의 겉껍질을 벗기지 않는 것
이 명 : 초작약, 개삼, 산작약, 부귀화

주요 질환: 부인과, 신진대사 질환을 다스린다.
한방: 월경불순, 월경이 멈추지 않는 증세, 대하증, 복통, 위통, 두통, 식은땀이 흐르는 증세, 현훈, 신체허약에 다른 약재와 처방한다.
약초 만들기: 가을에 뿌리를 캐어 줄기와 잔뿌리를 제거한 후 물로 씻고 햇볕에 말린다.
용법: 월경이 멈추지 않는 증세에는 말린 약재를 1회 8~12g씩 달여 복용한다. 근육 경련으로 인한 통증에는 작약 15g + 감초 15g을 배합하여 하루 2첩을 달여 3번에 나누어 복용한다.
형태: 작약은 미나리아재빗과의 여러해살이풀로 높이 40~50cm 정도이다. 잎은 어긋나고 깃털 모양이며 작은 잎은 긴 타원형이다. 뿌리는 굵고 육질이며 밑부분이 비늘 같은 잎으로 싸여 있다. 꽃은 5~6월에 원줄기 끝에 1송이씩 흰색 또는 적색으로 피고, 열매는 9~10월에 골돌로 여문다.

구 분	특 징
분 포	전국 각지
생 지	정원에 식재, 밭에서 재배
이용 부위	식용(어린잎), 약용(뿌리)
효 능	조혈, 진경, 지한, 주로 월경불순, 월경이 멈추지 않는 증세, 대하증, 복통, 위통, 두통, 식은땀이 흐르는 증세, 현훈, 신체허약
약 효	뿌리
채취기간	뿌리(가을)
성 미	맛은 쓰고 성질은 조금 차갑다
독성여부	없음
금 기	허한증에는 주의한다
1회 사용량	뿌리(8~12g)
물 용량	500~600mL(물이 반으로 줄 때까지 달인다)
약리 작용	뿌리 달인 액은 작 내용물의 배출을 촉진시키고 위의 운동을 항진시키며, 그 외 진경 작용, 진정 작용, 스트레스성 궤양 억제 작용, 혈압 강하 작용, 혈관 확장, 평활근 이완, 항염증 작용이 있다.

정공등(마가목)

학 명 : *Erycibe obtusifolia* Bentham
생약명 : 정공피(丁公皮)- 나무껍질을 말린 것
　　　　　천산화추(天山花秋)- 씨를 말린 것
　　　　　마아피(馬牙皮)- 나무껍질을 말린 것
이 명 : 마아목, 당마가목, 백화화추, 산화추

주요 질환: 기관지염에 효험이 있고, 호흡기 질환을 다스린다.

한방: 기관지염, 기침, 해수, 천식, 거담, 요슬산통, 위염, 백발 치료, 관상동맥질환, 동맥경화, 방광염, 소갈증, 폐결핵, 정력강화, 수종에 다른 약재와 처방한다.

약초 만들기: 가을에 익은 열매를 따서 햇볕에 말린다.

용법: 천식에는 가지를 채취하여 적당한 크기로 잘라 물에 달인 후 하루 3번 공복에 복용한다. 관절염, 류머티즘에는 나무껍질을 채취하여 적당한 크기로 잘라 물에 달인 후 하루 3번 공복에 복용한다.

형태: 마가목은 장미과의 갈잎중키나무로 높이 7~10cm 정도이다. 잎은 어긋나고 깃꼴겹잎이며 가장자리에 톱니가 있다. 꽃은 5~6월에 가지 끝에 겹산방화서를 이루며 흰색으로 피고, 열매는 9~10월에 둥근 이과로 여문다.

구 분	특 징
분 포	강원도, 경기도 이남
생 지	산지
이용 부위	식용(어린순, 열매, 가지), 약용(나무껍질, 씨)
효 능	강장, 거풍, 거담, 이수, 진해, 지갈, 강정, 주로 기관지염, 기침, 해수, 천식, 거담, 요슬산통, 위염, 백발 치료, 관상동맥질환, 동맥경화, 방광염, 소갈증, 폐결핵, 정력강화, 수종
약 효	나무껍질, 씨
채취기간	성숙한 열매(가을)
성 미	맛은 달고 쓰며 성질은 평하다.
독성여부	없음
금 기	치유되면 중단한다.
1회 사용량	나무껍질, 씨(4~6g)
물 용량	500~600mL(물이 반으로 줄 때까지 달인다)
약리 작용	항염 작용, 거담 작용

정향(정향나무 꽃봉오리)

학 명 : *Syringa velutina* var. *kamibayashi*
생약명 : 정향(丁香) - 꽃봉오리를 말린 것
이 명 : 정자향, 공정향, 야정향, 소황수

주요 질환: 비장, 신장 질환을 다스린다.

한방: 구취, 구토, 백선, 간염, 황달, 소화불량, 복통, 위통, 치통, 진통에 다른 약재와 처방한다.

약초만들기: 봄에 꽃이 피기 전에 꽃봉오리를 채취해서 그늘에 말린다.

용법: 구취에는 꽃봉오리로 차를 끓여 가글을 하고 마신다. 위통, 복통에는 말린 약재 1~4g을 달여 하루에 3번 나누어 복용한다.

형태: 정향나무는 물푸레나뭇과의 낙엽 활엽 교목으로 높이 1~3m 정도이다. 잎은 마주나고 타원형이며 가장자리가 밋밋하다. 꽃은 5월에 지난해 나온 묵은 가지 끝에서 원추꽃차례를 이루며 연한 자홍색 또는 적자색으로 피고, 열매는 9월에 삭과로 여문다.

구분	특 징
분 포	전국 각지
생 지	산기슭
이용 부위	식용(꽃), 약용(꽃봉오리)
효 능	건위, 반위, 주로 구취, 구토, 백선, 간염, 황달, 소화불량, 복통, 위통, 치통, 진통
약 효	꽃봉오리
채취기간	꽃이 피기 전 꽃봉오리(봄)
성 미	맛은 맵고 성질은 따뜻하다
독성여부	없음
금 기	치유되면 중단한다
1회 사용량	꽃봉오리(1~4g)
물 용량	500~600mL(물이 반으로 줄 때까지 달인다)
약리 작용	항균 작용

죽력(대나무기름)

학 명 : *Bambusa* sp.
생약명 : 죽력(竹瀝)- 푸른 대쪽을 불에 구워 받은 진액
　　　죽여(竹茹)- 대나무 줄기 안에 있는 막처럼 생긴 속껍질
　　　죽엽(竹葉)- 잎을 말린 것
　　　죽순(竹筍)- 5월 중순~6월 중순에 식용이 가능한 죽순
이 명 : 강죽, 담죽엽, 계죽, 고죽

주요 질환: 혈증에 효험이 있고, 신경계 질환을 다스린다.
한방: 화병, 가슴이 답답하고 열이 나는 증세, 고혈압, 당뇨병, 소변불리, 구내염, 동맥경화, 천식, 안질, 악성 종양, 만성 위염에 다른 약재와 처방한다.
약초 만들기: 연중 내내 새순과 잎을 채취하여 그늘에서 말린다. 가을에 채취한 것이 약효가 좋다.
용법: 화병, 가슴이 답답하고 열이 나는 증세에는 말린 약재 1회 3~6g씩 달여 하루 3번 나누어 마신다. 고혈압, 동맥경화에는 조릿대를 보리차처럼 장복한다.
형태: 대나무는 볏과의 상록 교목으로 높이 20~30cm 정도이다. 좁고 긴 잎이 작은 가지 끝에 3~7개가 달리는데 긴 타원형 모양의 댓잎피침형으로서 앞면은 녹색이고 뒷면은 흰빛을 띠며 가장자리에 잔톱니가 있다. 꽃은 60년이라는 긴 세월을 주기로 하여 6~7월에 원기둥 모양의 꽃이삭에 황록색으로 피고, 열매는 가을에 영과가 달려 익는데 귀하다.

구 분	특 징
분 포	남부 지방
생 지	경사지, 평지
이용 부위	식용(어린 댓잎(차, 술)), 약용(잎, 뿌리)
효 능	청열, 화담, 심량, 이규, 주로 화병, 가슴이 답답하고 열이 나는 증세, 고혈압, 당뇨병, 소변불리, 구내염, 동맥경화, 천식, 안질, 악성 종양, 만성 위염
약 효	잎, 뿌리
채취기간	새순, 잎(연중)
성 미	성질은 서늘하며 맛은 달다
독성여부	없음
금 기	치유되면 중단한다
1회 사용량	잎(3~6g)
물 용량	500~600mL(물이 반으로 줄 때까지 달인다)
약리 작용	혈당 강하, 혈압 강하

지각(광귤나무 열매)

학 명 : *Citrus aurantum* Linne
생약명 : 지각(枳殼) - 덜 익은 열매를 말린 것
이 명 : 상각

주요 질환: 소화기, 부인과, 호흡기 질환을 다스린다.

한방: 대하증, 당뇨병, 소화불량, 유방동통, 유즙분비촉진, 자폐증, 자한, 정신분열증에 다른 약재와 처방한다.

약초만들기: 7~8월에 덜 익은 열매를 따서 반으로 쪼개 햇볕에 말린다.

용법: 당뇨병에는 덜 익은 열매 6~8g을 달여 하루에 3번 복용한다. 소화불량에는 익은 열매의 과육을 먹는다.

형태: 광귤나무는 운향과의 상록 활엽 관목으로 잎은 어긋나고 단신 겹잎 달걀꼴이며 끝이 뾰족하다. 껍질이 두껍고 윤기가 나며 가장자리에 물결 모양의 톱니가 있다. 꽃은 5~6월에 잎겨드랑이에 총상꽃차례를 이루며 흰색으로 피고, 열매는 10월에 둥글면서도 편평한 황갈색의 장과로 여문다.

구분	특 징
분 포	제주도
생 지	인가 부근 식재
이용 부위	식용(익은 열매), 약용(꽃, 덜 익은 열매, 나무껍질)
효 능	건위, 주로 대하증, 당뇨병, 소화불량, 유방동통, 유즙분비촉진, 자폐증, 자한, 정신분열증
약 효	꽃, 덜 익은 열매, 나무껍질
채취기간	덜 익은 열매(7~8월)
성 미	맛은 쓰고 매우며 성질은 서늘하다
독성여부	없음
금 기	기혈이 부족하거나 비위가 허약한 사람은 주의한다
1회 사용량	덜 익은 열매(6~8g)
물 용량	500~600mL(물이 반으로 줄 때까지 달인다)
약리 작용	쥐에게 에탄올 추출물을 투여하면 진통 작용이 나타난다.

지골피(구기자나무 뿌리)

학   명 : *Lysium chinense* Miller
생약명 : 구기자(枸杞子)- 익은 열매를 말린 것
　　　　지골피(地骨皮)- 뿌리껍질을 말린 것
　　　　구기엽(枸杞葉)- 잎을 말린 것
이   명 : 지골자, 적보, 청정자, 천정자

주요 질환: 신진대사와 면역력 강화에 효험이 있고, 신경계 질환을 다스린다.

한방열매(당뇨병, 음위증, 요통, 요슬무력, 마른기침), 뿌리껍질(기침, 고혈압, 토혈, 혈뇨, 결핵)에 다른 약재와 처방한다.

약초 만들기: 여름과 가을에 뿌리를 캐서 물에 씻고 껍질을 벗겨 감초탕에 담가 썰어서 햇볕에 말린다.

용법: 당뇨병에는 가지를 채취하여 잘게 썰어서 물에 달인 후 차로 수시로 마신다. 몸이 허약할 때는 열매 10g + 황정뿌리 10g을 물에 달여 수시로 장복한다.

형태: 구기자나무는 가짓과의 갈잎떨기나무로 높이 1~2m 정도이다. 줄기는 다른 물체에 기대어 비스듬히 서고 끝이 늘어진다. 꽃은 6~9월에 잎겨드랑이에 1~4송이씩 자주색 종 모양으로 피고, 열매는 8~9월에 타원형의 장과로 여문다.

구분	특징
분포	전국 각지
생지	마을 근처 재배
이용 부위	식용(꽃, 어린순, 열매), 약용(잎, 열매, 줄기, 나무껍질, 뿌리)
효능	신체허약, 영양실조증, 폐결핵, 신경쇠약, 주로 열매(당뇨병, 음위증, 요통, 요슬무력, 마른기침), 뿌리껍질(기침, 고혈압, 토혈, 혈뇨, 결핵)
약효	잎, 열매, 줄기, 나무껍질, 뿌리
채취기간	뿌리(여름~가을), 열매(가을)
성미	열매(맛은 달고 성질은 평하다), 뿌리(맛은 달고 성질은 차갑다)
독성여부	없음
금기	치유되면 중단한다
1회 사용량	잎, 열매(3~6g), 줄기, 나무껍질, 뿌리(3~8g)
물 용량	500~600mL(물이 반으로 줄 때까지 달인다)
약리 작용	혈압 강하 작용, 혈당 강하 작용, 항지간 작용

지구자(헛개나무 열매)

학 명 : *Hovenia dulcis* Thunberg
생약명 : 지구자(枳椇子)- 익은 열매를 말린 것
　　　　지구목피(枳椇木皮)- 줄기껍질을 말린 것
이 명 : 지구목, 백석목, 목산호, 현포리

주요 질환: 간에 효험이 있고, 간경 질환을 다스린다.

한방: 술로 인한 간 질환, 간염, 황달, 숙취해소, 알코올 의존증, 딸꾹질, 구갈, 열매(이뇨, 부종, 류머티즘), 줄기껍질(혈액순환)에 다른 약재와 처방한다.

약초만들기: 가을에 익은 열매를 따서 햇볕에 말린다. 줄기껍질은 수시로 채취하여 얇게 썰어 햇볕에 말린다.

용법: 알코올 의존증에는 말린 약재를 1회 35g씩 달여서 찌꺼기는 버리고 따뜻하게 복용한다. 간 질환을 개선하고자 할 때는 얇게 썬 헛개나무 줄기를 물에 달여 보리차처럼 마신다.

형태: 헛개나무는 갈매나뭇과의 갈잎큰키나무로 높이 10m 이상 자란다. 잎은 어긋나고 넓은 달걀 모양이며 가장자리에 톱니가 있다. 꽃은 5~7월에 가지 끝에 취산화서를 이루며 녹색으로 피고, 열매는 8~10월에 핵과로 여문다.

구분	특 징
분 포	전국 각지
생 지	산 중턱 이하의 숲 속
이용 부위	식용(열매, 가지), 약용(열매, 줄기껍질)
효 능	숙취해소, 주로 술로 인한 간 질환, 간염, 황달, 알코올, 의존증, 딸꾹질, 구갈, 열매(이뇨, 부종, 류머티즘), 줄기껍질(혈액순환)
약 효	열매, 줄기껍질
채취기간	익은 열매(가을), 줄기껍질(수시)
성 미	맛은 달고 성질은 평하다
독성여부	없음
금 기	치유되면 중단한다
1회 사용량	열매(10~20g), 줄기껍질(10g)
물 용량	500~600mL(물이 반으로 줄 때까지 달인다)
약리 작용	주독 해독 작용

지모(지모)

학 명 : *Anemarrhena asphodeloides* Bunge
생약명 : 지모(知母) - 뿌리줄기를 말린 것
이 명 : 고심, 수삼, 아초, 여뢰

주요 질환: 간기능 회복에 효험이 있고, 비뇨기, 호흡기, 순환계 질환을 다스린다.

한방: 간기능 회복, 갱년기장애, 당뇨병, 해수, 황달, 방광염, 소변불통, 신경통, 야뇨증에 다른 약재와 처방한다.

약초 만들기: 가을부터 이듬해 3월까지 3년 이상 된 뿌리줄기를 캐어 잔뿌리를 제거한 후 햇볕에 말린다.

용법: 갱년기장애에는 말린 약재 3~5g을 달여 하루에 3번 나누어 복용한다.
신경통에는 뿌리줄기로 술을 담아 취침 전에 소주잔으로 한 잔 마신다.

형태: 지모는 백합과의 여러해살이풀로 높이는 60~90cm 정도이다. 잎은 뿌리줄기 끝에서 뭉쳐 나와 끝이 실처럼 가늘고 밑부분은 서로 엉기어 앞뒤 모양으로 줄기를 감싼다. 꽃은 6~7월에 잎 사이에서 나온 꽃줄기에 엷은 자주색으로 피고, 열매는 8~9월에 긴 타원형의 삭과로 여문다.

구 분	특 징
분 포	중부 이남
생 지	산 과 들
이용 부위	식용(술, 죽), 약용(뿌리줄기)
효 능	거담, 소갈증, 번열, 이뇨, 주로 간기능 회복, 갱년기장애, 당뇨병, 해수, 방광염, 소변불통, 신경통, 야뇨증
약 효	뿌리줄기
채취기간	뿌리줄기(9월~이듬해 3월)
성 미	맛은 쓰고 성질은 차다
독성여부	없음
금 기	치유되면 중단한다
1회 사용량	뿌리줄기(3~5g)
물 용량	500~600mL(물이 반으로 줄 때까지 달인다)
약리 작용	토끼에게 달인 액을 투여하면 황색포도상구균, 티푸스균, 적리균에 대하여 항균 작용, 해열 작용이 있다.

지실(애기탱자)

학 명 : *Poncirus trifoliata* Rafinesque
생약명 : 지실(枳實) - 덜 익은 열매껍질
        지각(枳殼) - 익은 열매를 말린 것
이 명 : 지, 가길, 구귤, 동사자

주요 질환: 소화기, 호흡기 질환을 다스린다.

한방: 소화불량, 복부팽만, 위통, 황달, 가려움증, 구역증, 담석증, 대하증, 빈혈, 이뇨, 진통, 편도선염, 해수에 다른 약재와 처방한다.

약초만들기: 가을에 익기 시작하는 열매를 따서 열매껍질을 조각내 햇볕에 말린다.

용법: 습진, 피부병에는 열매를 달인 물로 목욕을 한다. 소화불량, 설사를 할 때에는 노란 열매를 달여 복용한다.

형태: 탱자나무는 운향과의 갈잎떨기나무로 잎은 어긋나고 타원형 3개로 이루어지며, 가장자리에 둔한 톱니가 있고 가지에 억센 가시가 있다. 꽃은 5월에 잎 겨드랑이에 1~2송이씩 흰색으로 피고, 열매는 9월에 둥근 장과로 여문다.

구 분	특 징
분 포	경기도 이남
생 지	울타리용 식재
이용 부위	식용(꽃, 열매), 약용(열매)
효 능	건위, 거담, 소화촉진, 주로 소화불량, 복부팽만, 위통, 황달, 가려움증, 구역증, 담석증, 대하증, 빈혈, 이뇨, 진통, 편도선염, 해수
약 효	덜 익은 열매껍질
채취기간	덜 익은 열매껍질(가을)
성 미	지실(맛은 맵고 쓰고 시며 성질은 조금 차갑다), 지각(맛은 쓰고 매우며 성질은 서늘하다)
독성여부	없음
금 기	치유되면 중단한다
1회 사용량	덜 익은 열매껍질(4~6g)
물 용량	500~600mL(물이 반으로 줄 때까지 달인다)
약리 작용	에탄올 추출물은 암세포의 성장을 억제시킨다.

지유(오이풀)

학 명 : *Sanguisorba officinalis* Linne
생약명 : 지유(地楡)- 뿌리를 말린 것
이 명 : 외순나물, 산오이풀, 적지유, 황근자

주요 질환: 치과, 부인과, 피부 질환을 다스린다.

한방: 대장염, 이질, 설사, 월경과다, 습진, 토혈, 외상 출혈에 다른 약재와 처방한다.

약초만들기: 늦가을부터 이듬해 봄까지 뿌리를 캐서 햇볕에 말린다.

용법: 화상에는 전초를 채취하여 짓찧어 즙을 바른다. 치질에는 전초를 짓찧어 즙을 내서 환처에 붙이거나 오이풀을 쪄서 수증기로 환부를 쏘이거나 물로 달여서 마신다.

형태: 오이풀은 장미과의 여러해살이풀로 높이 1m 정도이다. 뿌리잎은 깃꼴겹잎이고 작은 잎은 타원형이며 가장자리에 톱니가 있다. 꽃은 6~9월에 꽃잎이 없이 줄기 끝에 홍자색으로 피고, 열매는 9~10월에 달걀 모양의 수과로 여문다.

구분	특 징
분 포	전국 각지
생 지	산과 들
이용 부위	식용(어린줄기와 잎), 약용(싹, 뿌리)
효 능	양혈, 지혈, 청열, 수렴, 주로 대장염, 이질, 설사, 월경과다, 습진, 토혈, 외상출혈
약 효	싹, 뿌리
채취기간	싹(봄), 뿌리(늦가을~이듬해 봄)
성 미	맛은 쓰고 시며 성질은 조금 차갑다
독성여부	없음
금 기	복용 중에 맥문동을 주의한다
1회 사용량	싹(5~8g), 뿌리(1~2g)
물 용량	500~600mL(물이 반으로 줄 때까지 달인다)
약리 작용	해독 작용

진범(망초 뿌리)

학 명 : *Aconitum pseudo-laeve* var. *erectum* Nakai
생약명 : 진구(秦艽)- 뿌리를 말린 것
이 명 : 진과, 낭독, 망사초, 오독도

주요 질환: 운동계, 신경계, 소화계 질환을 다스린다.

한방: 강심제, 경련, 고혈압, 관절염, 근골동통, 소변불리, 소변불통, 진정, 진통, 풍, 황달에 다른 약재와 처방한다.

약초만들기: 가을부터 이듬해 이른 봄까지 뿌리를 캐어 줄기와 잔부리를 제거한 후 물에 씻고 햇볕에 말린다.

용법: 뒷목이 당길 때는 진범 15g + 뽕나무 가지 20g을 물에 달여 하루 4~5회로 나누어 1주일 정도 복용한다. 진범은 독성이 있어 탕이나 환제로 사용할 때는 주의하여야 한다.

형태: 진범은 미나리아재빗과의 여러해살이풀로 높이 30~60cm 정도이다. 잎은 손바닥 모양으로 갈라지고 가장자리에 톱니가 있다. 꽃은 8월에 줄기 끝이나 잎 겨드랑이에서 총상꽃차례를 이루며 연한 자주색으로 피고, 열매는 10월에 골돌과로 여문다.

구 분	특 징
분 포	전국 각지
생 지	그늘진 숲 속
이용 부위	식용(술), 약용(뿌리)
효 능	거풍습, 진경, 이수, 주로 강심제, 경련, 고혈압, 관절염, 근골동통, 소변불리, 소변불통, 진정, 진통, 풍, 황달
약 효	뿌리
채취기간	뿌리(가을~이듬해 이른 봄)
성 미	맛은 쓰고 성질은 따뜻하다
독성여부	조금 있다
금 기	치유되면 중단한다
1회 사용량	뿌리(6~12g)
물 용량	500~600mL(물이 반으로 줄 때까지 달인다)
약리 작용	혈관 확장 작용, 진통 작용, 정심 작용, 최토 작용

진피(심피, 물푸레나무 껍질)

학 명 : *Fraxinus rhynchophylla* Hance
생약명 : 진백피(秦白皮) - 줄기껍질을 말린 것
이 명 : 물푸레, 심목, 사수피, 청피목

주요 질환: 호흡기, 비뇨기, 순환계 질환을 다스린다.

한방: 급성간염, 간질, 기관지염, 대하증, 류머티즘, 신경통, 통풍, 임질, 요독증, 요슬산통, 요실금, 위염, 이질, 장염에 다른 약재와 처방한다.

약초 만들기: 봄부터 초여름 사이에 나무껍질을 벗겨 겉껍질을 제거하고 햇볕에 말린다.

용법: 급성 간염에는 물푸레나무 껍질 9g+인진쑥 12g+민들레9g+술에 법제한 대황 2g을 배합하여 달여서 하루에 3번 나누어 복용한다. 통풍에는 말린 약재를 2~5g씩 달여서 3~4회 복용한다.

형태: 물푸레나무는 물푸레나뭇과의 낙엽 활엽 교목으로 높이 10~30m 정도이다. 잎은 어긋나고 깃 모양으로 갈라지며 작은 잎은 넓은 달걀 모양이다. 꽃은 암수 딴그루로 5월에 햇가지의 끝이나 잎겨드랑이에 원추화서를 이루며 흰 색으로 피고, 열매는 9월에 시과로 여문다.

구분	특징
분포	전국 각지
생지	산중턱 이하의 습지
이용 부위	식용(꽃, 어린순), 약용(나무껍질)
효능	건위, 청열, 지해, 수렴, 명목, 해열, 주로 급성 간염, 간질, 기관지염, 대하증, 류머티즘, 신경통, 통풍, 임질, 요독증, 요슬산통, 요실금, 위염, 이질, 장염
약효	나무껍질
채취기간	나무껍질(봄~초여름)
성미	맛은 쓰고 성질은 차갑다
독성여부	없음
금기	비위가 허한 데는 쓰지 않는다
1회 사용량	나무껍질(2~5g)
물 용량	500~600mL(물이 반으로 줄 때까지 달인다)
약리 작용	줄기껍질에는 포스포디에스테리아제(phosphodiesterase)에 대한 억제 작용이 있다

진피(황귤피, 동정귤), 청피(청귤피)

학 명 : *Citrus unshiu* Narkovich
생약명 : 청피(靑皮) - 덜 익은 열매의 껍질을 말린 것
　　　　귤피(橘皮) - 익은 열매의 껍질을 말린 것
　　　　귤엽(橘葉) - 귤나무의 잎을 말린 것
이 명 : 참귤, 홍피, 진광피, 참귤나무

주요 질환: 건위에 효험이 있고, 호흡기 질환을 다스린다.
한방: 어지럼증, 가슴이 두근거리는 데, 식적, 담음해수, 위염, 소화불량, 거담, 고혈압, 기관지염, 기미, 주근깨, 동맥경화, 식욕부진, 위산과다증, 어혈, 후두염에 다른 약재와 처방한다.
약초만들기: 여름에 덜 익은 열매를 따거나 가을에 다 익은 열매를 따서 껍질을 벗겨 햇볕에 말린다.
용법: 산모의 젖이 돌처럼 부어 단단하고 감각이 없을 때에는 청피를 볶아 가루내어 술에 타서 소주잔으로 한두 잔 마신다. 화농성 유선염에는 귤핵을 하루 3~9g씩 달여 복용한다.
형태: 귤나무는 운향과의 상록 활엽 소교목으로 높이 3~5m 정도이다. 잎은 어긋나고 넓은 피침형이며 가장자리는 물결 모양이다. 꽃은 6월에 잎겨드랑이에 흰색으로 피고, 열매는 10~11월에 둥근 장과로 여문다.

구 분	특 징
분 포	제주도, 남해안 섬 지방
생 지	과수로 재배, 온실 재배
이용 부위	식용(열매의 과육), 약용(열매껍질)
효 능	이기통락, 건비, 조습, 화담, 소화촉진, 주로 어지럼증, 가슴이 두근거리는 데, 식적, 담음해수, 위염, 소화불량, 거담, 고혈압, 기관지염, 기미, 주근깨, 동맥경화, 식욕부진, 위산과다증, 어혈, 후두염
약 효	열매껍질
채취기간	덜 익은 열매(여름), 익은 열매(가을)
성 미	껍질(맛은 맵고 쓰며 성질은 따뜻하다), 잎(맛은 쓰고 성질은 평하다), 청피(맛은 맵고 성질은 조금 따뜻하다)
독성여부	없음
금 기	다한증이 있는 사람은 주의한다
1회 사용량	귤핵(3~9g)
물 용량	500~600mL(물이 반으로 줄 때까지 달인다)
약리 작용	두꺼비에게 열매 추출물을 투여하면 심장에 대하여 수축력을 증가시킨다

차전자(질경이씨)

학 명 : *Plantago asiatica* Linne
생약명 : 차전자(車前子)- 씨를 말린 것
　　　　차전초(車前草)- 잎을 말린 것
이 명 : 철관초, 배부장이, 길장구, 차과로초

주요 질환: 호흡기, 비뇨기과 질환을 다스린다.
한방: 전초(소변불리, 기침, 해수, 기관지염, 인후염, 황달), 씨(방광염, 요도염, 고혈압, 간염, 기침, 설사)에 다른 약재와 처방한다.
약초만들기: 여름에 전초를 채취하여 물에 씻고 그늘에서 말린다. 여름부터 가을 사이에 씨가 여물 때 꽃대를 잘라 햇볕에 말리고 씨를 털어낸다.
용법: 황달, 급성 간염에는 봄에 질경이 20g을 채취하여 물로 씻고 달여서 하루 3번 복용한다. 부종, 신장염에는 봄에 질경이를 채취하여 그늘에 말린 후 가루로 만들어 1회 20g씩 복용한다.
형태: 질경이는 질경잇과의 여러해살이풀로 높이 5~15cm 정도이다. 잎은 뿌리에서부터 뭉쳐나고 잎자루가 길며 가장자리는 물결 모양이다. 꽃은 6~8월에 잎 사이에서 나온 꽃줄기 윗부분에 이삭처럼 빽빽이 흰색으로 핀다. 열매는 10월에 익으면 옆으로 갈라지면서 뚜껑처럼 열리며 6~8개의 흑색 씨가 나온다.

구분	특 징
분 포	전국 각지
생 지	풀밭이나 길가, 빈터
이용 부위	식용(연한 잎, 뿌리), 약용(전초, 씨)
효 능	이수, 청열, 명목, 거담, 주로 전초(소변불리, 기침, 해수, 기관지염, 인후염, 황달), 씨(방광염, 요도염, 고혈압, 간염, 기침, 설사)
약 효	씨
채취기간	전초(여름), 씨(여름~가을)
성 미	맛은 달고 성질은 차갑다
독성여부	없음
금 기	치유되면 중단한다
1회 사용량	씨(4~8g)
물 용량	500~600mL(물이 반으로 줄 때까지 달인다)
약리 작용	현재 변비치료제로 제약 산업에서 널리 이용되고 있다. 토끼에게 씨 달인 액을 무릎 관절에 주입하면 처음에 골막이 생기지만 차차 결합 조직이 증식하기 시작한다

천궁(궁궁이)

학 명 : *Cnidium offcinade* Makino
생약명 : 천궁(川芎)- 뿌리줄기를 말린 것
이 명 : 두궁, 서궁, 경궁, 무궁

주요 질환: 부인과, 순환계, 치과 질환을 다스린다.

한방: 월경불순, 무월경, 난산, 한사(寒邪)에 의한 근육마비, 복통, 고혈압에 다른 약재와 처방한다.

약초만들기: 가을에 뿌리줄기를 캐서 잔뿌리를 제거하고 햇볕에 말리거나 증기에 찌거나 끓는 물에 담갔다가 건져내어 말린다.

용법: 월경불순에는 뿌리를 채취하여 물에 씻고 잘게 썰어 물에 달인 후 하루 3번 공복에 복용한다. 난산에는 말린 천궁을 차로 먹거나 효소를 만들어 찬물에 희석해서 먹는다.

형태: 천궁은 산형과의 여러해살이풀로 높이 30~60cm 정도이다. 잎은 2열로 어긋나고 가장자리에 톱니가 있다. 꽃은 8월에 가지 끝과 원줄기 끝에 잔꽃이 많이 모여 겹산화서를 이루며 흰색으로 피고, 열매는 잘 맺지 않는다.

구 분	특 징
분 포	전국 각지
생 지	농가에서 약초로 재배
이용 부위	식용(꽃, 잎, 뿌리), 약용(뿌리)
효 능	행기, 개울, 거풍, 조습, 활혈, 지통, 주로 월경불순, 무월경, 난산, 한사(寒邪)에 의한 근육마비, 복통, 고혈압
약 효	뿌리
채취기간	뿌리(가을)
성 미	맛은 맵고 성질은 따뜻하다
독성여부	없음
금 기	볶아서 사용하지 않는다. 장복하지 않는다
1회 사용량	뿌리(3~7g)
물 용량	500~600mL(물이 반으로 줄 때까지 달인다)
약리 작용	말초혈관을 확장하여 혈압을 강하시키고, 대뇌에 진정 작용, 심장에 억제 작용, 자궁을 수축시키는 작용이 있다

천문동(호라지좆, 홀아비좆)

학 명 : *Asparagus cochinchnensis* MERR
생약명 : 천문동(天門冬) - 뿌리를 말린 것
이 명 : 천문, 천둥, 금화, 지문동

주요 질환: 폐에 효험이 있고, 호흡기 질환을 다스린다.

한방: 당뇨병, 신장병, 해수, 인후종통, 이롱, 각혈에 다른 약재와 처방한다.

약초 만들기: 가을부터 겨울까지 뿌리를 캐서 햇볕에 말린다.

용법: 해수, 각혈에는 뿌리 5g을 달여서 먹는다. 당뇨병에는 뿌리 6~12g을 약한 불로 끓여서 건더기는 건져내고 국물만 용기에 담아 냉장고에 보관하여 마신다.

형태: 천문동은 백합과의 여러해살이풀로 높이는 60~100cm 정도이다. 괴근은 방추형으로 모여나며, 줄기는 가늘고 길며 가지가 있다. 잎은 미세한 막질 또는 짧은 가시로서 줄기에 흩어져 난다. 꽃은 5~6월에 노란색 나는 갈색으로 잎겨드랑이에서 1~3개씩 피고, 열매는 흰색의 장과로 여문다.

구분	특징
분포	전국 각지
생지	산 숲 속 그늘, 해안가
이용 부위	식용(꽃, 어린순), 약용(뿌리)
효능	자음, 윤조, 청폐, 강화, 주로 당뇨병, 신장병, 해수, 인후종통, 이롱, 각혈
약효	뿌리
채취기간	뿌리(가을~겨울)
성미	성질은 차며 맛은 달고 쓰다
독성여부	없음
금기	장복하지 않는다. 복용 중 잉어를 주의한다
1회 사용량	뿌리(4~6g)
물 용량	500~600mL(물이 반으로 줄 때까지 달인다)
약리 작용	뿌리줄기 달인 액은 황색포도상구균, 탄저균, 용혈성 연쇄상구균, 디프테리아균, 폐렴구균에 대하여 항균 작용이 있고, 모기, 파리, 유충에 대한 살충 작용이 있다.

천초(초피나무 열매)

학 명 : *Zanthoxylum pipernitum* (L.) DC.
생약명 : 화초(火鞘)- 열매껍질을 말린 것
이 명 : 제피나무, 젠피나무, 전피나무, 좀피나무

주요 질환: 소화기능에 효험이 있고, 호흡기, 위장 병증 질환을 다스린다.

한방: 구토, 설사, 이질, 기침, 소화불량, 식체, 위하수, 치통, 음부소양증, 유선염, 종기, 타박상, 해수, 진통에 다른 약재와 처방한다.

약초만들기 9~10월에 성숙한 열매를 따서 그늘에 말린다.

용법: 위하수, 위확장에는 말린 약재를 1회 0.7~2g씩 물에 달여 복용한다. 옻이 올랐을 때, 치질, 음부소양증에는 약재 달인 물로 환부를 씻는다.

형태: 초피나무는 운향과의 갈잎떨기나무로 높이 2~3m 정도이다. 잎은 어긋나고 작은 잎은 달걀 모양이며 가장자리는 물결 모양이다. 꽃은 암수딴그루로 5~6월에 잎겨드랑이에 황록색으로 피며, 열매는 9~10월에 둥근 삭과로 여문다.

구분	특 징
분포	전국 각지
생지	산중턱, 골짜기
이용 부위	식용(꽃, 잎, 열매), 약용(열매껍질)
효능	건위, 정장, 온중, 산한, 제습, 주로 구토, 설사, 이질, 기침, 소화불량, 식체, 위하수, 치통, 음부소양증, 유선염, 종기, 타박상, 해수, 진통
약효	열매껍질
채취기간	성숙한 열매(9~10월)
성미	맛은 맵고 성질은 따뜻하다
독성여부	없음
금기	치유되면 중단한다
1회 사용량	열매껍질(0.7~2g)
물 용량	500~600mL(물이 반으로 줄 때까지 달인다)
약리 작용	살충 작용

천축황(대나무 응고된 수액)

학 명 : *Phyllostostchys bambusoides* Siebold et Zuccarini
생약명 : 천축황(天竺黃), 죽황봉(竹黃峰) - 죽황봉이 마디 사이에 분비하여 괸 액이 응결된 물질 또는 병적으로 생긴 덩어리
이 명 : 축황, 죽황, 죽고

주요 질환: 신경계 질환을 다스린다.
한방: 혈액순환, 숙취해소, 중풍, 급경풍, 만경풍, 심장, 통풍, 소아경련, 잎(딸꾹질, 화병)에 다른 약재와 처방한다.
약초 만들기: 줄기와 덩이뿌리를 연중 채취하여 햇볕에 말린다.
용법: 중풍에는 천축황 5g을 물에 달인 액을 반으로 나누어 하루에 3번 나누어 복용한다. 심장을 편안하게 하여 잠을 잘 자고 싶을 때는 말린 약재 3~9g을 달여 하루 2~3회 복용한다.
형태: 왕대(참대)는 볏과의 상록 교목으로 높이 20~30m 정도이다. 줄기는 속이 비어 있고 처음에는 녹색이지만 황록색으로 변한다. 마디에는 가지가 2개씩 나오며, 하나의 가지에 5~6개의 잎이 달린다. 가장자리는 잔톱니가 있다. 꽃은 60년이라는 긴 세월을 두고 6~7월에 드물게 피고, 열매는 9~10월에 붉은 빛이 도는 포도알 모양으로 여문다.

구분	특 징
분 포	남부 지방
생 지	산, 바닷가, 마을 근처 식재
이용 부위	식용(차), 약용(줄기, 덩이뿌리)
효 능	청열, 화담, 심량, 이규, 주로 혈액순환, 숙취해소, 중풍, 급경풍, 만경풍, 심장, 통풍, 소아경련, 잎(딸꾹질, 화병)
약 효	줄기, 덩이뿌리
채취기간	줄기, 덩이뿌리(연중)
성 미	성질은 서늘하며 맛은 달다
독성여부	없음
금 기	냉한 사람은 주의한다
1회 사용량	줄기, 덩이뿌리(3~9g)
물 용량	500~600mL(물이 반으로 줄 때까지 달인다)
약리 작용	주로 혈증과 신경계를 다스린다

첨과(참외)

학 명 : *Cucumis melo* var. *makuwa* MAKINO
생약명 : 과채(瓜茉)- 열매꼭지를 말린 것
　　　　첨과경(甜瓜莖)- 줄기를 말린 것
이 명 : 첨과채, 과정, 고정향, 향과채

주요 질환: 음식물을 먹고 생긴 체증에 효험이 있고, 소화기 질환을 다스린다.

한방: 구토, 담, 담석증, 부종, 비색증, 숙취, 식체(밀가루 음식), 축농증, 황달, 골수염에 다른 약재와 처방한다.

약초만들기: 6~8월에 열매꼭지를 따서 햇볕에 말린다.

용법: 중독증에는 꼭지 2~3g을 달여서 2~3회 복용한다. 음식을 먹고 체했을 때는 꼭지 달인 물을 복용한다.

형태: 참외는 박과의 한해살이 덩굴풀로 길이 1.5~2.5m 정도이다. 잎은 각 마디에서 어긋나와 손바닥 모양으로 갈라지며 가장자리에 톱니가 있다. 잎자루는 길고 잎겨드랑이에는 덩굴손이 있다. 꽃은 6~7월에 잎겨드랑이에 노란색으로 피고, 열매는 7~8월에 타원형의 장과로 여문다.

구 분	특 징
분 포	전국 각지
생 지	밭에서 재배
이용 부위	식용(익은 열매), 약용(열매꼭지)
효 능	풍담, 숙식(宿食), 주로 구토, 담, 담석증, 부종, 비색증, 숙취, 식체(밀가루 음식), 축농증, 황달, 골수염
약 효	열매꼭지
채취기간	열매꼭지(6~8월)
성 미	열매(맛은 달고 성질은 차다), 열매꼭지(맛은 쓰고 성질은 차다)
독성여부	열매(없다), 열매꼭지(있다)
금 기	열매꼭지는 맛이 써서 토하기 쉬우며 성질이 차고 독성이 있다
1회 사용량	열매꼭지(2~3g)
물 용량	500~600mL(물이 반으로 줄 때까지 달인다)
약리 작용	열매꼭지에 함유된 쿠쿠르비타신을 동물에게 투여하면 구토와 하리를 일으킨다

청상자(맨드라미씨)

학 명 : *Celosia argentea* Linne
생약명 : 계관화(鷄冠花)- 꽃이삭을 말린 것
　　　　계관자(鷄冠子)- 씨를 말린 것
　　　　계관묘(鷄冠苗)- 잎과 줄기를 말린 것
이 명 : 계공화, 계관초, 계두, 민드라치

주요 질환: 피부과, 비뇨기 질환을 다스린다.

한방: 각혈, 치루에 의한 하혈, 치질, 토혈, 설사, 장출혈, 자궁출혈, 적대하, 빈혈증, 산후변혈, 피부병, 타박상, 피부소양증에 다른 약재와 처방한다.

약초만들기: 여름에 맨드라미꽃이 필 때 꽃이삭을 따서 햇볕에 말린다.

용법: 자궁출혈, 월경불순에는 말린 약재를 1회 2~3g씩 달여 하루에 3번 복용한다. 치질에는 약재를 달인 즙으로 환부를 씻는다.

형태: 맨드라미는 비름과의 한해살이풀로 높이 90cm 정도이다. 잎은 어긋나고 달걀 모양이며 잎자루가 길다. 꽃은 7~8월에 편평한 꽃줄기 끝에 작은 꽃이 빽빽하게 노란색, 홍색, 흰색으로 피고, 열매는 9월에 꽃받침에 싸여 개과로 여문다.

구분	특 징
분 포	전국 각지
생 지	원예 화초 식재
이용 부위	식용(먹지 못함), 약용(꽃, 잎, 줄기, 종자)
효 능	꽃(양혈, 지혈), 잎과 줄기(치창, 토혈), 씨(양혈, 지혈)주로 각혈, 치루에 의한 하혈, 치질, 토혈, 설사, 장출혈, 자궁출혈, 적대하, 빈혈증, 산후변혈, 피부병, 타박상, 피부소양증
약 효	씨
채취기간	맨드라미꽃이 핀 꽃이삭(여름)
성 미	맛은 달고 성질은 서늘하다
독성여부	없음
금 기	복용 중 고본을 주의한다. 어린이가 꽃을 가지고 노는 것을 주의한다.
1회 사용량	씨(2~3g)
물 용량	500~600mL(물이 반으로 줄 때까지 달인다)
약리 작용	지혈 작

초결명(결명자)

학 명 : *Cassia tora* Linne
생약명 : 결명자(決明子) - 익은 씨를 말린 것
이 명 : 강남두, 되팥, 초결명, 긴강남차

주요 질환: 안과 질환에 효험이 있고, 순환계, 소화기 질환을 다스린다.

한방: 시력회복, 야맹증, 소화불량, 위장병, 간열로 인한 두통, 눈물, 코피, 설사, 변비에 다른 약재와 처방한다.

약초만들기: 가을에 전초를 베어 햇볕에 말린 후 두드려서 씨를 털고 완전히 말린다.

용법: 변비에는 결명자 6~10g을 물에 달여 하루 3번 나누어 복용한다. 시력회복에는 결명자+감초를 배합하여 차로 마신다.

형태: 결명자는 콩과의 한해살이풀로 높이 1.5m 정도이다. 잎은 어긋나고 깃꽃겹잎이며 작은 잎은 알 모양으로 2~3쌍이 달린다. 꽃은 6~8월에 잎겨드랑이에 1~2송이씩 노란색으로 피고, 열매는 9~10월에 마름모꼴의 협과로 여문다.

구 분	특 징
분 포	전국 각지
생 지	밭에서 재배
이용 부위	식용(꽃, 어린순, 씨), 약용(씨)
효 능	청간, 명목, 건위, 변통, 주로 시력회복, 야맹증, 소화불량, 위장병, 간열로 인한 두통, 눈물, 코피, 설사, 변비
약 효	씨
채취기간	전초(가을)
성 미	맛은 달고 쓰며 성질은 조금 차갑다
독성여부	없음
금 기	복용 중 삼(마)을 주의한다
1회 사용량	씨(6~10g)
물 용량	500~600mL(물이 반으로 줄 때까지 달인다)
약리 작용	개, 고양이, 토끼에게 알코올 추출물을 정맥 주사하면 혈압을 강하시키고, 포도상구균, 디프테리아균, 대장균, 디푸스균에 대하여 항균 작용이 있다

총백(파 흰 밑동)

학 명: *Allium fistulosum* Linne
생약명: 총백(蔥白) - 줄기의 흰 킽을 뿌리와 함께 잘라 낸 것(파흰밑)
이 명: 산파, 총, 총수

주요 질환: 호흡기 질환을 다스린다.

한방: 감기, 불면증, 비염, 소변불통, 소화불량, 골절증, 곽란, 기관지염, 당뇨병, 방광염, 부종에 다른 약재와 처방한다.

약초 만들기: 봄부터 가을 사이에 파의 뿌리줄기(파흰밑)를 수시로 채취하여 사용한다.

용법: 초기 감기에는 잘게 썬 파(2큰술)와 잘게 간 생강(1작은술)을 넣은 우동을 먹고 잔다. 불면증에는 잘게 썬 파를 수건에 싸서 뜨거운 물에 적신 다음 목에 온습포한다.

형태: 파는 백합과의 여러해살이풀로 높이 70cm 정도이다. 잎은 끝이 뾰족한 통모양이고 밑동이 잎집이 되며 2줄로 자란다. 꽃은 6~7월에 원기둥 모양의 꽃줄기 끝에 흰색으로 피고, 열매는 9월에 삭과로 여문다.

구분	특 징
분 포	전국 각지
생 지	밭에서 재배
이용 부위	식용(김치, 양념, 부침개 외), 약용(뿌리, 비늘줄기)
효 능	건위, 발한, 거담, 억균, 주로 감기, 불면증, 비염, 소변불통, 소화불량, 골절증, 곽란, 기관지염, 당뇨병, 방광염, 부종
약 효	뿌리, 비늘줄기
채취기간	파의 뿌리줄기(봄~가을)
성 미	맛은 맵고 성질은 따뜻하다
독성여부	없음
금 기	복용 중에 맥문동, 대추, 백하수오를 주의한다. 개고기, 꿩고기와 같이 먹지 않는다
1회 사용량	뿌리(4~12g)
물 용량	500~600mL(물이 반으로 줄 때까지 달인다)
약리 작용	비늘줄기의 정유 성분은 결핵균, 적리균, 디프테리아균, 연쇄구균에 대하여 항균 작용이 있고, 피부 진균에 대하여 항진균 작용이 있다

치자(치자나무 열매)

학 명 : *Gardenia jasminoides* Ellis
생약명 : 산치자(山梔子)- 생열매를 말린 것
　　　　치자(梔子)- 익은 열매를 말린 것
　　　　치자엽(梔子葉)- 잎을 말린 것
이 명 : 자자, 선자

주요 질환: 외상 및 부종에 효험이 있고, 순환계 질환을 다스린다.

한방: 감기, 두통, 황달, 간염, 토혈, 코피, 혈뇨, 불면증, 당뇨병, 편도선염, 창양, 골절증, 진통, 타박상에 다른 약재와 처방한다.

약초만들기: 가을에 익은 열매를 따서 햇볕에 말린다.

용법: 당뇨병, 간염에는 말린 약재를 1회 2~5g씩 진하고 뭉근하게 달이거나 가루내어 복용한다. 신경통, 불면증에는 치자 + 황련 + 황금 + 황백 각각 10g씩을 배합하여 물에 달여 하루 3번 나누어 복용한다.

형태: 치자나무는 꼭두서닛과의 늘푸른 떨기나무로 높이 1~2m 정도이다. 잎은 마주나고 긴 타원형이며, 표면에 윤기가 나고 뾰족한 턱잎이 있다. 꽃은 6~7월에 가지 끝에 1송이씩 흰색으로 피어 시간이 지나면 황백색으로 변하고, 열매는 9월에 달걀 모양으로 여문다.

구분	특징
분포	경기도 이남
생지	밭에서 재배
이용 부위	식용(꽃, 열매), 약용(잎, 열매)
효능	주로 감기, 도통, 황달, 간염, 토혈, 코피, 혈뇨, 불면증, 당뇨병, 편도선염, 창양, 골절증, 진통, 타박상
약효	잎, 열매
채취기간	익은 열매(가을)
성미	맛은 쓰고 성질은 차갑다
독성여부	없음
금기	치유되면 중단한다
1회 사용량	잎(2~5g)
물 용량	500~600mL(물이 반으로 줄 때까지 달인다)
약리 작용	토끼에게 에탄올 추출물을 투여하면 담즙 분비가 촉진되고, 고양이에게 투여하면 혈압 강하 작용이 있다

택사(쇠귀나무 뿌리)

학 명 : *Alisma canaliculatum* A.Br. & Bouche
생약명 : 택사(澤瀉), 수사(水瀉), 택지(澤芝)- 덩이줄기를 말린 것
   택사엽(澤瀉葉)- 잎을 말린 것
   택사실(澤瀉實)- 열매를 말린 것
이 명 : 곡사, 급사, 망간, 우손

주요 질환: 소변을 잘 나오게 하는 효험이 있고, 비뇨기, 신장 질환을 다스린다.
한방: 빈뇨, 방광염, 요도염, 신장염, 당뇨병, 고혈압, 구갈, 현훈, 수종, 각기, 설사, 위염에 다른 약재와 처방한다.
약초 만들기: 가을부터 이듬해 봄까지 덩이줄기를 캐어 줄기와 잔뿌리를 제거한 후 겉껍질을 벗겨 햇볕에 말린다.
용법: 고혈압, 당뇨병에는 말린 약재를 1회 3~5g씩 뭉근하게 달여 복용한다.
소변불리에는 택사 + 상백피 + 적복령 + 지실 + 빈랑 + 목통 각각 12g에 생강 10g을 배합하여 택사탕을 만들어 하루에 3번 나누어 복용한다.
형태: 택사는 택사과의 여러해살이풀로 늪이나 얕은 물속에서 자라며 길이는 60~90cm 정도이다. 잎은 뿌리에서 모여나고 잎몸은 난상 타원형이며 잎자루가 길다. 꽃은 7~8월에 잎 사이에서 나온 꽃줄기 끝에 총상화서를 이루며 흰색으로 피고, 열매는 편평한 수과로 여문다.

구분	특 징
분 포	전남 이북의 연못
생 지	늪, 얕은 물속
이용 부위	식용(잎), 약용(잎, 열매, 덩이줄기)
효 능	거습열, 지갈, 지사, 주로 빈뇨, 방광염, 요도염, 신장염, 당뇨병, 고혈압, 구갈, 현훈, 수종, 각기, 설사, 위염
약 효	잎, 열매, 덩이줄기
채취기간	덩이줄기(가을~이듬해 봄)
성 미	맛은 달고 담백하며 성질은 차갑다
독성여부	없음
금 기	치유되면 중단한다
1회 사용량	덩이줄기(3~5g)
물 용량	500~600mL(물이 반으로 줄 때까지 달인다)
약리 작용	동물에게 덩이줄기 달인 액을 투여하면 이뇨 작용, 혈중 콜레스테롤 함량 저하 작용, 혈압 강하 작용, 혈당 강하 작용이 있다

토복령(상비해, 명아주 뿌리, 선유량)

학 명 : *Smilax china* Linne
생약명 : 토복령(土茯苓) - 뿌리를 말린 것, 중국에서는 발계(拔葜)
이 명 : 명감나무, 맹감나무, 망개나무, 산귀래

주요 질환: 수은 중독 해독, 부종에 효험이 있고, 염증 질환을 다스린다.

한방: 중독(수은, 약물), 매독, 임질, 암, 악성 종양, 관절염, 근골무력증, 대하증, 부종, 소변불리, 야뇨증, 요독증, 타박상, 통풍, 피부염, 이뇨, 근육마비에 다른 약재와 처방한다.

약초만들기: 여름에 잎과 줄기를 채취하여 그늘에서 말린다. 가을에 열매와 뿌리를 채취하여 햇볕에 말린다.

용법: 무릎관절염에는 뿌리를 캐서 물로 씻고 15g + 목단5g을 배합해서 물에 달인 후 하루 3번 공복에 복용한다. 화상에는 잎을 짓찧어 즙을 환부에 붙인다.

형태: 청미래덩굴은 백합과의 낙엽 활엽 덩굴나무로 길이는 2~3m 정도이고, 돌이 많은 야산이나 산기슭 바위틈이나 큰 나무 사이에 뿌리를 잘 내린다. 잎이 어긋나고 타원형이며 끝이 뾰족하고 가장자리는 밋밋하다. 줄기에 갈고리 같은 가시가 있다. 꽃은 4~5월에 잎겨드랑이에 모여 산형 꽃차례를 이루며 황록색으로 피고, 열매는 9~10월에 능근 장과로 여문다.

구 분	특 징
분 포	전국 각지
생 지	산지의 숲 가장자리
이용 부위	식용(잎, 열매, 뿌리), 약용(열매, 뿌리)
효 능	수종, 해독, 주로 중독(수은, 약물), 매독, 임질, 암, 악성 종양, 관절염, 근골무력증, 대하증, 부종, 소변불리, 야뇨증, 요독증, 타박상, 통풍, 피부병, 이뇨, 근육마비
약 효	열매, 뿌리
채취기간	잎, 줄기(여름), 열매, 뿌리(가을)
성 미	맛은 달고 성질은 평온하다
독성여부	없음
금 기	치유되면 중단한다
1회 사용량	열매, 뿌리(10~12g)
물 용량	500~600mL(물이 반으로 줄 때까지 달인다)
약리 작용	수은 및 니코틴 중독 해독 작용, 종양 억제 작용

토사자(새삼씨)

학 명 : *Cuscuta chinensis* Lamark
생약명 : 토사자(菟絲子), 토사(菟絲) - 익은 씨를 말린 것
이 명 : 샘, 조마

주요 질환: 신경쇠약증에 효험이 있고, 비뇨기, 소화기 질환을 다스린다.

한방: 신체허약, 유정, 빈뇨, 당뇨병, 요슬산통, 음위, 요슬금, 불임증, 불감증, 대하증, 성욕감퇴, 조루에 다른 약재와 처방한다.

약초만들기: 가을에 열매가 여물면 새삼의 지상부를 베어 씨를 털어내고 햇볕에 말린다.

용법: 당뇨병에는 씨 15g을 달여서 먹는다. 노화로 인한 시력감퇴에는 토사자와 결명자를 같은 양으로 배합하여 달여 먹는다.

형태: 새삼은 메꽃과의 한해살이 덩굴풀로 그늘에서 길이 5m 정도 자란다. 처음에 땅에서 발아하여 다른 식물에 흡판으로 붙게 되면 기생하고 뿌리는 없어진다. 꽃은 8~9월에 종 모양의 황백색으로 피고, 열매는 9~10월에 달걀 모양의 삭과로 여문다.

구분	특징
분포	전국 각지
생지	산과 들
이용 부위	식용(줄기), 약용(줄기, 씨)
효능	보익간신, 강장, 강정, 안태, 명목, 지사, 주로 신체허약, 유정, 빈뇨, 당뇨병, 요슬산통, 음위, 요실금, 불임증, 불감증, 대하증, 성욕감퇴, 조루
약효	줄기, 씨
채취기간	씨(가을)
성미	맛은 맵고 달고 성질은 평하다
독성여부	없음
금기	복용 중 모란을 주의한다
1회 사용량	줄기(4~6g), 씨(15g)
물 용량	500~600mL(물이 반으로 줄 때까지 달인다)
약리 작용	동물에게 씨 달인 액을 투여하면 장관의 운동을 억제하고, 심박수를 감소시켜 수축 폭을 크게 하여 혈압을 강하시킨다

편축(마디풀)

학 명 : *Polygonum aviculare* Linne
생약명 : 편축(萹蓄) - 잎과 줄기를 말린 것
이 명 : 노변초, 돼지풀, 옥매듭, 도생초

주요 질환: 부인과, 소화기 질환을 다스린다.

한방: 소변불통, 대변불통, 구충(회충, 요충), 대하증, 복통, 부종, 위염, 음난습, 습진, 음창, 이뇨, 장염, 치질, 피부소양증에 다른 약재와 처방한다.

약초만들기: 여름에 꽃이 필 때 지상부를 채취하여 햇볕에 말린다.

용법: 소변불통에는 말린 약재를 1회 4~6g씩 달여서 하루에 3번 나누어 복용한다. 요충으로 인한 항문소양증에는 약재 달인 물을 헝겊에 적셔 환부를 닦아낸다.

형태: 마디풀은 마디풀과의 한해살이풀로 높이 30~40cm 정도이다. 줄기는 비스듬히 서고 가지가 많이 갈라지며 다소 단단하다. 잎은 어긋나고 긴 타원형이며 턱잎은 둘로 갈라진다. 꽃은 6~7월에 잎겨드랑이에 붉은 빛을 띤 녹색으로 피고, 열매는 7~8월에 수과로 여문다.

구분	특 징
분 포	전국 각지
생 지	길가 풀밭
이용 부위	식용(어린순), 약용(잎, 줄기)
효 능	이뇨, 살충, 구충, 주로 소변불통, 대변불통, 구충(회충, 요충), 대하증, 복통, 부종, 위염, 음난습, 습진, 음창, 이뇨, 장염, 치질, 피부소양증
약 효	잎, 줄기
채취기간	꽃이 필 때 지상부(여름)
성 미	맛은 쓰고 성질은 조금 차갑다.
독성여부	없음
금 기	치유되면 중단한다.
1회 사용량	잎, 줄기(4~6g)
물 용량	500~600mL(물이 반으로 줄 때까지 달인다)
약리 작용	쥐에게 달인 액을 투여하면 이뇨 작용이 있고, 토끼와 개에게 에탄올 엑스를 투여하면 혈압이 강하하고 자궁에 대하여 수축 작용이 있다

포공영(민들레)

학 명 : *Taraxacum platycarpum* H. Dahisteclt
생약명 : 포공영(浦公英), 황화랑(黃花郞)- 뿌리가 달린 전초를 말린 것
이 명 : 포공정, 지정, 황화랑, 구유초

주요 질환: 해독과 해열에 효험이 있고, 소화기 질환을 다스린다.

한방: 간염, 임파선염, 나력, 편도선염, 기관지염, 위염, 종기, 식중독, 요도감염, 담낭염, 유선염에 다른 약재와 처방한다.

약초 만들기: 봄부터 여름 사이에 꽃이 필 때 전초를 뿌리째 뽑아 물에 씻어 햇볕에 말린다.

용법: 만성 간염에는 봄에 꽃대가 올라오기 전에 잎 15g을 채취하여 물에 달여서 복용한다. 벌레나 독충에 물렸을 때에는 뿌리가 달린 잎을 통째로 채취하여 짓찧어 환처에 바른다.

형태: 민들레는 국화과의 여러해살이풀로 높이 20~30cm 정도이다. 잎은 뿌리에서 뭉쳐나고 방석처럼 둥글게 퍼지며, 잎에 털이 있고 가장자리에 톱니가 있다. 뿌리에는 잔뿌리가 많고 꽃줄기를 자르면 흰색 즙이 나온다. 꽃은 4~5월에 꽃줄기 끝에 1송이씩 흰색 또는 노란색으로 피고, 열매는 7~8월에 흰색 털이 여문다. 바람에 날려 퍼진다.

구분	특 징
분 포	전국 각지
생 지	산과 들의 양지
이용 부위	식용(꽃, 잎, 줄기, 뿌리), 약용(전초, 뿌리)
효 능	건위, 이담, 신결, 이뇨, 발한, 억균, 주로 간염, 인파선염, 나력, 편도선염, 기관지염, 위염, 종기, 식중독, 요도감염, 담낭염, 유선염
약 효	전초, 뿌리
채취기간	꽃이 필 때 전초와 뿌리(봄~여름)
성 미	맛은 쓰고 달며 성질은 차갑다
독성여부	없음
금 기	너무 많은 양을 쓰면 설사한다
1회 사용량	전초, 뿌리(10~15g)
물 용량	500~600mL(물이 반으로 줄 때까지 달인다)
약리 작용	토끼와 동물 실험에서 뿌리가 달린 전초를 달인 액은 폐렴쌍구균, 뇌막염구균, 녹농균, 티푸스균에 대하여 항균 작용과 이단 작용이 있다

포황(부들꽃)

학 명 : *Typha orientalis* PRES
생약명 : 포황(蒲黃) - 수꽃의 꽃가루(화분(花粉))
이 명 : 큰부들, 감포, 향포, 포이화분, 포화

주요 질환: 부인병, 순환계, 비뇨기과 질환을 다스린다.

한방: 음낭습진, 악성 종기, 장출혈, 토혈, 복통, 어혈, 코피, 자궁출혈, 혈변, 대하, 구창, 이루(耳漏), 음하습양에 다른 약재와 처방한다.

약초만들기: 여름에 꽃이 필 때 꽃을 잘라 햇볕에 말리고 꽃가루를 털어서 채로 친다. 그대로 쓰거나 불에 검게 태워서 포황탄을 만들어 쓴다.

용법: 음낭습진, 악성 종기에는 약재를 가루 내어 환부에 뿌리거나 기름에 개어서 환부에 바른다. 장출혈, 토혈에는 포황 가루 5g을 물에 달여 하루 3번 나누어 복용한다.

형태: 부들은 부들과의 여러해살이풀로 높이 1m 정도이다. 잎은 분백색이고 선형이며 밑부분의 줄기를 완전히 감싼다. 꽃은 6~7월에 꽃잎이 없이 꽃줄기 끝에 원기둥 모양의 육수화서로 달려 윗부분에 노란색으로 피고, 열매는 10월에 긴 타원형으로 여문다.

구분	특징
분포	중남부 지방
생지	연못의 가장자리 습지, 개울가, 늪
이용 부위	식용(꽃, 뿌리), 약용(꽃가루, 뿌리)
효능	양혈, 지혈, 활혈, 소종, 주로 음낭습진, 악성 종기, 장출혈, 토혈, 어혈, 코피, 자궁출혈, 혈변, 대하, 구창, 이루(耳漏), 음하습양
약효	꽃가루, 뿌리
채취기간	꽃가루(개화기 6~7월), 뿌리(수시)
성미	맛은 달고 성질은 평하다
독성여부	없음
금기	치유되면 중단한다
1회 사용량	꽃가루(2~6g)
물 용량	500~600mL(물이 반으로 줄 때까지 달인다)
약리 작용	쥐에게 꽃가루 달인 액을 투여하면 자궁에 대하여 흥분 작용이 있고, 고양이나 개에게 투여하면 혈압이 강하되고, 토끼의 적출 장관에 대하여 항경련 작용이 있다

하고초(꿀방망이, 꿀풀)

학 명 : *Prunella vulgaris* var. *lilacina* NAKAI.
생약명 : 하고초(夏枯草), 고원초(高遠草)- 다 자란 전초를 말린 것
이 명 : 가지골나물, 꿀방망이, 동풍, 철색초

주요 질환: 면역력 강화에 효험이 있고, 비뇨기, 안과 질환을 다스린다.

한방: 갑상선, 나력(瘰癧), 연주창, 급성 우선염, 유암, 고혈압에 다른 약재와 처방한다.

약초만들기: 여름에 꽃이 반 정도 마를 때 채취하여 햇볕에 말린다.

용법: 갑상선종, 종기에는 생풀을 짓찧어 종양의 환부에 붙인다. 고혈압에는 말린 약재를 1회 1~3g씩 달이거나 가루 내어 복용한다.

형태: 꿀풀은 꿀풀과의 여러해살이풀로 높이 10~40cm 정도이다. 긴 타원형의 잎이 마주나고 가장자리는 밋밋하고 톱니가 있고, 전체에 흰색 털이 있다. 줄기는 네모꼴로 곧게 서고 밑부분에서 땅속줄기가 뻗어 나온다. 꽃은 5~7월에 줄기나 가지 끝에서 이삭 모양을 이루며 붉은 빛을 띤 보라색으로 피고, 열매는 9월에 여문다.

구분	특 징
분 포	전국 각지
생 지	산기슭의 양지 쪽 풀밭
이용 부위	식용(꽃, 생잎), 약용(말린 전초, 씨)
효 능	청간, 산결, 이뇨, 소염, 소종, 주로 갑상선, 나력(瘰癧), 연주창, 급성 유선염, 유암, 고혈압
약 효	말린 전초, 씨
채취기간	말린 전초(5~7월), 씨(8~9월)
성 미	맛은 쓰고 매우며 성질은 차갑다
독성여부	없음
금 기	치유되면 중단한다
1회 사용량	말린 전초, 씨(1~3g)
물 용량	500~600mL(물이 반으로 줄 때까지 달인다)
약리 작용	항암 작용, 토끼나 개에게 추출물 액을 주사하면 혈압이 강하고, 녹농균에 대하여 항균 작용, 이뇨 작용이 있다

하수오(은조롱, 새박덩굴 뿌리)

학 명 : *Pleuropterus multiflorus* TURCZ.
생약명 : 적하수오(赤何首烏), 백하수오(白何首烏)- 덩이뿌리를 말린 것
　　　　하수오엽(何首烏葉)- 잎을 말린 것
　　　　야교등(夜交藤)- 덩이줄기를 말린 것
이 명 : 수오, 지정, 진지백, 마간석

주요 질환: 면역력 강화에 효험이 있고, 소화기, 순환계 질환을 다스린다.
한방: 노화방지, 강정, 모발조백, 근골허약, 신체허약, 불면증, 신장, 요통, 정력 부족, 골다공증에 다른 약재와 처방한다.
약초만들기: 가을부터 겨울까지 둥근 덩이뿌리를 캐서 소금물에 하룻밤 담갔다가 햇볕에 말린다.
용법: 신체허약, 흰머리카락이 보이거나 시작할 때에는 덩이뿌리 10~20g을 달여 먹는다. 불면증, 노화방지에는 하수오주를 취침 전에 소주잔으로 2~3잔 마신다.
형태: 하수오는 마디풀과의 여러해살이풀로 덩굴이 1~3m 정도이다. 잎은 어긋나고 하트 모양으로 가장자리가 밋밋하며 줄기나 잎을 자르면 하얀 즙이 나온다. 뿌리는 둥근 덩이 괴근(塊根)이다. 꽃은 8~9월에 총상으로 원추화서를 이루며 가지 끝에 흰색으로 피고, 열매는 달걀 모양의 수과로 여문다.

구 분	특 징
분 포	전국 각지
생 지	내륙 능선이나 산비탈, 바위틈, 관목 아래 숲에서 자란다. 적하수오는 남쪽의 섬 지방, 농장 재배도 가능
이용 부위	식용(꽃, 잎, 뿌리), 약용(줄기, 뿌리)
효 능	줄기(양심안신, 통경락, 거풍), 뿌리(강정, 강장, 보간, 거풍), 주로 노화방지, 강정, 모발조백, 근골허약, 신체허약, 불면증, 신장, 요통, 정력부족, 골다공증
약 효	줄기, 뿌리
채취기간	덩이뿌리(가을~겨울)
성 미	성질은 평온하고 따뜻하며 맛은 쓰고 달다
독성여부	없음
금 기	복용 중에 겨우살이, 파, 마늘, 소고기, 비늘 없는 바닷물고기를 주의한다
1회 사용량	줄기, 뿌리(10~20g)
물 용량	500~600mL(물이 반으로 줄 때까지 달인다)
약리 작용	항균 작용, 혈압 강하

학슬(여우오줌, 여우오줌풀, 담배풀)

학 명 : *Carpesium abrotanoides* Linne
생약명 : 학슬(鶴虱) - 익은 열매를 말린 것
　　　　　천명정(天名精) - 전초를 말린 것
이 명 : 천문정, 토우등, 천만정

주요 질환: 소화기, 순환계, 혈증 질환을 다스린다.

한방: 열매(요충, 회충, 촌백충, 악창), 잎, 줄기(급성 간염, 담, 종창, 외상소독, 출혈, 치질, 피부소양증, 학질, 해열)에 다른 약재와 처방한다.

약초 만들기: 가을에 익은 열매를 따서 햇볕에 말린다.

용법: 회충, 요충에는 말린 열매를 가루 내어 복용한다. 피부소양증에는 잎을 짓 찧어 환부에 붙인다.

형태: 담배풀은 국화과의 두해살이풀로 높이 50~100cm 정도이다. 잎은 어긋나고 담뱃잎과 비슷하며 잎자루에 날개가 있고 가장자리에 불규칙한 톱니가 있다. 꽃은 8~9월에 잎겨드랑이에 1송이씩 노란색으로 피고, 열매는 9~10월에 원기둥 모양의 수과로 여문다.

구분	특 징
분 포	중남부 지방
생 지	산기슭, 밭둑
이용 부위	식용(전초), 약용(열매, 뿌리)
효 능	열매(조충, 요충, 촌백충, 기생충, 거머리에 대한 살충), 잎, 줄기(거담, 청열, 파혈, 지혈), 주로 열매(요충, 회충, 촌백충, 악창), 잎, 줄기(급성 간염, 담, 종창, 외상소독, 출혈, 치질, 피부소양증, 하가질, 해열)
약 효	열매, 뿌리
채취기간	열매(9~10월)
성 미	맛은 쓰고 성질은 평하다
독성여부	소량의 독이 있다
금 기	치유되면 중단한다
1회 사용량	열매(6~9g)
물 용량	500~600mL(물이 반으로 줄 때까지 달인다)
약리 작용	열매와 뿌리에 함유된 성분들은 LI210, A549, SK-OV-3, SK-MEL-2, XF498, HCT15 등 암세포의 성장을 억제시킨다

해동피(음나무 속껍질)

학 명: *Kalopanax pictum* Nakai
생약명: 해동피(海桐皮) - 나무껍질을 말린 것
　　　　 해동수근(海桐樹根) - 뿌리를 말린 것
이 명: 개두릅나무, 엄나무, 해동수근, 엄목

주요 질환: 염증에 효험이 있고 소화기, 신경계, 운동계 질환을 다스린다.

한방: 신경통, 요통, 관절염, 구내염, 타박상, 종기, 창종, 견비통, 당뇨병, 신장병, 위궤양, 진통, 풍치에 다른 약재와 처방한다.

약초만들기: 봄부터 여름 사이에 껍질을 채취하여 겉껍질과 하얀 속껍질을 긁어내고 햇볕에 말린다.

용법: 신경통, 요통에는 닭의 내장을 빼내 버리고 그 속에 음나무를 넣고 푹 고아서 그 물을 먹거나 음나무의 가지에 상처를 내어 진을 받아 한 스푼 정도 먹는다. 골절상에는 음나무 껍질로 골절상 부위를 감싸 준다.

형태: 음나무는 두릅나뭇과의 갈잎떨기나무로 높이 20~30m 정도이다. 잎은 어긋나고 잎 가장자리는 톱니 모양이며, 줄기에는 억센 가시가 있다. 꽃은 7~9월에 햇가지 끝에 황록색으로 피고, 열매는 10월에 둥근 핵과로 여문다.

구 분	특 징
분 포	전국 각지
생 지	산지, 인가 부근
이용 부위	식용(어린순, 나무껍질, 뿌리껍질), 약용(전체, 나무껍질, 뿌리껍질)
효 능	거풍, 제습, 살충, 활혈, 소종, 주로 신경통, 요통, 관절염, 구내염, 타박상, 종기, 창종, 견비통, 당뇨병, 신장병, 위궤양, 진통, 풍치
약 효	전체, 나무껍질, 뿌리껍질
채취기간	나무껍질(봄~여름)
성 미	맛은 쓰고 매우며 성질은 평하다
독성여부	없음
금 기	치유되면 중단한다
1회 사용량	전체, 나무껍질(8~10g), 뿌리껍질(4g)
물 용량	500~600mL(물이 반으로 줄 때까지 달인다)
약리 작용	진통 작용, 살균 작용

해송자(잣)

학 명 : *Pinus koraiensis* Siebold et Zuccarini
생약명 : 해송자(海松子), 송자인(松子仁) - 익은 씨
　　　　　백엽(栢葉) - 잎을 말린 것
이 명 : 백자목, 홍송, 과송, 오엽송

주요 질환: 폐에 효험이 있고 천식 질환을 다스린다.

한방: 신체허약, 마른기침, 천식, 해수, 고혈압, 관절통, 기관지염, 빈혈증, 비만증, 이명, 자양강장, 종독에 다른 약재와 처방한다.

약초 만들기: 가을에 익은 열매를 채취하여 열매의 껍질을 제거하고 씨를 캐내어 보관한다.

용법: 신체허약, 자양강장에는 약재를 1회 2~5g씩 달여 복용한다. 화상에는 열매의 속껍질을 환부에 바른다. 티눈에는 송진을 환부에 붙인다.

형태: 잣나무는 소나뭇과의 늘푸른 큰키나무로 높이 20~30m 정도이다. 잎은 바늘잎이고 5개씩 뭉쳐나며 가장자리에 잔톱니가 있다. 꽃은 암수한그루로 5월에 피고, 수꽃이삭은 새 가지 밑에 달리고, 암꽃이삭은 가지 끝에 달린다. 열매는 긴 구과이며 다음해 10월에 여문다.

구분	특 징
분 포	전국 각지
생 지	고산 지대
이용 부위	식용(잣송이), 약용(씨껍질을 벗긴 알갱이)
효 능	자양, 강장, 보기, 양혈, 윤폐, 활장, 주로 신체허약, 마른기침, 천식, 해수, 고혈압, 관절통, 기관지염, 빈혈증, 비만증, 이명, 자양강장, 종독
약 효	씨껍질을 벗긴 알갱이, 잣송이
채취기간	씨(가을)
성 미	맛은 달고 성질은 따뜻하다
독성여부	없음
금 기	한꺼번에 많이 먹으면 설사를 할 수 있다
1회 사용량	씨껍질을 벗긴 알갱이(2~5g), 잣송이(5~8개)
물 용량	500~600mL(물이 반으로 줄 때까지 달인다)
약리 작용	혈압 강하 작용, 항염 작용, 진통 작용

행인(살구씨)

학 명 : *Prunus armeniaca* var. *ansu* Maxim.
생약명 : 행인(杏仁)- 씨를 말린 것
이 명 : 행핵자, 초금단, 행수, 고행인

주요 질환: 각종 체증을 풀어 주고, 이비인후과, 호흡기 질환을 다스린다.

한방: 기침, 외감해수, 천식, 기관지염, 인후염, 급성 폐렴, 식체, 당뇨병, 암, 음부소양증, 전립선염, 감기에 다른 약재와 처방한다.

약초만들기: 7~8월에 열매를 따서 과육과 단단한 가종피를 벗긴 속씨를 벗긴 속씨를 햇볕에 말린다.

용법: 천식, 기관지염에는 말린 약재를 1회 2~4g씩 달여 복용한다. 변비에는 반쯤 핀 꽃을 채취하여 그늘에서 말린 후 꿀에 잰 것을 복용한다.

형태: 살구나무는 장미과의 갈잎큰키나무로 높이 5m 정도이다. 잎은 어긋나고 넓은 타원형이며 가장자리에 겹톱니가 있다. 꽃은 잎이 나기 전인 4월에 묵은 가지 끝에 연한 홍색으로 피고, 열매는 7월에 둥근 핵과로 여문다.

구 분	특 징
분 포	전국 각지
생 지	마을 부군 식재, 과실로 재배
이용 부위	식용(꽃, 열매), 약용(씨알갱이)
효 능	거담, 진해, 평천, 윤장, 주로 기침, 외감해수, 천식, 기관지염, 인후염, 급성 폐렴, 식체, 당뇨병, 암, 음부소양증, 전립선염, 감기
약 효	씨알갱이
채취기간	과육과 단단한 가종피를 벗긴 속씨(7~8월)
성 미	맛은 쓰고 성질은 조금 따뜻하다
독성여부	없음
금 기	복용 중에 칡, 황기, 황금을 주의한다
1회 사용량	씨알갱이(2~4g)
물 용량	500~600mL(물이 반으로 줄 때까지 달인다)
약리 작용	개에게 물로 달인 액을 적출 부신에 투여하면 자동 운동을 촉진시킨다

2. 발효요법
(Fermentation therapy)

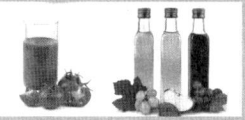

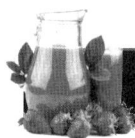
식초와 함께 음용하면 암에 좋은 효소

- 겨우살이
- 개똥쑥
- 바위솔
- 부처손

"암" 조기 발견이 살길이다.

현대에서 암은 불치병인가?

우리의 평상시 생활 습관에서 찾아온다.

첫째 식습관에서 오며, 잦은 흡연과 과음에서 오고, 생활스트레스가 암을 부른다.

암을 유발하는 위험인자를 줄여야 하며, 다양한 과일과 채소를 섭취하여 암을 예방할 수 있다. 그러나 평소에 면역력을 강화하라!

그리고 자연을 가까이하고 자연속에 융화되라!

2009년 12만 명이 넘는 사망자를 낸 신종플루, 에볼라 출혈열, 2015년 5월 메르스(MERS, 중동호흡기증후군) 2019년 코로나19 등 전 세계를 강타한 신종 질병이 만연하지만, 사람에게 가장 무서운 병은 바로 암(癌)일 것이다.

한국인 사망 원인 1위는 암, 4명 중 한 명은 암으로 사망을 하는데 하지만, 암이 곧 죽음을 의미하는 것은 아니다. 암이란! 예방이 가능하고 조기에 발견만 하면 완치율이 매우 높다. 이렇게 암 환자 2명 중 1명은 완치되므로 암은 이제 정복할 수 있는 병이고 대책이 있는 병이 되었다. 그러나 암은 여전히 우리에게 공포의 대상이지만, 적절한 치료(진단 기술, 수술법, 항암제, 대체요법 등)와 다양하고 효과적인 관리로 완치를 기대할 수 있는 병이라 할 수 있다. 이렇게 암을 유발하는 요인으로는 유전적인 요인과 잘못된 식습관에서 흡연과 스트레스와 환경적 요인 등에 있다. 금연만 해도 기본적으로 암을 70% 예방할 수 있으며, 정복할 수 있는 병이라는 마음가짐이 우리에게 중요하다.

또한 경상대학교 건강과학연구원에서는 민간에서 항암효과가 있다는 약초 60여종에 대해 6개월간 한국생명공학연구소 자생식물 이용기술사업단에 실험을 의뢰했다. 그 결과 4주간 생리식염수만 먹인 뒤 약초를 투여했더니 10종에서 항암효과를 보였다.

이 중 겨우살이 80%, 꾸지뽕나무 70%, 하고초(꿀풀) 75%, 와송 50% 등이 효과가 탁월한 것으로 밝혀졌다. 유럽에서는 1926년부터 겨우살이를 암세포를 억제하는 데 사용하고 있으며, 일엽초, 개똥쑥을 비롯한 약초를 대상으로 실험을 진행해 신약을 개발하고 있다.

최근 임상실험에서는 식도암 환자와 위암 환자가 상백피 40g을 1시간 동안 담갔던 식초를 상복하면 회복이 빠른 것으로 입증되었다. 꾸지뽕나무 뿌리와 껍질은 생쥐 실험에서 복수암 억제율이 51.8%, 체외 실험에서는 암세포 억제율이 70~90%로 밝혀졌다.

현대과학기술연구소의 유전공학연구소 유익동 박사가〈꾸지뽕나무에서 분리한 신규 플라보노이드계 화합물 제리쿠드라닌의 화학구조 및 생물 활성〉이라는 논문에서, 지리산 일대에서 자생하는 꾸지뽕나무 줄기의 껍질에 폐암, 대장암, 피부암, 자궁암 등에 효과가 높은 성분이 함유되어 있다고 밝혔듯이, 꾸지뽕나무는 암 환자들이 희망을 거는 나무가 되었다. 하지만 산에 자생하는 자연산 꾸지뽕나무가 멸종위기를 맞고 있는 애석한 일이 생겼다.

한편 암을 예방하려면 면역력을 강화하고 몸을 따뜻하게 하며, 우리가 생활속에서 습관과 식습관을 녹황색 채소 위주로 섭취하면서 스트레스 같은 위험인자를 줄이는 게 생활이 우선적이다.

겨우살이

학 명 : *Viscum album* var. *coloratum*   꽃말 : 강한 인내심
한약명 : 곡기생(槲寄生)   다른 이름 : 동청, 황금가지, 기생초, 생기생

분 류	겨우살잇과의 늘푸른떨기나무
꽃	2~3월(연노란색)
지 름	50~100cm
채 취	10~2월(가을, 겨울)
이 용	잎, 줄기
분포지	전국의 산속, 강원도
효 능	암, 관절염, 고혈압, 진통, 소염, 요통, 동맥경화 등에 효과

겨우살이는 온대지역과 열대지역에 1500종 남짓한 종이 있으며, 우리나라는 약 5종이 자생하고 있다. 겨우살이는 땅에 뿌리를 내리지 않고 다른 식물에 붙어서 사는 기생나무다. 참나무와 떡갈나무에 사는 겨우살이를 곡기생(槲寄生: *Viscum Coloratum* Nakai), 소나무(송라), 뽕나무에 사는 겨우살이를 상기생(桑寄生: *Taxi Chinensis* DC)이라 하고, 동백나무에서 자생하는 겨우살이를 영기생(슈寄生: Pseudixus japonicu Hayata) 그 밖에 배나무, 자작나무, 팽나무, 밤나무, 오리나무, 뽕나무 등에도 기생하면서 잎사귀에 엽록체를 듬뿍 담고 스스로 광합성을 한다.

겨우살이는 독성이 없어 식용보다는 약용으로 가치가 높다. 겨우살이에는 1700여 가지의 주성분인 올레아놀산과 사포닌, 아미린, 아라킨, 비스쮠, 고무질 등이 있으며, 항암 성분인 렉틴과 비스코톡신(viscotoxin)이 들어있어 암을 다스린다. 1926년부터 유럽에서는 겨우살이에서 암치료 물질을 추출하여 임상에 사용하고 있다. 중국 동물 실험에서는 겨우살이 추출물을 흰쥐에게 투여하자 암세포가 70% 줄어들었다.

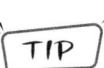

- 기생뿌리를 길게 박아 기생나무의 관다발(물관과 체관)에서 수액(물과 양분)을 들이빨고, 파고든 나무가 관다발을 틀어막아 기생나무가 끝내 시름시름 말라서 죽게 한다.
- 겨우살이 열매 속의 씨앗에는 비신(viscin)이라는 물질이 들어 있다. 새가 살집이 통통한 열매를 따 먹으면 접착력 탓에 새부리에 씨알이 쩍쩍 들러붙는다.

채취 부위	잎, 가지
약리작용	항암, 이뇨, 항균
약초 만들기	늦가을부터 이른 봄에 모양이 둥근 잎과 줄기를 통째로 채취해 햇볕에 황금색이 될 때까지 말려서 쓴다.

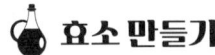 **효소 만들기**

설탕 : ×   시럽 : ○

① 잎과 줄기가 마르기 전 적당한 크기고 잘라 용기나 항아리에 넣는다.
② 시럽을 재료의 80%까지 부어 100일 이상 발효시킨다.
③ 건더기는 건져내지 않고 용기에 담아 그늘이나 20℃내외의 냉장고에 보관한다.

효소요법 엑기스발효액이나 효소원액을 음용할 때는 한 숟가락 정도를 침으로 녹여 먹는다.
암, 관절염에는 효소 1에 생수 3을 희석하여 공복에 음용한다.

복용법 끓여 식혀서 80℃정도 된 물에 잎과 가지를 넣고 우려내 꿀을 타서 차로 마신다.
황금색으로 변한 잎과 줄기를 가루 내어 찹쌀과 배합해 환을 만들어 식후에 30~40알 먹는다.

개똥쑥(개사철쑥)

학 명 : *Artemsia annua*　　　꽃말 : 기쁜 세상
한약명 : 황화호(黃花蒿)　　　다른 이름 : 청호, 잔잎쑥, 개땅쑥, 인진호(茵陳蒿)

분 류	국화과의 한해살이풀
꽃	6~8월(녹황색)
키	1~1.5m
채 취	봄
이 용	전초
분포지	전국의 산기슭이나 밭둑
효 능	암, 학질, 냉증, 혈액순환, 고혈압, 간염, 말라리아, 위산과다, 대하증, 피부병에 효과

　우리 조상은 손으로 뜯어서 비벼보면 마치 개똥 같은 냄새가 난다 하여 개똥쑥이라고 하였다. 그동안 개똥쑥은 학질(虐疾)을 치료하고 열을 식히며 염증을 가라앉히는 데 썼는데, 2008년 미국 워싱턴대학교 연구팀이 〈암저널〉에서 "개똥쑥이 기존의 암환자에게 부작용은 최소화하면서 항암효과는 1,200배 이상 높은 항암제로(아르테미신 함유) 기대된다"라고 발표하면서 주목받기 시작했다.

　개똥쑥은 항암효과는 물론 당뇨나 고혈압 등 성인병에 좋으며, 말라리아에 의한 뇌성마비, 소아경련, 청열, 조열, 만성 간혈열 등과 피로회복 및 변비와 다이어트에 좋다는 소문이 나면서 무분별하게 채취하고 있다. 개똥쑥은 약성이 강하므로 적당량을 복용해야 한다.

채취 부위	전초, 줄기
약리작용	항암, 살충, 항균
약초 만들기	개똥쑥은 성숙했을 때 채취해 그늘에 말려서 쓴다.
식 용	① 식용하거나 효소로 만들려면 키가 30cm 미만일 때 채취한다. ② 봄에 채취해 된장에 넣어 먹거나 쑥처럼 갈아서 떡을 만들어 먹는다.

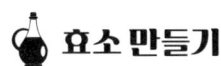 **효소 만들기**

설탕 : ○   시럽 : ○

① 봄에 개똥쑥이 30cm미만일 때 채취해 적당한 크기고 자른 다음 같은 양만큼 설탕을 넣고 버무린다.
② 용기에 담고 위에 설탕을 넣는다.
③ 개똥쑥은 물기가 부족하므로 찬물을 용기의 10%까지 붓는다.
④ 햇볕이 들지 않은 서늘한 실내에 100일 이상 둔다.
⑤ 건더기는 건져내고 효소만 용기에 담아 그늘이나 20℃ 내외의 냉장고에 보관한다.

효소요법 엑기스발효액이나 효소원액을 음용할 때는 한 숟가락 정도를 침으로 녹여 먹는다.
약성이 강하니 한꺼번에 많이 먹지 않는다. 암에는 효소 1에 생수 3을 희석하여 공복에 음용한다.

복용법 봄에 어린잎을 따서 차로 만들어 마시거나 가루 내어 찹쌀과 배합해 환으로 만들어 식후에 30~40알 먹는다.

바위솔(와송)

학 명 : *Orostachys japonicus*   꽃말 : 하늘 지붕
한약명 : 와송(瓦松)   다른 이름 : 옥송(屋松), 암송(岩松), 와연화, 지붕지기, 와상

분류	돌나물과의 여러해살이풀
꽃	9월(흰색)
키	1~1.5cm
채취	여름~가을
이용	전체
분포지	중부 이남, 지붕 위, 바닷가의 바위
효능	암, 간염, 청열해독(淸熱解毒), 이습(利濕), 통경(通經), 폐렴, 특히 종기에 붙이면 고름을 빨아내는 효과가 크다.

바위솔은 10~40cm이며 땅에 뿌리를 내리지 않고 주로 지붕 위의 기와나 바닷가 바위에서 생명을 유지한다. 뿌리에서 나온 잎은 방석처럼 퍼지고 끝이 가시처럼 뾰족하고 딱딱하고, 줄기잎은 녹색과 혹 붉은색을 띠기도 한다. 잎자루가 없는 통통한 잎이 돌려나고 끝은 딱딱해지지 않는다. 전체에 물기가 많으며 꽃을 피워 열매를 맺은 다음 죽는다.

바위솔은 잎이 다닥다닥 달리고 잎자루가 없지만, 꽃받침은 있다. 다른 이름으로 지붕지기, 연꽃 모양과 비슷하다 하여 와연화, 그 밖에 와송, 옥송, 암송, 탑송 등으로 부른다. 최근에 암치료에도 효과가 알려지면서 재배를 농가에서 하고 있다.

채취 부위	꽃, 잎, 받침 전체
약리작용	암, 지혈, 해열, 청열해독(淸熱解毒), 이습(利濕), 통경(通經), 폐렴
약초 만들기	바위솔을 약초로 쓸때는 가을에 채취해 그늘에 말려서 쓴다.

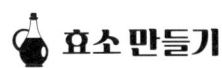 **효소 만들기**

설탕 : ○ **시럽 :** ○

① 바위솔을 통째로 따서 용기나 항아리에 넣고 그 양만큼 설탕을 넣어 버무린다.
② 햇볕이 들지 않은 서늘한 실내에 100일 이상 둔다.
③ 건더기는 건져내지 않고 용기에 담아 그늘이나 20℃ 내외의 냉장고에 보관한다.

효소요법 엑기스발효액이나 효소원액을 음용할 때는 한 숟가락 정도를 침으로 녹여 먹는다.
약성이 강하므로 한꺼번에 많이 먹지 않는다.
암에는 효소 1에 생수 3을 희석하여 공복에 음용한다.

복용법 바위솔을 물에 끓여 꿀을 타서 차로 마신다.
바위솔 삶은 물로 치질과 습진 부위를 씻고, 짓찧어 종기, 악창, 화상 등의 환부에 붙인다.

부처손

학 명 : *Selaginella tamariscina* (Beauv.) Spring　꽃말 : 투쟁
한약명 : 권백(卷柏)　　　　　　　　　　다른 이름 : 장생불사초, 불로초, 불사초

분류	부처손과 늘푸른여러해살이풀
꽃	포자식물로 꽃이 없음
키	20cm
채취	여름~가을
이용	전체
분포지	전국 산지의 바위, 기와지붕
효능	암, 간염, 월경불순, 빈혈, 백대하, 생리통을 완화시켜 불임을 치료하고 정신 안정, 어혈 제거에 효과

　부처손은 중국, 일본, 대만 등지에 분포 포자낭은 작은 가지 끝에 1개씩 달리고, 비늘조각 같은 잎이 4줄로 늘어서 있다. 포자엽은 달걀 모양의 삼각형으로 가장자리에 톱니가 있다. 가는 뿌리가 서로 엉켜 실타래처럼 생긴 밑동에서 줄기가 나오고, 사람의 손길이 닿지 않는 바위나 암벽에 붙어 자생한다. 비나 눈이 올 때는 수분을 흡수하기 위해 잎을 펼치고 있다가 햇볕이 쨍쨍할 때는 수분 증발을 최대한 억제하려고 잎을 안쪽으로 공처럼 오므리고 있다. 이때 주먹을 쥐고 있는 모습과 같고 측백 잎과 흡사하다 하여 권백(卷柏), 신선이 먹었다 하여 장생불사초, 불로초, 불사초 등으로 불리었고, 혈액이 순환하지 못하고 정체되어 있는 증세인 어혈을 풀어주는데 효과가 좋으며 동맥경화, 심근경색등의 심혈관질환들을 예방효과에 효능이 좋다. 특히 부처손은 독성이 전혀 없어 약초로서 가치가 높다.

채취 부위	전체(잎, 줄기, 뿌리)
약리작용	항암, 해열, 해독, 지혈
약초 만들기	계절에 관계없이 채취해 그늘에 말려서 쓴다.
식용	부처손을 통째로 따서 씹어 먹는다.
권백주 만들기	부처손을 적당한 크기고 잘라 용기에 넣고 술을 부은 뒤 밀봉하였다가 3개월이 지난 다음 먹는다.
금기	임산부는 먹지 않는다.

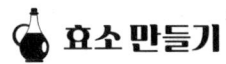 효소 만들기

설탕 : ×   시럽 : ○

① 부처손을 통째로 따서 마르기 전에 용기나 항아리에 넣는다.
② 시럽을 재료의 40%까지 부어 100일 이상 발효시킨다.
③ 건더기는 건져내지 않고 용기에 담아 그늘이나 20℃ 내외의 냉장고에 보관한다.

효소요법 엑기스발효액이나 효소원액을 음용할 때는 한 숟가락 정도를 침으로 녹여 먹는다.
약성이 강하니 한꺼번에 많이 먹지 않는다.
암에는 효소 1에 생수 3을 희석하여 공복에 음용한다.

복용법 부처손을 차관이나 주전자에 넣고 약한 불로 달여 차로 마신다.
여성이 음부가 가려울 때 부처손 달인 물로 씻고, 몸속의 종양과 응어리 어혈을 제거하는 데 썼으며, 외상에 생것을 짓찧어 붙인다. 물에 씻어 물기를 뺀 다음 말려서 가루 내어 찹쌀과 배합해 환으로 만들어 식후에 30~40알 먹는다.

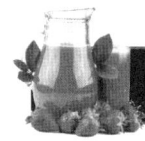
당뇨에 좋은 효소

- 뚱딴지
- 으름덩굴
- 여주
- 하눌타리

당뇨병은 가벼운 질환이 아니다.

매년 11월 14일은 유엔이 정한 세계 당뇨의 날이다.

현재까지 당뇨를 100% 고치는 약은 없다. 당뇨를 가볍게 보면 큰일 난다. 미국의 아미시 공동체가 당뇨의 무풍지대인 비결은 차를 타지 않고 하루 10시간 노동을 하며, 하루 평균 1만 8,000보 이상을 걷는 것이다.

노인질환으로 여겨졌던 당뇨가 식습관의 변화로 20대 젊은 층에서도 환자 수가 매년 증가율을 보이고 있다. 이처럼 당뇨병이 폭발적으로 늘어나는 것은 젊을 때부터 고지방, 고칼로리 식사를 하기 때문이다. 당뇨병을 앓고 10~20년이 지나면 신장이 망가지고 실명하는 등 합병증이 발생해 삶의 질이 나빠지고, 고혈당이 혈관과 신경을 갉아먹기 때문에 환자의 70%가 뇌졸중이나 심장병으로 사망한다.

당뇨병은 췌장에서 분비되는 인슐린이 부족하거나 제대로 적응하지 못해 혈액 속의 혈당이 에너지로 이용되지 못하고 소변으로 배출되는 병이다. 합병증이 오기 전까지는 아무 증세가 없기 때문에 소리 없는 살인자라고 한다. 혈류에 포도당이 과다하여 심혈관계질환, 신경 손상, 순환장애, 시력 상실, 신장질환, 성기능 부진 등의 위험성을 높이기 때문에 꾸준한 관리가 중요하다.

당뇨병의 대표적 3대 증상은 다음(多飮), 다식(多食), 다뇨(多尿)다. 만약에 소변의 양이나 횟수가 급격히 늘어나고 체중이 감소하면서 몸에 힘이 없다면 당뇨병을 의심해볼 수 있다.

췌장에서 분비되는 인슐린은 혈당을 적정 수준으로 유지하며, 알맞게 연소하는지 체크 하는데 췌장에서는 알칼리성 소화액을 하루에 약 1L 생산하며 온몸에 흩어져 있는 소도세포(小島細胞) 약 100만 개를 이용해 인슐린을 생산하는 많은 일을 하는 중요한 곳이다. 그러므로 당뇨병은 췌장에서 분비하는 인슐린이 부족하거나 우리 몸에 작용하지 못하는 질환이다.

당뇨병을 예방하려면 유전적 요소를 파악하고 잘못된 식습관, 스트레스 및 약물에 의한 발병의 요인 되는데, 특히 내장비만을 피하며 고혈압, 고지혈증이 없도록 해야 한다. 당뇨병은 조절과 관리를 철저히 하면 일생 정상적인 사람과 똑같이 살 수 있다. 그러나 현재 당뇨병을 100% 완치하는 약은 없다. 한국인은 외국인에 비해 선천적으로 혈당을 조절하는 인슐린 생산성이 낮다. 운동은 당뇨에 따른 합병증을 최소화하는 데 도움을 주므로 성인은 당뇨병에 잘 걸리게 하는 비만, 고혈압, 고지혈증, 심혈관질환의 위험인자를 줄여야 한다. 자연이 주는 당뇨에 좋은 약초는 많다.

천연인슐린이라는 별명을 가진 뚱딴지를 비롯하여 꾸지뽕나무, 뽕나무, 여주, 으름덩굴, 하눌타리, 다래나무, 닭의장풀, 천문동, 조릿대 등의 약초를 달여 먹고 관리를 철저히 한다면 당뇨에서 해방될 수 있을 것이다.

뚱딴지(돼지감자)

학 명 : *Helianthus tuberosus*   꽃말 : 정돈
한약명 : 국우(菊芋)   다른 이름 : 돼지감자, 뚝감자, 꼬마 해바라기

분류	국화과의 여러해살이풀
꽃	8~10월 노란색
키	1.5~2m
채취	가을
이용	잎, 덩이뿌리
분포지	전국 빈터
효능	당뇨병, 청열, 골절

뚱딴지가 감자보다 질이 떨어져 식용보다는 돼지 사료로 썼기에 '돼지감자', 뿌리가 감자를 뒤룽뒤룽 매단 것처럼 이상야릇하고 생뚱맞아 '뚱딴지', 꽃이 하늘을 향해 해바라기처럼 아름답게 피어 '꼬마 해바라기'라고 했다. 지역에 따라 '뚝감자'라고도 한다.

뚱딴지는 식용, 약용, 관상용으로 가치가 높다. 땅속줄기 끝이 굵어져 감자처럼 여문다. 뚱딴지는 잎과 덩이뿌리에 천연인슐린이 함유되어 있어 당뇨병에 좋다.

채취 부위	잎, 덩이뿌리
약리작용	혈당 강하, 해열
약초 만들기	덩이뿌리를 캐 잔뿌리를 제거하고 적당한 크기로 잘라 햇볕에 말려서 쓴다.
식용	봄에 잎을 따서 쌈으로 먹거나 깻잎처럼 양념에 재어 장아찌로 먹는다.

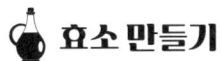 **효소 만들기**

설탕 : ○   **시럽 :** ○

① 뿌리덩이를 물로 씻어 적당한 크기로 자른 뒤 마르기 전에 용기나 항아리에 넣는다.
② 시럽은 재료의 잎은 30%, 뿌리덩이는 설탕 100%까지 넣어 100일 이상 발효시킨다.
③ 건더기는 건져내지 않고 그대로 용기에 담아 그늘이나 20℃ 내외의 냉장고에 보관한다.

효소요법 발효엑기스나 효소원액을 음용할 때는 한 숟가락 정도를 먹는다. 당뇨병에는 효소 1에 생수 3을 희석하여 공복에 음용한다.

복용법 연료(에탄올)의 생산에 쓰고 잎과 줄기를 짓찧어 타박상이나 골절상 등에 쓴다. 늦은 가을에 캔 뿌리를 썰어서 말려 차관에 넣고 끓인 뒤 꿀을 타서 차로 먹는다.

여주: 만려지(蔓荔枝)

학 명 : *Momordica charantia*		꽃말 : 친절	
한약명 : 고과(苦瓜), 고과엽(苦瓜葉)		다른 이름 : 금여지, 만려지(蔓荔枝), 마포도	

분류	박과의 한해살이풀
길이	1~3m
꽃	6월(노란색)
채취	가을맞이~9월
이용	잎, 열매
분포지	전국
효능	당뇨병, 암, 해열, 진해, 거담, 눈 건강과 췌장세포 개선에 좋다.

 전국적으로 당뇨환자는 1000만 명이 넘어섰고 매년 4%씩 환자 수가 증가하고 있다. 특히 당뇨는 합병증으로 인해 삶의 질을 떨어뜨리고, 생명에 지장을 주고 있다. 그러나 여주에 함유된 카란틴(charantin)이 혈당을 낮추는 데 효과가 있다고 한 것이다. 카란틴은 식물성 사포닌의 일종으로 부작용이 없으며 호르몬 시스템을 지속적으로 정상화하므로 당뇨병에 좋다.

 덩굴손으로 물체를 감고 올라가는 여주는 독성이 없어 관상용, 식용, 약용으로 가치가 높다. 전통 의서에는 열병으로 가슴이 답답하고 열이 많은 증상과 갈증으로 물을 많이 마시는 증상에 쓴다고 되어 있다. 췌장의 기능을 도와 인슐린 분비를 촉진해 혈당을 낮추기 때문에 '식물 인슐린'폴리펩타이드-p성분을 가지고 있다. 여주에 함유된 폴리페놀은 강력한 항암 성분으로 이루어져 암세포의 자멸사를 유도함으로써 암의 성장과 증식을 막는다.

채취 부위	열매
약리작용	항암, 혈당 강하
약초 만들기	가을에 열매를 따서 햇볕에 말린 뒤 적당히 잘라서 쓴다.
식용	봄에 어린잎을 따서 끓는 물에 살짝 데쳐 나물이나 무침으로 먹는다.
금기	비위(脾胃)가 약한 사람, 임신부

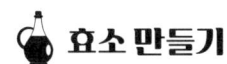 **효소 만들기**

설탕 : ○   시럽 : ○

① 여름에 미성숙한 여주를 따서 적당한 크기로 자른다.
② 여주와 설탕을 버무린다.
③ 용기에 넣고 설탕 100%를 넣거나 시럽을 70% 붓고 100일 동안 둔다.
④ 건더기는 건져내지 않고 용기에 담아 그늘이나 20℃ 내외의 냉장고에 보관한다.

효소요법 엑기스발효액이나 효소원액을 음용할 때는 한 숟가락 정도를 침으로 녹여 먹는다.
암과 당뇨병에는 효소 1에 생수 3을 희석하여 공복에 음용한다.

복용법 가을에 잘 성숙된 열매를 따서 그늘에 말린 다음 차관에 넣고 끓여 꿀을 타서 차로 먹는다. 특히 거담에는 생으로 먹으며, 잎을 짓찧어 이질, 종독에 바른다.

하눌타리(개수박)

학 명 : *Trichosanthes kirilowii* Maxim.　　**꽃말** : 용서
한약명 : 천화분(天花粉)　　**다른 이름** : 과루실(瓜蔞實), 괄루자, 단설, 화분

분류	박과의 덩굴성 여러해살이풀
길이: 1~3m	9월(흰색)
꽃	7~8월(흰색)
채취	10월(종자), 가을~봄(뿌리)
이용	중부 이남의 산 밑과 들
분포지	전국
효능	당뇨병, 구갈(뿌리), 천식과 결흉(結胸), 해수(종자), 폐암, 후두암에 효과

　하눌타리에는 고구마 같은 덩이뿌리가 있고 잎은 둥근 단풍잎처럼 생겼으며 덩굴손은 다른 물체를 잘 감고 올라간다. 하눌타리는 하늘의 화분이라 하여 '천화분(天花粉)', '하늘수박'이라고 하지만 민간에서는 '개수박' 이라고 부른다.
　하눌타리는 독성이 없어 식용, 약용으로 가치가 높다. 하눌타리는 사포닌, 아미노산 등 함암제인 트리테르페노이드 사포닌을 함유하고 있어 폐암이나 후두암을 억제하는 효과도 있으며, 열로 진액이 손상되어 입안이 마르고 혀가 건조하여 갈증을 동반하며 가슴이 답답한 증상에 쓴다. 《동의보감(東醫寶鑑)》 등 옛 의서에 나오는 하눌타리는 "소갈병을 치료하는 가장 으뜸이 되는 약이 천화분이다"라고 했듯이 당뇨병에 좋다.

채취 부위	종자, 열매, 뿌리
약리작용	혈당 강하, 폐암, 후두암
약초 만들기	종자와 열매는 가을에, 뿌리는 수시로 채취해 쓴다. 뿌리는 오래된 것이 약성이 좋으며, 껍질을 벗겨 햇볕에 말려서 쓴다.
금기	설사하는 사람

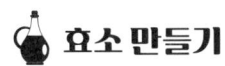 **효소 만들기**

설탕 : ○   **시럽 :** ○

① 하눌타리를 잘라서 마르기 전에 용기나 항아리에 넣는다.
② 시럽은 재료의 70%, 설탕은 100%까지 부어 100일 이상 발효시킨다.
③ 건더기는 건져내지 않고 그대로 용기에 담아 그늘이나 20℃ 내외의 냉장고에 보관한다.

효소요법 엑기스발효액이나 효소원액을 음용할 때는 한 숟가락 정도를 침으로 녹여 먹는다.
당뇨병에는 효소 1에 생수 3을 희석하여 공복에 음용한다.

복용법 종자에는 지방 성분이 다량 함유되어 있어 변비에 쓰며 모유가 부족할 때는 뿌리를 달여 먹는다.
땀띠, 습진, 부스럼에는 뿌리에서 전분을 빼내 바른다.
가을에 뿌리를 캐서 물로 씻고 잘게 썰어 햇볕에 말린 후 차로 먹는다.

으름덩굴(목통)

한약명 : *Akebia quinata*
한약명 : 목통(木通)
꽃말 : 재능
다른 이름 : 통초, 연복자, 임하부인, 통초자, 통초근, 목통실

분류	으름덩굴과의 갈잎덩굴나무
길이	6~8m
꽃	5월(암자색)
채취	봄(잎), 9~10월(열매)
이용	꽃, 열매, 줄기, 뿌리
분포지	중남부 이남 숲속, 산비탈, 산기슭
효능	당뇨병, 신장염, 부종, 관절통, 치열, 인후, 활혈, 류마티스 관절염에 좋은 효과

으름덩굴은 Akeboside외 11종이 함유된 것 외에도 betulin, myoniositol, 자당, kalium이 함유, 줄기에는 stigmasterol, β-sitosterol, β-sitosterl가 함유되어 있어서 기혈과 혈맥을 잘 통하게 하기 때문에 마비 동통에 쓰이고, 열매는 혈당을 내리고 당뇨병에 좋고, 줄기와 뿌리는 이뇨작용에 효능이 뛰어나며, 열매가 바나나처럼 생겨서 남성을 상징하고 열매가 익어 벌어지면 여성의 음부와 비슷해 성적 상징물로 여겨진다. 꽃이 여인의 모습처럼 아름답다 하여 '임하부인(林下婦人)', '월하부인'이라고 부른다.

으름덩굴은 식용, 약용, 관상용으로 가치가 높다. 《동의보감(東醫寶鑑)》에는 "으름을 목통이라고도 한다. 산중에 나는 덩굴에서 큰 가지가 생기며 마디마디 2~4개 가지가 생기고 끝에 잎이 다섯 개 달린다. 결실기에 작은 목과(木瓜)가 달리고 열매 속 검은 씨와 흰색 핵은 연복자(燕覆子)로 먹으면 단맛이 난다"라고 기록되어 있다. 으름덩굴의 줄기와 열매는 혈당을 내려주므로 당뇨병에 좋다.

채취 부위	꽃, 잎, 줄기, 열매, 뿌리, 종자
약리작용	혈당 강하, 이뇨
약초 만들기	꽃, 잎, 줄기, 열매, 뿌리, 종자 모두를 약재로 쓴다. 약초로 쓸때는 꽃은 5월, 잎은 수시로, 열매, 줄기, 종자는 가을에 채취해 그늘에 말려서 쓴다.
으름주 만들기	열매가 익기 전에 따서 용기에 넣고 술을 부어 밀봉해두었다가 3개월 뒤 먹는다.
식용	① 봄에 어린순을 따서 나물로 먹는다. ② 가을에 성숙한 열매를 따서 과육으로 먹는다.
금기	임산부, 설사하는 사람, 몽정하는 사람, 입이 마르는 사람

효소 만들기

설탕 : ○   시럽 : ○

① 으름나무 열매를 적당한 크기로 잘라 마르기 전에 용기나 항아리에 넣는다.
② 시럽은 재료의 70%, 설탕은 100%까지 넣어 100일 이상 발효시킨다.
③ 건더기는 건져내지 않고 용기에 담아 그늘이나 20℃ 내외의 냉장고에 보관한다.

효소요법 엑기스발효액이나 효소원액을 음용할 때는 한 숟가락 정도를 침으로 녹여 먹는다.

당뇨병에는 효소 1에 생수 3을 희석하여 공복에 음용한다.

복용법 줄기덩굴을 삶아서 눈병에 쓰고 산모가 젖이 부족할 때 잎을 달여서 먹는다.

나무 껍질을 벗겨서 바구니 만드는 재료로 쓴다.

성숙한 열매 속의 검은 씨앗만 모아 제분소에서 가루 내어 찹쌀과 배합해 환으로 만든 다음 식후에 30~40알 먹는다.

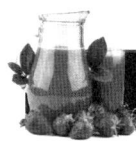
뇌졸중에 좋은 효소

- 천마
- 방풍

평생 의지하는 몸

나에게 뇌졸중이 온다면?
내가 주변 사람들의 도움 없이 혼자서는 아무것도 할 수 없을 것이다.
건강한 몸으로 자유롭게 걸을 수 있다는 것이 얼마나 행복한 일이며,
건강은 쓰러지고 나서야 안다.
왜 젊을 때 몸을 함부로 했는지 후회만 남는다.

뇌의 혈관장애에서 오는 뇌졸중에는 뇌경색, 뇌출혈 등이 있다. 뇌혈관 장애가 생겨 의식이나 지각장애가 따르게 되면 남에게 의지하게 된다. 뇌혈관 노화는 스트레스나 고혈압 및 당뇨 등으로 동맥이 경화되는 데서 오기 쉽다.

그러므로 심혈관질환의 원인이 고혈압과 죽음을 부르는 혈액 속 지방으로 고지혈증, 맥박이 불규칙한 부정맥, 한국인의 단일 질환 사망 원인 1위 뇌졸중, 갑자기 마주하는 죽음의 돌연사 등은 혈관이 막히거나 터지면 생긴다. 이러한 고혈압은 혈관 속 혈류량이 많거나 혈관이 좁아져 압력이 높아진 상태이며, 정상 혈압은 120/80이다. 120은 수축할 때 작용하는 압력을 측정하는 것이고, 80은 박동과 박동 사이에 쉬고 있을 때 압력을 말한다. 낮은 수치가 중요한 이유는 압력의 수치가 높으면 높을수록 심장의 휴식이 줄어들어 심장이 점점 지쳐가는 것이기 때문이고, 고혈압이 장시간 지속되면 혈관이 손상되고 탄력을 잃어 두꺼워지고 심한 경우 불순물이 쌓여 혈관을 막는다.

인간은 나이가 들면 동맥의 부드러운 내벽이 점점 두꺼워져 탄력을 잃어 동맥에 혈

전이 생긴 곳에 지방이 쌓인다. 어느 날 갑자기 혈전이 혈관 쌓여 막혀 심장과 뇌로 향하는 혈류를 차단해 심장발작이나 뇌졸중을 일으킬 수 있다. 이 때문에 고혈압은 외향 징후가 나타나지 않더라도 여전히 내피를 손상시켜서 뇌졸중을 일으킬 위험이 7배에 달한다.

미국 국립보건연구원에 질병통제센터(CDC)에 따르면 1900년 이래 미국에서 심혈관계질환은 독감이 크게 유행한 1918년을 제외하고 매년 사망률 1위를 기록하고 있다. 미국인은 관상동맥심질환, 협심증, 뇌졸중 등 최소 한 가지 유형의 심혈관계질환을 가지고 있다. 미국에서는 29초마다 1명이 심장발작과 같은 관상동맥에 문제를 일으키고 53초마다 누군가 뇌졸중을 일으키며 3분마다 누군가 사망한다.

고혈압은 침묵의 살인자다. 미국인 중에서 고혈압으로 병원을 찾는 사람은 해마다 5,000만 명 정도 된다. 고혈압은 자각증상을 전혀 느낄 수 없으므로 혈압을 체크하고 적절히 대처해야 한다.

그렇다면 어떻게 심장발작 증상을 미리 알 수 있을까? 흉부 중앙이 답답하거나 통증이 몇 분 이상 지속되었다가 가라앉기를 반복하는 경우, 숨이 차고 현기증을 동반하는 흉부 통증이 있는 경우에는 반드시 병원을 찾아 진단을 받아야 한다. 뇌졸중은 예방이 가능한 질환이다. 와인을 많이 마시는 프랑스인은 다른 나라 사람들에 비해 심장병 발병률이 낮다.

뇌졸중은 갑자기 생기지만 병 자체는 서서히 진행된 것이다. 평소 혈액순환이 원활하지 않으면 혈액이 혈관 안에서 점도가 높아지거나 응고되기 쉬워 혈관이 막히는 원인이 된다.

너무 많은 사람이 심혈관계질환으로 제명을 누리지 못하고 세상을 떠난다. 설령 살아 있다 해도 정상적으로 활동하지 못하고 재활운동을 해도 정상으로 회복하기가 어려워 남에게 신세를 지게 된다. 평소 동맥에 혈전이 생기지 않도록 피를 맑게 하는 채소와 효소, 뇌졸중에 좋은 방풍, 천마, 달맞이꽃, 솔순을 먹는 것이 좋다.

방풍

학 명 : *Ledebouriella seseloides* (HOFFM.) WOLFF　　**꽃말** : 섬처녀
한약명 : 방풍(防風)　　　　　　　　　　　　　　　　**다른 이름** : 갯기름나물, 수방풍

분류	산형과의 여러해살이풀
키	1m
꽃	7~8월(백색)
채취	봄(잎), 가을(뿌리)
이용	잎, 뿌리
분포지	전국의 산기슭, 남해의 섬
효능	중풍, 치매, 뇌질환, 반신불수

　뇌졸중은 사회활동의 막을 내리게 하는 무서운 병으로, 심하면 평생 다른 사람에게 의지해야 한다. 전통의서에는 "방풍은 일체의 풍증(風症)을 제거하는 묘약이다"라고 기술되어 있다. 방풍은 풍한습(風寒濕)이 원인이 되어 사지관절의 굴신(屈身)이 안 되는 증상, 춥고 열이 나타나는 전신 통증, 반신불수나 팔과 다리의 근육 경련 증상 등에 좋다.

　방풍은 독성이 없어 식용, 약용으로 가치가 높다. 잎을 따서 김치, 나물, 무침으로 다양하게 먹는다. 유기산과 다당류 효소가 함유되어 있어 면역을 활성화하고 혈액응고를 막아준다.

채취 부위	전초
약리작용	혈액응고지지, 항염, 진경, 항알레르기
약초 만들기	봄에 채취해 그늘에 말려서 쓴다.
식용	봄에 잎을 채취해 끓는 물에 살짝 데쳐 나물로 먹거나 김치를 담가 먹는다.

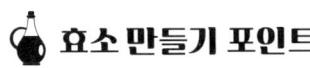 효소 만들기 포인트

설탕 : ×　　　**시럽 : ○**

① 봄에 전초를 채취해 물로 씻어 물기를 뺀 다음 용기나 항아리에 넣는다.
② 시럽을 재료의 30%까지 부어 100일 이상 발효시킨다.
③ 건더기는 건져내고 효소만 용기에 담아 그늘이나 20℃ 내외의 냉장고에 보관한다.

효소요법 엑기스발효액이나 효소원액을 음용할 때는 한 숟가락 정도를 침으로 녹여 먹는다.
외감으로 인한 풍한, 잦은 두통, 목이 뻣뻣해지는 증상, 풍한습비, 골절산통에 효소 1에 생수 3을 희석하여 공복에 음용한다.

민간요법 봄에 잎을 말려서 차로 먹는다

천마

학 명 : *Gastrodia elata* BLUME	꽃말 : 비상
한약명 : 천마(天麻)	다른 이름 : 수자해좆, 적전, 정풍초, 신초

분류	난초과의 여러해살이풀
키	60~100cm
꽃	6~7월(황갈색)
채취	늦가을~봄
이용	뿌리
분포지	전국의 산지의 깊은 숲속
효능	중풍, 뇌질환, 반신불수, 두통, 어지러움

 천마가 하늘에서 떨어져 마목을 치료하였다 하여 하늘 천(天)과 마목(痲木)의 마(痲)를 합해 천마(天麻)라고 한다. 뿌리가 남성의 생식기와 닮았다 하여 '수자해좆', 정력과 스태미나에 좋다 하여 '산뱀장어'라고도 하여 '적전, 정풍초, 신초' 등으로도 부른다.

 천마는 독성이 없어 식용과 약용으로 가치가 높다. 천마에는 점액질, 미네랄, 비타민 A 등이 풍부하며 끈적끈적한 성분인 뮤친(mucin)이라는 당 단백질이다.

 허준이 쓴 《동의보감(東醫寶鑑)》에서 "천마는 말초혈관까지 순환해주는 신효한 약으로 혈관병에 좋다"라고 했듯이 천마는 기혈(氣血)을 소통시켜 통증을 그치게 하고 마비를 풀어준다.

채취 부위	뿌리(괴경)
약리작용	담즙분비 촉진, 진정, 진통, 경련억제
약초 만들기	뿌리를 가을부터 이듬해 봄까지 채취해 사용한다.
천마주 만들기	뿌리를 캐어 물로 씻은 뒤 통째로 용기에 넣고 술을 부어 3개월 후 먹는다.
식용	덩이뿌리를 강판에 갈아 생즙으로 먹거나 우유에 타서 먹는다.
금기	천마를 맨손으로 오랫동안 손질하거나 겉껍질을 벗기면 옥살산칼슘 성분 때문에 피부에 가려움과 염증을 일으킬 수 있다. 이 때 식초 한 숟가락을 물에 타서 헹군다.

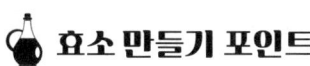 효소 만들기 포인트

설탕 : ×   **시럽 : ○**

① 가을에서 이듬해 봄까지 뿌리를 캐어 물로 씻은 뒤 물기를 빼 적당한 크기로 잘라 용기나 항아리에 넣는다.
② 시럽을 재료의 60%까지 부어 100일 이상 발효시킨다.
③ 건더기는 건져내지 않고 그늘이나 20℃ 내외의 냉장고에 보관한다.

효소요법 엑기스발효액이나 효소원액을 음용할 때는 한 숟가락 정도를 침으로 녹여 먹는다.
뇌 관련 질환에 효소 1에 생수 3을 희석하여 공복에 음용한다.

민간요법 외감으로 인한 풍한, 목이 뻣뻣해지는 증상, 풍한습비, 골절산통, 잦은 두통과 어지럼증에 쓴다.

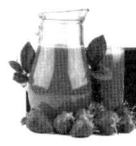
치매에 좋은 효소

몸 안의 수분과 세포를 유지하라

노인요양원이 급속히 늘고 있다.
이따금 건망증 환자처럼 무엇을 자주 잊는가?
식물인간이나 치매 환자는 사람으로서 제구실을 할 수 없다.
가족 중 치매 환자가 있는가?
누군가는 치매 환자를 위해 희생해야 한다.
치매를 예방하려면 인도인처럼 카레를 즐겨 먹어라!

의학이 발전하면서 기대수명이 늘어났지만 이것이 마냥 좋은 일만은 아니다. 치매, 만성질환 등으로 고생하면서 오래 살기를 바라는 사람은 없지만 현실은 그렇지 않은 것이 문제다.

나이가 들면 몸의 장기, 신경, 세포, 뼈, 근육이 노화돼 기능이 떨어진다. 나이가 들면 세포 수가 감소하고 세포나 장기 속의 수분이 줄어들어 장기가 서서히 위축된다. 근육은 40대 이후 해마다 1%씩 감소하여 80세가 되면 최대 근육량의 50% 수준까지 떨어진다.

세포는 인체의 생명현상을 이해하는 최소 단위다. 가장 작지만 인체의 신비를 간직한 세포는 물과 단백질, 핵산, 다당류라는 생체 고분자, 지질, 그 밖에 유기 소분자, 무기 이온류 등으로 이루어져 있다. 세포에서 물을 뺀 나머지는 대부분 단백질로 생명활동에 필요한 화학반응의 촉매 효소로 사용된다.

장수시대에 발병률이 높아지고 있는 치매는 노후의 가장 두려운 질병으로 꼽히고 있다. 2012년 100세 이상 인구 중에서 치매 환자는 34%로, 살아 있어도 살아 있는 것이 아니었다. 2013년 보건복지부 전국 치매유병률 조사에 따르면 2025년에는 치매 환자가 현재 약 54만 명에서 100만 명으로 늘어날 것으로 예상하였다.

뇌질환인 치매는 기억력 감퇴뿐 아니라 학습·계산능력, 판단력, 사고력 등도 함께 떨어뜨린다. 치매에는 뇌에 독성 단백질(아밀로이드)이 쌓여 뇌세포가 파괴되는 '알츠하이머(Alzheimer's disease)'와 뇌혈관이 손상돼 나타나는 '혈관성치매'가 있다. 파킨슨병(Parkinson's disease)은 치매 다음으로 흔한 퇴행성 뇌질환으로, 도파민 신경세포가 손상돼 경직·떨림 같은 운동장애가 나타난다.

전 세계에서 치매와 뇌졸중 발병률이 가장 낮은 나라는 인도다. 인도 사람들은 평소에 카레 원료인 강황을 섭취하기 때문이라고 한다. 강황은 기혈(氣血)과 혈액순환을 돕고 어혈을 제거하므로 종기와 옹종에 좋다. 또 통증을 완화하므로 관절염에 좋고 담즙분비를 촉진해 소화에 좋다. 간기능을 개선하기도 하지만 뇌세포에도 좋은 것으로 알려져 있다.

알츠하이머병은 기억이나 언어의 추리능력을 손상시켜 삶의 질을 현저하게 떨어뜨린다. 평소 알츠하이머병을 예방하려면 비타민C·E와 기타 항산화제, 효소를 꾸준히 섭취해야 한다.

사람은 누구나 생로병사를 거친다. 나이를 먹으면서 인체 내 효소가 점점 줄어 노화 증후가 나타난다. 예를 들면 흰 머리카락은 티로시나아제(tyrosinase)라는 효소 부족으로 생기고 순환기질환은 피브린(fibrin)부족으로 생긴다. 혈전의 형성과 파괴의 균형을 유지해주는 플라스미노겐(plasminogen)과 플라스민(plasmin)에도 효소가 관여한다.

사람의 뇌와 연결되어 있는 뒷목 부위의 '뇌장벽(brain barrier)'이라는 막을 통과할 수 있는 영양소는 한정되어 있는데, 효소가 불특정 단백질이나 거대 분자가 들어가지 못하도록 막아준다. 또 체내 효소가 뇌에서 필요한 한정된 영양소를 작은 단위로 분해해준다.

미국에서 65세 이상 노인을 대상으로 조사한 결과, 적포도주를 매일 3~4잔 음용하는 사람은 그렇지 않은 사람에 비해 노인성 치매(알츠하이머)발병률이 4분의 1에 그쳤다. 평소 세포의 노화를 늦추려면 맑은 공기 속에서 오염이 안 된 물을 마시고 피를 맑게 하는 채소나 발효식품을 섭취해야 한다. 각종 효소와 강황, 키위, 블루베리, 함초 등을 먹으면 좋다.

치매 자가 진단

1. 자기가 놓아둔 물건을 찾지 못한다.
2. 같은 질문을 반복한다.
3. 약속을 잊어버린다.
4. 물건이나 사람의 이름을 대지 못하고 머뭇거린다.
5. 길을 잃거나 헤멘 적이 있다.
6. 계산 능력이 떨어진다.
7. 집 안을 정리하지 못한다.
8. 혼자서는 대중교통 수단을 이용해 목적지까지 가기 힘들다.
9. 옷이 더러워져도 갈아입지 않으려고 한다.
10. 오늘이 며칠이고 무슨 요일인지 잘 모른다.

강황

학 명 : *Curcuma aromatica*　　**꽃말** : 평화
한약명 : 강황(薑黃)　　**다른 이름** : 울금
분 류 : 생강과의 여러해살이풀

분류	생강과의 여러해살이풀
키	50~70cm
꽃	6~7월(황갈색)
채취	봄~여름(잎), 가을(뿌리)
이용	잎, 뿌리
분포지	남부지방(진도), 밭
효능	치매, 당뇨병, 심장질환, 노화예방

　　인도가 원산지인 강황은 고온다습한 지역에 분포하는 열대성 생강과 다년생 식물로 '황금식품', '식물성 웅담'이라는 애칭이 있다. 중국 명나라 때 이시진(李時珍)이 쓴 《본초강목(本草綱目)》에서 "강황은 기(氣)와 혈(血)의 막힘을 개선해주며 모든 질병의 치유에 쓰인다"라고 했듯이 강황은 노화를 억제해준다.

　　강황은 독성이 없어 식용과 약용으로 가치가 높다. 뿌리줄기는 주황색으로 생강처럼 여물지만 속은 노랗다. 강황에 함유된 커큐민(curcumin)은 강력한 항산화 물질로 세포의 산화를 방지할 뿐 아니라 인체의 노화를 촉진하는 활성산소를 제거해준다.

　　싱가포르의 한 대학 연구팀은 카레를 매일 섭취하는 경우 그렇지 않은 경우에 비해 인지기능이 높고 치매 발병률이 낮다는 사실을 밝혀냈다.

　　인도 사람들은 강황의 주재료인 카레를 매일 먹기 때문에 치매 발생률이 세계에서 가장 낮고, 암 발병률 또한 미국인 암 발병률의 7분의 1수준이다.

채취 부위	뿌리(괴경)
약리작용	항암, 살균, 항균
약초 만들기	가을에 뿌리를 캐어 햇볕에 말려서 쓴다.
식용	① 덩이뿌리를 가루 내어 카레로 만들어 감자와 당근을 넣고 다양하게 먹는다. ② 봄과 여름에 잎을 채취해 끓는 물에 살짝 데친 뒤 나물로 먹는다.
금기	한꺼번에 너무 많이 섭취하면 설사할 수 있다.
금기	천마를 맨손으로 오랫동안 손질하거나 겉껍질을 벗기면 옥살산칼슘 성분 때문에 피부에 가려움과 염증을 일으킬 수 있다. 이 때 식초 한 숟가락을 물에 타서 헹군다.

효소 만들기 포인트

설탕 : ×   시럽 : ○

① 가을에 뿌리를 캐어 씻고 물기를 뺀 다음 적당한 크기로 잘라 용기나 항아리에 넣는다.
② 시럽을 재료의 70%까지 부어 100일 이상 발효시킨다.
③ 건더기는 건져내지 않고 그대로 용기에 담아 그늘이나 20℃ 내외의 냉장고에 보관한다.

효소요법 엑기스발효액이나 효소원액을 음용할 때는 한 숟가락 정도를 침으로 녹여 먹는다.
치매, 담즙의 분비를 촉진해 동맥경화, 고혈압, 심장질환, 당뇨병에 응용한다.

민간요법 지방을 제거하므로 다이어트에 쓴다. 봄과 여름에 부드러운 잎을 따서 그늘에 말려 차로 먹는다.
뿌리를 햇볕에 말려 적당한 크기로 자른 다음 가루 내어 찹쌀과 배합해 환으로 만들어 먹는다.
달인물로 치질이나 부스럼이 환부를 씻는다.

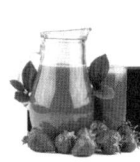
고혈압에 좋은 효소

- 뽕나무
- 오미자

고혈압은 침묵의 살인자

혈압을 정상으로 유지하기는 쉽지 않다.
평소에 혈관질환 위험인자를 줄이는 게 중요하다.
숨이 차다면 의심하라!
고혈압은 모든 심혈관질환의 원인이다.
평소 피를 맑게 하는 채소를 먹어라!
심장에 부담을 주는 스트레스를 피하고 과격한 운동을 삼가라!

100세 장수시대, 암보다 무서운 재앙이 혈전질환이다. 뇌경색, 뇌출혈 등 혈관질환에 걸리면 가족에게 정신적·경제적 부담을 주면서 평생 치료를 받아야 할 뿐 아니라 사회생활의 막을 내리고 남에게 의지해야 한다.

심장은 태어나서 죽을 때까지 1분간 70회 전후의 규칙적인 박동을 계속한다. 80년을 산다고 가정할 때 평생 25억 회 이상 펌프질해서 생명을 유지한다. 우리 몸속의 혈관은 약 10만 킬로미터로 무려 지구 두 바퀴 반에 해당하는 길이다. 심장에서 나온 피는 인체를 한 바퀴 도는 데 1분도 걸리지 않는다.

고혈압은 혈관 속의 혈류량이 많거나 혈관이 좁아져 압력이 높아진 상태다. 고혈압이 장기간 지속되면 혈관이 손상되고 탄력을 잃으며 두꺼워지고 심한 경우 침전물이 떨어져 혈관을 막기 때문에 위험하다.

사람은 나이가 들면서 동맥의 부드러운 내벽이 두꺼워지고 탄력을 잃게 된다. 평소 포화지방을 과다 섭취하면 나쁜 콜레스테롤(LDL)수치가 올라간다. 동맥벽에 지방 침착물이 쌓여 내피가 손상되기 때문이다. 삼겹살, 튀김, 케이크, 아이스크림 등을 좋아하는 식습관은 동맥을 손상시키는 심혈관 시한폭탄을 설치한 것과 같다.

혈액순환에 장애를 일으키는 질환은 대부분 혈중 콜레스테롤 수치가 높거나 심장 관상동맥에 이상이 있을 때 발생한다. 효소가 풍부한 채소, 과일, 발효식품은 혈관 내 혈류를 방해하는 혈전과 노폐물을 직접 제거해 뇌경색증, 뇌출혈, 고혈압, 동맥경화, 고지혈증 등의 예방과 치료에 큰 도움을 준다.

미국 국립보건연구원과 질병통제센터에 따르면 미국인 6,200만 명이 고혈압, 관상동맥심질환, 부족한 혈류로 인한 통증인 협심증, 뇌졸중 등 최소 한 가지 유형의 심혈관계질환을 지니고 있다고 한다.

고혈압은 자각 증상을 전혀 느낄 수 없으므로 평소 혈압을 재어 체크하고 적절히 대처해야 한다. 혈압을 정상으로 유지하기는 쉽지 않다. 평소 혈관질환 위험인자를 줄이는 게 중요하다. 혈전으로 혈관이 막히고 터져 괴사되면 위험하다. 혈관에 부담을 주는 것을 피하고, 심장에 부담을 주는 스트레스나 과격한 운동을 삼가야 한다.

심장을 좀더 안전한 수준으로 끌어내리려면 체중을 적절하게 조절하고 정상 혈압을 유지해야 한다. 담배를 끊고 과격하지 않은 운동을 꾸준히 하며, 혈전이 생기지 않게 피를 맑게 하고 효소가 풍부한 채소, 과일, 미나리, 은행, 연꽃, 전통차를 섭취해야 한다.

꾸지뽕은 가바와 루틴 성분이 있어 혈압을 낮춰주고 모세혈관이 탄력성을 회복해 혈액 흐름을 좋게 한다.

뽕나무

학 명 : *Morus alba* 　　　　　　　꽃말 : 신뢰
한약명 : 상엽(桑葉), 상지(桑枝), 상백피(桑白皮)　　다른 이름 : 상수, 오디나무, 뽕, 상목

분류	뽕나뭇과의 갈잎큰키나무
키	5~10cm
꽃	4~6월
채취	수시(잎), 6월(열매), 가지와 뿌리(1년 내내)
이용	잎, 열매, 줄기껍질, 뿌리
분포지	전국의 야산이나 밭둑
효능	고혈압, 당뇨병, 황달, 천식

　뽕나무는 예부터 "임도 보고 뽕도 딴다"는 남녀 애정관계를 논할 때 흔히 등장한다. 조선시대에 비단을 생산하기 위해 뽕나무를 심도록 장려하여 실용적으로 활용했지만 먹을 것이 귀할 때는 뽕나무 속껍질을 말려 떡과 죽으로 만들어 먹었다.

　식품의약품안전처는 최근 뽕나무를 식용이 가능한 식용으로 선정했다. 뽕나무는 독성이 없어 식용과 약으로 가치가 높다. 잎, 열매(오디), 줄기, 뿌리를 모두 쓴다.

　뽕잎에 들어 있는 폴리페놀 성분이 노화를 억제하고 루틴성분은 모세혈관을 튼튼하게 해준다. 뽕나무 열매인 오디에는 포도당, 타닌산, 능근산, 칼슘, 비타민 A와 D가 함유되어 있다. 말라죽은 뽕나무에서 나오는 상황버섯은 암에 좋다.

채취 부위	잎, 열매, 줄기, 뿌리, 고사목(상황버섯)
약리작용	혈압 강하, 이뇨, 진정
약초 만들기	약초를 만들 때는 잎은 따서, 뿌리는 수시로 캐서 껍질을 벗겨 말려서 쓴다.
오디주	여름에 검게 익은 열매를 따서 용기에 소주를 붓고 밀봉하였다가 한 달 후 먹는다.
식용	① 봄에 어린잎을 따서 나물로 무쳐 먹거나 깻잎처럼 간장에 재어 장아찌로 먹는다. ② 여름에 검게 익은 오디를 따서 생으로 먹는다.
금기	천마를 맨손으로 오랫동안 손질하거나 겉껍질을 벗기면 옥살산칼슘 성분 때문에 피부에 가려움과 염증을 일으킬 수 있다. 이 때 식초 한 숟가락을 물에 타서 헹군다.

효소 만들기 포인트

설탕 : ○   시럽 : ×

① 늦은 봄에 오디를 따서 용기에 넣고 설탕을 80%까지 넣어 100일 이상 발효시킨다.
② 봄에 뽕잎을 따서 잘게 썰어 용기에 넣고 설탕을 50%까지 넣어 100일 이상 발효시킨다.
③ 건더기는 건져내지 않고 그대로 용기에 담아 그늘이나 20℃ 내외의 냉장고에 보관한다.

효소요법 엑기스발효액이나 효소원액을 음용할 때는 한 숟가락 정도를 침으로 녹여 먹는다.
당뇨병, 고혈압에 응용한다.

민간요법 가을부터 겨울에 뿌리를 채취해 겉껍질을 벗겨내고 속의 흰 껍질을 말려서 가루를 낸 다음 물에 타서 먹거나, 차관이나 주전자에 말린 뽕잎을 넣고 약한 불로 끓여서 건더기는 건져내고 차로 마신다.
잎에서 나오는 하얀 즙액은 버짐, 종기, 외상출혈 이나 벌레를 물렸을 때 환부에 바른다.

오미자

학 명 : *Schisandra chinensis* (Turcz.) Baill   꽃말 : 결실
한약명 : 오미자(伍味子)   다른 이름 : 문합, 현급, 금령자, 홍내소

분류	목련과의 갈잎덩굴나무
길이: 5cm	9월(흰색)
꽃	6~7월(흰색)
채취	9월(과실이 완전히 성숙했을 때)
이용	전초, 열매
분포지	전국의 산지 경사면(남오미자는 남부지방과 섬, 흑오미자는 제주도)
효능	고혈압, 당뇨병, 해수, 인후염

오미자는 해발 300~500m에서 생육이 좋고 군총을 이루어 자란다. 신맛, 단맛, 짠맛, 매운맛, 쓴맛 5가지 맛이 나서 '오미자'라고 한다. 열매나 과육에는 신맛, 껍질에는 단맛, 씨에는 매운맛과 쓴맛·짠맛이 있어 오장육부에 좋다.

허준이 쓴《동의보감(東醫寶鑑)》에서 "오미자는 폐를 보하고 콩팥을 돕는 목적과 기침멎이약, 수렴 약, 자양강장 약, 입안 갈증해소, 가래멎이 등을 목적으로 달여 먹는다"라고 했듯이 목을 많이 쓰는 사람에게 좋다.

오미자에는 독이 없어 식용, 약용으로 가치가 높다. 비타민 A와 C, 유기산이 많이 함유되어 폐와 기관지, 신장의 기능을 도와주며 몸 안의 체액을 늘려준다.

채취 부위	잎, 열매, 줄기
약리작용	혈압 강하, 흥분, 강장
약초 만들기	가을에 성숙한 열매를 채취해 그늘에 말려서 쓴다.
오미자주	가을에 빨갛게 익은 열매를 따서 용기에 소주를 붓고 밀봉했다가 한 달 후 먹는다.
식용	① 봄에 어린잎을 따서 나물로 무쳐 먹거나 깻잎처럼 간장에 재어 장아찌로 먹는다. ② 줄기를 채취해 물에 담가 우린 물로 두부 만들 때 간수 대신 사용한다.
금기	신맛이 강하여 많이 복용하면 기혈이 막힐 수 있다.

🍶 효소 만들기 포인트

설탕 : ○   시럽 : ×

① 가을에 빨갛게 익은 오미자 열매를 송이째 딴다.
② 설탕을 100%까지 넣고 버무린 뒤 용기에 담는다.
③ 햇볕이 들지 않는 서늘한 곳에서 100일 이상 발효시킨다.
④ 건더기는 건져내지 않고 용기에 담아 그늘이나 20℃ 내외의 냉장고에 보관한다.

효소요법 엑기스발효액이나 효소원액을 음용할 때는 한 숟가락 정도를 침으로 녹여 먹는다.
당뇨병, 고혈압, 해수, 천식, 기관지염, 인후염, 편도선염에 응용한다.

민간요법 가을에 빨갛게 익은 열매를 따서 씨를 제거한 후 말려서 물에 우려 차로 먹거나 가루를 내어 찹쌀과 배합해 만들어 식후에 30~40알 먹는다.

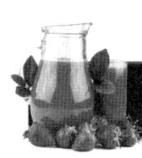
비만과 변비에 좋은 효소

- 함초
- 둥글레
- 우엉

내 몸의 시한폭탄 비만

과도한 지방은 만병의 근원이다.
스트레스는 비만을 부른다.
복부비만과 내장지방을 줄여라!
건강의 왕도는 걷기다.
잘 먹고 잘 싸야 건강하다.
영국 속담에 "사람은 칼로 죽는 것이 아니라 음식으로 죽는다"라고 했다.

서양의학에서는 병의 원인을 인체의 불균형, 잘못된 생활습관, 스트레스, 세균, 외상, 정신장애와 각종 사고 등으로 본다. 체지방이 과도하게 쌓이고 살이 찌는 비만은 여러 질병 가운데 성인병의 원인이 된다. 당뇨병, 동맥경화, 심장병, 고혈압 또한 수명이나 삶의 질에 영향을 미친다.

우리 몸은 중년이 되면서 살이 찌는 것을 피하기 어렵다. 나이가 들면서 살이 찌는 것은 성장 호르몬의 감소에 따른 일종의 노화현상이다. 비만은 단순히 외모 문제 만이 아니라 고혈압, 당뇨병, 심근경색 등 각종 성인병의 근원이라서 치명적이다.

나이가 들면서 살이 찌는 것은 국가적 문제다. 남자의 경우 91cm(36인치)이상, 여자의 경우 86cm(34인치) 이상이면 복부비만으로 볼 수 있다.

비만은 지방조직 중 중성지방 비율이 높아진 상태로, 칼로리 과다 섭취나 고열량·저영양 섭취에 따른 대사장애로 칼로리로 전환되지 못하고 지방으로 축적되어 생기는 현상이다. 복부비만을 방치하면 심한 경우 동맥경화가 진행되며 심장질환 또는 뇌졸중이 발생하거나 여러 가지 사망 원인이 될 수 있다.

스트레스를 받게 되면 혈중 스트레스 호르몬인 코르티코스테론(corticosterone)이 증가해 음식 섭취를 늘리는 물질인 도파민, 뉴로펩티드 Y, 오피오이드, 코르티솔 같은 물질을 자극해 내장지방 축적형 비만을 형성하여 살이 찌는 원인이 된다.

사람은 잘 비워야 오래 산다. 어제 똥을 누고 오늘도 똥을 누다가 죽는 사람은 없다. 똥을 보면 건강을 알 수 있다. 여기서 배변 습관이 중요하다. 정확한 시간에 배변을 해야 한다. 건강한 사람의 대변은 굵기가 2cm, 길이가 10~15cm라고 한다. 육식을 위주로 하는 사람의 배변량은 하루에 100g 정도이지만 채식을 위주로 하는 파푸아뉴기니 사람은 하루에 1kg으로 세계 최고다.

변비에서 설사로, 다시 설사에서 변비로 장기간 반복되는 것은 '과민성대장증후군'으로 건강에 적신호다. 변비나 설사가 반복되면 대장 어디에 혹이 있는지 의심해야 한다.

음식을 먹고 난 후 배가 더부룩하면 삶의 질이 떨어지고 비만의 원인이 된다. 주역(周易)에 복육분천수(腹六分天壽)라는 말이 있듯이 위의 60%만 먹어야 한다는 경종이지만 필자는 새처럼 30%만 먹어야 한다고 주장한다. 살이 찌지 않으려면 채소 중심으로 먹고 해가 진 다음에는 동물처럼 음식을 먹지 않아야 한다. 중국 속담처럼 채식이야말로 백약(百藥)이다.

바다의 각종 미네랄과 효소가 들어 있는 함초는 장내에 들어가 장벽(障壁)에 붙어 있는 지방질 비슷한 노폐물을 분해해서 몸 밖으로 배출해 숙변을 없애준다. 지방을 분해하는 효소인 리파아제는 근육이 움직여야 작동하므로 하루에 30분 이상 걷거나 운동을 해야 한다.

함초

| 학 명 | : *Salicornia herbacea* | 꽃말 | : 야망 |
| 한약명 | : 퉁퉁마디(鹽草) | 다른 이름 | : 신초, 복초, 염초, 신풀 |

분류	명아줏과의 한해살이풀
키	3~5m
꽃	8~9월
채취	4~10월(4월 녹색, 6월 노란색, 8~9월 붉은색, 10월 갈색)
이용	줄기마디, 뿌리
분포지	서해안이나 남해안 바닷가 갯벌이나 섬
효능	숙변제거, 비만, 면역력, 당뇨병

함초는 약초로 관심을 끌지 못하다가 방송에서 건강에 좋다고 소개되면서 '갯벌의 산삼', 잎이 없으므로 '퉁퉁마디'라고 한다.

함초는 독성이 없어 식용, 약초로 가치가 높다. 하루에 1~2번 바닷물이 들고 나는 곳에서 4~9월까지 채취할 수 있고 마디줄기, 뿌리, 생초 모두 쓸 수 있다.

함초에는 바닷물에 있는 다양한 미네랄 성분이 많고 사포닌 성분이 들어 있다. 아미노산, 타우린이 40%나 함유되어 있어 김의 40배, 시금치의 200배나 된다. 칼슘은 우유의 5배, 철분은 해조류의 2~5배, 요오드는 하루 권장량의 8배가 들어 있을 뿐 아니라 섬유질, 다당체, 아미노산, 베타인, 칼륨, 마그네슘, 철분, 요오드 등 90여 종이 함유되어 있다.

채취 부위	생초, 줄기, 뿌리
약리작용	혈당 강하
약초 만들기	4월에 녹색, 6월에 노란색, 8~9에 붉은색, 10월에 갈색일 때 통째로 채취해 그늘에 말려서 쓴다.
함초주 만들기	생초를 채취해 물로 씻어 물기를 뺀 다음 용기에 넣고 술을 부었다가 3개월 후 먹는다.
식용:	① 함초를 가루 내어 양념으로 쓴다. ② 생초를 나물로 무쳐 먹거나 김치를 담가 먹는다. ③ 생초를 달인 육수로 수제비, 칼국수, 냉면을 만들어 먹는다.
금기	천마를 맨손으로 오랫동안 손질하거나 겉껍질을 벗기면 옥살산칼슘 성분 때문에 피부에 가려움과 염증을 일으킬 수 있다. 이 때 식초 한 숟가락을 물에 타서 헹군다.

효소 만들기 포인트

설탕 : ○   시럽 : ○

① 함초를 가루 내어 양념으로 쓴다.
② 생초를 나물로 무쳐 먹거나 김치를 담가 먹는다.
③ 생초를 달인 육수로 수제비, 칼국수, 냉면을 만들어 먹는다.

효소요법 엑기스발효액이나 효소원액을 음용할 때는 한 숟가락 정도를 침으로 녹여 먹는다.
당뇨병. 숙변제거에 응용한다.

민간요법 생초나 줄기를 통째로 뜯어 그늘에 말려 가루를 낸 뒤 환을 만들어 후에 30~40알 먹는다.

둥굴레

학 명 : *Polygonatum odoratum* var. *pluriflorum*
한약명 : 옥죽(玉竹)

꽃말 : 헌신
다른 이름 : 토죽, 황정, 필관채, 옥슬

분류	백합과의 여러해살이풀
키	40~70cm
꽃	6~7월(흰색)
채취	9~10월(뿌리)
이용	뿌리
분포지	낮은 산의 숲속이나 밭
효능	고혈압, 당뇨병, 허약체질, 혈액순환

 조선시대에 임금이 둥굴레 새순을 즐겨 먹었다 하여 '옥죽(玉竹)', 신선(神仙)을 추구하는 도가의 선인들이 밥 대신 먹었다 하여 '선인반(仙人飯)', 중국의 명의 화타가 옥죽을 즐겨 먹었다 하여 신선의 '신비의 풀'이라는 애칭이 있다.

 둥굴레는 흔히 황정이라 하며 독이 없고 꽃과 잎이 아름다워 관상용, 식용, 약용으로 가치가 높다. 원기회복에 좋고 자양강장에도 좋다.

 이시진이 쓴 본초강목(本草綱目)에서는 둥굴레를 인삼 대용으로 썼다고 하였고 《황제내경(黃帝內經)》에서는 둥굴레를 '자양지초(滋養芝草)'라고 하여 300일을 먹으면 귀신을 볼 수 있다고 했다.

채취 부위	덩이뿌리
약리작용	혈압 강하, 혈당 강하, 관상동맥의 혈류량 증가
약초 만들기	가을에 덩이뿌리를 캐어 잔뿌리를 제거하고 황색으로 될 때까지 햇볕에 말려서 쓴다.
옥죽주 만들기	가을부터 이듬해 봄까지 뿌리를 캐서 잔뿌리를 제거한 후 쪄서 용기에 넣고 술을 부어 밀봉했다가 3개월 후 먹는다.
식용	① 봄에 어린순을 따서 끓는 물에 살짝 데친 뒤 나물로 무쳐 먹는다. ② 잎을 튀김, 부침, 샐러드를 해서 먹거나 삶아서 묵나물로 먹는다.
금기	오미자와 같이 먹지 않는다.

🍶 효소 만들기 포인트

설탕 : ×   **시럽 : ○**

① 가을부터 이듬해 봄까지 덩이뿌리를 캐어 잔뿌리를 제거한 후 적당한 크기고 잘라 용기나 항아리에 넣는다.
② 시럽을 재료의 잎은 30%, 덩이뿌리는 100%까지 부어 100일 이상 발효시킨다.
③ 건더기는 건져내지 않고 용기에 담아 그늘이나 20℃ 내외의 냉장고에 보관한다.

효소요법 엑기스발효액이나 효소원액을 음용할 때는 한 숟가락 정도를 침으로 녹여 먹는다.
고혈압, 당뇨병. 허약체질, 기혈이 정체되었을 때 응용한다.

민간요법 봄에 둥굴레의 어린잎을 따서 나물로 먹거나 덩이뿌리를 캐서 잔뿌리를 제거한 후 햇볕에 말려 차로 마신다.
잎과 줄기를 짓찧어 기미, 주근깨, 검버섯에 바른다.

우엉

학 명 : *Arctium lappa*	꽃말 : 포용
한약명 : 우방자(牛蒡子), 우방근(牛蒡根)	다른 이름 : 악실, 오실, 우채자, 서섬자 대도자

분류	국화과의 두해살이풀
키	40~70cm
꽃	7월(암자색)
채취	8~9월
이용	뿌리
분포지	전국의 밭
효능	당뇨병, 인후염, 편도선염, 기침, 거담

예부터 우엉의 잎과 뿌리를 소(牛)의 먹이로 썼기 때문에 '우채(牛菜)', 소가 우엉을 먹으면 힘을 낼 수 있다 하여 '우력대(牛力大)', 열매 껍질에 가시가 빽빽하게 나 있어 사람의 옷에 달라붙어 귀찮게 하기 때문에 '악실(惡實)', 일본에서는 삼(蔘)에 버금간다 하여 '동양삼(東洋蔘)' 또는 우편채(牛鞭菜)'라 부른다.

우엉은 성질이 따뜻하고 맛은 달며 독이 없어 식용, 약용으로 가치가 높다. 우엉에 들어 있는 카로틴 함량은 당근보다 287배나 많다. 뿌리 채소 중에서 칼슘이 풍부해 중년 이후 골감소증이나 골다공증 예방과 치료에 도움이 된다.

우엉에는 인슐린인 이눌린 성분이 있어 혈당치를 떨어뜨린다. 우엉의 단백질에는 아르지닌이라는 아미노산이 많은데, 이것이 대사 작용의 부산물로 생기는 요산과 독소를 분리해 몸 밖으로 내보내기 때문에 통풍을 예방한다.

채취 부위	뿌리
약리작용	이뇨, 진균, 혈당 저하, 항암
약초 만들기	가을에 뿌리를 캐서 햇볕에 말려 쓴다.

식용	① 봄에 어린잎을 따서 끓는 물에 살짝 데쳐 나물이나 무침으로 먹는다. ② 가을에 뿌리를 캐서 물로 씻은 뒤 잘게 썰어 반찬으로 만들어 먹는다. ③ 우엉의 뿌리껍질을 벗겨내고 강판에 갈아 우유를 타서 먹는다. ④ 조림, 장아찌, 김치, 짓찧어 빈대떡으로 먹는다.

효소 만들기 포인트

설탕 : ×   시럽 : ○

① 가을에 덩이뿌리를 캐어 물로 씻은 뒤 마르기 전에 적당한 크기로 잘라 용기나 항아리에 넣는다.
② 시럽을 재료의 잎은 60%까지 부어 100일 이상 발효시킨다
③ 건더기는 건져내지 않고 용기에 담아 그늘이나 20℃ 내외의 냉장고에 보관한다.

효소요법 엑기스발효액이나 효소원액을 음용할 때는 한 숟가락 정도를 침으로 녹여 먹는다.
당뇨병. 인후염, 편도선염에 응용한다.

민간요법 편도선염에는 종자 10g + 5g을 달여 먹는다. 치통에는 우엉뿌리를 즙을 내서 수시로 입안을 헹군다.
음식을 먹고 소화가 안 될 때나 고기를 먹고 체했을때는 뿌리를 달여 먹는다. 뿌리나 줄기에서 나오는 진을 채취해 피부병, 부스럼, 염증 등에 쓴다. 우엉은 독과 염증을 풀 때나 발진과 두드러기를 없애는 데 쓴다.

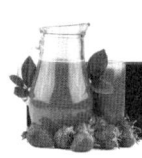
우울증에 좋은 효소

- 호두나무
- 산국
- 자귀나무

한국인 20%가 앓는 마음의 병

몸이 아프면 병원에 간다
마음이 몸의 건강을 좌우한다.
마음이 아프면 어디로 가야 하나?
자살 원인 80%는 우울증이니
늦기 전에 점검하라!
삼계탕은 삼복더위에 먹는 음식이고 중화탕은 마음으로 복용하는 약이다.

흔히 마음의 병이라고 하는 우울증은 뇌의 변화에 따른 질병이다. 뇌의 신경조직안에서는 감성을 조절하는 세로토닌과 도파민, 노르에피네프린 등의 신경전달물질이 끊임없이 분비되어야 한다. 하지만 이성과 감정을 조절할 수 있는 물질이 적게 분비되어 뇌의 균형 상태가 깨지면서 마음이 불안하고 우울한 상태가 지속되어 삶의 질이 떨어진다.

우울증에 빠지면 스트레스 호르몬의 분비량이 늘어나 뇌와 심장, 근육 등 주요 장기로 가는 혈류는 증가하지만 신장이나 간, 소화기관으로 가는 혈류가 감소하므로 수면장애, 소화불량 등의 증상을 호소하는 경우가 많다.

우울증은 잠을 못 이루고 대인기피증을 동반하므로 이해를 해주어야 한다. 우울증은 쉽게 낫는 병은 아니지만 자연을 가까이하고 정확한 진단을 받아 항우울제 치료를 적극적으로 받으면 완치가 가능한 질환이다. 항우울제는 뇌의 신경전달물질의 불균형을 바로잡아 준다. 식물 중에는 인체를 닮은 것이 많다. 뇌를 닮은 호두나 혈관 속 피를 맑게 하는 국화차, 자귀꽃차 등을 장복하면 좋은 효과를 볼 수 있다.

살면서 스트레스로 인한 분노, 적대감, 불안 등 마음이 느끼는 부정적 감정은 우리 몸을 병들게 한다. 미국 대통령 링컨, 영국 수상 처칠, 만유인력의 법칙을 발견한 뉴턴은 평생 우울증에 시달렸고, 화가 고흐, 작가 헤밍웨이, 버지니아 울프 등은 우울증 끝에 자살로 생을 마감했다.

우울증의 가장 큰 문제는 삶의 질이 떨어지고 극단적인 자살로 이어질 수 있다는 것이다. 대체로 여성은 우울증 상태를 호소하지만 남성은 호소를 하지 않는 경향이 있다.

자가 진단법

1. 사소한 일에 신경이 쓰인다.
2. 사는 것이 의욕이 없고 만사가 귀찮다.
3. 모든 일이 비관적이고 불안하다.
4. 잠을 설치고 수면 중 1회 이상 깬다.
5. 한 달 사이에 체중이 3kg 이상 늘거나 줄었다.
6. 집중력이 떨어지고 건망증이 심하다.
7. 매일 줄고 싶은 생각이 든다.
8. 잦은 두통, 소화기 장애 등이 2주 이상 계속된다.

호두나무

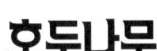

| 학 명 | : *Juglans sinensis* Dode | 꽃말 | : 지성 |
| 한약명 | : 호도(胡桃) | 다른 이름 | : 만세자 |

분류	가래나뭇과의 갈잎큰키나무
키	15~20cm
꽃	4~5월(연한 녹색)
채취	8~10월(열매)
이용	열매 속 알갱이
분포지	중부 이남이나 밭둑
효능	천식, 우울증, 변비, 자양강장

　예부터 우리 민족 고유의 명절인 정월대보름에 호두, 잣, 땅콩으로 부럼을 깨면서 한 해의 건강과 풍년을 빌었다.

　호두는 식용, 약용으로 가치가 높다. 단백질, 탄수화물, 칼슘, 인정, 카로틴, 비타민, 미네랄, 지방을 함유하고 있다. 속알갱이는 영양가가 풍부하고 소화흡수가 잘 되므로 중병을 앓고 난 환자에게 좋다.

　이시진이 쓴 본초강목(本草綱目)서는 "호두는 기를 보하고 혈을 기른다. 담을 없애주며 수염과 머리카락을 윤택하게 해준다. 종독을 흩어버린다"라고 했고, 《본초비요(本草備要)》에서는 "호두는 폐를 따뜻하게 하고 장을 부드럽게 해준다. 천식, 요통, 심복의 모든 통증을 다스린다"라고 했다.

채취 부위	종자
약리작용	소염, 살균
약초 만들기	① 가을에 열매를 따서 과육과 껍질을 벗기고 단단한 외피를 깬 뒤 속 알갱이를 쓴다. ② 줄기껍질은 수시로 채취해 그늘에 말려서 쓴다.
식용	① 호두 속 알갱이를 생으로 먹는다. ② 법제하여 기름을 짜서 한 숟가락씩 먹는다.
호두기름 만들기	밥솥에 쌀을 적당히 넣고 물을 많이 부어서 끓기 시작하면 호두 속 알갱이를 보자기에 싸서 쌀뜨물로 3번 이상 법제한 후 말려서 살짝 볶아 기름을 짠다.
보관	호두나무 열매는 껍데기가 단단해 오랜 기간 저장이 가능하다. 호두기름을 장기간 보관할 때는 냉장고에 넣거나 소금 속에 묻어둔다.
금기	호두에는 덕이 약간 있으니 한꺼번에 많이 먹지 않는다.

🏺 효소 만들기 포인트

설탕 : ×   시럽 : ○

① 여름에는 미성숙 과실의 외가피, 가을에는 열매를 따서 외가피를 벗기고 겉껍데기를 깬 뒤 속알갱이만 용기나 항아리에 넣는다.
② 시럽을 재료의 60%까지 부어 100일 이상 발효시킨다.
③ 건더기는 건져내고 용기에 담아 그늘이나 20℃ 내외의 냉장고에 보관한다.

효소요법 엑기스발효액이나 효소원액을 음용할 때는 한 숟가락 정도를 침으로 녹여 먹는다.

기침, 천식, 우울증, 변비, 자양강장에 응용한다.

민간요법 귀의 염증과 분비액이 나오는 곳에 기름을 바르고 만성변비에 뿌리를 달여 먹는다.

미성숙 과실의 외가피를 위 통증에 쓴다.

잎을 달인 물을 피부염에 쓴다.

산국

학 명 : *Chrysanthemum boreale* (Makino) Makino
한약명 : 야국(野菊)
꽃말 : 고상하다
다른 이름 : 봉래화

분류	국화과의 여러해살이풀
키	1~1.5m
꽃	9~10월(노란색)
채취	10월
이용	꽃
분포지	전국의 산과 들
효능	고혈압, 동맥경화, 혈액순환, 청열, 피부병

국화는 관상용과 약용으로 나누는데 감국(甘菊)이 약재로 가치가 높다. 이시진이 쓴 본초강목(本草綱目)에는 "감국차를 오랫동안 복용하면 혈기가 좋고 몸을 가볍게 하며 쉬 늙지 않는다. 위장을 평안케 하고 오장을 도우며 사지를 고르게 하고 감기, 두통, 현기증에 유효하다"라고 기록되어 있다.

감국에서 항산화 활성을 지닌 성분은 리나린(linarin), 루테올린(luteolin), 아피제닌(apigenin), 아카세틴(acacetin) 등 플라보노이드 성분이다. 모두 항염증, 항바이러스 활성 효능을 지녔다. 감국은 눈을 밝게 하고 간기능을 개선해준다.

약리실험에서 심장의 관사아동맥과 말초혈관을 확장하는 효과가 있어 혈압을 내려준다고 밝혀졌다. 감국 추출물로 아토피 치료와 기미 방지 효능을 연구 중이다.

채취 부위	꽃
약리작용	혈압 강하, 항암, 항염, 항바이러스
약초 만들기	가을에 꽃을 따서 그늘에 말려서 쓴다.
국화차 만들기	① 가을에 노란 국화를 통째로 따서 그늘에 말린 뒤 찻잔에 끓는 물을 넣고 우려 마신다. ② 꽃차의 일종인 국화차는 일반 녹차를 우릴 때보다 조금 더 높은 온도인 90도 정도의 뜨거운 찻물에 우린다.
국화기름 만들기	산국화를 수증기로 증류하여 만든다.

효소 만들기 포인트

설탕 : ×   시럽 : ○

① 봄에 어린잎만 따서 용기나 항아리에 넣는다.
② 시럽을 재료의 30%까지 부어 100일 이상 발효시킨다.
③ 건더기는 건져내고 용기에 담아 그늘이나 20℃ 내외의 냉장고에 보관한다.

효소요법 엑기스발효액이나 효소원액을 음용할 때는 한 숟가락 정도를 침으로 녹여 먹는다.
고혈압, 동맥경화, 혈액순환, 청열, 피부병에 응용한다.

민간요법 피부병에는 감국을 끓인 물로 씻는다.
기억력 증진과 치매 예방에 감국차를 마신다.

자귀나무

학　명 : *Albizia julibrissin*　　　　**꽃말** : 환희
한약명 : 합환(合歡皮)　　　　**다른 이름** : 합환목, 합혼수, 야합수, 여설목

분류	돌나물과의 여러해살이풀
꽃	9월(흰색)
키	1~1.5cm
채취	여름~가을
이용	전체
분포지	중부 이남, 지붕 위, 바닷가의 바위
효능	암, 간염, 청열해독(淸熱解毒), 이습(利濕), 통경(通經), 폐렴, 특히 종기에 붙이면 고름을 빨아내는 효과가 크다.

　자귀나무는 밤에 잎이 마주 겹쳐지므로 합혼수(合昏樹), 잎이나 꽃을 차로 달여 먹으면 부부 금술이 좋아진다 하여 '애정수(愛情樹)', 꽃술이 비단처럼 생겼다 하여 '비단나무(Silk tree)', 꽃을 따서 말린 뒤 베개 속에 넣어두었다가 꺼내 차로 만들어 남편에게 마시게 하니 부부 금술이 좋아졌다 하여 '기쁨을 함께하는 나무'라는 애칭이 있다.

　허준이 쓴《동의보감(東醫寶鑑)》에서 "합환피는 성질이 평하고 맛은 달며 독이 없다. 오장을 편하게 하고 정신과 의지를 안정시키며 근심을 없애고 마음을 즐겁게 한다"라고 했듯이 꽃을 차로 마시면 좋다.

　자귀나무는 독이 없고 꽃이 화려하고 아름다워 정원수, 관상수, 가로수, 식용, 약용으로 가치가 높다. 꽃, 잎, 줄기껍질, 뿌리 모두를 약초로 쓴다. 비타민C, 사포닌, 타닌, 알칼로이드 성분이 함유되어 있다.

제10장 효소가 기본이다

채취 부위	꽃, 잎
약리작용	소염, 진통
약초 만들기	잎은 봄부터 여름까지 채취하고 꽃은 필 때, 줄기와 껍질은 가을부터 이듬해 봄까지 채취해 잘게 썰어 그늘에 말려서 쓴다.
합환주 만들기	꽃, 줄기나 뿌리껍질을 적당한 크기로 잘라 용기에 넣고 소주를 부어 밀봉했다가 3개월 후 먹는다.
식용	봄에 자귀나무의 어린잎을 따서 끓는 물에 살짝 데쳐 나물로 먹는다.

효소 만들기 포인트

설탕 : ×   시럽 : ○

① 꽃과 잎을 따서 용기나 항아리에 넣고 시럽을 재료의 25%까지 부어 100일 이상 발효시킨다.
② 줄기, 뿌리껍질을 채취해 마르기 전에 물로 씻어 물기를 빼고 용기나 항아리에 넣은 뒤 시럽을 재료의 80%까지 부어 100일 이상 발효시킨다.
③ 건더기는 건져내고 용기에 담아 그늘이나 20℃ 내외의 냉장고에 보관한다.

효소요법 엑기스발효액이나 효소원액을 음용할 때는 한 숟가락 정도를 침으로 녹여 먹는다.
진통, 늑막염, 타박상, 이뇨, 구충에 응용한다.

민간요법 불면증에 꽃을 달여 먹고 비누가 없던 시절에는 자귀나무 잎을 끓여서 즙을 내어 의복 세탁에 사용했다.
꽃이나 잎을 따서 그늘에 말려 차관이나 주전자에 넣고 끓인 뒤 꿀을 타서 차로 마신다.
줄기나 뿌리껍질을 햇볕에 말려서 가루를 낸 뒤 찹쌀과 배합해 환으로 만들어 식후에 30~40알 먹는다.

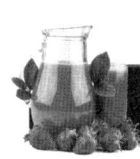
여성질환에 좋은 효소

- **익모초**
- **당귀**

여성의 건강은 가족의 건강!

여성은 인체구조상 남성보다 병에 걸리기 쉽다.
세상을 보기 전에 몸이 먼저다.
매 순간 자신의 일을 사랑하라!
오늘부터 좋아하는 일을 하라!
만병의 근원인 스트레스를 관리하라!
자연식 위주의 균형식을 하라!
마음을 산책할 수 있는 휴식 스케줄을 만들라!
건강의 왕도인 걷기와 등산을 하라!
내 몸을 먼저 챙겨야 한다.

최근 우리는 100세 장수를 자연스럽게 받아들이고 있다. 누구나 건강하게 살다가 삶을 마치기를 원하지만 현실은 그렇지 않다. 65세 이상 중에서 10명 중 8명이 성인병인 고혈압이나 당뇨 등 만성질환을 앓고 있기 때문이다. 여기에 젊어서부터 서구식 식습관인 육류 위주의 고지방질 식사와 인스턴트식품을 선호하면서 불건강한 몸이 된지 오래다.

중년 여성은 중년 남성보다 병에 걸리기 더 쉽다. 한림대 의대 노용균 교수는 "여성이 평균수명은 남성보다 길지만 각종 질병을 앓는 비율은 남성보다 높은 것으로 알려져 있다"라고 했고, 성균관대 의대 유준헌 교수는 "인체구조상 여성은 적어도 10가지 이상 남성과 다른 건강상 특징을 가지고 있다"라고 말했다.

보건복지부와 통계청 자료에 따르면 질병별 병을 가지고 있는 확률인 유병률은 철결핍성 빈혈의 경우 여성이 남성의 3.8배, 관절염은 2.6배, 정신질환은 2.3배, 암과 고혈압성 질환은 1.8배, 당뇨와 갑상선 질환은 1.5배, 치과질환은 1.3배, 편두통은 1.5배 여성이 남성보다 많은 것으로 나타났다.

예전보다 살기는 나아졌는데 이처럼 여성의 건강도가 떨어지는 원인은 잘못된 생활과 식습관, 운동부족에 있다. 또 여성이 잔병치레를 하면서도 건강문제를 좀 더 근본적으로 해결하기보다는 소홀히 취급하는 사회적·문화적 분위기를 꼽을 수 있다.

여기에 여성 특유의 임신, 출산, 폐경의 신체적 특징을 중요한 요인으로 지적할 수 있다. 여성은 남성보다 바이러스에 대한 면역력이 강하다. 하지만 여자라는 이유로 한 달에 한 번 겪어야 하는 '덫'인 생리통은 물론 여성은 남성에 비하여 감정을 조절하는 세로토닌 호르몬이 덜 분비되기 때문에 우울증에 노출되기 쉽다. 여성이 남성보다 소화시간이 길어 변비와 장염에 노출되고, 안구가 작고 비루관이 좁아 안과질환에 쉽게 노출되며, 출산의 영향으로 요실금이 많고, 인대가 약해 골다공증과 관절염에 걸릴 확률이 높다. 남성과 인체구조상 유방, 자궁, 심장, 비뇨기계, 무릎, 뼈와 관절이 다르기 때문에 쉽게 병에 노출된다.

가족에 대하여 헌신적인 여성은 중년이 되면 자신의 건강을 날마다 꽃을 돌보듯이, 도자기를 빚듯이 챙겨야 한다. 병에 걸렸을 때 가족에게 위로를 받을 수 있지만 내 몸을 고쳐주지는 못하기 때문에 나 자신이 몸을 돌보는 지혜와 실천이 필요하다.

중년이 되어 운동과 다이어트를 꾸준히 해보지만 아랫배가 나오는 것과 가파른 계단을 오를 때 숨차는 것은 폐와 심장 질환 때문일 수 있다. 평소에 잦은 감기와 사소한 병을 방치하면 큰 병을 일찍 발견할 수 있는 기회를 놓치게 된다.

이제 어지간히 노력해서 건강을 지킬 수 없다. 건강은 저절로 주어지는 게 아니라 올바른 전략을 세워 실천해야 하는 시대가 됐다. 몸은 자연이다. 사람은 식물과 달리 움직여야 한다. 이 세상의 생명체는 귀하다. 곰곰이 생각해보면 사람처럼 연약한게 없다. 돈만을 쫓다가 밤에 숙면을 취하지 않고 건강을 유지한다는 것은 기적이다.

몸속을 건강하고 아름답게 유지해야 삶의 질을 높일 수 있다. 생명에 깊이 관여하는 산야초 효소를 챙겨 먹어야 한다. 녹색채소, 발효식품, 과일, 산야초, 약초를 꾸준히 먹으면 건강한 몸을 유지할 수 있다.

여성이 건강상 남성과 다른 12가지

1. 아랫배가 불러온다.
2. 아침에 얼굴이 붓는다.
3. 추위와 더위를 못 참는다.
4. 기침과 가래가 지속된다.
5. 변비가 있거나 설사를 한다.
6. 황금색 변을 보지 못한다.
7. 소변에 거품이 생기고 노랗다.
8. 가슴에 통증이 있다.
9. 유방에서 뭔가 만져진다.
10. 한쪽 팔에 힘이 없다.
11. 쉽게 피곤하다.
12. 밥맛이 없다.

익모초

학 명 : *Leonurus japonicus* Houtt   꽃말 : 고귀
한약명 : 익모초(益母草)   다른 이름 : 충위자(茺蔚子), 세엽 익모초, 곤초, 야고초

분류	꿀풀과의 두해살이풀
키	1m
꽃	7~9월(연한 홍자색)
채취	6월(잎), 9~10월(잎과 줄기)
이용	전초, 종자
분포지	전국의 산지와 들과 밭둑
효능	부인과 질환, 냉증, 생리가 없을 때, 생리통, 이뇨, 부종, 대하증

 예부터 익모초는 여성에게 좋은 풀이라 하여 '익모(益母)', 죽은 사람을 살린다 하여 '환혼단'이라는 애칭이 붙었다. 익모초는 여자가 월경을 전후해 허리와 배가 아프고 머리가 무거우며, 구역이 나고 팔다리가 쑤실 때 좋다.
 익모초는 독이 없어 식용과 약용으로 가치가 높다. 익모초 씨앗은 간을 좋게 하여 눈을 맑게 한다. 익모초 잎은 쓰지만 방향성 향기가 있고 서늘한 성질이 있어 혈액순환을 도와 어혈을 풀고 부종에도 쓰인다.

채취 부위	전초, 종자
약리작용	혈압 강하
약초 만들기	가을에 전초를 채취해 그늘에 말려서 쓴다.
익모초주 만들기	봄에 전초를 채취해 용기에 넣고 술을 부은 뒤 밀봉했다가 3개월 후 먹는다.
식용	봄에 식욕부진으로 입맛이 없을 때 줄기를 채취해 생즙을 내어 먹거나 잎만 따서 된장국에 넣어 먹는다.

🫙 효소 만들기 포인트

설탕 : ○   **시럽 :** ×

① 꽃이 피기 전 자루째 채취해 작두로 적당한 크기로 잘라 용기나 항아리에 넣는다.
② 설탕을 50%까지 넣어 100일 이상 발효시킨다.
③ 건더기는 건져내고 용기에 담아 그늘이나 20℃ 내외의 냉장고에 보관한다.

효소요법 엑기스발효액이나 효소원액을 음용할 때는 한 숟가락 정도를 침으로 녹여 먹는다.
부인과질환, 냉증, 생리가 없을 때, 생리통, 이뇨, 부종, 대하증에 응용한다.

민간요법 종자를 채취해 햇볕에 말려 차관이나 주전자에 넣고 약한 불로 끓여서 차로 마신다.
난산을 예방하려고 먹는다.
산후조리, 식욕이 부진할 때 먹는다.

당귀

학   명 : *Angelica gigas*   **꽃말** : 청춘
한약명 : 당귀(當歸)   **다른 이름** : 왜당귀, 일당귀, 화당귀, 동당귀

분류	산형과의 여러해살이풀
키	60~80cm
꽃	6월
채취	가을
이용	잎, 뿌리
분포지	전국 산야의 깊은 곳, 밭
효능	신체허약, 산후조리, 빈혈, 생리통, 관절통, 월경불순

　당귀는 전쟁터에 보낸 남편이 살아 돌아온다고 하여 심었다. 사찰 주변에서 자란다 하여 '승검초'라고도 한다. 옛날에는 당귀를 겨울에 움파처럼 움속에 묻어서 재배하여 은비녀같이 나오는 순을 따서 김치를 담그고 꿀을 찍어먹는 풍습이 있었다.

　당귀는 우리나라 특유의 향채로 일본에서 들어온 일당귀와는 다르다.

　당귀는 독성이 없어 식용, 약용으로 가치가 높다. 부인병의 산후 보혈에 쓴다.

　당분, 비타민A·B·E, 인 등이 풍부하게 들어 있다. 단백질 합성을 촉진하고 비타민 E결핍을 방지하여 유산을 막아주며, 적혈구 생산을 촉진하여 혈류량을 늘려주고 여러 가지 세균 발육을 억제한다.

채취 부위	잎, 뿌리
약리작용	항염, 진통, 항산화
약초 만들기	가을에 뿌리를 채취해 햇볕에 말려서 쓴다.
당귀주 만들기	가을에 뿌리를 채취해 잔털을 제거한 후 물에 씻어 물기를 뺀 다음 술에 담가 먹는다.
식용	① 봄부터 여름까지 잎을 뜯어 뜨거운 물에 살짝 데쳐 무쳐 먹거나 쌈, 샐러드, 튀김으로 먹는다. 뿌리를 잘게 잘라 차관이나 주전자에 넣고 생강을 넣어 약한 불로 끓인 후 국물을 먹는다. ② 뿌리를 말려 가루를 낸 뒤 다식을 만들어 먹는다.

🫙 효소 만들기 포인트

설탕 : ×   시럽 : ○

① 봄에서 여름까지는 잎에 시럽을 재료의 30%까지, 가을에는 뿌리를 물로 씻어 물기를 뺀 다음 용기나 항아리에 넣고 시럽을 재료의 70%까지 부어 100일 이상 발효시킨다.
② 100일이 지나도 건더기는 건져내지 않고 용기에 담아 그늘이나 20℃ 내외의 냉장고에 보관한다.

효소요법 엑기스발효액이나 효소원액을 음용할 때는 한 숟가락 정도를 침으로 녹여 먹는다.
빈혈, 생리통, 관절통, 월경불순, 고혈압, 부종에 응용한다.

민간요법 피부를 윤택하게 하려고 뿌리 삶은 물로 목욕을 한다.
입안에 향을 내려고 줄기를 껌처럼 씹는다.

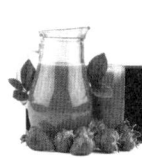
알레르기 비염과 아토피에 좋은 효소

- 목련
- 수세미외
- 고삼
- 오갈피나무

면역이 답이다

알레르기 비염과 아토피성 피부염으로
고통받은 적이 있나?
스스로 건강한 상태를 유지하라!
그리고 면역력을 높여라!
평소 인스턴트식품을 멀리하고 자연식을 하라!
피를 맑게 하는 녹황색 채소나 과일이 답이다.

환절기나 봄이 되면 꽃가루와 미세먼지 등으로 고통받는다. 알레르기는 일종의 면역반응으로 면역 시스템이 무너지면 몸의 어느 부분에서든 발생한다. 건강한 사람은 면역력이 강하고 탄수화물 분해효소가 풍부해 알레르기 반응을 억제하므로 발생하지 않는다.

알레르기 비염과 아토피성 피부염은 난치병일까? 알레르기 비염은 발작적인 재채기, 맑은 콧물, 코막힘 등의 증상과 코 주위 가려움을 동반한다.

아토피성 피부염은 만성적으로 재발하는 가려움증을 동반하는 피부염으로 영유아기에 주로 발생한다. 아토피 환자의 부모나 가족 중에는 아토피 천식, 알레르기 비염 같은 환자가 있고 인스턴트식품을 선호하는 경향이 강하다.

아토피성 피부염은 스테로이제 등 의약품을 이용한 치료법이 부작용을 일으키기 때문에 천연식품이나 약초, 효소를 이용해 몸 안의 활성산소를 분해하는 효소(SOD)를 복용함으로써 산소를 정상 수준으로 유지해주는 나와요법으로 치료하는 환자들이 늘고 있다.

알레르기 비염과 아토피성 피부염 환자는 정서적으로 안정되지 못하고 삶의 질이 떨어지는 경우가 많다. 아토피성 피부염은 습진의 한 증상으로 보통 젖먹이 때 시작된다. 처음은 급성이지만 반복되면 만성으로 진행되고 무릎, 팔꿈치 관절의 안쪽이나 이마·목 등에서 나타난다. 조금 좋아졌다 싶으면 또 나빠지다가 어른이 되어도 완치되지 않고 계속되어 개선하기 어려운 질병이다.

먼저 알레르기 원인을 제거해야 한다. 애완동물을 멀리하고 집먼지 진드기가 많이 사는 카펫을 사용하지 말아야 하며 곰팡이가 생기지 않는 환경을 유지해야 한다.

알레르기 증상을 완화하거나 완치하려면 면역을 강화하고 약물요법을 하거나 약초를 복용한다. 아토피성 피부염은 피부 건조증으로 가려움을 동반한다. 고삼 뿌리 삶은 물로 목욕하거나 편백나무 수액을 피부에 뿌리거나 천년초를 짓찧어 환부에 바르면 효과를 볼 수 있다.

목련

| 학 명 | : *Magnolia kobus* |
| 한약명 | : 신이(辛夷) |

| 꽃말 | : 장엄, 환영 |
| 다른 이름 | : 근설영춘, 옥란, 목란, 옥수, 향린 |

분류	목련과의 갈잎큰키나무
키	8m
꽃	3~4월(흰색)
채취	가을2월~이듬해1~2월(신이), 봄(꽃)
이용	잎, 뿌리
분포지	전국의 각지
효능	감기로 인한 코막힘, 비염, 축농증, 고혈압

목련은 꽃이 피기 전 꽃봉오리가 붓을 닮아 '목필(木筆)', 꽃 하나하나가 옥돌 같다 하여 '옥수(玉樹)', 꽃에 향기가 있다 하여 '향린(香麟)', 꽃이 옥처럼 생겼다 하여 '옥란(玉蘭)', 향기가 나는 난초라 하여 '목란(木蘭)', 눈이 오는 데도 봄을 부른다 하여 '근설영춘(近雪迎春)'이라 한다.

우리나라 목련은 중국이 원산지인 유백색 백목련과 자주색 자목련이 주를 이룬다. 목련은 꽃이 아름다워 정원수, 관상수로 심는데, 꽃봉오리인 신이는 약용으로 가치가 높다.

전통 의서에서 "콧병에는 신이가 아니면 소용이 없다"라고 했듯이 비염에 쓴다.

중국에서 비염 환자 100명을 대상으로 임상 실험한 결과 비염에 효험이 있는 것으로 밝혀졌다. 목련꽃은 방향(芳香)이 있어 향수 원료로 쓰며 잔가지에는 방향성 목련유가 약 0.45% 함유되어 있다.

채취 부위	꽃, 신이(꽃봉오리)
약리작용	항균, 혈압 강하
약초 만들기	① 겨울이나 이른 봄에 개화 직전의 꽃봉오리 따서 햇볕에 말려 쓴다. ② 꽃이 활짝 피었을 때 채취해 그늘에 말려서 쓴다.
신이주 만들기	봄에 꽃봉오리를 따서 용기에 넣고 술을 부어 밀봉했다가 3개월 후 먹는다.
금기	수피와 나무껍질에는 유독 성분인 사리시보린이 있다.

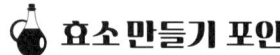 효소 만들기 포인트

설탕 : ×   시럽 : ○

① 봄에 꽃이 피기 전 꽃봉오리 또는 활짝 핀 꽃을 따서 용기나 항아리에 넣는다.
② 시럽을 재료의 25%까지 부어 100일 이상 발효시킨다.
② 건더기는 건져내지 않고 용기에 담아 그늘이나 20℃ 내외의 냉장고에 보관한다.

효소요법 엑기스발효액이나 효소원액을 음용할 때는 한 숟가락 정도를 침으로 녹여 먹는다.
비염, 축농증에 쓰고, 종자·뿌리·나무껍질은 가려움증, 멀미 등에 응용한다.

민간요법 봄에 활짝 핀 꽃을 따서 끓는 물에 우려내 차로 마신다.
복통에 달여 먹고 불임을 예방하기 위해 꽃을 달여 먹는다.

수세미외

학 명 : *Luffa cylindrica* (L.) M.Roem
한약명 : 사과락(絲瓜洛)
꽃말 : 협동
다른 이름 : 수과, 면과, 천라

분류	박과의 덩굴성 한해살이풀
길이: 12m	9월(흰색)
꽃	7~9월(노란색)
채취	9~10월
이용	잎, 열매, 줄기
분포지	담장이나 울타리에 재배
효능	부종, 비염, 염증, 이뇨

예부터 덩굴성인 수세미외를 시골 담장이나 울타리에 심었다. 수세미외는 독이 없어 약용, 식용, 관상으로 가치가 높다. 성숙한 열매나 줄기, 종자, 뿌리 모두를 쓴다.

수세미외에는 사포닌이 소량 있고 종자에는 지방유가 다량 함유되어 있다.

수세미외에는 구멍이 많아 경락을 잘 소통해 만성기관지염, 비염에 좋은 것으로 알려져 있다. 열매는 폐에 좋아 해수나 천식에 쓰고 종자는 전신이 붓는 부종에 쓴다

뿌리는 유선염이나 편두통에 쓰고 줄기는 요통이나 무릎 통증, 생리불순을 다스리는데 쓴다.

채취 부위	열매
약리작용	이뇨, 소염, 항균, 진통, 살충
약초 만들기	열매, 줄기, 뿌리, 종자를 햇볕에 말려서 쓴다.
수세미 수액 만들기	① 가을에 성숙한 열매를 따서 짓찧어 즙을 내어 수액으로 쓴다. ② 수세미덩굴을 굽혀 깨끗한 병 속에 넣고 밀봉한 후 3일 이상 받는다.
식용	① 완전히 익지 않은 것을 따서 씨를 제거한 후 잘게 썰어 양념을 해서 먹는다. ② 부드러운 어린잎을 나물로 무쳐 먹는다.
금기	한꺼번에 7~10개를 먹으면 엘라테린(elaterin)성분 때문에 설사하므로 적당량을 먹는다.

효소 만들기 포인트

설탕 : ×   시럽 : ○

① 수세미외를 적당한 크기로 잘라 용기에 넣는다.
② 도라지를 30%까지, 시럽을 50%까지 넣고 햇볕이 들지 않는 서늘한 실내에 100일 이상 둔다.
② 건더기는 건져내지 않고 용기에 담아 그늘이나 20℃ 내외의 냉장고에 보관한다.

효소요법 엑기스발효액이나 효소원액을 음용할 때는 한 숟가락 정도를 침으로 녹여 먹는다.
부종, 거담, 천식, 비염, 염증, 이뇨에 응용한다.

민간요법 수액은 화장수로 쓰고 생것은 말려 생활용품 세척용으로 쓴다.
화상을 입었을 때 참기름에 개어 환부에 바르고 숙취에는 수세미 수액을 마신다.

고삼

학　명 : *Sophora flavescens*　　　　**꽃말** : 평온, 은총
한약명 : 고삼(苦蔘)
다른 이름 : 도둑놈의 지팡이, 느삼, 너삼, 고골, 수괴, 지괴, 야괴, 고신

분류	콩과의 여러해살이풀
키	30~120cm
꽃	6~7월
채취	가을부터 이듬해 봄
이용	뿌리
분포지	전국의 깊은 산기슭
효능	피부병, 옹종(擁腫), 습진, 신경통, 간염, 편도선염

　고삼은 식용보다는 약용으로 가치가 높다. 맛이 쓰고 인삼과 같은 효과가 있다 하여 '고삼', '너삼', 도둑놈의 지팡이 뿌리'라는 애칭이 있다.
　고삼 뿌리를 캐서 물로 씻은 뒤 물기를 빼고 햇볕에 말려서 가루를 낸 다음 환으로 만들어 위경련 치료제로 썼다. 종기로 인한 통증에 고삼 잎 전체를 생즙을 내거나 달여서 종기를 씻었다.

채취 부위	뿌리
약리작용	건위
약초 만들기	늦은 가을에 뿌리를 수시로 채취해 껍질을 벗긴 뒤 햇볕에 말려서 쓴다.
고약(膏藥) 만들기	뿌리를 채취해 햇볕에 말려서 고약을 만들어 트리코모나스 질염, 습진, 신경성 피부염에 바른다.
금기	여로(藜蘆:박새뿌리)와 배합하지 않는다.

효소 만들기 포인트

설탕 : ×   시럽 : ○

① 늦가을에 고삼 뿌리를 캐서 물로 씻은 뒤 적당한 크기로 잘라 용기나 항아리에 넣는다.
② 시럽을 재료의 70%까지 부어 100일 이상 발효시킨다.
② 건더기는 건져내지 않고 용기에 담아 그늘이나 20℃ 내외의 냉장고에 보관한다.

효소요법 엑기스발효액이나 효소원액을 음용할 때는 한 숟가락 정도를 침으로 녹여 먹는다.
피부병, 옹종(擁腫), 신경통, 간염, 편도선염 등에 응용한다.

민간요법 버짐에 뿌리의 즙을 바르고 피부 가려움증에 뿌리 달인 물로 환부를 씻는다.
뿌리를 가루 내어 찹쌀과 배합한 뒤 환으로 만들에 식후에 30~40알 먹는다.

오갈피나무

학 명 : *Acanthopanax sessiliflorus*
한약명 : 오가피(伍加皮)
꽃말 : 성숙
다른 이름 : 자오가, 남오가피, 자오기근

분류	두릅나뭇과의 갈잎떨기나무
키	3~4m
꽃	7~8월(자주색)
채취	봄(새순), 여름(펴진 잎), 가을(성숙한 열매)
이용	잎, 열매, 가지, 뿌리
분포지	전국산지 경사면, 그늘지고 습기가 많은 곳
효능	암, 당뇨병, 요통, 근골 강화, 면역력 강화, 관절염

　오갈피나무(오가피)의 학명 아칸토파낙스는 만병을 치료하는 가시나무라는 뜻이다. 오갈피나무는 어릴 때 한 가지에 잎이 다섯 개 나오므로 산삼, 인삼과 구분하기 어렵지만 자라면 쉽게 구분할 수 있나. 우리나라 전역에 분포하고 있다.

　허준이 쓴 동의보감(東醫寶鑑)에서는 오가피를 '삼(蔘)' 중에서도 으뜸이라면 천삼(天蔘)이라 하여 '하늘의 선약(仙藥)'이라고 하였다. 이시진 쓴 본초강목(本草綱目)에서는 "한 줌의 오가피를 얻으니 한 수레의 황금을 얻는 것보다 낫다"라고 할 정도로 건강에 좋은 것으로 알려져 있다.

　오가피는 부작용이 전혀 없어 식용, 약용으로 가치가 높다. 잎, 줄기, 열매, 뿌리 모두 사용할 수 있다. 오가피를 장복하면 신체기능이 활성화되고 근육과 뼈를 튼튼하게 한다. 혈관 내 환경을 정화하고 관상동맥 확장에 도움을 주므로 심장질환에 좋고 혈관 속의 혈전이나 지방질인 고지혈증에도 좋다. 또한 효소가 풍부해 몸 안에서 신진대사에 도움을 준다. 오가피를 오랫동안 먹으면 노화 진행을 늦춰준다.

채취 부위	잎, 줄기, 열매, 뿌리
약리작용	혈당 저하, 혈압 강하, 해열, 진통, 간장 개선
약초 만들기	가지와 뿌리를 수시로 채취해 적당한 크기로 잘라 햇볕에 말려서 쓴다.
오가피주 만들기	① 가지나 뿌리를 채취해 적당한 크기로 잘라 용기에 넣고 술을 부어 밀봉하였다가 3개월 후 먹는다. ② 가을에 검게 익은 열매를 따서 용기에 넣고 술을 부어 밀봉하였다가 한 달 후 먹는다.
식용	① 이른 봄에 새순을 따서 쌈으로 먹거나 뜨거운 물에 살짝 데쳐 나물로 무쳐 먹는다. ② 잎을 따서 깻잎처럼 양념에 재어 장아찌로 먹는다.

효소 만들기 포인트

설탕 : ○   시럽 : ○

① 봄에는 새순을 따서 물에 씻지 않고 이물질을 제거한 뒤 용기나 항아리에 넣고 설탕을 30%까지 부어 100일 이상 발효시킨다.
② 설탕이 바닥에 가라앉아 있지 않도록 7일마다 저어준다.
③ 가을에는 까맣게 익은 열매를 따서 이물질을 제거한 후 용기나 항아리에 넣고 시럽을 재료의 70%까지 부어 100일 이상 발효시킨다.
④ 건더기는 건져내지 않고 용기에 담아 그늘이나 20℃ 내외의 냉장고에 보관한다.

효소요법 엑기스발효액이나 효소원액을 음용할 때는 한 숟가락 정도를 침으로 녹여 먹는다.
암, 당뇨병, 근골 강화, 면역력 강화, 요통, 관절염 등에 응용한다.

민간요법 잎을 그늘에 말려 끓인 물에 우려내어 차로 마신다.
잎이나 열매를 말려 가루를 낸 뒤 찹쌀과 배합해 환을 만들어 식후에 30~40알 먹는다.

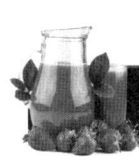
통풍에 좋은 효소

- 다래나무
- 돌배나무
- 돌복숭아나무

격통(激痛)이 발작 이상으로 무서운 혈관장애

활동적인 남성에게 많은 통풍은
요산치(尿酸値)가 8mg을 넘으면 위험하다.
낫기는 어려워도 조절하기는 쉬운 병인
통풍을 방치하면,
성인병 발병과 노화를 촉진한다.
과산화지질에 좋은 녹황색 채소와 효소가 답이다.

'바람만 스쳐도 아픈 병'으로 알려진 통풍은 자가면역질환의 일종으로, 체내에 과도하게 많아진 요산을 우리 몸의 면역세포가 병원균으로 착각하여 공격하는 질환이다.

만성 통증은 심각한 질병으로 통증 자체를 잡지 못하면 심각한 건강문제는 물론 삶의 질도 떨어진다. 원인이 무엇이든 참을 수 없을 정도의 통증이 3개월 이상 지속되면 통증신경회로 자체가 비정상으로 변해 치료하기 어려워진다.

서양에서는 통풍이 제왕의 병으로 알려져 캐리커처 등에 풍자적으로 등장하였지만 동양의학에서는 풍(風)자가 들어가는 중풍(中風), 통풍(痛風)은 고치기 어려운 병이라고 보았다.

40대 이후 중성지질이나 콜레스테롤을 많이 섭취하면 여러 가지 환경 요인에 따른 과산화반응에 따라 과산화지질 함량이 늘어난다.

대사성질환인 통풍(요산성 관절염)은 혈중 요산이 일정량을 초과해 관절 속과 같은 곳에서 결정(結晶)을 만들어 염증이 생기면서 발병한다. 몸 안에서 생긴 과산화지질이 혈액 속이나 세포 속에 남아 있다가 단백질과 결합하면 갈색의 불용성 물질로 변해 노화의 원인이 된다.

통풍에 걸리면 엄지발가락 뿌리 부분이 무어라 표현할 수 없는 심한 통증이 생기면서 붓는다. 과산화지질 함량은 건강한 사람의 혈액에는 적은 반면 암, 당뇨병, 동맥경화 환자에게는 많은 것으로 밝혀졌다.

노화를 촉진하는 과산화지질의 정체는 무엇인가? 통풍이 있는 사람은 참기 어려울 정도의 통증으로 괴로울 뿐 아니라 성인병에 노출되기 쉽고, 혈관에 장애가 와서 동맥경화·심부전·신부전·심근경색·뇌경색·심장병·신장병 등으로 이어질 수 있다.

통풍은 낫기는 어려워도 조절하기는 쉬운 병이다. 요산이뇨제나 요산합성억제제를 복용하면 요산치가 내려가지만 정확한 시간에 맞춰 평생 복용해야 한다. 발작에 앞서 환자가 대책을 세워야 하고 요산을 억제하는 녹황색 채소, 콩, 식물성 기름, 참깨, 효소를 먹어야 하지만 지방질이 많은 음식은 먹으면 안 된다. 적정 체중을 유지하고 비만을 조심해야 한다. 물을 마시지 않고 땀을 많이 흘리면서 운동을 하면 요산이나 그 밖의 것이 몸 안에 모여 통풍의 원인이 된다.

기름을 장시간 튀김에 사용하면 과산화지질이 생기므로 기름에 튀긴 치킨, 생선, 감자 등을 먹지 말고 단백질, 비타민A·B·C·E, 셀렌, 카로틴, 요오드가 풍부한 식품을 섭취한다.

피를 맑게 하는 돌복숭아 효소, 다래 효소, 돌배 효소, 보리수나무열매 효소 1에 찬물 5를 희석하여 공복에 먹는다.

다래나무

학 명 : *Actinidia arguta* 꽃말 : 결속
한약명 : 미후리(獼猴梨) 다른 이름 : 개다래, 참다래, 섬다래나무, 쥐다래나무

분류	다래나뭇과의 갈잎덩굴나무
길이	5~10m
꽃	5월(갈색을 띤 흰색)
채취	봄(잎), 가을(열매)
이용	잎, 열매, 뿌리
분포지	전국 해발 200m의 산골짜기나 계곡 주변
효능	통풍, 암, 당뇨병, 관절염, 간염, 부종, 신장병

다래나무는 원숭이처럼 다른 나무를 잘 타므로 원숭이 미(獼) + 원숭이 후(猴)자를 써서 '미후리(獼猴梨)'라고 한다.

다래나무는 독성이 없어 식용과 약용으로 가치가 높다. 잎과 줄기에는 사포닌과 플라보노이드가 함유되어 있다. 미네랄, 비타민 C, 아미노산, 마그네슘, 칼슘, 칼륨이 풍부하다.

허준이 쓴 동의보감(東醫寶鑑)에서 "다래나무는 심한 갈증과 가슴이 답답하고 열이 나는 것을 멎게 하고 결석을 치료하며 장을 튼튼하게 한다"라고 했듯이 건강에 좋다. 다래나무 수액은 알칼리성 이어서 산성화된 체질을 개선해주고 여성의 골다공증, 당뇨병, 위장병에 좋다. 고로쇠 수액보다 포도당은 9배, 과당은 23배 많이 함유되어 있다.

고로쇠 수액 채취 규정

- 산림청과 한국수액협회가 정한 규정에 따르면 나무 높이 1.2m에 지름이 10~20cm이면 구멍을 하나, 21~30cm가 넘으면 셋까지 뚫을 수 있다.
- 채취가 끝나면 살균하고 생장촉진제를 구멍 안쪽에 발라 조직이 원상복구되도록 해야 한다.

채취 부위	잎, 열매
약리작용	항암, 항염
약초 만들기	잎이 떨어진 늦가을에서 겨울에 뿌리를 캐서 햇볕에 말려 쓴다.
충영주 만들기	가을에 성숙한 열매를 따서 용기에 넣고 소주를 부어 밀봉하였다가 3개월 후 먹는다.
다래 수액 받기	경칩을 전후해서 다래나무 밑둥에 구멍을 내고 호스를 꽂아 받는다.
식용	① 열매로 기름을 짜서 먹는다. ② 봄에 연한 잎을 따서 나물로 먹거나 양념에 재어 장아찌로 먹는다.
금기	독이 소량 있으므로 비위가 약한 사람은 장복을 피한다.

효소 만들기 포인트

설탕 : ×   시럽 : ○

① 봄에는 잎을 용기나 항아리에 넣고 시럽을 재료의 30%까지, 가을에는 성숙한 열매를 따서 용기나 항아리에 넣고 시럽을 재료의 70%까지 부어 100일 이상 발효시킨다.
② 건더기는 건져내지 않고 용기에 담아 그늘이나 20℃ 내외의 냉장고에 보관한다.

효소요법 엑기스발효액이나 효소원액을 음용할 때는 한 숟가락 정도를 침으로 녹여 먹는다.
암, 당뇨병, 관절염, 간염, 부종, 신장병, 통풍에 응용한다.

민간요법 잎과 가지로 촌충을 없애는 데 쓴다.
통풍에 열매로 효소를 만들어 먹는다.

돌배나무

학 명 : *Pyrus pyrifolia* 　　　꽃말 : 애정, 사랑
한약명 : 이(梨)　　　　　　　　다른 이름 : 산돌배나무

분류	장미과의 갈잎작은큰키나무
키	10m
꽃	4~5월(흰색)
채취	열매(10월)
이용	열매
분포지	중부이남 산지
효능	당뇨병, 천식, 기침, 변비

　예부터 산속에서 선(禪)이나 기(氣)를 수련하는 사람이 불로장생을 꿈꾸며 돌배나무 열매를 즐겨 먹었다고 한다.
　돌배나무는 산에서 자생한다 하여 '산리(山梨)'라 한다. 재배한 돌배보다 자연산 돌배가 3~5배 효능이 좋지만 손쉽게 구할 수 없다. 맛이 달고 냉하며 독이 없어 약용보다는 식용, 과실수로 가치가 높다. 비타민C, 칼슘, 인, 단백질 등이 풍부하다.
　돌배나무는 주로 폐경과 위경에 작용하는 과일로, 폐를 윤택하고 심장을 맑게 하며, 진액을 만들고 염증을 없앤다.

채취 부위	열매
약리작용	해열, 진해, 해독
약초 만들기	돌배나무는 잎, 열매 잔가지, 껍질, 뿌리 모두를 약초로 쓴다.
돌배주 만들기	가을에 성숙한 열매를 따서 용기에 넣고 소주를 부어 밀봉하였다가 3개월 후 먹는다.
식용	성숙한 열매를 따서 과육을 생으로 먹는다.

🫙 효소 만들기 포인트

설탕 : ○ **시럽 :** ×

① 가을에 성숙한 열매를 따서 4등분한 뒤 속씨를 빼고 용기나 항아리에 넣는다.
② 설탕을 80%까지 넣어 100일 이상 발효시킨다.
③ 건더기는 건져내지 않고 용기에 담아 그늘이나 20℃ 내외의 냉장고에 보관한다.

효소요법 엑기스발효액이나 효소원액을 음용할 때는 한 숟가락 정도를 침으로 녹여 먹는다.
당뇨병, 천식, 기침, 변비 등에 응용한다.

민간요법 벌레에 물렸을 때 돌배의 즙을 바르고 변비에 열매를 먹는다.
기침이 심할 때 돌배의 속씨를 빼내고 콩나물 줄기만 넣어 익혀서 먹는다.

돌복숭아나무

학 명	*Prunus persica*
한약명	도인(桃仁)
꽃말	영생
다른 이름	개복숭아, 도교(桃膠), 도엽(桃葉), 도지(桃枝)

분류	장미과의 갈잎떨기나무
키	3~4m
꽃	연한 홍색
채취	꽃은 봄, 열매는 8~9월, 진은 봄~여름에 줄기에 상처를 내고 딴다.
이용	진을 말려서 보관한다. 열매, 종자
분포지	전국 야산이나 마을 근처
효능	변비, 기침, 진통, 어혈

 우리 조상은 돌복숭아나무를 봄철에는 연한 분홍색 꽃을 보기 위해, 늦여름에는 열매를 약으로 활용하기 위해서 집 주변에 많이 심었다.

 흔히 '개복숭아'라고 불리는 '돌복숭아'의 정식 이름은 '복사나무'이다. 돌복숭아는 본래의 야생 성질을 종자개량이나 유전자조작으로 바꾼 복숭아에 비해 열매가 작다.

 토종 돌복숭아는 과육이 단단하고 신맛이 나서 먹을 수 없기 때문에 효소나 돌복숭아 술을 담가 먹든가 약용으로 먹는다.

 돌복숭아나무는 관상요으로 가치가 높고 한방과 민간에서 씨(도인(桃仁): 딱딱한 돌복숭아 씨의 껍질을 깨뜨리면 속씨가 나온다). 잎·열매·뿌리 모두 식용 및 약용으로 쓴다.

 조선시대 허준이 쓴 동의보감(東醫寶鑑)에서 "복숭아는 속씨(도인)는 어혈로 혈액순환이 되지 않아 막힌 것을 치료하고, 월경을 통하게 하며, 명치 밑이 아픈 것을 치료하고, 명치 끝이 단단한 것을 삭이며, 어혈을 풀어주고 뱃속 덩어리를 삭이며, 위와 장을 튼튼하게 한다"라고 기록되어 있다.

 돌복숭아에는 각종 비타민, 사과산, 구연산이 함유되어 있어 식욕증진과 피로해소에 좋다. 만성 기침이나 천식에는 돌복숭아 속씨 1kg을 볶아서 가루를 내어 꿀에 개어

두었다가 한 번에 한 숟가락씩 하루 식전에 먹으면 좋다. 신경통에는 뿌리를 달인 물을 마신다. 돌복숭아 장아찌를 만들 때는 씨앗은 버리고 과육만 설탕에 버무려두면 진액이 빠져나와 쪼글쪼글해질 때 건져내서 고추장에 버무려 100일 이상 숙성시킨다.

채취 부위	씨(도인), 잎, 열매, 뿌리
약리작용	항염, 니코틴 해독, 기관지 수축 억제, 고지혈증 용해
약초 만들기	과육을 제거한 후 속씨만을 볶아서 부드럽게 가루를 내어 쓴다.
돌복숭아주 만들기	여름에 성숙된 열매의 과육을 제거하고 속씨만 용기에 넣고 35도 소주나 증류수를 붓고 밀봉하여 6개월 후에 마신다.
식용	단단하고 신맛이 강해 생으로 먹지 않고 효소로 먹는다.

🍶 효소 만들기 포인트

설탕 : ○　　**시럽 : ○**

① 성숙된 열매를 4등분하여 씨를 빼고 용기나 항아리에 넣고 설탕이나 시럽을 부어 100일 이상 발효시킨다.
② 건더기는 건져내지 않고 용기에 담아 그늘이나 20℃ 내외의 냉장고에 보관한다.

효소요법 꽃잎이 반쯤 피었을 때 따서 음지에서 말린 백도화(白桃花)는 이뇨제로 쓰고, 주로 어혈, 변비, 기침, 진통 등에 응용한다.
효소 1에 찬물 5를 희석해서 먹는다.

민간요법 활짝 핀 도화(桃花)는 피부병에 쓰고, 복숭아 나뭇가지 삶은 물을 여성의 고질병인 냉증과 대하증에 쓰며, 정신병에는 복숭아 열매를 통째로 구워 먹는다.

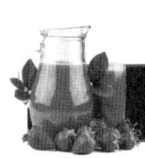
혈액에 좋은 효소

- 미나리
- 냉이
- 양파

생명유지는 혈액순환에 달렸다.

혈관은 생명의 통로다!
깨끗하고 부드럽게 관리하라!
동물성 지방을 피하라!
기름에 튀긴 음식을 피하라!
양파를 많이 먹어라!
피를 맑게 하는 녹황색 채소나 효소를 섭취하라!

혈관은 혈액을 통해 산소와 영양소를 온몸 곳곳에 공급하고 세포 대사과정에서 생기는 노폐물을 운반시켜 밖으로 배출한다. 혈액이 끈적끈적해져 혈전(피떡)이 생기면서 혈관이 막히거나 터지면 혈관은 제 역할을 하지 못한다. 하지만 혈관은 50% 이상 막히기 전에는 아무 증상이 없어서 혈관 건강에 무심한 경우가 많다. 건강을 유지하고 오래 살려면 혈관이 튼튼해야 하는 이유는 심근경색, 뇌졸중, 치매 등 중대한 질병을 유발하고 생명을 좌지우지하기 때문이다.

심장은 일생 동안 잠시도 쉬지 않고 활동하는 중요한 장기다. 하루에 10만 차례, 일생 동안 25억 차례 이상 수축과 이완을 반복하며 매일 혈액 7,000L를 인체 곳곳에 공급해 생명을 유지한다. 현재 전 세계의 사망 원인 1위가 심장질환이다. 심장은 전신에 혈액을 내보내는데, 몸 안의 모든 조직은 혈액으로부터 산소와 영양을 공급받아야 대사기능을 유지할 수 있다. 심장장애가 근본적으로 해소되려면 혈액이 맑고 깨끗해야 하며 산소결합력이 강한 적혈구가 많이 만들어져야 심장 자체도 튼튼해지고 전신의 혈관도 탄력을 받게 된다.

우리 몸은 혈액순환이 잘되어야 생명을 건강하게 유지할 수 있다. 심장은 혈액을 통해 몸의 각 기관으로 산소와 영양분을 공급한다. 또한 병균으로부터 몸을 보호하는 백혈구와 항체도 혈액을 통해 운반된다.

건강한 사람은 혈액이 맑다. 혈액순환에 장애를 일으키는 질환은 혈중 콜레스테롤 수치가 높을 때와 심장 관상동맥에 이상이 있을 때 나타난다. 우리 몸의 조직과 세포에 포도당이 공급되면 혈액 중 존재하는 당의 농도가 낮아진다. 혈액순환이 개선되면 뇌기능이 증대되고 늘 피부가 윤택하다.

혈액순환이 잘 안 되는 직접적 이유는 혈관 속에 혈액덩어리인 혈전(血栓)이 생기기 때문이다. 혈액이 뭉쳐서 생긴 덩어리인 혈전은 온몸을 돌아다니며 언제, 어떤 문제를 일으킬지 모르는 혈관 속 시한폭탄이다. 스트레스, 안 좋은 식습관, 흡연 등의 영향을 받아 몸의 균형이 깨지면 혈전이 과도하게 생성된다. 혈관질환은 혈관 노화를 억제하면 피할 수 있다.

혈관은 16세가 지나면서 노화가 시작되고, 노화가 되면 탄력을 잃어 딱딱해진다. 가슴을 쥐어짜는 통증이나 일시적 언어장애는 혈관이 보내는 경고다. 심장병에는 허혈성 심장질환으로 협심증과 심근경색증이 있고, 부정맥, 판막질환, 심부전 등이 있다. 현재 의약품으로 시판하는 혈전용해제 트롬빈과 플라스민은 효소의 일종이다.

인체 내에서 만들어내는 효소는 한계가 있다. 체외에서 투여한 효소로 혈류를 방해하는 혈전, 노폐물, 독소 등을 제거할 수 있다.

담배의 니코틴은 혈관 내벽을 파괴하고 스트레스는 혈압을 상승시키며 기름진 음식은 혈액 내에 나쁜 지질(기름)을 많이 만들어 혈관을 좁아지게 하므로 위험 요인을 멀리하고 식습관을 개선해야 한다.

효소는 뇌경색, 뇌출혈, 고혈압, 고지혈증 등의 예방과 치료에 큰 도움을 준다. 효소를 복용하면 부작용이 없고 출혈이 없으며 면역력을 저하시키지 않아 다른 치료와 병행할 수 있는 장점이 있다.

혈관은 오랜 시간에 걸쳐 조금씩 막히므로 평소 피를 맑게 하는 채소류, 효소를 먹고 올바른 생활습관으로 관리하는 것이 최선이다. 인스턴트식품이나 트랜스지방이 많은 경화유(쇼트닝)로 튀겨낸 음식은 먹지 않는 것이 좋다.

미나리

학 명 : *Oenanthe javanica*   **꽃말** : 소망
한약명 : 수근(水芹)
다른 이름 : 영화로운 풀, 수영(水英), 근채(根菜), 수근채(水芹菜)

분류	산형과의 여러해살이풀
키	20~40cm
꽃	7~9월(흰색)
채취	11월~이듬해 5월
이용	잎, 줄기
분포지	논이나 계곡, 습지나 물가
효능	간염, 해독, 생리불순, 혈액순환, 대하증, 변비, 냉증

 허준이 쓴 동의보감(東醫寶鑑)에서 "미나리는 갈증을 풀어주고 머리를 맑게 하며 술 마신 후 주독(酒毒)을 제거해줄 뿐만 아니라 신진대사를 촉진하고 여성의 월경 과다증이나 냉증에도 좋다"

 미나리는 독성이 없어 식용, 약용으로 가치가 높다. 비타민A·C, 칼슘, 철 등 무기질이 풍부한 알칼리식품으로 각종 요리에 향기와 맛을 더해준다. 해독작용이 뛰어나 복어탕을 끓일 때 미나리를 넣어 독성을 중화한다.

채취 부위	잎, 줄기
약리작용	해독, 혈압 강하, 발암물질의 활동 억제
약초 만들기	잎과 줄기를 그늘에 말려서 쓴다.
식용	돌미나리를 나물로 무쳐 먹고, 김치를 담글 때나 생선찌개·탕 등의 주재료 또는 부재료로 쓴다.

효소 만들기 포인트

설탕 : ○   시럽 : ×

① 미나리를 채취해 물로 씻어 물기를 뺀 다음 용기나 항아리에 넣는다.
② 설탕을 80%까지 넣고 100일 이상 발효시킨다.
③ 건더기는 건져내지 않고 용기에 담아 그늘이나 20℃ 내외의 냉장고에 보관한다.

효소요법 엑기스발효액이나 효소원액을 음용할 때는 한 숟가락 정도를 침으로 녹여 먹는다.
간염, 해독, 생리불순, 혈액순환, 대하증, 변비, 냉증 등에 응용한다.

민간요법 지혈에 미나리를 짓찧어 즙을 먹고 여성의 생리불순에는 말린 미나리를 달여 마신다.
땀띠에 미나리즙을 바른다.

냉이

학 명 : *Capsella bursapastoris*   꽃말 : 보은
한약명 : 제채(薺菜)   다른 이름 : 나시, 나이, 나생이, 나상구, 나심개, 나숭게

분류	십자화과의 두해살이풀
줄기	30~50cm
꽃	5~6월(흰색)
채취	봄
이용	전초, 뿌리
분포지	전국의 농경지 밭둑
효능	고혈압, 동맥경화, 감기, 간염, 소변불리

냉이는 봄나물의 하나로 봄에 나른해지기 쉬운 춘곤증을 해소해준다. 감기로 몸살을 앓을 때 따끈한 냉잇국이 해열제 역할을 할 정도로 건강에 좋다.

중국의 신농이 쓴 《신농본초경(神農本草經)》에는 "냉이는 동맥경화를 막아주고 간장에 지방을 제거하며 이뇨, 해열, 지혈 등에 효과가 있다"라고 하였다.

냉이는 알칼리성식품으로 식용, 약용으로 가치가 높다. 칼슘, 철분, 인, 회분, 무기질, 비타민A·B·C등이 함유되어 있다. 성인에게 하루 필요한 비타민 A의 3분의 1이 충당될 정도로 영양이 풍부하다.

채취 부위	전초, 뿌리
약리작용	혈압 강하, 이뇨, 해열, 지혈
약초 만들기	봄에 냉이를 통째로 채취해 그늘에 말려서 쓴다.
식용	① 된장국에 냉이를 넣고 끓여 먹는다. ② 뿌리를 초고추장에 찍어 먹는다.

효소 만들기 포인트

설탕 : ×   시럽 : ○

① 봄에 냉이를 통째로 캐 물에 씻어 물기를 뺀 다음 용기나 항아리에 넣는다.
② 시럽을 30%까지 부어 100일 이상 발효시킨다.
③ 건더기는 건져내지 않고 용기에 담아 그늘이나 20℃ 내외의 냉장고에 보관한다.

효소요법 엑기스발효액이나 효소원액을 음용할 때는 한 숟가락 정도를 침으로 녹여 먹는다.
고혈압, 동맥경화, 감기, 간염, 손변불리 등에 응용한다.

민간요법 시력 회복에 냉이씨를 달여 차로 먹는다.
환자는 입맛을 찾는 별식으로 먹는다.

양파

학 명	*Allium cepa*
한약명	옥총(玉葱)
꽃말	헛됨
다른 이름	옥파, 둥글파

분류	백합과의 두해살이풀
키	50~100cm
꽃	6월
채취	6월 말
이용	붉은 껍질
분포지	밭
효능	고혈압, 혈액순환

'양파'라는 이름은 서양에서 온 '파'와 비슷한 식물이라 하여 붙여졌다. 세계에서 중국사람이 양파를 가장 많이 먹는다. 양파의 비늘줄기는 둥글납작하거나 타원형이다. 비늘줄기 밑부분에서 수염뿌리가 나와 흙 속으로 얇게 뻗으며 자란다.

양파는 식용, 약용으로 가치가 높다. 비늘줄기의 겉에 있는 자줏빛이 도는 갈색의 껍질을 한방에서 고혈압 약용으로 쓴다. 안쪽의 비늘줄기는 층층이 겹쳐 있어 매운 맛이 있다.

생으로 먹을 때는 맵고 향기가 있다. 양파에는 각종 황화물과 함께 비타민과 무기질이 풍부하여 혈액 중 유해물질을 제거해준다.

채취 부위	비늘줄기(겉과 속)
약리작용	혈압 강하, 혈행개선
약초 만들기	겉에 있는 비늘줄기만 채취하여 쓰거나 생즙을 내어 쓴다.
식용	음식의 양념. 익혀서 먹는다.
양파 냄새 제거법	양파를 먹고 난 뒤 김 1장이나 다시마를 먹는다.

🍶 효소 만들기 포인트

설탕 : ○　　　**시럽 :** ○

① 양파를 적당한 크기로 잘라 시럽을 80%까지 붓거나 와인을 붓고 설탕을 30%까지 넣는다.
② 햇볕이 들지 않는 서늘한 실내에 100일 이상 둔다.
③ 건더기는 건져내지 않고 용기에 담아 그늘이나 20℃ 내외의 냉장고에 보관한다.

효소요법 백경화나 고혈압 등에 응용한다.

민간요법 혈전제거, 뇌기능장애, 악성종양을 다스리는 데 쓴다.

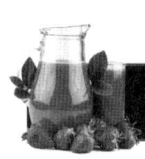
불면증에 좋은 효소

- 하수오
- 인동덩굴

깊은 수면은 충전하는 시간

잠의 양과 질을 아는가?
잠은 신체의 고유한 리듬이다.
총수면시간을 유지하는 것이 중요하다.
급한 일이 생기면 습관적으로 잠자는 시간부터 줄이려고 한다.
잠은 고무줄이 아니다.
업어 가도 모를 정도로 깊은 숙면은 보약이다.

잠잘 때 신경계통은 휴식상태에 들어간다. 온몸의 골격은 이완되어 있고 신경활동이 저하되며 소화기계통의 활동도 줄고 심장의 발동과 호흡도 약해진다. 잠을 자고 나면 졸음이 없어지고 피로가 풀려 몸이 가뿐해지는 이유는 호르몬이 많이 분비되기 때문이다.

최근 각종 이기(利器)와 사회활동의 과다, 직업에 따라 잠자는 시간 부족, 정신장애인 우울증으로 잠을 못 이루는 사람들이 늘고 있다. 사실 잠을 제대로 자지 않으면 손해가 이만저만이 아니다. 잠자리 시간에 대한 개인차는 심하다. 하루 3~4시간만 자도 정상으로 활동하는 사람이 있는가 하면 하루 10~12시간을 자지 못하면 일상생활에 지장이 있는 사람도 있다. 불면증은 잠을 이루지 못하는 것으로, 수면시간이 평균에 비해 적고 잠을 깊이 자지 못해서 양적·질적으로 수면이 부족한 상태를 말한다.

미국 샌디에이고대학 정신과 크립키 교수는 6년간 100만 명 이상을 조사한 결과 하루에 6~7시간 수면을 취하는 사람이 그렇지 않은 사람에 비해 장수한다고 밝혔다.

수면은 양보다 질이 중요하다. 잠드는 데 시간이 오래 걸리고 수면시간도 짧아 지는 것은 노화의 한 증상이다.

불면증 환자는 대체로 정상인에 비해 좀처럼 잠들기 어렵고 일찍 눈을 떠서 수면시간이 모자라 삶의 질이 떨어지는 경우가 많다. 불면증의 원인은 다양하다. 잠자리가 바뀌면 잠을 자지 못하는 사람이 있는가 하면 너무 피로하면 오히려 눈이 멀뚱멀뚱해져 잠을 못 이루는 사람도 있고, 몸의 병으로 자지 못하는 경우도 있다. 예를 들면 환경적 요소(소음, 기온, 채광), 신체 증상(아픔, 가려움), 뇌의 장애(뇌일혈), 정신병(우울증, 조울증, 정신분열증), 신경질(불면공포증), 금단(禁斷)등이 있다.

수면은 뇌에서 이루어지기 때문에 병에 따라서는 뇌의 여러 기능이 장애를 받아 불면증이 일어날 수 있다. 최근 수면제는 습관성과 중독성이 적으므로 잠을 자지 못할 때는 수면제를 써서 잠을 잘 자게 되고 건강도 회복한 다음 단계적으로 수면제를 복용하지 않으면 된다.

잠을 잘 자는 사람은 건강하다. 잠을 잘 자려면 규칙적인 습관을 들이고 수면 환경을 만들어주는 것이 중요하다. 잠들기 직전이나 저녁에 카페인을 지나치게 섭취하지 않는다.

잠을 잘 때 작은 불빛이라도 켜놓으면 수면 호르몬인 멜라토닌 분비가 적어져 신체의 항상성이 깨진다. 멜라토닌은 잠을 잘 때 뇌 속의 송과선에서 분비되어 노화를 막고 면역체계를 강화해준다. 잠을 충분히 자지 않으면 멜라토닌 수치가 떨어진다.

잠을 자지 않으면 스트레스 호르몬인 코르티솔이 분비된다.

필자는 잠자리에 들기 전 약초주를 한두 잔 마시고 전등을 완전히 끈 뒤 잔다. 저녁 식사 후 카페인이 들어 있는 약이나 음료, 커피를 피하고 낮잠은 가능한 자지 않는게 좋다. 적당한 정신적·육체적 노동은 숙면에 도움을 준다. 잠자기 전에 10분 정도 40도 이하의 물로 목욕하면 피로가 풀리고 말초혈관의 순환이 좋아져 야뇨량을 줄이고 잠을 잘 자게 된다. 하수오로 술을 담가 잠들기 직전 소주잔으로 한두 잔 마시면 불면증에 좋다.

하수오

학 명	*Pleuropterus multflorus*
한약명	적하수오(赤何首烏)
꽃말	야망
다른 이름	은조롱, 진지백, 수오, 지정

분류	마디풀과의 덩굴성 여러해살이풀
길이	1~3m
꽃	8~9월(흰색)
채취	봄(잎), 둥근 덩이뿌리
이용	잎, 뿌리
분포지	백하수오는 내륙 능선이나 산비탈, 적하수오는 남쪽의 섬지방
효능	신체허약, 모발조백, 정력부족, 갱년기, 불면증

중국에서는 인삼, 구기자, 하수오를 3대 약초로 본다. 하수오는 적(赤)하수오, 백(白)하수오 두 종류가 있다. 적하수오는 고구마처럼 생긴 덩이뿌리고, 백하수오는 뿌리 생김새가 길쭉하고 색깔도 흰색이다. 백하수오와 뿌리가 비슷하게 생긴 중국산 식물 '이엽우피소'와는 다르다. 약재로 위품 논란이 있으므로 구별해야 하지만 쉽지 않다.

허준이 쓴 동의보감(東醫寶鑑)에서 "하수오를 오래 복용하면 수염과 머리카락이 검어지고 정력이 강해져 골수가 넘치고 불로장생한다"라고 할 정도로 적하수오에는 항노화물질이 함유되어 있다. 또 혈구 생산과 발육을 촉진하고 혈중 콜레스테롤 농도를 떨어뜨려 동맥경화를 막는다.

이시진이 쓴 본초강목(本草綱目)에서는 하수오뿌리가 50년 된 산로(山老)를 1년쯤 먹으면 수염과 머리카락이 검어지고 150년 된 산가(山哥)를 1년쯤 먹으면 수염과 머리카락이 검어지고 150년 된 산가(山哥)를 1년쯤 먹으면 젊은이처럼 되며 200년 된 산옹(山翁)을 먹으면 안색이 어린애와 같고 걸음걸이가 달리는 말과 같이 된다고 했다.

또 300년 된 산정(山精)은 순수한 양기 자체여서 구복하면 지선(地仙)이 된다고 했다.

하수오 유래

하수오는 이름부터 반로환소(反老還少)하는 신비로운 약에서 유래했다. 옛날 중국에 하공(河公)이라는 노인이 야생의 약초뿌리를 캐서 먹었는데 백발이 검어지고 젊음을 되찾았다.하여 하공의 하(河), 머리를 뜻하는 수(首), 까마귀처럼 머리칼이 검어져 오(烏)를 써서 약초 이름이 하수오가 되었다.

채취 부위	잎, 덩이뿌리
약리작용	항균, 혈압 강하
약초 만들기	가을부터 겨울까지 둥근 덩이뿌리를 캐서 잔뿌리를 제거하고 물에 씻어 증기로 찐 뒤 햇볕에 말려서 쓴다.
하수오주 만들기	적하수오나 백하수오나 뿌리를 캐서 물로 씻은 뒤 물기를 뺀 다음 용기에 넣고 술을 부어 밀봉하였다가 3개월 후 먹는다.
식용	봄에 어린잎을 끓는 물에 살짝 데쳐서 나물로 무쳐 먹거나 튀김, 부침으로 먹는다.

🫙 효소 만들기 포인트

설탕 : ×   시럽 : ○

① 봄에 어린잎과 줄기를 용기나 항아리에 넣고 시럽을 30%까지 부어 100일 이상 발효시킨다.
② 건더기는 건져내지 않고 용기에 담아 그늘이나 20℃ 내외의 냉장고에 보관한다.

효소요법 엑기스발효액이나 효소원액을 음용할 때는 한 숟가락 정도를 침으로 녹여 먹는다.
신체허약, 모발조백, 정력부족, 불면증에 응용한다.

민간요법 피부 가려움증에 줄기를 달여 환부를 씻는다. 하수오뿌리를 물로 씻어 물기를 뺀 다음 햇볕에 말려 제분소에서 찹쌀과 섞은 뒤 환을 만들어 식후에 30~40알 먹는다.

인동덩굴

학 명 : *Lonicera japonica* Thunberg　　**꽃말** : 연분
한약명 : 금은화(金銀花), 인동등　　**다른 이름** : 인동, 은화, 금화, 이화, 은화자, 인동등

분류	인동과의 덩굴성 갈잎떨기나무
길이	2~5m
꽃	6~7월(흰색, 나중에는 노란색)
채취	6~7월(개화 시 맑은 날에 이슬이 마른 후 채취)
이용	줄기
분포지	전국의 산과 들
효능	간염과 근골동통(줄기), 종독, 나력, 이하선염(꽃)

　인동덩굴은 이웃 나무에 감아 올라가거나 바위에 기대어 자라며 군락성이 강하다.
　인동덩굴은 이파리 몇 개로 추운 겨울에도 잘 참고 견딘다 하여 '인동덩굴(忍冬草)'이라고도 하는데 한 줄기에서 피어난 흰 꽃이 노란 꽃으로 변하여 '금은화(金銀花)', 잎과 가지에 갈색 털이 있는 '산털인동덩굴', 붉은 꽃이 피는 '붉은 인동덩굴', 원예 품종인 '얼룩무늬인동덩굴' 등이 있다.
　인동덩굴은 독이 없어 식용, 약용으로 가치가 높다. 염증을 소멸하고 모든 독을 제거하므로 염증성질환에 좋고 체내에 쌓인 독을 풀어주며 고름을 제거해 종기나 부스럼에 좋고 항균작용이 강하여 피부 가려움, 여드름, 습진, 땀띠에 좋다.

채취 부위	꽃, 줄기
약리작용	항균, 진경, 항염, 흥분
약초 만들기	약초로 쓸 때는 꽃봉오리, 잎, 과실, 경엽, 줄기, 뿌리를 쓴다. 꽃은 피기 전에 따고, 잎은 봄부터 여름까지 따서 그늘에 말려쓴다.
금은화주 만들기	① 봄에 꽃만 따서 용기에 넣고 술을 부어 밀봉하였다가 3개월 후 먹는다. ② 줄기를 수시로 베어 둥글게 타래처럼 감아 용기에 넣고 술을 부은 뒤 밀봉하였다가 3개월 후 먹는다.
인동차 만들기	꽃과 차조기 잎을 따서 말린 후 배합해 물에 끓여서 엽차로 마신다.
식용	줄기와 뿌리를 캐어 조청, 식혜를 만든다.

🫙 효소 만들기 포인트

설탕 : ×   시럽 : ○

① 봄에 잎을 따서 용기나 항아리에 넣고 시럽을 30%까지 부어 100일 이상 발효 시킨다.
② 건더기는 건져내지 않고 용기에 담아 그늘이나 20℃ 내외의 냉장고에 보관한다.

효소요법 엑기스발효액이나 효소 원액을 음용할 때는 한 숟가락 정도를 먹는다.
   간염과 근골동통(줄기), 종독, 나력, 이하선염(꽃) 등에 유용하다.

음용법 손가락 끝에 종기가 나서 곪았을 때 덩굴을 달여 먹는다.
   6월에 꽃을 따서 차관이나 주전자에 넣어 끓여 차로 마시며, 물 대신 꽃 + 소엽을 배합하여 물에 끓여 마신다.

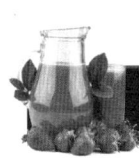
크론씨병에 좋은 효소

염증은 만병의 원인이다.

어린이의 몸은 따뜻하고 피가 맑으나 노인의 몸은 차갑고 피가 탁하다.
몸을 따뜻하게 하는 음식을 선호하고 피를 맑게 하는 채소와 과일을 섭취하라!
음식으로 몸을 건강하게 유지하고, 평소 감기에 걸리지 않아야 건강하다.

우리 몸은 자연치유력으로 외부로부터 보호하는 면역 시스템을 가지고 있다. 질병은 면역 시스템의 균형이 깨져 몸이 차가운 부위가 늘어나면서 심장에서 가장 먼 곳인 손발이 차가워지고 인체의 각 조직에 염증이 발생하며 생긴다.

크론병(crohn's disease)은 비위, 소장, 대장에 주로 발생하는 소화기 계통의 염증으로 설사를 하고 식사를 제대로 할 수 없어 체중이 급격히 줄어들어 사회활동을 할 수 없으며 삶의 질이 급격히 떨어진다.

1940년 항생제가 나오고 1960~1970년대 여러 백신이 개발되었으며 영양과 환경 등이 개선되면서 감염 질병에 의한 사망률은 현저히 줄고 있지만 감염성 질병에서 해방되지 못하고 있다.

감염성 질병은 대부분 열을 동반하여 가벼운 감기, 장염, 급성 폐렴, 뇌염, 장티푸스, 이질, 관절염 등의 증상이 있다. 환절기에는 위장병, 대장병, 설사, 이질이 발생하고 출산 직후 나쁜 피를 제거하지 않으면 죽은 피가 모여 자궁병, 신방광염, 대장염 등을 일으킨다.

의학이 발달한 오늘날에도 감염증은 바이러스, 세균, 리케차, 마이코플라스마, 원충 등 미생물의 침입으로 발생하고 있다. 크론씨병은 목부터 위, 소장, 대장에 이르기까지 염증이 생기고 설사를 동반하지만 현대의학에서는 수술을 권장하고 완치가 안 되는 불치병으로 알려져 있다.

필자 후배의 29세 된 딸이 크론병(crohn's disease)으로 식사를 2개월째 하지 못하고 사경을 헤맬 때 느릅나무 뿌리 달인 물과 마가목 효소를 상복하게 하고 들기름찰밥을 먹게 한 결과 설사가 멎고 호전되었다.

느릅나무

학 명 : *Ulmus davidiana* var. *japonica* NAKAI　　꽃말 : 인애
한약명 : 유백피(楡白皮), 유근피(楡根皮)　　다른 이름 : 낭유피, 낭유경엽

분류	인동과의 덩굴성 갈잎떨기나무
키	10m
꽃	4~5월(녹색)
채취	1년 내내
이용	수피, 뿌리
분포지	전국의 산지
효능	암, 종기, 장내 염증, 옹종, 혈액순환

　느릅나무는 갈잎큰키나무로 높이가 10~20m 정도이고, 잎은 어긋나고 끝이 뾰족한 타원형이며 가장자리는 겹톱니 모양이다. 꽃은 4월에 잎보다 먼저 다발을 이루며 누르스름한 녹색으로 피고, 열매는 4~6월에 달걀 모양으로 여문다.

　느릅나무의 맛은 달고 성질은 평하여 식용, 약용으로 가치가 높다. 봄에 어린잎을 먹기도 하지만 1년 내내 뿌리를 캐서 겉껍질을 제거하고 햇볕에 말려서 쓴다.

　느릅나무 뿌리인 유근피는 염증제거에 효능이 탁월해 종기, 비염, 상종, 풍독에 쓴다.

채취 부위	수피, 뿌리
약리작용	항암, 소염
약초 만들기	나무껍질이나 뿌리껍질을 수시로 채취해 적당한 크기로 잘라 햇볕에 말려서 쓴다.
유백피주 만들기	줄기껍질을 수시로 채취해 적당한 크기로 잘라 용기에 넣고 술을 부어 밀봉하였다가 3개월 후 먹는다.
인동차 만들기	꽃과 차조기 잎을 따서 말린 후 배합해 물에 끓여서 엽차로 마신다.
식용	① 봄에 어린잎을 따서 된장국에 넣거나 떡으로 만든다. ② 열매를 따서 장을 담가 먹는다.
식용	줄기와 뿌리를 캐어 조청, 식혜를 만든다.

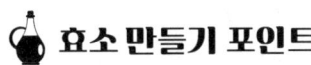 효소 만들기 포인트

설탕 : ×   시럽 : ○

① 뿌리를 캐서 물로 씻고 물기를 뺀 다음 껍질만 적당한 크기로 잘라 용기나 항아리에 넣는다.
② 시럽을 80%까지 부어 100일 이상 발효시킨다.
③ 건더기는 건져내지 않고 용기에 담아 그늘이나 20℃ 내외의 냉장고에 보관한다.

효소요법 엑기스발효액이나 효소원액을 음용할 때는 한 숟가락 정도를 침으로 녹여 먹는다.
암, 종기, 장내 염증, 옹종, 혈액순환 등에 응용한다.

민간요법 피부 가려움에 뿌리를 달여서 환부를 씻는다.

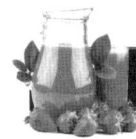
종기와 피부에 좋은 효소

- 무화과
- 쇠비름
- 민들레

피부는 내장의 거울

외인(外因)의 피부병은 빙산의 일각이다.
주름살은 노인성 피부위축증이다.
기미, 검은깨, 검버섯을 경계하라!
노년기에는 피부 변화에 주의하라.
어린이처럼 건강한 세포를 유지하면 암은 생기지 않는다.

오장육부(伍臟六腑) 중에서 내장의 변화가 피부에 반영되듯 피부는 내장의 거울이다. 피부는 몸 내부의 장기를 감싸는 막(膜) 한 장과 같은 것으로 직접 외계(外界)와 접하기 때문에 작용하는 모든 것과 관계가 밀접한다.

피부는 사람의 특징을 반영하고 자극에 따라 행동을 유도한다. 신체를 보호하고 체온을 조절하며 흡수작용과 호흡작용을 하고 분비도 한다.

피부는 노화되면 얇아지고 땀샘이나 피지선의 활동력이 저하된다. 기름기가 적어져 메말라 까칠까칠해지면 여러 가지 자극을 강하게 느끼고 가려움증이 생기기 쉽다. 거친 피부와 기미는 긴장이나 신장 등의 기능이 순조롭지 못할 때 주로 나타난다.

중년 이후 대장에 선종이나 용종이 생겼는데 방치하면 암으로 진행되는 경우가 종종 있다.

피부는 표피, 진피, 피하조직 세 부분으로 나뉘는데, 두드러기·벌레 물림·자반증·감염증 등은 진피 알레르기에 의한 것이고, 습진·아토피성 피부염 등은 표피에서 생긴다.

피부병은 극세포암을 비롯하여 기저 세포암, 악성궤양, 악성흑색종, 파제트병 등이 시간이 지남에 따라 진무름이나 부스럼 딱지, 인설(鱗屑) 등을 만들기도 한다. 대표적 접촉성 피부염인 옴(개선, 疥癬)은 옴벌레의 기생으로 발생한다. 부드러운 피부에 잘 생기고 심한 경우 가려움을 동반한다.

알레르기성인 사람은 옻나무에 가까이 갔을 뿐인데도 옻을 탈 수 있다. 봄에 새순을 먹을 때는 끓는 물에 살짝 데쳐서 달걀노른자를 풀어 해독한 후 먹는다. 밤나무의 잎을 진하게 달여 그 물로 환부를 씻거나 목욕을 한다.

피부병 중에서 흔히 볼 수 있는 두드러기는 먹은 것이 원인이 되어 발생하는 경우도 있고 약물이나 수혈에 의한 경우도 있으며 피부를 타월로 심하게 문지르거나 압박을 가해서 생기는 경우도 있고 아무리 검사해도 원인을 발견하지 못하는 경우도 있다. 피부병은 완치하기가 매우 어려운 것이 많다. 예를 들면 햇빛에 노출되기 쉬운 부위에 생긴 홍반성 낭창(루푸스)은 100원짜리 동전만 한 것이 점점 커져 흉하게 되는 질병이다.

대상포진은 수두의 병원체와 동종의 바이러스에 의해 띠처럼 작은 수포가 나란히 생기는 병이다. 옹종은 중년 이후 당뇨병 환자의 목이나 등에 생기기 쉽고 많은 털구멍을 중심으로 부종이 융합하여 손바닥만 한 크기로 진행되기도 한다.

최근 들어 일반적으로 암의 조기 발견, 조기 치료라는 말이 무성하게 제창되고 있다. 약초를 활용해 해독을 하기도 하지만 기미, 티눈, 사마귀, 무좀, 종기 등이 치료된 사례가 많다.

사마귀에는 덜 익은 무화과 열매와 잎 꼭지, 작은 가지를 벤 자리에서 나오는 하얀 즙을 바른다. 습진에는 복숭아 잎을 진하게 달여 식기 전에 환부를 씻는다.

무화과

학 명 : *Ficus carica*	꽃말 : 은밀한 사랑
한약명 : 무화과(無花果)	다른 이름 : 영일과, 우담발, 문선과, 품선과

분류	뽕나뭇과의 갈잎떨기나무
키	2~4m
꽃	봄
채취	가을(8~10월)
이용	열매
분포지	남부지방
효능	암종(癌腫), 종기, 신체허약, 장염, 이질, 변비

《유양잡조(酉陽雜俎)》에서는 무화과를 하늘에 있는 생명의 열매라 하여 '천생자(天生子)'라고 했다. 무화과는 8~11월 중순까지 수확할 수 있고 제철인 9~10월에 입안 가득 퍼지는 부드럽고 달콤한 풍미를 느낄 수 있다.

허준이 쓴 동의보감(東醫寶鑑)에서 "무화과는 몸 안의 독을 제거할 때, 위장질환, 치질, 빈혈에 좋고 소화촉진과 숙취해소에 효과가 있다"라고 했다. 전남본초(南本草)에서 "모든 종독이나 옹저(癰疽)에는 무화과를 참기름에 으깨어 바른다"라고 했듯이 종기에 좋은 것으로 밝혀졌다.

무화과나무는 독이 없어 식용, 약용으로 가치가 높다. 식이섬유, 칼슘, 칼륨 등이 많이 함유되어 있다. 무화과에 함유되어 있는 배다체인 피신(ficin)은 소화를 촉진하며 각종 종기나 등창에 고약으로 만들어 바른다.

채취 부위	열매
약리작용	항암, 해독, 소염
약초 만들기	여름에 열매가 성숙되었을 때 따서 두면 금세 무르므로 바로 써야 한다.
식용	① 열매를 고기에 넣어 연육제로 쓰고 잼, 즙, 양갱으로 먹는다. ② 무화과는 수확해서 이틀만 지나면 물러지는 부드러운 과일이므로 껍질째 먹거나 곶감처럼 말려서 먹는다. ③ 껍질을 벗긴 무화과는 냉동실에 얼려두었다가 숟가락으로 떠먹거나 우유, 요구르트를 넣어 셔벗을 만들어도 좋다.

효소 만들기 포인트

설탕 : ×   시럽 : ○

① 여름에는 성숙된 열매를 따서 용기나 항아리에 넣고 설탕을 80%까지 넣어 100일 이상 발효시킨다.

② 건더기는 건져내고 용기에 담아 그늘이나 20℃ 내외의 냉장고에 보관한다.

효소요법 엑기스발효액이나 효소원액을 음용할 때는 한 숟가락 정도를 침으로 녹여 먹는다.

암종, 종기, 신체허약, 장염, 이질, 변비 등에 응용한다.

민간요법 무화가 열매를 말려서 물에 달여 차로 마신다.

종기나 치질에는 열매를 짓찧어 환부에 붙이고 사마귀에는 하얀 즙을 바른다.

쇠비름

학 명 : *Portulaca oleracea*   꽃말 : 영화
한약명 : 마치현(馬齒莧)   다른 이름 : 장명채, 오행채, 오행초, 마치초

분류	쇠비름과의 한해살이풀
줄기	30cm
꽃	5~8월(노란색)
채취	5~8월(봄~여름)
이용	전초
분포지	전국의 밭둑
효능	종기, 악창, 암, 관절염, 편도선염, 혈액순환

쇠비름은 농촌의 마을 인가 부근 텃밭이나 밭둑에서 자란다. 쇠비름은 색이 다섯 가지라 하여 '오행채(伍行菜)'로 부른다. 먹을 것이 귀했던 조선시대에 쇠비름은 구황식품이었다. 쇠비름은 독성이 없어 전초, 줄기, 뿌리 모두 식용이나 약용으로 쓴다.

이시진이 쓴 본초강목(本草綱目)에서는 "쇠비름은 어혈을 풀어주고 풍을 없애며 기생충을 죽이고 모든 임질을 다스린다"라고 했고, 본초비요(本草備要)에서는 "여러 종기를 다스린다"라고 했을 정도로 고름이나 종기에 좋다.

쇠비름은 어혈을 풀어주고 혈액순환을 좋게 하여 몸 안의 독소를 제거하며 대장에서 암으로 진행되는 용종이나 선종에 좋은 것으로 알려져 있다.

채취 부위	전초, 줄기
약리작용	항암, 항균, 흥분, 강장, 이뇨, 소염, 이질균, 대장균, 황생포도상구균, 피부진균 등에 억제 작용
약초 만들기	여름에 전초와 줄기를 채취해 햇볕에 말려서 쓴다.
식용	① 늦봄에서 여름에 부드러운 잎과 줄기를 뜯어 끓는 물에 살짝 데쳐 양념을 해서 무쳐 먹는다. ② 생즙, 죽, 비빔밥, 쌈밥으로 먹는다.

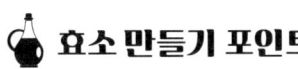 효소 만들기 포인트

설탕 : ○   **시럽 :** ×

① 봄에서 여름까지 쇠비름 전체를 채취해 물에 씻고 물기를 뺀 다음 용기나 항아리에 넣는다.
② 설탕을 80%까지 부어 100일 이상 발효시킨다.
③ 건더기는 건져내고 용기에 담아 그늘이나 20℃ 내외의 냉장고에 보관한다.

효소요법 엑기스발효액이나 효소원액을 음용할 때는 한 숟가락 정도를 침으로 녹여 먹는다.
종기, 악창(惡瘡), 암, 관절염, 편도선염, 혈액순환, 변비 등에 응용한다.

민간요법 피부염 종기와 악창에는 날로 찧어 환부에 붙인다.
벌레에 물렸을 때와 버짐에는 생잎을 짓찧어 붙인다.
설사나 만성대장염에는 죽을 끓여 먹는다. 잎과 줄기를 채취해 물로 씻은 뒤 말려서 물을 넣고 달여 차로 먹거나 가루 내어 찹쌀과 배합해 환을 만든 다음 하루 세 번 30~40알 먹는다.

민들레

학 명 : *Taraxacum platycarpium* H. Dahl.　　꽃말 : 신탁
한약명 : 포공영(浦公英)　　다른 이름 : 포공정, 지정, 황화랑, 구유초

분류	국화과의 여러해살이풀
키	25~30cm
꽃	4~5월(흰색 또는 노란색)
채취	7~8월
이용	전초
분포지	들판이나 길가에 널리 분포
효능	간염, 해독, 인후염, 유선염, 고혈압, 이뇨, 종기, 변비

　민들레는 흙이 있는 곳이면 어느 곳에나 뿌리를 내릴 만큼 생명력이 강하여 '민초(民草)'라는 애칭이 있다.
　민들레는 독성이 없어 식용, 약용으로 가치가 높다. 맛이 쓰고 단맛이 약간 있으며 잎을 자르면 하얀 유액이 나온다. 잎에는 독특한 향기가 나는 정유와 단백질을 분해하는 효소가 들어 있고, 간의 지방변성을 억제하는 이눌린이라는 성분이 있어 급성간염이나 황달에 좋다.
　일본에서는 방사능을 해독하는 데 민들레차나 효소를 선호한다. 서양에서는 민들레가 피를 맑게 한다고 하여 종기나 위장병을 치료하는 데 썼다. 프랑스에서는 민들레 새순을 샐러드에 넣을 정도로 고급 요리에 쓴다.

채취 부위	전초, 줄기
약리작용	혈당 강하, 소염, 항균, 이담, 암 활동 억제 작용
약초 만들기	봄에서 여름까지 전초와 뿌리를 통째로 채취해 그늘에 말려서 쓴다.
구분	산속에서 자생하는 토종민들레는 총포가 찰싹 달라붙어 있고, 농촌이나 길가에서 흔히 볼 수 있는 서양민들레는 총포가 밑에 있다.
민들레뿌리주 만들기	봄에서 여름까지 전초와 뿌리를 통째로 채취해 물로 씻고 물기를 뺀 다음 용기에 넣고 술을 부어 밀봉했다가 3개월 후 먹는다.
식용	① 꽃이 피기 전에 어린잎을 뜯어 물에 씻어 쌈으로 먹는다. ② 김치, 생즙, 나물, 무침, 튀김으로 먹는다.
식용	줄기와 뿌리를 캐어 조청, 식혜를 만든다.

효소 만들기 포인트

설탕 : ×   시럽 : ○

① 봄에 꽃이 피기 전에 잎을 뜯어 물로 씻고 물기를 뺀 다음 용기나 항아리에 넣는다.
② 시럽을 30%까지 부어 100일 이상 발효시킨다.
③ 건더기는 건져내고 용기에 담아 그늘이나 20℃ 내외의 냉장고에 보관한다.

효소요법 엑기스발효액이나 효소원액을 음용할 때는 한 숟가락 정도를 침으로 녹여 먹는다.
간염, 해독, 인후염, 유선염, 이뇨, 고혈압, 종기, 변비 등에 응용한다.

민간요법 잎을 그늘에 말려 물에 넣고 달여 차로 마신다.
벌레나 독충에 물렸을 때 잎을 짓찧어 바르고, 얼굴의 기미나 검버섯에 흰 유액을 바른다.

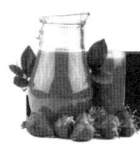
금연에 좋은 효소

• 청미래덩굴

담배는 독극물 덩어리

담배와 전쟁하는 사람들!
완전히 끊도록 노력해야 산다.
금연만 한다면 암이 예방된다.
담배는 아편 정도의 중독성이 있는 마약이다.
담배원자탄에서 졸업하라!
청미래덩굴로 금단 없이 담배를 끊을 수 있다.

지금 세계는 담배와 전쟁하고 있다. 2015년 담뱃값을 두 배 인상했어도 담배를 끊지 못하는 흡연자가 1,400만여 명이라고 한다. 요즘 흡연자는 카페·맥줏집·PC방마저 흡연 금지구역이 되고 일정 구역을 가둬놓으면서 사회적 범죄인 취급까지 받는다. 흡연자들은 니코틴 중독이 일으키는 금단현상이 강하고 기호품이다 보니 담배를 끊기 어렵다고 하소연한다.

담배를 피우면 세포에서 쓰고 남은 콜레스테롤을 간으로 보내 분해되도록 작용하고 혈관을 깨끗하게 청소해주는 HDL콜레스테롤을 급격히 노화시켜 혈관이 좁아지고 혈액이 끈적끈적하게 만든다. 영남대학교 혈청바이오메디컬 조경현 교수팀이 3년간 담배를 피운 성인 23~25세 21명의 혈액을 채취해 분석한 결과 혈액 나이가 70대 고령자처럼 노화된다는 사실을 밝혀냈다.

담배 연기는 기체 성분과 미립자 성분으로 이뤄져 있다. 60%는 가스인데 신체에 가장 피해를 주는 것은 니코틴·타르·일산화질소다. 타르에는 발암성 탄화수소가 들어 있고 60%가 폐로 들어간다. 일산화질소는 기억력 감퇴 등을 유발한다.

　담배 연기에는 발암물질 69종, 화학물질 4,000종, 몸에 해로운 물질 10만 종이 들어 있기 때문에 담배는 백해무익(百害無益)하다.

　니코틴은 자율신경계를 교란해 어지럼증을 유발하고 순환기관, 호흡기관, 내분비기관, 소화기관 등에 영향을 준다. 담배를 하루에 1갑 피우면 타르 한 컵을 마시는 것과 같다. 담배 1개비가 수명을 12분 단축하고 남성은 13.2년, 여성은 14.5년 수명이 단축된다. 담배에는 일산화탄소가 많아 연탄가스 중독같이 되며 헤모글로빈에 일산화탄소가 붙어 산소가 부족해진다. 담배 때문에 매일 134명, 해마다 4만9,000명이 사망한다. 담배 30갑에 있는 청산가스는 사람이 먹으면 즉사한다.

　필자는 청소년이 담배 피우는 모습을 보면 자동차 머플러, 쓰레기 소각장, 굴뚝에 입을 대고 있는 것처럼 보인다. 니코틴은 심장과 관상동맥의 순환에 직접 영향을 주고 중추신경계통을 거쳐 심장·혈관계통에 간접적으로 작용한다.

　담배의 해악은 흡연자 본인뿐 아니라 주변 사람들에게도 피해를 준다는 것이다.

　담배를 피우는 사람은 피우지 않는 사람보다 사망률이 높다. 흡연자가 폐암에 걸릴 확률은 비흡연자의 20배나 된다. 폐암 환자의 90%가량이 흡연자다. 담배를 하루만 안 피워도 심장마비 위험이 감소하고 10년만 안 피워도 암에 걸릴 확률이 떨어진다.

　청미래덩굴의 잎을 여름에 채취해 잘게 썰어 담배처럼 말아 불을 붙여 한두 달 정도 피우면 금단현상 없이 담배를 끊을 수 있다.

청미래덩굴

학 명 : *Smilax china*
한약명 : 토복령(土茯苓)
꽃말 : 수줍음
다른 이름 : 명감나무, 맹감나무, 명개나무, 산귀래

분류	백합과의 덩굴성 갈잎떨기나무
키	2~3m
꽃	5~8월(황록색)
채취	봄(잎), 가을(뿌리)
이용	잎, 열매, 뿌리
분포지	전국의 산기슭
효능	관절동통, 근육마비, 수종, 나력, 종독, 매독, 태독, 임질

    청미래덩굴의 열매로 병을 고쳤다 하여 '명과(明果)', 신선이 먹다가 남긴 열매라 하여 '선유량(仙遊糧)', 병에 걸려 죽게 된 사람이 먹고 나아 산에서 돌아왔다 하여 '산귀래(山歸來)', 넉넉한 요깃거리가 된다 하여 '우여량(禹餘糧)', 산에 있는 기이한 음식이라 하여 '산기량(山埼糧)' 등으로 부른다.

    청미래덩굴은 식용, 약용, 관상수나 절화용으로 가치가 높다. 잎, 줄기, 열매, 뿌리 모두 쓴다. 종자에는 지방, 잎에는 루틴, 뿌리에는 아미노산, 당질, 알칼로이드, 페놀류, 유기산, 정유성분이 들어 있다.

    이시진이 쓴 본초강목(本草綱目)에 "매독 같은 성병이 유행할 때는 토복령으로 치료한다"라고 기록되어 있듯이 매독, 임질, 태독, 악창에 쓴다. 《항암본초(抗癌本草)》에는 청미래덩굴 달인 물이 암세포를 억제한다고 되어 있다.

채취 부위	잎, 열매, 뿌리
약리작용	종양 억제, 수염
약초 만들기	겨울철에서 이듬해 봄에 뿌리를 캐어 잘게 썬 뒤 2~3일 물에 담가 쓴 맛을 제거한 다음 햇볕에 말려서 쓴다.
금연 약초 만들기	여름에 청미래덩굴 잎을 따서 담배처럼 말아 불을 붙여 한두 달정도 피우거나 가루 내어 파이프에 넣고 피우면 담배를 피우고 싶은 마음이 사라지고 금단현상 없이 담배를 끊을 수 있다.
토복령주 만들기	겨울에 뿌리를 캐어 물로 씻고 적당한 크기로 잘라 2~3일 물에 담가 쓴맛을 제거한 후 용기에 넣고 술을 부어 밀봉하였다가 3개월 뒤 먹는다.
식용	① 봄에 어린순을 채취해 끓는 물에 살짝 데쳐서 나물로 무쳐 먹는다.② 잎으로 떡을 만들어 먹는다.③ 어린순을 무침, 튀김으로 먹는다.
금기	떫은맛이 강하여 장복하면 변비가 생길 수 있다.

효소 만들기 포인트

설탕 : ×   시럽 : ○

① 봄에는 잎을 따서 시럽을 30%까지, 가을에는 뿌리를 캐서 적당한 크기로 잘라 2~3일 물에 담가 쓴맛을 제거한 후 용기나 항아리에 넣고 시럽을 90%까지 부어 100일 이상 발효시킨다.

③ 건더기는 건져내지 않고 용기에 담아 그늘이나 20℃ 내외의 냉장고에 보관한다.

효소요법

엑기스발효액이나 효소원액을 음용할 때는 한 숟가락 정도를 침으로 녹여 먹는다.
관절동통, 근육마비, 수종, 나력, 종독, 매독, 태독, 임질 등에 응용한다.

민간요법 화상에는 잎을 짓찧어 환부에 붙이고 각종 피부병, 태독, 종기, 아토피에는 열매를 까맣게 태워서 참기름에 개어 환부에 바른다.
감기에는 뿌리를 얇게 썰어 두었다가 물에 달여 먹는다.
잎은 봄부터 가을까지 채취해 잘게 썰어 말린 뒤 물에 달여 차로 마신다.
가을에 빨갛게 익기 전의 열매를 따서 말린 뒤 가루 내어 찹쌀과 배합해 환으로 만들어 식후에 30~40알 먹는다.

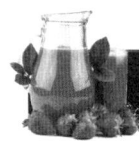
갱년기에 좋은 효소

- 생강나무
- 석류나무
- 칡
- 씀바귀

갱년기는 제2의 인생설계도

폐경은 끝이 아니라 제2의 인생이다!
하루에 30분 이상 유산소 운동을 하라!
스트레스를 즐겨라!
나쁜 생활을 바꿔라!
복부비만을 경계하라!
호르몬에 좋은 식품과 약초를 섭취하라!

여자는 7, 남자는 8의 숫자가 적용된다. 여자는 7세에 젖니가 나오고 14세에 월경이 시작되면서 여자로 태어나며, 동서고금을 막론하고 평균 49세에 폐경에 이른다.

남자는 8세에 젖니가 나오고 16세부터 64세까지 자녀를 낳을 수 있다.

여성에게 생리작용을 원활하게 해주는 여성호르몬은 매우 중요하다. 갱년기는 여성이 일생을 살아가는 동안 꼭 거쳐야 하는 생리적 변화기간을 말한다. 여성이 폐경을 겪는 시기는 음식과 환경의 변화로 앞당겨지기도 하고 늦춰지기도 한다. 남자에게도 중년에 근육이 줄고 체지방이 늘어 복부비만 체형으로 변해 고개를 숙이면서 갱년기는 어김없이 찾아온다. 육체적·정신적으로 많은 변화를 겪게 되는 시기다.

남자는 갱년기, 여자는 폐경기를 전후해 몸의 변화를 급격하게 느끼는 이유는 효소 고갈에 따른 몸의 항상성 유지에 대한 저항 때문이다. 피부에 주름이 생기고 소화가 안 되며, 근육에 탄력이 떨어지고 잠이 안 오며, 피곤하고 몸이 냉해지는 것 모두 효소 결핍에서 생긴다는 것을 몰라서 병이 생기면 병원이나 약국에 가서 약으로 치료해보지만 잘 낫지 않는 것을 경험하지 않았는가?

그동안 여성호르몬인 에스트로겐이 석류에 많이 함유되어 있는 것으로 알려져 있었지만, 최근 칡에 여성호르몬이 석류보다 220배나 많이 들어 있는 것으로 보도되었다.

여성호르몬으로 자궁과 유방이 발달하고 임신이 가능한 여성으로서 특징을 갖게 된다. 하지만 폐경 전후 몸에 여성을 보호하는 보호막이 없어지므로 몸에서 나타나는 변화에 주목해야 한다.

갱년기 여성은 육체적으로 얼굴이 붉어지고 가슴이 두근거리며 통증을 동반하고 열이 나면서 잠을 이루지 못한다. 정신적으로는 일에 짜증이 나고 우울증이나 건망증이 생긴다.

폐경이 되면서 여성호르몬이 분비되지 않으면 저밀도콜레스테롤이 증가해 혈관벽이 두꺼워져 혈류를 방해함으로써 동맥경화로 이어진다. 이런 과정을 거치면서 혈관이 막히는 뇌경색이나 심장질환에 노출되기 쉽다. 또한 에스트로겐 분비가 중단되면 뼈의 주성분인 칼슘이 빠져나가 골밀도가 낮아진다.

중장년 남성의 갱년기는 건강의 적이다. 남성은 남성호르몬이 30세부터 서서히 감소해 40~50세가 되면 4명 중 1명이 갱년기 증상을 경험한다. 40대 중반이 넘은 남성은 누구나 한 번쯤 자신의 남성성이 예전 같지 않거나 신체적·정신적 컨디션이 떨어지는 경험을 한다. 갱년기 증상을 무심히 받아들이면 앞으로 남은 삶의 질이 떨어지고 건강에 치명적인 위험이 될 수 있다. 노화가 촉진되고 성기능·기억력 저하, 우울증 등도 생긴다. 올바른 생활습관을 실천해 이미 생긴 갱년기 증상을 완화하고 스트레스를 피하며 음주·흡연을 하지 않아야 한다.

남성호르몬이 감소하면서 나타나는 증상으로는 성욕감퇴, 피로감, 우울증, 무력감, 근골격량 저하, 체지방 증가 등이 있다. 남성호르몬이 줄어들면 체형 변화를 가져올 뿐만 아니라 성기능 감퇴와 성기능 저하를 동반한다.

음식으로 갱년기를 극복하려면 신체활동을 고려해 5대 영양소와 적절한 칼로리를 적정량 섭취해야 한다. 아연과 셀레늄 섭취는 필수다. 호르몬이 잘 나오게 하는 식품인 콩, 시금치 딸기, 석류, 칡 등을 섭취하면 좋다.

노화의 잣대인 리포푸신(lipofuscin)이라는 색소가 피부에 침착되면 갱년기 이후 노인들의 얼굴이나 피부에 기미·주근깨·검버섯 등이 생긴다.

남성 갱년기 자가진단표

1. 기력이 떨어진다.
2. 근력과 지구력이 떨어진다.
3. 기분이 우울하다.
4. 삶의 질이 떨어진다.
5. 성적 흥미가 감소한다.
6. 발기 강도가 떨어진다.
7. 슬프거나 불안감이 있다.
8. 운동할 때 민첩성이 떨어진다.
9. 일의 능률이 떨어진다.

생강나무

학 명 : *Pueraria thunbergiana*		꽃말 : 사모	
한약명 : 삼첩풍(三鉆風)		다른 이름 : 황매목, 단향매, 개동백, 산동백	

분류	녹나뭇과의 갈잎작은큰키나무 (三風)
키	3~5m
꽃	3월(노란색)
채취	봄(잎), 꽃이나 잎이 피기 전(가지)
이용	잎, 가지
분포지	전국숲속이나 골짜기
효능	타박상, 어혈, 냉증, 근육통, 시니경통, 두통, 식은땀, 산후통, 생리통

생강나무 잎을 따서 손으로 비비면 생강 같은 냄새가 난다. 열매에는 60% 유지(油脂)가 들어 있어 전기가 없던 시절에는 등불을 밝히는 데 사용하였다.

생강나무는 약용, 식용, 정원수로 가치가 높다. 몸 안의 독을 풀어주고 근육과 뼈를 튼튼하게 한다. 선가(仙家)에서 수행사는 정신수련과 무술을 병행하기에 뼈와 근육이 튼튼해야 하는데 생강나무 잎이나 가지를 달여서 차로 마셨다.

채취 부위	잎, 가지
약리작용	진통
약초 만들기	봄에는 새순을, 한여름에는 잎을, 잔가지는 가을부터 이듬해 봄 꽃이 피기 전까지 채취해 그늘에서 말려 약재로 쓴다.
생강기름 만들기	① 가을에 검은 열매를 딴 뒤 기름을 짜서 머릿기름으로 쓴다. ② 생강유는 동백기름과 함께 옛날 사대부 귀부인이나 이름난 기생들이 사용하는 최고급 기름이었다.
식용	① 새순을 쌈으로 먹거나 끓는 물에 살짝 데쳐 나물로 먹는다. ② 찹쌀가루를 묻혀 튀겨 먹거나 된장, 고추장에 찍어 먹는다. ③ 어린잎을 따서 깻잎처럼 간장에 재어 장아찌로 먹는다.

효소 만들기 포인트

설탕 : ×　　시럽 : ○

① 봄부터 여름까지 잎을 따서 용기나 항아리에 넣고 시럽을 30%까지 부어 100일 이상 발효시킨다.
② 건더기는 건져내지 않고 용기에 담아 그늘이나 20℃ 내외의 냉장고에 보관한다.

효소요법 엑기스발효액이나 효소원액을 음용할 때는 한 숟가락 정도를 침으로 녹여 먹는다.
타박상, 어혈, 냉증, 근육통, 두통, 식은땀, 산후통, 생리통 등에 응용한다.

민간요법 위장병이나 어혈에는 어린 가지를 달여 먹는다. 발목을 삐었을 때 뿌리나 가지를 잘게 썰어 달여 먹는다.
여성이 출산한 후 산후조리에 잎과 잔가지를 달여 먹는다.
5월에 어린 새순을 따서 그늘에 말린 다음 차관이나 주전자에 넣고 끓인 뒤 꿀을 타서 작설차로 먹는다.

석류나무

학 명 : *Punica granatum* 꽃말 : 자손, 번영
한약명 : 석류(石榴), 석류피(石榴皮), 석류근피(石榴根皮), 석류자(石榴子)
다른 이름 : 석류수, 안석류, 해류, 석류목

분류	석류나뭇과의 갈잎작은큰키나무
키	4~5m
꽃	5~6월, 홍색
채취	9~10월
이용	열매
분포지	남부 지방
효능	암, 촌충구제, 장염, 편도선염, 이질 설사

허준이 쓴 동의보감(東醫寶鑑)에서도 "석류는 목 안이 마르는 것과 갈증을 치료하는 과일로 목이 쉬거나 부었을 때 먹으면 좋다"라고 했을 정도로 석류만 생각하면 입 안에 침이 고인다.

석류는 식용, 약용, 관상용, 공업용으로 가치가 높다. 석류에는 여성호르몬인 에스트로겐이 종자 1kg당 10~18mg 함유되어 있다.

또 당질, 미네랄, 아미노산, 비타민, 무기질, 칼슘, 단백질 등이 풍부하다. 페르시아에서는 석류를 생명의 과일로 여겨 중동이나 이란 사람들은 10시간 이상 끓여 모든 음식에 넣거나 음료로 만들어 먹는다.

최근 석류에 함유된 '애라그산'이 항암작용이 강하다고 과학적으로 밝혀졌다. 열매는 여성의 자궁 출혈, 대하, 냉증, 월경불순에 쓰고 잎은 무월경에 좋다.

채취 부위	열매 껍질, 종자
약리작용	항암, 살충, 항균, 항염
약초 만들기	가을에 성숙한 열매를 따서 햇볕에 말려 쓴다.
식용	① 열매의 씨를 제거하고 생으로 먹는다. ② 잘 익은 열매를 따서 껍질을 벗겨내고 강판에 갈아 우유나 요구르트를 타서 먹는다.
금기	여성이 임신기간에 석류를 상복하면 유산할 수 있다.

효소 만들기 포인트

설탕 : ○   시럽 : ×

① 열매를 4등분하여 용기나 항아리에 넣는다.
② 설탕을 70%까지 넣어 100일 이상 발효시킨다.
② 건더기는 건져내고 용기에 담아 그늘이나 20℃ 내외의 냉장고에 보관한다.

효소요법 엑기스발효액이나 효소원액을 음용할 때는 한 숟가락 정도를 침으로 녹여 먹는다.
암, 촌충구제, 장염, 편도선염, 이질, 설사 등에 응용한다.

민간요법 코피가 날 때는 꽃을 분말로 만들어 코에 넣는다. 편도선염과 인후염에는 석류 한 개를 넣어 달인 즙으로 양치질을 한다.

칡

학 명 : *Pueraria thunbergiana*	꽃말 : 성숙
한약명 : 갈근(葛根)	다른 이름 : 갈등, 갈화, 갈마, 칡넝쿨

분류	콩과의 갈잎덩굴나무
길이	10m
꽃	6~8월
채취	잎(4~6월), 꽃(8월), 뿌리(잎이 진 후 겨울)
이용	꽃, 잎, 뿌리
분포지	전국의 산기슭 양지
효능	갱년기, 숙취, 당뇨, 고혈압, 식욕부진, 어혈

칡은 성질이 온화하고 맛이 달며 독이 없어 오래전부터 식용, 약용으로 이용하였다. 70% 이상이 수분으로 되어 있으며 '플라본'은 관상동맥 확장, 심장박동 조절에 영향을 주고 콜레스테롤 수치를 떨어뜨리며 혈소판 응집을 억제해준다. 당분, 섬유질, 단백질, 철분, 인, 미네랄, 비타민, 다이드제인, 다이드진 등이 함유되어 있다.

이시진이 쓴 본초강목(本草綱目)에서 "갈근은 울화를 흩어버리고 술독을 풀어주며 갈꽃은 장풍을 다스린다"라고 했듯이 주독에 좋다.

칡은 여성호르몬인 에스트로겐이 석류보다 220배나 더 들어 있어 갱년기 여성에게 좋다.

채취 부위	꽃, 잎, 줄기, 뿌리
약리작용	발암물질 억제, 혈당 강하, 해열, 진경, 해독
약초 만들기	꽃은 8월에 따서 그늘에 말려서 쓰고 뿌리는 겨울에 채취해 잘게 썰어 햇볕에 말려서 쓴다.
칡뿌리주 만들기	겨울에 칡뿌리를 캐서 하룻밤 소금물에 담가 독을 제거한 후 쇠톱으로 세로로 적당한 크기로 잘라 용기에 넣고 술을 부어 밀봉하였다가 3개월 후 먹는다.
식용	① 봄에 어린잎을 채취해 나물로 무쳐 먹는다. ② 봄에 어린잎을 채취해 깻잎처럼 간장에 재어 장아찌로 만들어 먹는다. ③ 묵, 죽(粥), 국수, 다식(茶食), 엿으로 먹는다.
금기	몸이 냉한 사람, 평소 땀을 흘리는 사람, 위염으로 구토를 하거나 변비가 있으면서 구토를 자주 하는 사람

효소 만들기 포인트

설탕 : ×   **시럽 : ○**

① 겨울철 칡을 캐서 물로 씻고 소금물에 하룻밤 담가놓았다가 햇볕에서 물기만 말린 뒤 쇠톱으로 적당한 크기로 자른다.

② 용기에 칡을 넣고 시럽을 100%까지 부어 햇볕이 들지 않는 서늘한 실내에서 100일 이상 둔다.

③ 건더기는 건져내지 않고 그늘이나 20℃ 내외의 냉장고에 보관한다.

효소요법 엑기스발효액이나 효소원액을 음용할 때는 한 숟가락 정도를 침으로 녹여 먹는다.

숙취, 당뇨, 고혈압, 식욕부진, 어혈 등에 응용한다.

민간요법 숙취에는 칡을 갈아 즙을 먹는다.

해독이나 지혈에는 잎을 짓찧어 즙을 먹는다.

여름에는 꽃을 따서 그늘에 말려 차로 마시고 겨울에는 뿌리를 캐어 껍질을 벗긴 뒤 잘게 썰어 차로 마신다.

씀바귀

학 명 : *Lxeris dentata*
한약명 : 산고매(山苦賣)

꽃말 : 절제
다른 이름 : 고채, 선씀바귀, 갯씀바귀, 쓴나물

분류	국화과의 여러해살이풀
키	20~40cm
꽃	5~7월(노란색)
채취	봄
이용	전초, 뿌리
분포지	전국의 습지
효능	간염, 황달, 간질환, 소화불량, 해독

    씀바귀는 대표적인 봄나물로 쓴맛이 있어 '고채(苦菜)', 다른 이름으로 '씹배나물'이라 부른다. 씀바귀는 흰색 꽃이 피는 것과 노란색 꽃이 피는 두 종류가 있다.

    중국의 이시진이 쓴 본초강목(本草綱目)에서 "봄철에 씀바귀나물을 많이 먹으면 여름에 더위를 타지 않는다. 씀바귀는 오장의 사기(邪氣)와 내열(內熱)을 없애고 심신(心身)을 편하게 하여 악창(惡瘡)을 다스린다"라고 했다.

    씀바귀의 쓴맛이 부담스러우면 찬물에 오랫동안 우려내어 먹는다.

채취 부위	열매 껍질, 종자
약리작용	항암, 살충, 항균, 항염
약초 만들기	가을에 성숙한 열매를 따서 햇볕에 말려 쓴다.
식용	① 열매의 씨를 제거하고 생으로 먹는다. ② 잘 익은 열매를 따서 껍질을 벗겨내고 강판에 갈아 우유나 요구르트를 타서 먹는다.

🍶 효소 만들기 포인트

설탕 : ×   시럽 : ○

① 봄에 전초를 채취해 물로 씻어 물기를 뺀 다음 용기나 항아리에 넣는다.
② 시럽을 30%까지 부어 100일 이상 발효시킨다.
③ 건더기는 건져내지 않고 그늘이나 20℃ 내외의 냉장고에 보관한다.

효소요법 엑기스발효액이나 효소원액을 음용할 때는 한 숟가락 정도를 침으로 녹여 먹는다.
간염, 황달, 간질환, 소화불량, 해독 등에 응용한다.

민간요법 간염에 전초를 물에 달여 먹는다.
사마귀에는 잎이나 줄기에서 나오는 즙을 바른다.

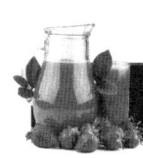
탈모에 좋은 효소

- **삼백초**
- **밤나무**

머리카락은 몸의 안테나

아름다운 모발을 유지하고 싶은가?
세월이 흐름에 따라 늙어가는 것은 자연의 법칙이다.
머리카락은 나이를 비추는 거울이고
스트레스는 피부의 적이다.
자외선으로부터 피부를 지켜라!
탈모예방, 지금도 늦지 않았다.

머리카락은 실용성 면에서 아주 중요한 역할을 한다. 두뇌를 보호하고 그 사람의 스타일을 반영한다. 남녀노소를 막론하고 원형탈모나 대머리를 가릴 수 있는 가발산업이 뜨고 있다. 두피에 모발을 심는 기술이 발달하는가 하면 어성초를 이용해 모발을 자라게 하는 약초가 선을 보이기도 했다.

모발은 단백질로 이루어져 있다. 모발은 진피와 표피 바로 밑 피와 신경을 내포하고 있는 피부층 속에 0.3cm정도 묻혀 있고 작은 모낭(毛囊, 모발을 만드는 작은 공장)은 하루에 24시간씩 약 7년 동안 실용적 업무를 한다. 사람마다 다르지만 머리카락이 하루에 70개 정도 바지면 그 자리를 채워준다. 그러나 색소분비선의 생산속도가 느려지면 모발이 흰색으로 변하고 가늘어진다. 모발은 자동차의 배기가스에서 나오는 납성분에 오염되기도 하지만 잦은 샴푸와 염색으로도 질이 떨어진다.

최근 스트레스로 인한 원형탈모나 대머리가 늘고 있으나 유전의 영향을 크게 받는다. 갑상선 호르몬이 지나치면 모발이 풍성하고 과소 분비되면 모발에 윤기가 없어지고 잘 빠지게 된다.

모발에는 먼지, 박테리아, 부스러기들이 잘 붙는다. 여름에 직사광선에 과다 노출되면 모발이 건조해지고 부서지기 쉬우며 탈색현상이 생기므로 모자를 써서 보호해주어야 한다.

원형탈모에는 보리쌀을 미음죽으로 쑤어 그 물을 탈모 부위에 바르거나 밤송이를 태운 가루를 물에 적셔 바르기도 한다.

나이가 들면서 '리보솜'이 줄어들어 생산량이 떨어지고 활성속도가 느려지므로 40세 이후 해마다 근육량이 줄어들고 소화불량이 생긴다. 효소가 부족하면 얼굴에 기미가 생기고 주름이 잡히며, 흰 머리카락이 나고 피부에 탄력이 떨어진다.

삼백초

학 명 : *Saururus chinensis* (Lour.) Baill.　　꽃말 : 희망
한약명 : 백화(白花)　　다른 이름 : 삼점백, 삼백초근, 삼엽백초

분류	삼백초과의 여러해살이풀
키	40~50cm
꽃	5~6월(흰색)
채취	여름~가을
이용	전초, 뿌리
분포지	중부 이남의 산이나 밭둑, 울릉도, 제주도
효능	소변불통, 부종, 간염, 고혈압, 이뇨, 거담

　꽃이 필 무렵 잎 세 개가 흰색이 되고 뿌리와 잎, 줄기가 온통 흰색이므로 삼백초라고 한다. 삼백초 꽃에는 꽃잎이 없다는 것이 특징이다. 잎의 표면은 연한 녹색이고 뒷면은 흰색이다. 8월부터 둥근 장과(漿果)가 열리고 종자는 실(室)에 한 개씩 들어 있다.

　삼백초는 녹이 없어 식용, 약용으로 가치가 높다. 약초를 만들 때는 지상부와 뿌리를 여름철에 채취해 그늘에 말려서 쓴다. 또 꽃, 잎, 줄기를 채취해 말려서 약으로 쓴다. 전신이 붓고 소변이 잘 나오지 않을 때나 위병(胃病), 간병(肝病)에 좋으며 해열, 이뇨, 거담에도 쓴다.

채취 부위	전초, 뿌리
약리작용	항암, 혈당 강하
약초 만들기	여름에 지상부와 뿌리를 채취해 그늘에 말려서 쓴다.
식용	봄부터 여름까지 부드러운 잎을 뜯어 끓는 물에 살짝 데쳐서 먹거나 쌈으로 먹는다.

🏺 효소 만들기 포인트

설탕 : ×   **시럽 : ○**

① 봄에 꽃이 피기 전 잎을 채취해 물로 씻어 물기를 뺀 다음 용기나 항아리에 넣는다.
② 시럽을 30%까지 부어 100일 이상 발효시킨다.
③ 건더기는 건져내지 않고 그늘이나 20℃ 내외의 냉장고에 보관한다.

효소요법 엑기스발효액이나 효소원액을 음용할 때는 한 숟가락 정도를 침으로 녹여 먹는다.
소변불통, 부종, 간염, 고혈압, 이뇨, 거담 등에 응용한다.

민간요법 백대하에는 삼백초 달인 물로 음부를 씻는다.
냉증에는 탕에 어성초와 함께 넣어 목욕을 하고 독충에 물렸거나 치질 등이 있을 때는 잎과 줄기를 찧어 환부에 바른다.
생잎을 찧어 상천 난 곳이나 뱀에 물린 곳에 바르면 독이 퍼지는 것을 막는다.
봄에 잎을 채취해 그늘에 말려서 물에 달여 차로 마신다.

밤나무

학 명 : *Castanata crenata*
한약명 : 율자(栗子)
꽃말 : 공평, 완화
다른 이름 : 율, 율엽

분류	참나뭇과의 갈잎큰키나무
키	10~20m
꽃	6월(흰색)
채취	10월(열매)
이용	밤송이, 밤
분포지	전국의 산기슭
효능	자양강장, 신체허약, 위장병

밤나무 꽃이 만발할 때 밤나무 숲에서 연인과 산책하면 여자가 밤나무 꽃에 취해 남자의 사랑을 쉽게 받아준다는 속설이 있다.

예부터 밤나무는 근본을 잊어버리지 않는 나무로 알려져 사당이나 묘(廟)에 두는 위폐를 만들었다. 밤은 애섬(立子)을 뜻한다. 주머니 1개에 여러 개가 의좋게 들어 있어서 형제간의 우애를 뜻한다.

밤나무 꽃은 밀원자원으로 농가에 도움을 준다. 약용보다는 식용으로 가치가 높다. 열매는 약으로 쓴다. 인, 철분, 무기질, 비타민, 펜토산 등 영양소가 풍부하다. 밤나무 껍질은 타닌 성분이 많아 수렴, 지혈, 지사제로 쓰인다. 밤송이에는 세균을 죽이는 항균작용이 있어 달인 물을 어린이 피부의 태독에 쓴다.

채취 부위	밤송이, 밤
약리작용	항균
약초 만들기	밤과 밤송이는 가을에 채취해 쓴다.
식용	밤은 가시껍질을 제거한 후 먹을 수 있다. 밤은 각종 음식이나 밤술을 만들어 먹을 수 있다.
피부미용	아름다운 피부를 유지하기 위해 밤 속껍질을 그늘에서 말려 가루를 낸 뒤 율무를 배합하여 꿀로 팩을 한다.

🫗 효소 만들기 포인트

설탕 : × **시럽 : ○**

① 가을에 밤송이를 따서 껍데기를 벗긴 뒤 속알갱이만 용기나 항아리에 넣는다.
② 시럽을 70%까지 부어 100일 이상 발효시킨다.
③ 건더기는 건져내고 용기에 담아 그늘이나 20℃ 내외의 냉장고에 보관한다.

효소요법 엑기스발효액이나 효소원액을 음용할 때는 한 숟가락 정도를 침으로 녹여 먹는다.
자양강장, 신체허약, 위장병 등에 응용한다.

민간요법 밤송이를 태워 원형탈모나 대머리에 바르고 잠을 자면서 코를 골고 이를 갈 때 밤을 먹는다.
속껍질을 달여 마시고 생선뼈가 목에 걸렸을 때의 밤의 흰색 껍질을 달여 마신다.
옻독에는 잎을 짓찧어 바르고 타박상을 입거나 벌레에 물렸을 때는 껍질 달인 물을 환부에 바른다.

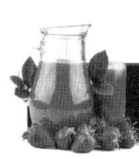
시력에 좋은 효소

- 블루베리
- 결명자

몸이 천냥이면 눈은 구백 냥

세상을 보는 눈과 들을 수 있는 귀의 고마움을 아는가?
노화와 함께 찾아오는 노안(老眼).
그 누구도 피해갈 수 없는 노인질환.
소리 없이 진행되는 녹내장.
실명을 부르는 당뇨 합병증을 피하라!
눈을 밝히는 과일, 블루베리가 답이다.

눈의 크기는 탁구공 정도밖에 되지 않지만 전기회선을 수천만 개 가지고 있어 전달되는 메시지 150만 개를 처리할 수 있다. 눈은 1분에 15~30회 깜박거리지만 피곤하면 그 횟수가 많아진다. 눈물에는 라이소자임이라는 강력한 살균제가 들어 있어 감염성 세균으로부터 눈을 보호해준다.

눈과 마음의 창으로 본 세상은 아름답다. 눈을 통해 모든 지식의 80%를 수집한다.

빛은 각막을 거쳐 수정체를 지나 망막에 도달한다. 우리 눈은 신체 중에서 가장 예민한 기관인 만큼 노화도 그만큼 일찍 온다. 노안이 오면 수정체를 볼록하게 만드는 모양체근의 탄력이 떨어져 먼 곳은 잘 보이지만 근거리는 수정체가 두꺼워지지 못해 시야가 흐려 보인다.

전 세계 어린이 중에서 중국 어린이가 안경을 쓰지 않는 이유는 학교에서 눈을 좋게 하는 체조를 하기 때문이다. 푸른 초원을 달리는 유목민인 몽골인의 시력이 좋은 이유는 시야를 가리지 않는 초원이 눈에 안정감을 주고 스트레스를 줄여주기 때문이다.

우리 현실은 어떤가? 잠을 잘 때만 빼놓고 컴퓨터 앞에 있거나 손바닥만 한 스마트폰에 눈을 고정한 채 생활하기 때문에 초등학교 때부터 안경을 쓴다. 사회 환경에 따라 예민하게 반응하는 눈을 지키고 노년의 삶의 질을 높이려면 도심 속에서도 자연을 추구해야 한다.

신문 글자가 희미하게 보인다면 노안이 시작된 것이다. 시력을 보호하는 것은 본인의 몫이지만 시력을 좋게 하는 약초가 많다. 〈뉴욕타임스〉에서 10대 건강식품으로 선정한 블루베리의 안토시아닌이 눈의 망막에서 붉은빛을 감지하는 드롭신 형성을 촉진해 시력 저하를 예방하고 눈의 피로를 완화해준다.

노안은 규칙적인 생활습관과 식습관으로 충분히 늦출 수 있다. 노인은 안경으로 교정이 가능하고 레이저로 각막 단면을 깎는 수술도 할 수 있다. 실명을 부르는 당뇨 합병증이 오지 않도록 관리를 철저히 하고 눈에 좋지 않은 담배는 끊어야 한다.

평소에 눈에 좋은 블루베리 효소, 결명자차, 녹황색 채소 등을 수시로 상복하면 좋은 효과를 볼 수 있다.

블루베리

학　　명 : *Vaccinium spp.*　　**꽃말** : 현명, 정숙　　**외국명** : blueberry
다른 이름 : 하이부시(highbush), 블루베리, 로부시(lowbush) 블루베리 외 20여종

분류	진달랫과의 관목
키	50~2m
꽃	4~5월
채취	여름~가을(열매)
이용	열매
분포지	산지나 논과 밭
효능	암, 시력회복, 치매, 당뇨병, 신체허약

　블루베리는 항산화 물질을 많이 함유해 시력에 좋고 신장기능을 강화하며 체내 혈액순환에 좋다. 이탈리아에서는 1970년부터 블루베리에 함유되어 있는 안토시아닌 효능을 인정해 의약품으로 시판하고 있다. 미국, 프랑스, 일본 등에서 블루베리에 함유된 성분을 추출해 의약품으로 사용하고 있다.

　블루베리는 독성이 없어 식용, 약용으로 가치가 높다. 블루베리에 들어 있는 안토시아닌은 물에 잘 녹는 수용성 물질로, 보라색 색소가 면역체계를 증진하고 항암작용을 한다. 미네랄, 비타민류, 카로티노이드, 페놀, 이소플라본류, 플라보노이드 항산화 물질이 풍부하다.

채취 부위	열매
약리작용	항암, 항산화
약초 만들기	열매가 보라색이나 검은색으로 익을 때마다 딴다.
블루베리주 만들기	여름에서 가을에 보라색이나 검게 익은 열매를 따서 용기에 넣고 술을 부어 밀봉하였다가 한 달 후 먹는다.
식용	보라색이나 검은색으로 익은 열매를 따서 생으로 먹거나 즙을 내서 먹는다.

🍶 효소 만들기 포인트

설탕 : ○   시럽 : ×

① 여름에서 가을까지 성숙한 열매를 따서 용기에 넣고 설탕을 80%까지 넣는다.
② 햇볕이 들지 않는 서늘한 실내에 100일 이상 둔다.
③ 건더기는 건져내지 않고 그늘이나 20℃ 내외의 냉장고에 보관한다.

효소요법 엑기스발효액이나 효소원액을 음용할 때는 한 숟가락 정도를 침으로 녹여 먹는다.
암, 시력회복, 치매, 당뇨병, 신체허약, 동맥경화 등에 응용한다.

민간요법 봄에 어린잎을 따서 그늘에 말린 뒤 물에 달여 차로 마신다.

결명자

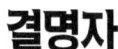

학 명 : *Cassia tora* **꽃말** : 순결
한약명 : 결명자(決明子) **다른 이름** : 긴강남콩, 초결명

분류	콩과의 한해살이풀
키	1~1.5m
꽃	6~7월(노란색)
채취	가을
이용	종자
분포지	밭
효능	시력회복, 눈병, 결막염, 고혈압

  허준이 쓴 동의보감(東醫寶鑑)에서는 "결명자를 100일 동안 복용하면 밤에 촛불 없이도 사물을 볼 수 있다"라고 했고 전통의서인 본초비요(本草備要)에서는 "결명자는 신장과 정력을 좋게 하고 풍열을 없애며 모든 눈병을 다스린다"라고 했다. 《의적원방(醫摘元方)》에서는 "홍안(紅眼)에는 결명자를 볶아 가루로 만들어 얼굴 눈가의 양 태양혈(太陽穴)에 붙이면 좋아진다"라고 하고, 《약용식물사전(藥用植物事典)》에서는 "결명자차는 이뇨·소화불량·위장병 등에 다른 약재와 응용하여 처방한다"라고 했을 정도로 준병을 치료하는 것으로 알려져 있다.

  결명자를 볶아서 공복에 차로 꾸준히 복용하면 시력이 좋아진다. 결명자 60g과 댑싸리씨 30g을 가루 내어 하루 세 번 미음에 타서 복용한다. 물 1,000ml에 구기자 20g, 결명자 20g, 감잎 20g을 넣고 달여 물이 반으로 줄었을 때 차로 마시면 피로해소, 눈의 피로에 좋다.

채취 부위	종자(약용), 잎(식용)
효능	시력회복, 눈병, 간염, 고혈압, 결막염
약리작용	혈압 강하, 항균
약초 만들기	가을에 종자를 채취해 햇볕에 말려서 쓴다.
식용	봄에 어린잎을 채취해 물로 씻어 끓는 물에 살짝 데쳐 나물로 무쳐 먹는다.

🍶 효소 만들기 포인트

설탕 : ×   시럽 : ○

① 결명자 열매가 마르기 전에 용기나 항아리에 넣는다.
② 시럽을 80%까지 부어 100일 이상 발효시킨다.
③ 건더기는 건져내지 않고 그늘이나 20℃ 내외의 냉장고에 보관한다.

효소요법 엑기스발효액이나 효소원액을 음용할 때는 한 숟가락 정도를 침으로 녹여 먹는다.
시력회복, 눈병, 간염, 고혈압, 결막염 등에 응용한다.

민간요법 시력회복과 야맹증에는 결명자를 가루 내어 미음에 타서 먹는다.
결명자에 감초를 배합해 차로 마신다.
결명자씨를 넣은 베개는 잦은 두통을 다스린다.

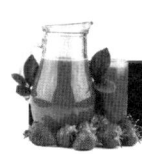
냉증에 좋은 효소

- 인삼
- 쑥

차가운 몸은 만병의 근원

온도와 건강은 밀접한 관계가 있다.
몸이 따뜻한 사람은 피가 맑고 건강하다.
몸이 차가운 사람은 피가 탁하고 건강하지 못하다.
차가운 몸을 방치하면 평생 후회한다.
체온 1도가 내려가면 저항력이 30% 떨어진다.
건강하고 싶으면 몸을 따뜻하게 유지하라!

체온 1도의 중요성이 알려주는 지표가 건강의 잣대다. 식물이 싹을 틔우는 온도가 36.5도이고 사람의 평균 체온도 36.5도다. 건강한 사람은 36.5~38도다. 37.5도가 되었을 때 정자와 난자가 만나 임신이 된다. 그러나 온도가 0.5도만 떨어져도 한기를 느끼고 감기에 쉽게 걸린다. 1도가 떨어지면 면역력이 30% 떨어지고 변비에 걸리거나 설사를 한다. 1.5도가 떨어지면 암세포가 활동을 시작해 정상적인 세포를 공격하여 몸을 장악하게 된다. 암세포는 차가운 것을 좋아하고 열을 싫어하므로 평소 손발을 따뜻하게 하고 머리를 차갑게 하며 배는 따뜻하도록 건강관리에 힘써야 한다.

체온이 내려가면 맨 먼저 순환이 제대로 되지 않는다. 몸이 굳게 되고 몸 안에서 노폐물이 잘 배설되지 않으며, 몸 안에 나쁜 것들이 쌓이고 뭉쳐 신진대사를 방해한다. 환절기가 되면 감기 환자가 급증하는 것은 모두 몸이 차가워져 일어나는 일이다. 흔히 감기에 걸렸을 때 생강차나 귤을 먹는 이유는 온도와 면역력을 높이기 위해서다. 허준이 쓴 동의보감(東醫寶鑑)에서 "쑥은 맛은 쓰지만 성질이 따뜻하고 열하여 독이 없다"고 할 정도로 쑥은 건강에 좋다. 쑥은 조선시대 강화도 전등사에 약애고(藥艾庫)를 세워 임금에게 진상할 정도로 귀했다. 일본 시로시마에 원자폭탄이 떨어졌을 때 생명이 있는 것은 거의 다 죽었지만 쑥만은 살아남았을 정도로 쑥은 생명령이 강하다.

해풍을 맞고 자라는 강화약쑥에는 유파틸렌, 유파폴린, 자세오시딘, 세사민 등이 있어 몸에 이롭기도 하지만 일반 쑥도 건강에 좋으니 된장국에 넣어 먹거나 무침으로 먹으면 좋다.

평소 머리는 차갑고 발은 따뜻해야 한다는 '두한족열(頭寒足熱)건강법'이 한때 유행했다. 건강한 사람은 몸이 따뜻하다. 건강하지 못한 사람은 손, 발, 배가 차다. 체온이 1도 올라가면 저항력이 5배나 증가하므로 평소 몸을 따뜻하게 유지하는 것이 중요하다. 몸을 따뜻하게 하는 약초가 많다. 한여름 양기를 듬뿍 담고 있는 생강, 5월 단오전 채취한 쑥, 몸이 차가운 사람에게 좋은 인삼, 냉증을 쫓는 지치, 비타민이 풍부한 귤 등을 먹으면 몸이 따뜻해져 저항력이 강해진다. 쑥은 바닷바람과 안개가 지나는 곳에서 자란 것을 5월 단오 이전 채취해 100일 이상 숙성 발효한 뒤 효소 1에 찬물 5를 희석해서 먹는다.

갑상선 기능에 장애가 생기면 빈혈이나 단백뇨가 오고 냉증도 생기기 쉽다. 냉증은 당장 생명에 영향을 주지 않으므로 소홀하기 쉽지만 빈혈, 생리불순, 생리통, 대하 같은 부인병과 요통, 좌골신경통, 방광염 등으로 진행되므로 그대로 방치해서는 안 된다.

인삼

학 명 : *Panax ginseng* 꽃말 : 향기의 눈
한약명 : 인삼(人蔘) 다른 이름 : 인삼수, 인삼엽, 신초, 인신, 지정, 인위

분류	두릅나뭇과의 여러해살이풀
키	50~60cm
꽃	4월
채취	가을
이용	새순, 뿌리
분포지	산 경사면이나 밭(반 음지)
효능	암, 면역증강, 신체허약, 원기회복, 기혈부족

인삼은 뿌리 모양이 人(사람인)자와 비슷하다 하여 인삼(人蔘)의 학명인 '파낙스(Panax)'는 Pan(모든, 汎) + acos(醫藥, axos)로 조합되어 만병통치를 뜻한다.

허준이 쓴 동의보감(東醫寶鑑)에서 "인삼은 성미가 달고 약간 쓰면 따스하다. 비폐경에 들어간다. 오장의 기운 부족을 낫게 하고 정신을 안정시키며 눈을 밝게 하고 지혜를 솟아나게 하며 허로 손상을 낫게 한다"라고 했다. 인삼은 기력을 보하는 보기약(補氣藥)으로 가장 많이 처방한다. 인삼은 식용, 약용으로 가치가 높다. 또 보기약으로 원기를 높여준다. 사포닌, 게르마늄, 폴리아세틸렌, 산성다당체 등이 있어 암세포 증식을 억제하고 면역기능을 좋게 한다.

채취 부위	어린순, 뿌리
약리작용	항암, 진정, 혈압 강하, 항궤양, 중추신경 흥분
약초 만들기	가을에 뿌리를 캐어 잔뿌리를 떼어내고 겉껍질을 칼로 긁어 말려서 쓴다.
인삼주 만들기	4~6년 된 뿌리를 캐서 물에 씻어 물기를 뺀 다음 용기에 넣고 밀봉하였다가 3개월 후 먹는다.

식용	① 봄에 새순을 따서 쌈으로 먹거나 살짝 데쳐 나물로 먹는다. ② 인삼뿌리를 짓찧어 즙을 내어 먹거나 생으로 먹는다. ③ 3년 미만 된 뿌리를 꿀에 재어 먹거나 삼계탕이나 백숙 등에 넣어 먹는다.
구분	수삼(水蔘): 인삼을 물에 씻어 정선한 생건 백삼(白蔘): 수삼의 껍질을 벗겨 1~2일간 햇볕에 말린 것 홍삼(紅蔘): 백삼을 증기솥에 2~5시간 쪄서 말린 것
금기	고혈압 환자는 먹지 않는다.

🍶 효소 만들기 포인트

설탕 : ×   시럽 : ○

① 봄에 어린잎을 따서 용기나 항아리에 넣고 시럽을 30%까지, 가을에 뿌리를 캐서 물에 씻어 물기를 뺀 다음 마르기 전에 적당한 크기로 잘라 용기에 넣고 시럽을 80%까지 부어 100일 이상 발효시킨다.
② 건더기는 건져내지 않고 그늘이나 20℃ 내외의 냉장고에 보관한다.

효소요법 엑기스발효액이나 효소원액을 음용할 때는 한 숟가락 정도를 침으로 녹여 먹는다.
암, 면역증강, 신체허약, 원기회복, 기혈부족 등에 응용한다.

민간요법 손발이 차갑고 냉할 때, 낮에 땀을 많이 흘릴 때는 인삼을 물여 달여 먹는다.
봄에 새순을 따서 말린 뒤 물에 우려내 차로 마신다.

쑥

학 명 : *Artermisia princeps* var *orientalis*	꽃말 : 기쁨
한약명 : 애엽(艾葉)	다른 이름 : 약쑥, 사재발쑥, 모기태쑥

분류	국화과의 여러해살이풀
키	60~120cm
꽃	7~9월(노란색)
채취	4월(음력 5월5일 단오 이전)
이용	잎
분포지	전국의 산과 들, 밭두렁
효능	냉증, 여성질환, 월경불순, 생리통, 간염, 부종, 고혈압, 위나 복부 통증

우리나라 산야의 지천에는 약쑥, 사철쑥, 개똥쑥, 물쑥, , 황해쑥 등 다양한 쑥이 자생한다. 허준이 쓴 동의보감(東醫寶鑑)에서 "쑥이 간장과 신장을 보하며 황달에 효과가 있다"라고 했듯이 여성질환과 냉한 사람에게 좋다.

5월 단오 이전에 채취한 쑥은 녹이 없어 식용, 약용으로 가치가 높다. 쑥에는 위점막을 보호하는 플라보노이드 성분이 있다. 또 타닌, 비타민, 칼륨, 미네랄, 무기물, 비타민C, 단백질, 칼슘, 인, 철분, 엽록소 등이 풍부하다

최근에는 쑥을 이용한 건강법으로 한약재, 좌훈, 쑥환, 쑥뜸, 건강음료, 화장품 등에 응용되고 있다.

채취 부위	전초, 뿌리
약리작용	항암, 항균, 자궁수축
약초 만들기	5월 5일 단오 이전에 뿌리가 달린 전초를 채취해 햇볕에 말려서 쓴다.
쑥뿌리주 만들기	쑥 뿌리를 캐서 물에 씻어 물기를 뺀 다음 용기에 넣고 술을 부어 밀봉하였다가 3개월 후 먹는다.

식용	① 단오 전에 채취한 쑥을 된장국에 넣어 먹는다. ② 쑥떡, 개떡, 인절미, 송편, 부침개 등으로 먹는다.
금기	단오 이후의 쑥은 독이 있으니 먹지 않는다.

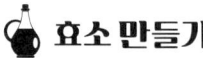 효소 만들기 포인트

설탕 : ×　　　**시럽 : ○**

① 5월 단오 이전에 쑥을 뜯어 물에 씻고 물기를 뺀 후 이물질을 제거해 용기나 항아리에 넣는다.
② 시럽을 30%까지 부어 100일 이상 발효시킨다.
③ 건더기는 건져내고 용기에 담아 그늘이나 20℃ 내외의 냉장고에 보관한다.

효소요법 엑기스발효액이나 효소원액을 음용할 때는 한 숟가락 정도를 침으로 녹여 먹는다.
　　　　냉증, 여성질환, 월경불순, 생리통, 간염, 부종, 고혈압, 위나 복부 통증 등에 응용한다.

민간요법 냉증에는 쑥을 우린 물에 목욕하거나 좌욕한다.
　　　　봄에 쑥을 뜯어 햇볕에 말려 가루 낸 다음 찹쌀과 배합한 뒤 환을 만들어 식후에 30~40알 먹는다.

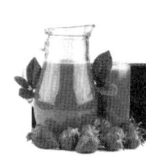

고지혈증에 좋은 효소

- 달맞이꽃
- 소나무

죽음을 부르는 혈액 속의 지방

생활습관을 개선하라!
콜레스테롤과 중성지방 수치를 유치하라!
복부비만과 내장지방을 없애라!
콩으로 고혈압과 고지혈증을 개선하라!
평소 꾸지뽕잎차를 마셔라!
심장과 혈관의 건강은 생존과 직결되는 문제다.

심장은 태어나서 죽을 때까지 1분간 70회 전후로 규칙적으로 박동한다. 80년을 산다고 가정할 때 평생 25억 회 이상 펌프질을 해서 생명을 유지한다. 우리 몸속의 혈관은 약 10만 킬로미터로 무려 지구 두 바퀴 반에 해당하는 길이다. 심장에서 나온 피는 인체를 한 바퀴 도는 데 1분 정도도 걸리지 않는다.

높을 고(高)에서 기름 지(脂)를 쓰는 고지혈이라는 이름처럼 혈액에 지방성분이 지나치게 많으면 혈관 내벽이 두꺼워지고 혈관이 좁아져 혈압에 영향을 준다. 또 혈관에 혈전이 쌓여 진행된 부위가 갑자기 터져 생명이 위태로울 수 있다. 그래서 대다수 사람은 고혈증을 예방하기 위해 콜레스테롤 수치에 신경을 많이 쓴다.

고지혈증 위험인자인 중성지방과 콜레스테롤은 혈액 속의 지방성분으로, 간에서 지방을 빼내 체내를 돌며 몸속 세포에 콜레스테롤을 보내는 저밀도콜레스테롤(LDL)과 중상지방 중 어느 하나라도 높거나 둘 다 높으면 고지혈증이다.

고밀도콜레스테롤(HDL)이 정상보다 떨어지고 저밀도콜레스테롤이 많아지면 관상동맥이 점점 좁아져 혈관을 막거나 혈관이 터져 동맥경화가 진행되기 때문에 죽음을 부르는 혈액 속 지방이라는 별명이 붙었다.

동맥경화는 지질대사이상으로 산화가 진행되고 혈중 콜레스테롤이 증가해 혈관에 지방이 축적되면서 혈관의 내벽이 딱딱해진 상태를 말한다. 혈관이 좁아지고 경직되어 60대 이상 남자에서 65%가 혈관장애에 따른 발기부전을 일으키는 데 영향을 주는 병이다.

의학 전문가에 따르면 성기 내의 작은 동맥에서 콜레스테롤 지방덩이가 발견되기 때문에 높은 콜레스테롤, 고혈압, 당뇨에 효능이 있는 꾸지뽕잎차를 마시면 효과를 볼 수 있다고 한다.

고지혈증 진단을 받으면 일단 식사요법을 해야 한다. 그중 섬유소를 충분히 섭취해야 한다. 심장질환이 있거나 당뇨병이 있는 경우 저밀도콜레스테롤을 최소한 100이하로 유지해야 한다. 평소 술, 흡연을 삼가고 비만, 운동부족이 되지 않게 하며 피를 맑게 하는 채소나 과일을 섭취하고 꾸지뽕잎차나 뿌리를 달여 상복한다.

심장근육은 세포박에 효소가 있어야 수축할 수 있으며 심장에 근육이 있어야 혈관이 깨끗해진다. 평소 꾸지뽕 열매로 효소를 만들어 원액 1에 찬물 5를 희석해서 먹는다.

구분	정상치	위험 수준
중성지방	150mg/dL	200mg/dL 이상
저밀도콜레스테롤	130mg/dL 이하	130mg/dL 이상

달맞이꽃

학 명 : *Oenothera biennis*		꽃말 : 충실	
한약명 : 월견초		다른 이름 : 월하향, 월견자, 대소초, 야래향	

분류	바늘꽃과의 여러해살이풀
키	50~90cm
꽃	7~9월(노란색)
채취	7월(꽃), 9~10월(종자)
이용	종자, 뿌리
분포지	전국의 산과 들
효능	동맥경화, 고혈압, 갱년기, 염증, 인후염, 비만, 해열, 고지혈증

달맞이꽃은 달과 교감하며 밤에 꽃을 피웠다가 아침에 햇살이 비치면 곧 오므라든다 하여 '월견초'라는 애칭이 있다.

달맞이꽃은 독이 없어 식용, 약용, 관상용으로 가치가 높다. 종자에는 정유가 다량으로 함유되어 있고 콜레스테롤을 비롯한 지실 성분의 과다 축적을 억제하므로 동맥경화, 고지혈증에 좋다. 꽃은 감기에 따른 인후염, 뿌리는 해열, 기관지염, 피부병에 좋다.

채취 부위	꽃, 전초, 줄기, 뿌리, 종자
약리작용	소염, 해열
약초 만들기	봄에는 꽃과 잎, 가을에는 뿌리와 종자를 채취해 햇볕에 말려서 쓴다.
달맞이꽃주 만들기	여름에 활짝 핀 꽃을 따서 용기에 넣고 술을 부어 밀봉하였다가 3개월 후 먹는다.
식용	① 잎은 몹시 써서 생으로 먹을 수 없으므로 끓는 물에 살짝 데쳐 찬물에 우려내 먹는다. ② 꽃은 튀김, 잎은 묵나물로 먹는다.
달맞이기름 만들기	가을에 꼬투리가 터지기 전 줄기째 채취해 햇볕에 말린 후 털어 기름을 짠다.

효소 만들기 포인트

설탕 : ×   시럽 : ○

① 가을에 뿌리를 채취해 물에 씻어 물기를 뺀 다음 용기나 항아리에 넣는다.
② 시럽을 80%까지 부어 100일 이상 발효시킨다.
③ 건더기는 건져내고 용기에 담아 그늘이나 20℃ 내외의 냉장고에 보관한다.

효소요법 엑기스발효액이나 효소원액을 음용할 때는 한 숟가락 정도를 침으로 녹여 먹는다.
동맥경화, 고혈압, 갱년기, 염증, 인후염, 비만, 해열, 고지혈증 등에 응용한다.

민간요법 여성의 갱년기에는 달맞이꽃으로 기름을 짜서 먹는다. 꽃은 말려서 물에 우려내 차로 마신다.

소나무

학 명	*Pinus densiflora*	꽃말	절개, 불로장생, 영원불멸, 자비
한약명	송절(松節)	다른 이름	솔, 저거송, 구룡목, 호피송

분류	소나뭇과의 늘푸른큰키나무
키	10~25m
꽃	5월
채취	74월(솔순), 5~6월(솔방울)
이용	꽃가루, 솔잎, 솔방울, 속껍질
분포지	전국 각지의 산지
효능	동맥경화, 관절염, 통풍, 요통, 악창(송지), 류머티즘, 부종(송염), 설사, 지혈(송화분), 심신불안(복령)

　소나무의 이름은 다양하다. 소나무는 줄기에서 붉은빛이 나는 적송(赤松), 육지에서 자라는 육송(陸松), 줄기에서 검은빛이 나는 흑송(黑松), 바닷가에서 자라는 해송(海松) 등으로 부른다.

　소나무는 꽃가루, 솔잎, 솔방울, 속껍질을 먹을 수 있다. 먹을 것이 귀할 때는 소나무의 바깥쪽 껍질을 벗겨내소 색깔이 흰 안껍질을 벗겨서 말려 찧어 가루를 내서 송피떡을 만들어 먹었다.

　소나무는 정원수, 풍치수, 식용, 약용으로 가치가 높다. 최근 소나무의 껍질에서 혈전용해제를 추출하였으며, 소나무에서 나오는 피톤치드는 인체에 해로운 발암물질, 중금속, 유해물질을 분해·제거해준다.

채취 부위	꽃가루, 잎, 줄기에서 나오는 수지, 소나무의 가지가 갈라지는 관솔 부위
약리작용	살균, 항균, 인적, 항알레르기
약초 만들기	꽃가루는 3~4월, 줄기에서 나오는 수지는 수시로, 송엽은 새순이 나올 때 채취해 쓴다.

솔잎주 만들기	봄에 소나무의 새순을 뜯어 용기에 넣고 술을 부어 밀봉하였다가 3개월 후 먹는다.
식용	① 송홧가루를 꿀이나 조청에 반죽해 다식판에 찍은 송화다식으로 먹는다. ② 송편에 솔잎을 넣어 먹는다.
복령차 만들기	① 소나무 뿌리에서 복령을 캐서 물로 씻어 햇볕에 말린 후 잘게 썰어 만든다. ② 복령을 먹을 때는 신맛이 나는 음식을 먹지 않는다.
고약 만들기	송진으로 만든다.
송근봉주 만들기	300년 이상 된 뿌리에 메추리알이나 계란만 한 혹이 수십 개 달린 것을 통째로 채취해 뿌리가 끊어지지 않도록 손질한 뒤 기다란 용기에 담고 소주를 부어두었다가 1년 후 먹는다.
구분	2엽송(二葉松)은 소나무·곰솔·반송, 3엽송(三葉松)은 백송·리기다소나무·대왕송, 5엽송(五葉松)은 잣나무·섬잣나무다.

🍶 효소 만들기 포인트

설탕 : ×   시럽 : ○

① 봄에 새순을 따서 마르기 전에 용기나 항아리에 넣고 시럽을 30%까지, 봄에 벌어지지 않은 솔방울을 따서 용기나 항아리에 넣고 시럽을 80%까지 부어 100일 이상 발효시킨다.

② 건더기는 건져내지 않고 그늘이나 20℃ 내외의 냉장고에 보관한다.

효소요법 엑기스발효액이나 효소원액을 음용할 때는 한 숟가락 정도를 침으로 녹여 먹는다.
동맥경화, 관절염, 통풍, 요통, 악창(송지), 류머티즘, 부종(송엽), 설사, 지혈(송화분), 심신불안(복령) 등에 응용한다.

민간요법 냉증에는 탕에 솔잎을 넣고 목욕을 하고 신경통에는 솔잎을 물에 달여서 찜질을 한다. 솔씨는 성욕을 자극하는 데 쓴다.

춘곤증에 좋은 효소

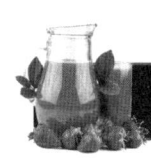

- 곰취
- 돌나물

들나물, 산나물이 보약

들나물, 산나물은 건강의 보고!
삼월삼일제채당영단(三月三日齊菜當靈丹),
음력 삼월삼짇날 먹는 냉이는 만병을 통치하는 영약!
냉이 한 뿌리를 뜨거운 물에 우려내 마신다.
어린 새싹 머위를 쌈으로 먹는다.
곰취를 깻잎처럼 장아찌로 먹는다.

봄이 되면 병든 닭처럼 꾸벅꾸벅 졸고 온몸이 나른해지는 병이 아닌 병이 춘곤증이다. 사람마다 차이는 있지만 일시적 현상으로 계절병이다. 어떻게 하면 춘곤증을 이길 수 있을까? 사람에게 필요한 거의 모든 영양소와 생명력을 지닌 채소, 들나물, 산나물, 산야초 등은 봄에 몸이 나른하고 피곤할 때 찾아오는 춘곤증에 그만이다. 봄에 만물이 생동하듯이 사람도 기온이 올라감에 따라 인체의 신진대사가 왕성해지면서 영양소와 미네랄 등 필요량이 증가한다. 사람은 겨울에도 비닐하우스에서 싱싱한 야채를 재배해 건강을 유지하지만 동물은 풀이 없으므로 봄철에 산마물의 새싹을 뜯어 먹으며 생명을 유지한다.

살아 있는 생명체는 자연의 순리에 순응해야 생명을 유지할 수 있다. 겨울에 땅도 휴면에 들어가듯이 사람도 겨울에는 신진대사가 원활하지 않다가 봄이 되면 우주의 기운과 맞물려 오장육부가 활발해진다. 인체의 장기가 활발한 만큼 몸 안에 피로물질이 쌓이고 필요한 영양소나 미네랄이 부족해 춘곤증이 생긴다.

한겨울 눈보라 속에서도 살아남는 생명력이 강한 토종 선인장인 천년초, 겨울에 꽃을 피우는 관동초, 냉이를 비롯한 들나물, 산나물 등은 나물이나 효소로 먹으면 영양소가 풍부해 춘곤증 퇴치에 그만이다.

엄동설한에도 얼어 죽지 않는 풀을 겨울을 깔보는 풀이라고 하여 능동초(凌冬草)라고 한다. 냉이는 얼어붙은 땅에 뿌리를 내리고 잎이 불그죽죽하게 움츠린 상태로 겨울을 난다. 우리가 먹는 천연약물은 식물에서 80% 이상 추출하고 있다. 산야초 효소에는 식물의 고유한 약성(藥性)과 인체에 필요한 각종 미네랄이 고스란히 담겨 있다.

약(藥)자는 풀(草)과 즐거울 락(樂)으로 만들어진 '즐거움을 주는 풀'이라는 깊은 뜻이 담겨 있듯, 우리 땅에서 자라는 약초나 산야초를 제대로 먹었을 때 건강할 수 있다. 봄나물인 냉이, 달래, 쑥, 민들레, 머위 등에 들어 있는 약성을 먹고자 할 때는 신선한 상태에서 쌈으로 먹거나 끓는 물에 살짝 데쳐 나물로 먹거나 된장을 풀어 국을 끓여서 먹는다.

곰취

학 명	: *Ligularia fischeri*
한약명	: 호로칠(胡蘆七)

꽃말	: 영원한 사랑
다른 이름	: 곤달비, 산자원, 마제엽, 웅채

분류	국화과의 여러해살이풀
키	50~100cm
꽃	7~9월(노란색)
채취	여름
이용	잎
분포지	전국 깊은 산이나 밭
효능	고혈압, 천식, 면역력 강화, 암, 폐질환, 관절염

곰취는 우리나라 산과 들의 습기 있는 곳에서 자라는데, 향이 좋아 산나물의 제왕이라는 애칭이 있다. 몸에 좋은 각종 항산화, 비타민, 미네랄 등의 성분이 하우스에서 자란 것보다 야생에서 자란 것에 훨씬 많이 함유되어 있다.

곰취는 독성이 없어 약용보다는 식용으로 가치가 높다. 곰취 뿌리는 폐를 다스리는 데 쓴다. 해수, 천식, 폐결핵으로 인한 각혈과 거담에 응용한다.

채취 부위	잎, 줄기
약리작용	항암, 항산화, 진통, 항염, 지혈
약초 만들기	봄에 잎과 줄기를 채취해 그늘에 말려서 쓴다.
식용	① 봄에 잎을 뜯어 쌈으로 먹거나 끓는 물에 살짝 데쳐 나물로 먹는다. ② 된장국에 넣어 먹거나 전을 만들어 먹는다.
곰취장아찌 만들기	① 봄에 잎을 뜯어 물로 씻은 뒤 깻잎처럼 간장에 재어 만든다. ② 봄에 잎을 뜯어 여러 장을 묶은 뒤 항아리 안에 두었다가 꺼낸 다음 삶아서 양념을 배합해 장아찌를 만든다.

🫙 효소 만들기 포인트

설탕 : ×   시럽 : ○

① 봄에 전초를 뜯어 물에 씻어서 물기를 뺀 다음 용기나 항아리에 넣는다.
② 시럽을 30%까지 넣어 100일 이상 발효 시킨다.
③ 건더기는 건져내고 용기에 담아 그늘이나 20℃ 내외의 냉장고에 보관한다.

효소요법 엑기스발효액이나 효소원액을 음용할 때는 한 숟가락 정도를 침으로 녹여 먹는다.
고혈압, 천식, 면역력 강화, 암, 폐질환, 관절염 등에 응용한다.

민간요법 어깨결림이나 통증에 곰취의 잎을 살짝 데워서 환부에 붙인다.

돌나물

학 명 : *Sedum sarmentosum*
한약명 : 석지초(石指草)
꽃말 : 우정, 포옹
다른 이름 : 석상채, 불갑초, 석련화, 돗나물

분류	돌나물과의 여러해살이풀
키	옆으로 10~15cm
꽃	5~6월(노란색)
채취	4월(꽃이 피기 전)
이용	전초
분포지	산과 들의 약간 습기가 있는 바위틈이나 바위
효능	간염, 편도선염, 대하증, 고혈압, 화상, 해독

돌나물은 생명력이 강하고 척박한 땅에서도 잘 자란다. 주로 들이나 산기슭의 바위나 돌 위에서 자생한다 하여 '돌나물' 또는 '석상채'라는 애칭이 있다.

돌나물은 새콤한 신맛이 있어 식욕을 촉진해주고 각종 영양소가 풍부하다. 섬유질이 적고 비타민 C와 인산이 풍부하여 간질환인 간염이나 간경화에 좋다.

약초지식을 기록한 책에서는 "간염과 대하증에는 돌나물 줄기와 잎을 짓찧어 즙을 내서 먹으면 효과를 본다"라고 하였다.

채취 부위	전초
약리작용	소염, 진통, 혈당 강하
약초 만들기	봄에 전초를 채취해 그늘에 말려서 쓴다.
식용	① 봄에 꽃이 피기 전 전초를 뜯어 생으로 먹거나 양념에 무쳐서 먹는다. ② 김치를 담가 먹는다.

제10장 효소가 기본이다

🍶 효소 만들기 포인트

설탕 : ○   시럽 : ×

① 봄에 꽃이 피기 전 전초를 뜯어 물에 씻어서 물기를 뺀 다음 용기나 항아리에 넣는다.
② 설탕을 70%까지 넣어 100일 이상 발효 시킨다.
③ 건더기는 건져내고 용기에 담아 그늘이나 20℃ 내외의 냉장고에 보관한다.

효소요법 엑기스발효액이나 효소원액을 음용할 때는 한 숟가락 정도를 침으로 녹여 먹는다.
간염, 편도선염, 대하증, 고혈압, 화상, 해독 등에 응용한다.

민간요법 화상에는 잎을 짓찧어 즙을 환부에 바르고 독충에 물렸을 때는 짓찧어 환부에 붙인다.

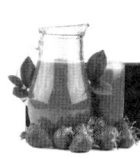
각종 질병을 예방하고 치료하는 효소

• 천년초

운명과 수명결정설, 바꿀 수 있다

하루 동안 화학물질 200종에 노출된 우리 몸조용히 병들고 있다는 것을 알고 있는가? 생활 주변 온갖 곳에 있는 화학물질! 우리가 모르는 사이 신체 매일같이 효소를 음용하면 된다.

전 세계적으로 10만여 종의 화학물질이 사용되고 있다. 최근 가습기 살균제나 항균탈취제 같은 생활용품의 화학적·인공적으로 만들어진 화학물질이 인체에 유해하다는 사실이 밝혀져 충격적이다.

유럽에서는 안정성이 검증되지 않았다며 판매되지 않는 살균제가 우리나라에서 버섯이 팔려 환경보건시민단체가 발표한 피해자 수는 2016년 4월 24일 현재 사망자 228명을 포함해 폐질환에 국한된 환자만 1,528명 이상임을 감안할 때 잠재적 피해자는 227만 명에 달할 수 있다고 본다.

해마다 중국으로부터 날아온 미세먼지나 황사에 대처하지도 못하는 무방비 상태에서 일상생활 주변에 온갖 화학물질이 주로 피부, 코, 입을 통해 몸속으로 들어와 종류에 따라 각종 질병을 유발한다.

우리 몸속에 들어온 유해물질을 해독하는 방법은 자연과 효소뿐이다. 유해한 화학물질은 내분비계는 물론 생식계, 호흡기계, 신경계 등에 수많은 문제를 일으킨다.

지금부터라도 잘못된 생활습관과 식습관을 바꾸는 효소가 풍부한 채소 중심으로 골고루 먹고, 소식을 하며, 늦은 밤에는 음식을 먹지 않고 규칙적으로 먹는 것이 중요하다.

우리 몸에서 피는 생명의 결정체다. 핏속의 적혈구가 몸속 구석구석에 산소를 공급하고, 백혈구는 침입자를 막으며 생명을 유지하도록 돕느다. 피는 우리 몸의 상태를 그대로 보여주는 건강의 지표다.

나의 현재 건강 상태는 내가 지금까지 먹었던 식습관의 결과다. 지금부터라도 몸에서 혈관의 피를 정화해주는 채소, 발효식품, 효소 등을 꾸준히 먹어야 건강을 유지할 수 있다.

우리 환경에서 오염이 안 된 공기, 맑은 물, 미네랄과 효소가 풍부한 산나물과 채소를 먹기란 쉽지 않다. 평소에 이유 없이 몸이 나른하고 쉽게 피로하면 체내에 효소가 부족하기 때문이다. 효소는 영양학을 넘어 망가진 몸을 회복하는 지름길이다.

왜 효소인가? 바이러스나 세균은 현미경으로 확대해서 볼 수 있지만, 효소는 1억분의 1mm밖에 안 되는 단백질 알갱이로, 효소 1ml에는 수백만에서 수억 마리의 미생물인 효모와 유산균이 있다. 지금까지 밝혀진 효소는 우리가 먹는 음식을 분해하여 소화를 촉진하고 흡수하여 배출하는 작용을 한 그 외에 효소는 체내 환경을 정비하고 혈액을 약알칼리성으로 만들며 이물질을 제거하고 장내 세균의 균형을 유지해준다.

세포 내외의 환경을 정화하고 혈액으로부터 영양소를 세포로 흡수하도록 촉진하며 장내 환경을 깨끗하게 유지해주는 작용을 한다.

필자는 육식을 전혀 하지 않는 채식주의자다. 주가 뭐라고 해도 건강에 도움을 주는 피를 맑게 하는 음식만 먹는다. 상대가 민망할 정도로 거절한 적이 한두 번이 아니다. 각종 효소를 매일 음용하기 때문에 환갑인데도 얼굴에 주름이나 기미가 없고, 탄력이 있고 윤기가 난다.

미국의 하우엘(Edward Howell)박사에 따르면 사람은 일생 중 몸이 생산하는 효소량이 한정되어 있고 체내 효소를 다 써버리면 그만큼 수명이 짧아진다고 주장했다. 사람은 일정량의 효소를 가지고 태어나 나이가 들수록 효소가 줄어들고 체내의 효소가 고갈되기 때문에 각종 병에 노출되기 시작한다.

효소는 음식물의 소화흡수와 배출, 세포 형성, 유해한 독성 물질 해독, 지방분해 외에 수천 가지가 넘게 직간접적으로 관여하기 때문에 건강의 비밀을 푸는 열쇠는 효소에 있다고 해도 지나친 말이 아니다.

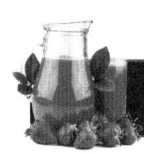
면역과 노화에 좋은 효소

- 산삼
- 마늘
- 가시오가피

질병을 막는 방패

100세 건강의 열쇠는 면역력에 있다.
면역력이 떨어지는 순간 병이 자리를 잡는다.
내 안의 자연치유력, 강한 면역을 유지하라!
내 몸의 면역체계 붕괴 원인은 식습관 때문이다.
우리 산야 지천에는 면역력을 강화해주는 약초가 많다.
병은 치료보다는 예방이 으뜸이다.

면역은 자기(自己)와 비자기(非自己)의 싸움이다. 우리 몸은 자연치유력을 가지고 있고, 본능적으로 외부로부터 몸을 보호하는 면역 시스템도 가지고 있다. 질병은 면역 시스템의 균형이 깨지는 순간 시작된다. 정상적인 면역 시스템은 '나'와 다른 '외부 물질'을 찾아내 공격하는 게 정상이다. 하지만 면역체계가 무너지면 혈관이 통하는 모든 곳에 염증을 일으키고 피부, 뼈, 관절, 장기 등을 공격해 사망에 이르게 된다.

면역력은 나이, 성별, 기온에 따라 달라지기도 하지만 생활방식과 식습관에 따라 다르게 나타난다.

우리 몸의 면역체계에서 중요한 역할을 하는 세포인 백혈구는 방어기능의 최전선에서 중심 역할을 한다. 림프구는 NK세포, B세포, T세포 등에서 항체를 만들고 적을 잡아먹거나 독소를 분비해 항원을 공격하며 암세포 등을 공격한다. 나이가 들면 면역력이 떨어져 각종 병에 노출되기 쉬우므로 면역력을 키우는 게 중요하다. 암으로부터 몸을 보호해주는 주역은 면역이다. 결국 최고의 암 치료약은 최첨단 항암제가 아니라 내 몸속의 면역세포다. 우리 몸의 면역체계에서는 수천 개에 이르는 비정상적 암세포를 인식해 항체를 만들어 제거한다.

면역력이 강한 사람은 병에 걸리지 않는다. 건강한 사람의 몸에도 암세포가 있지만 암으로 발병하지는 않는 이유는 몸의 면역체계에서 수천 개에 이르는 비정상적 암세포를 인식해 항체를 만들어내기 때문이다. '마크로파지'라고 해서 면역세포가 우리 몸속에서 암세포가 암으로 발병하지 않도록 암세포를 제거하기에 가능하다.

마늘에는 '피로해서 비타민'이라고 불리는 비타민 B군이 풍부하다. 비타민 B군은 탄수화물, 단백질, 지방 3대 영양소를 에너지로 전환하는 데 꼭 필요한 영양소로, 부족하면 에너지 생성이 잘 안 돼 먹어도 힘이 없다. 또한 간에서 콜레스테롤이 만들어지는 것을 막고 다른 음식을 통해 몸에 들어온 콜레스테롤을 배출해준다. 마을에 함유돼 있는 알리신은 몸속 비타민 B_6와 결합해 인슐린 분비를 늘려준다.

면역을 강화해주는 생마늘을 먹을 때는 하루에 1~3조각이 적당하고, 간장에 재어 먹어도 좋다. 소화불량을 유발한다면 효소에 찬물을 타서 음용하고, 항응고제를 사용 중이거나 임신 중 또는 수유 중에는 마늘은 먹어서는 안 된다.

신체의 방어기전인 항산화효소는 나이가 들어감에 따라 감소하므로 노화현상이 가속화되고 면역력이 떨어지면 질병에 걸릴 확률은 높아진다. 다행히 우리의 신체는 활성산소에 의한 손상을 줄이기 위해 스스로 항산화제를 가지고 있지만, 꾸지뽕에는 강력한 항산화제인 비타민 C를 비롯해 비타민 A, B_1, B_2가 일반 뽕잎이나 녹차보다도 많이 함유되어 있다.

면역력을 올리는 방법은 세상에 수도 없이 많다. 좋은 식습관에 적당한 휴식과 수면을 취하고 적당히 운동하며 스트레스를 줄이면 된다.

우리 산야에는 지천에 질병과 면역에 좋은 약초가 많다. 내 몸의 면역력을 깨우는 약초는 산삼류를 비롯해서 수없이 많다. 무너진 면역체계는 세상에서 단 하나뿐인 생명과 건강을 위협하므로 면역력을 높이는 최상의 방법은 건강한 생활을 유지하면서 과식을 피하고 표준체중과 정상혈압을 유지하며 영양과 미네랄이 풍부한 채소와 과일, 면역에 좋은 꾸지뽕, 인삼, 마늘, 하수오, 산양산삼, 가시오가피 등 약초를 섭취하는 것이다.

산삼

학 명 : *Panax ginseng*　　　　　　꽃말 : 영원함
한약명 : 산양산삼(山養山蔘)　　　　다른 이름 : 천종, 지종, 인종, 산양삼

분류	두릅나뭇과의 여러해살이풀
키	50~60cm
꽃	4월
채취	가을
이용	잎, 줄기, 열매, 뿌리
분포지	깊은 산속(반음지)
효능	암, 면역력 강화, 신체허약, 스태미나 강화

예부터 산삼은 신비성과 희귀성으로 신의 가호를 받았다 하여 죽은 사람도 살릴 수 있는 신비의 영약으로 알려져 있다.

최근 중국삼, 북한삼, 외국화기삼 등이 장뇌삼이나 산삼으로 둔갑하는 경우가 많아 2010년 산림청에서 '산양산삼'으로 명칭을 통일하였다.

산삼은 뿌리가 가늘고 굽어지며 길게 뻗어 잔털이 별로 없고 천혜의 자연 조건이 맞지 않거나 벌레나 동물이 살짝 스치기만 해도 생장점을 멈추고 일정기간 휴면한다. 인삼은 무게로 가격을 정하지만 산삼은 연수로 가격이 정해진다.

산양산삼은 독성이 없어 식용, 약용으로 가치가 높다. 한약처방전에서 산양산삼의 효능은 자연산삼 다음으로 높이 평가하고 있다. 산양산삼은 역사적·문화적은 물론 건강상으로도 매우 중요한 우리 민족의 유산이다. 산삼주, 산삼꿀, 산삼와인, 산삼효소 등이 개발되어 시판되고 있다.

채취 부위	잎, 열매, 줄기, 뿌리
약리작용	항암
약초 만들기	봄에 산양산삼을 잎, 줄기, 뿌리를 통째로 캐서 마르기 전에 약초로 쓴다.
구분	산삼 : 산림에서 자생하는 두릅나뭇과 인삼 산양삼 : 산삼을 채취한 종자나 종묘를 무농약, 무시비, 자연채광으로 산림에서 채광한 것 산양생삼 : 말리지 않은 산양삼 산양건삼 : 산양생삼을 햇볕, 열풍 또는 기타 방법으로 익히지 아니하고 말린 것 산양홍삼 : 산양생삼을 증기 또는 기타 방법으로 쪄서 익혀 말린 것 산양삼류 : 규정된 산양삼의 모든 것
연근	산양삼이 출아하여 자란 햇수
산삼주만들기	6년 이상 된 산양산삼 뿌리를 캐서 물로 씻어 물기를 뺀 다음 용기에 넣고 술을 부어 밀봉하였다가 3개월 후 먹는다.
식용	① 산양산삼을 먹을 때는 공복에 10분 이상 잎부터 뿌리까지 꼭꼭 씹어서 먹는다. ② 5년 미만인 뿌리를 삼계탕이나 백숙 등에 넣어 먹거나 꿀에 담가 정과로 먹는다.
금기	열이 많은 사람

효소 만들기 포인트

설탕 : ×   **시럽 : ○**

① 잎과 줄기와 뿌리를 통째로 캐서 흙을 제거한 후 용기나 항아리에 넣는다.
② 시럽을 70%까지 넣어 100일 이상 발효 시킨다.
③ 건더기는 건져내지 않고 용기에 담아 그늘이나 20℃ 내외의 냉장고에 보관한다.

효소요법 엑기스발효액이나 효소원액을 음용할 때는 한 숟가락 정도를 침으로 녹여 먹는다.
암, 면역력 강화, 신체허약, 스태미나 강화 등에 응용한다.

민간요법 잎이나 뿌리를 끓여 차로 마신다.

마늘

학 명	*Allium scorodorpasum* var. *viviparum* Regel
한약명	대산(大蒜)
다른 이름	호사, 산채, 산산, 야산
꽃말	생명

분류	백합과의 여러해살이풀
키	60cm
꽃	7월(연한 자주색)
채취	9월
이용	비늘줄기, 통마늘
분포지	전국의 논과 밭
효능	암, 면역력 강화, 스태미나 강화, 해독, 냉증, 구충

　마늘을 치료에 사용한 역사는 5,000년이나 된다. 지난 30년간 1,000편 이상의 마늘 관련 연구논문이 발표되었고, 미국 암센터에서 권장하는 항암식품 1위에 올라있다. 마늘에는 강력한 화합물인 '알리신(allicin)'과 혈전을 용해하는 '트롬복산'이 함유되어 있다. 마늘에 상처를 내어 냄새가 나면 알리신의 항균력은 페니실린의 100배에 이른다.

　마늘은 독성이 없어 식용, 약용으로 가치가 높다. 《본초학(本草學)》에서 "마늘은 신맛이 있고 기가 따뜻하다. 또한 육곡(肉穀)을 소화시키고 해독, 산옹(散癰)한다"라고 했듯이, 최근 논문에 따르면 마늘은 변조된 생체기능을 회복해주고 몸을 따뜻하게 하여 말초혈관을 확장해주며 면역을 강하게 해준다.

　마늘 추출액은 면역력을 강화해주고 암세포를 억제하는 효력이 있으며, 체외에서 배양한 암세포를 70~90% 억제할 정도로 효능이 좋은 것으로 알려져 있다.

채취 부위	비늘줄기, 통마늘
약리작용	항암, 항균, 강심, 면역 강화
약초 만들기	가을에 마늘줄기를 채취해 그늘에 말려서 쓴다.
마늘주 만들기	가을에 종자를 캐서 껍질을 벗겨 용기에 넣고 술을 부어 밀봉하였다가 3개월 후 먹는다.
식용	① 마늘의 껍질을 벗겨내고 생으로 먹거나 양념으로 쓴다. ② 마늘줄기를 채취해 초고추장에 찍어 먹거나 간장에 재어 마늘종으로 먹는다. 끓는 물에 살짝 데쳐서 나물로 먹는다.
금기	마늘을 한꺼번에 너무 많이 섭취하면 위장장애를 일으킬 수 있고 시력이 약해지며 빈혈의 원인이 될 수 있다. 어린이는 먹지 않는다.

효소 만들기 포인트

설탕 : ×   **시럽 :** ○

① 껍질을 벗겨낸 마늘을 용기에 넣는다.
② 시럽을 70%까지 부어 햇볕이 들지 않는 서늘한 실내에서 100일 이상 발효 시킨다.
③ 건더기는 건져내지 않고 용기에 담아 그늘이나 20℃ 내외의 냉장고에 보관한다.

효소요법 엑기스발효액이나 효소원액을 음용할 때는 한 숟가락 정도를 침으로 녹여 먹는다.
암, 스태미나 강화, 해독, 냉증, 구충 등에 응용한다.

민간요법 상비약으로 쓴다.
탈모증에 마늘을 짓찧어 즙을 바르고 귓병에는 귀에 마늘을 끼워 넣으며 티눈에는 짓찧어 바른다.

가시오가피

학 명 : *Acanthopanax senticosus* (RUPR. et MAX.) HARMS **꽃말** : 우아
한약명 : 자오가(刺伍加) **다른 이름** : 자오가근, 천삼

분류	두릅나뭇과의 갈잎떨기나무
키	2~3m
꽃	4월
채취	4월(새순), 10월(열매), 수시(가지와 뿌리)
이용	잎, 열매, 가지, 뿌리껍질
분포지	전국의 깊은 산(해발 500m 이상)
효능	암, 당뇨병, 면역력 강화, 근골 강화, 간장, 신장, 관절염, 요통

오가피(伍加皮)의 학명은 아칸토파낙스(Acanthopanax)다. 만병을 치료하는 '가시나무'라는 뜻이다. 가시오가피는 해발 500m 이상에서 자라고 가지에 솜털 같은 가시가 많으며 잎 가장자리에 날카로운 톱니가 있다.

허준이 쓴 동의보감(東醫寶鑑)에서 오가피를 '삼(蔘)' 중에서도 으뜸인 천삼(天蔘)이라 하여 '하늘의 선약(仙藥)'이라고 하였고, 이시진이 쓴 본초강목(本草綱目)에서 "한 줌의 오가피를 얻으니 한 수레의 황금을 얻는 것보다 낫다"라고 할 정도로 건강에 좋은 것으로 알려져 있다.

가시오가피에 함유된 배당체인 리그산은 백혈구 수를 늘려 면역력 강화해주고 시나노사이드는 요통과 관절염으로 인한 통증을 완화해주며, 세사민은 위암세포의 성장을 억제하고 괴사시키는 작용을 규명하여 항암효과를 입증했다. 건강한 사람이 오가피를 장복하면 노화가 더디고 더 강건해진다. 허약자나 환자가 장복하면 건강을 회복하는 데 도움이 된다. 그동안 가시오가피 연구와 논문에서 항암, 면역력, 관절염, 어린이 성장, 근육과 뼈 강화 등에 효능이 있는 것으로 밝혀졌다.

채취 부위	꽃, 잎, 줄기, 열매, 뿌리
약리작용	항암, 혈당 강하, 성장 촉진, 신장 사구체 개선
약초 만들기	봄에 전초, 가을에 성숙한 열매, 줄기와 뿌리는 수시로 캐서 적당한 크기로 잘라 햇볕에 말려 쓴다.
오가피주 만들기	① 가지나 뿌리를 채취해 물에 씻어 물기를 뺀 다음 용기에 넣고 술을 부어 밀봉하였다가 3개월 후 먹는다. ② 가을에 까맣게 성숙한 열매를 따서 이물질을 제거한 후 용기에 넣고 술을 부어 밀봉하였다가 15일 후 먹는다.
식용	봄에 새순을 따서 뜨거운 물에 살짝 데쳐 나물로 무쳐 먹거나 잎을 따서 깻잎처럼 간장에 재어 장아찌를 만든다.
금기	고혈압이나 심장병 환자는 장복하지 않는다.

🫗 효소 만들기 포인트

설탕 : ×   시럽 : ○

① 가을에 성숙한 열매를 따서 이물질을 제거한 후 용기나 항아리에 넣는다.
② 시럽을 70%까지 부어 100일 이상 발효시킨다.
③ 건더기는 건져내지 않고 용기에 담아 그늘이나 20℃ 내외의 냉장고에 보관한다.

효소요법 엑기스발효액이나 효소원액을 음용할 때는 한 숟가락 정도를 침으로 녹여 먹는다.
암, 당뇨병, 면역력 강화, 근골 강화, 간장, 신장, 관절염, 요통 등에 응용한다.

민간요법 봄에 새순을 따서 그늘에 말려 차로 마신다.
면역력에는 오가피로 효소를 만들어 먹는다.

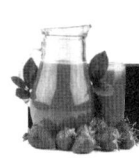
노화 억제와 성인병 예방에 좋은 효소

• 꾸지뽕나무

인간 소명 100세의 조건

무병장수, 그것은 모든 일류의 꿈이다.
그러나 사람은 생로병사의 길을 간다.
인간의 최대 화두는 건강과 행복이다.
단순히 오래 사는 것보다 삶의 질이 중요하다.
병든 상태에서 오래 산다는 것이 과연 그만한 가치가 있는가?
건강하지 못한다면 삶의 질은 낮을 수밖에 없다.
삶에서 몸을 먼저 챙기는 것이 시급한 이유다.

사람은 왜 병이 들까? 병들지 않고 건강하게 사는 방법은 없을까? 인간의 생과 사는 시대를 불문하고 가장 큰 관심사다. 사람은 늙음과 죽음을 피할 수 없다. 조선 왕조 500여 년 동안 왕이 모두 27명 있었는데 평균수명이 46.1세였다. 실제로 회갑을 넘긴 임금은 태조(74세), 정종(63세), 영조(83세), 고종(68세) 등이었고 단명한 경우가 적지 않았다. 특히 50세를 넘긴 왕들이 대부분 고혈압, 심근경색, 동맥경화, 당뇨병을 앓았다는 기록이 있다.

불로초를 구하기 위해 각고의 노력을 기울인 진시황이나 영생을 위해 미라가 된 이집트의 람세스도 결국 죽었다. 18세기 산업혁명 이후 해마다 인간의 평균수명이 3개월씩 증가하고 오늘날 의학의 발달로 100세 시대를 살고 있지만, 여전히 건강하지 못한 사람이 늘어나고 성인병에 노출되어 있는 것이 현실이다.

한국방송 프로그램 〈생로병사의 비밀〉에서는 노화와 장수의 신비를 추적·방송하고 있지만 전 세계적으로 고령인구가 빠르게 늘고 있고 의료환경과 영양상태가 좋아져 90세 이상이 급증하면서 심혈관질환과 당뇨, 고혈압 등 만성질환자, 치매 환자가 늘어나는게 문제다.

항상 젊음을 유지하고 건강하게 살고자 하는 것은 나이 든 사람들의 한결같은 바람이다. 사람은 나이가 들면서 인체 어디선가 소리 없이 노화시계가 가고 있다. 나이가 들어감에 따라 세포에서 활성산소가 정상적인 세포를 공격해 피부가 늘어지고 주름살이 생기며 심장을 포함한 모든 장기가 점점 제 기능을 못해 결국 몸을 늙게 만든다. 주름살은 진피(眞皮)안에 있는 탄력섬유와 근육섬유의 퇴화, 위축 그리고 수분이나 피하지방 감소 등으로 나타난다.

사람의 피부는 다른 기관과 마찬가지로 나이가 들어감에 따라 노화한다. 나이든 노인들의 얼굴을 보면 깊게 팬 주름과 반점이 있고 근육은 약하다. 여성의 경우 피부에 좋다는 기초화장을 한 다음 햇빛 차단 크림을 바르고 파운데이션을 하지만 눈가, 입가, 목의 주름을 막을 수 없다.

60대가 되어 지방이 축적되고 뼈가 약해지며 근육이 줄어들면서 심폐기능이 떨어지면 노화 진행 속도를 늦추려고 하지만 다시는 젊어질 수 없다. 많은 사람이 노화 과정을 억제하거나 노화시계를 거꾸로 돌려 잃어버린 청춘의 샘을 다시 찾을 거라고 생각하지만 그것은 환상일 뿐이다.

인간의 수명을 연장할 방법이 없다고 해서 실망할 필요는 없다. 40대부터 철저하게 건강을 챙겨야 한다. 어느 누구도 노화를 멈추거나 젊은 세포로 되돌릴 방법은 없지만 노화를 늦출 수는 있다. 지금부터라도 돈으로 건강을 살 수 없다는 사실을 깨닫고 날마다 꽃을 가꾸듯 몸을 살펴야 한다. 단순히 오래 사는 것이 아니라 건강하고 활기차게 사는 것이 바로 진정한 장수가 아닐까? 이 말에 동의하라!

꾸지뽕나무

학 명 : *Cudrania tricuspidata* 꽃말 : 희망
한약명 : 자목(柘木) 다른 이름 : 돌뽕나무, 활뽕나무, 가시뽕나무, 상자

분류	뽕나뭇과의 갈잎작은큰키나무
키	3~5m
꽃	5~6월(연노란색)
채취	봄~여름(잎), 가을(열매), 겨울(뿌리)
이용	잎, 열매, 줄기, 뿌리
분포지	전국의 산기슭이나 밭둑
효능	암, 당뇨병, 고혈압, 고지혈증, 중성지방, 여성질환, 생리통

 꾸지뽕나무는 남부지방 양지바른 산기슭이나 밭둑, 마을 주변에서 자란다. 일반 뽕나무와 달리 토종 꾸지뽕나무에는 가지에 가시가 있지만 요즘은 접목해서 가지가 없는 품종도 나왔다.

 허준이 쓴 동의보감(東醫寶鑑)에 꾸지뽕나무는 항암, 혈당 강하, 기관지 천식, 부인병 예방, 스트레스 해소에 좋은 것으로 기록되어 있고 그 밖의 책에도 꾸지뽕나무의 효능과 효과가 언급되어 있다.

 꾸지뽕나무는 독성이 없어 잎, 가지, 뿌리, 열매, 어느 것 하나 버릴 수 없이 식용, 약용으로 가치가 높다. 식물의 자기방어물질인 플라보노이드가 들어 있어 면역력과 강력한 항균·항염 효과가 있다. 췌장의 인슐린 작용을 도와주는 내당인자(Glucose Tolerance Factor)와 미네랄(칼슘, 마그네슘)이 풍부해 체내 포도당 이용률을 높이고 인슐린 분비를 조절해준다.

채취 부위	잎, 가지, 뿌리, 열매
약리작용	항암, 항산화, 혈당, 혈압
약초 만들기	① 꾸지뽕나무를 약초로 쓸 때는 봄에 부드러운 잎을 따서 말려 쓴다. 가지나 뿌리를 수시로 채취해 적당한 크기로 잘라서 쓴다. ② 가을에 성숙한 열매를 따서 냉동보관해두고 필요할 때마다 쓴다.
꾸지뽕주 만들기	① 가을에 빨갛게 익은 열매를 따서 용기에 넣고 술을 부어 밀봉하였다가 3개월 후 먹는다. ② 수시로 뿌리를 캐서 물에 씻어 물기를 뺀 다음 용기에 넣고 술을 부어 밀봉하였다가 3개월 후 먹는다. 재탕 삼탕까지 먹을 수 있다.
식용	① 가을에 성숙한 열매를 따서 생으로 먹거나 밥에 넣어 먹는다. ② 봄에 부드러운 잎을 따서 깻잎처럼 양념에 재어 장아찌로 먹는다. ③ 잎을 갈아 즙을 내서 수제비, 국수, 부침개 등으로 먹는다. ④ 꾸지뽕(말린잎, 가지, 뿌리). 당귀, 음나무, 두충, 대추, 오가피, 황기 등을 넣고 하루 이상 달인 물로 육수를 만들어 각종 고리를 재어 먹는다.

효소 만들기 포인트

설탕 : ×   시럽 : ○

① 가을에 성숙한 열매를 따서 이물질을 제거한 후 용기나 항아리에 넣는다.
② 시럽을 70%까지 부어 햇볕이 들지 않는 서늘한 실내에서 100일 이상 발효시킨다.
③ 건더기는 건져내지 않고 용기에 담아 그늘이나 20℃ 내외의 냉장고에 보관한다.

효소요법 엑기스발효액이나 효소원액을 음용할 때는 한 숟가락 정도를 침으로 녹여 먹는다.
항암, 당뇨병, 고혈압, 고지혈증, 중성지방, 여성질환 등에 응용한다.

민간요법 고혈압과 당뇨병에는 잎, 줄기, 뿌리를 물에 달여 먹는다.
불면증과 이명에는 뿌리로 술을 담가 먹는다.
잎을 그늘에 말려서 차로 마신다.
봄에 잎을 따서 그늘에 말려 가루를 낸 뒤 찹쌀과 배합해 환을 만들어 식후에 30~40알 먹는다.

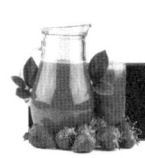
관절과 뼈에 좋은 효소

- 호랑가시나무
- 골담초
- 쇠무릎

건강한 노년의 조건

건강한 사람은 자세가 바르다.
인체의 불균형은 병의 원인이 된다.
근육과 뼈의 균형감각을 잃지 마라!
관절을 보호하고 관절에 부담을 주는 운동을 삼가라!
걷기 열풍에 참여하라!
관절이 굳지 않도록 부드러운 요가나 태극권을 하라!

최근 의학의 발달로 100세 시대를 살고 있지만 평균수명이 중요한 게 아니라 개인의 건강수명이 중요하다. 필자가 20년 넘게 국내의 100세 이상자를 찾아 관람한 결과 여자가 85% 정도였다. 주로 키가 작고 비만자가 드물었다. 자세가 바르고 척추가 곧바로 서 있으며 대부분 관절이 정상이었다.

사람은 식물과 달리 움직이며 삶을 영위한다. 인체의 근육은 650개이고 뼈는 206개다. 뼈와 뼈 사이에 관절이 100개 있다. 사람은 걸어 다닐 때도, 앉거나 서 있을 때도, 음식물을 먹을 때도 관절을 사용한다. 근육과 뼈가 얼마나 중요한지는 물론 서로 관여하고 있다는 사실을 잊고 살아갈 때가 많다.

관절은 다양한 조직으로 이루어진 복잡한 기관이다. 뼈의 끝에는 연골이 있고 관절을 싸고 있는 관절막에는 얇은 활막이 있어 영양을 공급하고 충격을 흡수하는 활액을 분비한다.

 평소 다리를 꼬고 있다거나 긴 시간 쪼그려 앉아 있다거나 체중이 과다하면 관절에 영향을 준다. 주말이면 건강을 위해 등산하다가 무리해서 근육이나 인대가 파열되는 경우가 종종 있다. 산을 오를 때보다는 내려올 때 하중을 몸무게의 2배 이상 받는다.
 건강한 사람은 자세가 바르다. 건강하지 못한 사람은 자세가 바르지 못하고 관절이 부드럽지 않다. 관절염은 불치병이 아니다. 관절염에 걸린다고 해서 사망에 이르지는 않지만 통증 때문에 삶의 질이 떨어질 수밖에 없다. 특히 근육 속에 과산화지질이 쌓여 관절에 결절이 생기면서 신경이나 혈액의 흐름을 방해해서 오는 통풍은 극심한 통증을 가져다준다.
 나이가 들면 척추에 골다공증이 생기고 몸이 앞으로 기울면서 관절염이 생길 확률이 높아진다. 관절염은 류머티즘, 퇴행성, 세균성, 타박상 등이 있지만 통상 관절 내에 생기는 염증을 일컫는다. 원인과 현상도 다양하지만 염증 반응과 관절 내 혈액막 염증이 주원인이므로 평소 무릎을 보호해야 한다. 오가피, 복분자에는 여성의 빈혈을 예방하는 칼슘, 인, 철, 엽산, 아연 같은 무기질이 함유되어 있어 철분을 보충해주고 뼈를 튼튼하게 해준다.

 여성은 골다공증이 문제다. 폐경으로 호르몬 균형이 깨지면 뼈 성분을 제대로 만들지 못해 골다공증으로 취약해져 작은 충격에도 쉽게 뼈가 손상된다. 뼈를 보호하려면 적절한 운동으로 근육을 강화해야 한다. 노인 낙상의 3~15%는 골절로 이어진다. 낙상으로 척추가 부러지거나 골반이 부러지는 경우 72%가 5년 안에 사망한다.
 뼈가 튼튼해야 온몸이 튼튼하다. 홍화씨는 뼈를 강하게 하는 데 최고다.
 식물에서 철, 구리, 니켈, 수은 같은 금속물질을 추출하듯 홍화씨에 있는 미량의 인과 규소가 부러진 뼈를 잇는 접착제 역할을 한다. 지치를 비롯해 뼈에 좋은 홍화, 골담초, 쇠무릎, 호랑가시나무 등이 관절염에 좋다.

호랑가시나무

학 명 : *Llex cornuta*
한약명 : 구골엽(枸骨葉)

꽃말 : 걱정, 가정의 행복
다른 이름 : 호랑발톱나무, 가시낭이, 묘이자, 구골목

분류	감탕나뭇과의 늘푸른떨기나무
키	2~3m
꽃	4~5월
채취	봄(잎), 가을(열매)
이용	잎, 종자, 가지, 뿌리
분포지	남부지방 산기슭의 양지
효능	관절염, 퇴행성관절염, 골다공증, 골절, 신경통

호랑가시나무 잎 가장자리 끝에는 호랑이 발톱처럼 날카롭고 단단한 가시가 달려 있다. 해마다 크리스마스가 다가오면 호랑가시나무의 꽃, 잎, 열매, 줄기로 장식을 한다.

호랑이가 등이 가려울 때 이 가시로 등을 긁는다 하여 '호랑이등긁기나무', 제주도에서는 가시가 많이 날렸다 하여 '가시낭이', 나무가 단단하고 개뼈처럼 생겼다고 해서 '구골목(枸骨木)'으로도 부른다.

호랑가시나무는 관상용으로 가치가 높고 잎, 줄기, 열매, 잔가지, 껍질, 뿌리 모두를 식용보다는 약용으로 쓴다. 호랑가시나무는 관절과 뼈질환에 좋다. 근육과 뼈를 튼튼하게 하고 몸속의 진액을 늘려 골수를 보충해주므로 원인을 알 수 없는 관절염, 퇴행성관절염, 골절에 좋다.

채취 부위	잎, 줄기, 열매, 잔가지, 껍질, 뿌리
약리작용	항염, 진통
약초 만들기	여름에 잎, 수시로 줄기나 잔가지, 껍질, 뿌리를 채취해 그늘에 말려서 쓴다.
금기	임신을 원하는 여성은 먹지 않는다.

🏺 효소 만들기 포인트

설탕 : ×   시럽 : ○

① 가을이후 이듬해 봄까지 줄기와 뿌리를 적당한 크기로 잘라 마르기 전에 용기나 항아리에 넣는다.
② 시럽을 90%까지 부어 100일 이상 발효시킨다.
③ 건더기는 건져내지 않고 용기에 담아 그늘이나 20℃ 내외의 냉장고에 보관한다.

효소요법 엑기스발효액이나 효소원액을 음용할 때는 한 숟가락 정도를 침으로 녹여 먹는다.
관절염, 퇴행성관절염, 골절 등에 응용한다.

민간요법 두통이나 이명증에는 잎이나 가지를 말려 물에 달여 차로 마신다.

골담초

학 명 : *Caragana sinica*	꽃말 : 청초, 겸손
한약명 : 금작근(金雀根)	다른 이름 : 금작화, 금작목, 골담근, 금계아

분류	콩과의 갈잎떨기나무
키	2m
꽃	5~6월
채취	봄(꽃과 새순), 9월(열매), 11월(뿌리)
이용	꽃, 뿌리
분포지	산지와 마을 부근
효능	관절염, 뼈질환, 타박상, 담이 걸렸을 때, 혈액순환, 통풍

골담초는 꽃과 잎이 옥처럼 아름다워 '선비화(仙扉花)', 뼈를 튼튼하게 한다가ᅳ 하여 '골담근'으로 부른다. 뿌리를 '금작근(金雀根)'이라 한다.

조선시대 골담초 꽃을 달여 마시면 아들을 낳는다는 속설이 있어 여인들이 차로 먹기도 했다. 우리 조상은 산행 중 넘어서 타박상이 생기면 골담초를 달여 먹었고 흉년이 들어 식량이 부족할 때는 꽃을 먹기도 했다.

골담초는 꽃이 아름다워 식용, 약용, 관상용으로 가치가 높다. 골담초는 관절 부위에서 양전기와 음전기의 교류를 활성화해 백혈구로 하여금 조골, 접골을 신속히 해서 뼈를 붙게 하므로 통풍, 관절염에 좋다.

채취 부위	꽃, 뿌리
약리작용	혈압 강하, 항염, 진통, 소염
약초 만들기	약초로 쓸 때는, 꽃, 잎, 줄기, 뿌리 모두를 쓴다.
골담초주 만들기	봄에는 꽃을 따서, 가을에는 뿌리를 캐서 용기에 넣고 술을 부어 밀봉하였다가 3개월 후 먹는다.

식용	① 꽃을 따서 먹거나 끓는 물에 살짝 데쳐 나물로 먹는다. ② 비빔밥, 떡, 화채 등으로 먹는다.
금기	다량으로 장복할 때는 피부소양증, 알레르기성 피부염 등이 생길 수 있다.

효소 만들기 포인트

설탕 : ×   시럽 : ○

① 봄에는 꽃과 잎에 시럽을 30%까지, 가을에는 줄기와 뿌리를 채취해 물로 씻어 물기를 뺀 다음 마르기 전 적당한 크기고 잘라 용기나 항아리에 넣고 시럽을 80%까지 부어 100일 이상 발효시킨다.

② 건더기는 건져내지 않고 용기에 담아 그늘이나 20℃ 내외의 냉장고에 보관한다.

효소요법 엑기스발효액이나 효소원액을 음용할 때는 한 숟가락 정도를 침으로 녹여 먹는다.
주로 골절, 관절통, 어혈 등에 응용한다.

민간요법 뼈가 부러져 쑤시고 아플 때, 삔 데, 타박상에 가지를 꺾어다 달여 먹고 뿌리를 으깨어 어혈을 풀며 타박상에 붙인다. 골담초 줄기와 뿌리를 채취해 물에 씻어 말려 가루를 낸 뒤 물에 타서 먹거나 달여서 차로 먹는다.

쇠무릎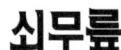

학 명 : *Achyranthes japonica*   꽃말 : 번영, 충만
한약명 : 우슬(牛膝)   다른 이름 : 쇠물팍, 우경, 접골초, 고장근

분류	비름과의 여러해살이풀
키	50~100cm
꽃	8~9월
채취	봄~여름(잎), 가을~겨울(뿌리)
이용	잎, 줄기, 뿌리
분포지	중부 이남의 산과 들, 밭둑
효능	관절염, 요슬동통, 산후복통, 어혈과 종기(생우슬), 허리 통증, 무릎 통증(줄기와 잎)

쇠무릎은 논 주변이나 밭둑에 흔하다. 쇠무릎 줄기의 마디가 소(牛)의 무릎을 닮았다 하여 붙여진 이름이다.

무릎 통증으로 고생하는 사람은 걷고 싶지 않고 계단을 오르내리기도 힘들어 삶의 질이 떨어진다. 무릎 연골에는 신경, 세포, 혈관이 없으므로 연골을 싸고 있는 활막을 보호하려면 무릎관절 주변 인대를 강화하는 등척성 운동이 좋다. 또 무릎에 부담을 주지 않기 위해 적정 체중을 유지한다.

쇠무릎은 독이 없어 잎, 줄기, 뿌리 모든 식용과 약용으로 가치가 높다. 퇴행성 류머티즘, 관절염, 무릎 통증에 좋다.

채취 부위	잎, 줄기, 뿌리
약리작용	진통, 혈압 강하, 항균, 흥분, 이뇨
약초 만들기	약초로 쓸 때는, 꽃, 잎, 줄기는 꽃이 피기 전, 뿌리는 가을부터 겨울까지 채취해 말려서 쓴다.
우슬주 만들기	뿌리를 태서 물에 씻어 물기를 뺀 다음 용기에 넣고 술을 부어 밀봉하였다가 3개월 후 먹는다.

우슬조청 만들기	뿌리를 진하게 달여 우려낸 물에 엿기름을 넣어 조청을 만든다.
식용	봄에 쇠무릎 어린잎을 뜯어 쌈으로 먹거나 끓는 물에 살짝 데쳐 무쳐 먹는다.
금기	임산부, 여성이 장복하면 난소의 기능이 저하된다.

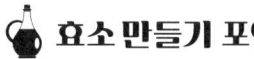 효소 만들기 포인트

설탕 : ×　　　**시럽 : ○**

① 봄에서 여름까지 꽃이 피기 전에 잎을 채취해 물에 씻어 물기를 뺀 다음 용기나 항아리에 넣고 시럽을 30%까지 부어 100일 이상 발효시킨다.

② 뿌리를 캐서 물에 씻어 물기를 뺀 다음 용기나 항아리에 넣고 시럽을 80%까지 부어 100일 이상 발효시킨다.

③ 건더기는 건져내지 않고 용기에 담아 그늘이나 20℃ 내외의 냉장고에 보관한다.

효소요법 엑기스발효액이나 효소원액을 음용할 때는 한 숟가락 정도를 침으로 녹여 먹는다.

관절염, 요슬동통, 산후복통, 어혈과 종기(생우슬), 허리통증, 무릎통증(줄기와 잎) 등에 응용한다.

민간요법 부종에는 탕에 잎을 넣고 우린 물로 목욕한다.

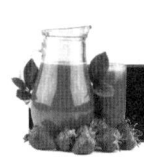
정력에 좋은 효소

- 삼지구엽초
- 구기자나무
- 비수리

강한 몸이 진짜 생명이다

20대의 정력을 유지하기는 쉽지 않다.
자신의 성기능은 과연 정상이고 만족한다?
정력을 강화하는 방법은 무엇인가?
하체를 단련하기 위해 산을 다녀라!
정력을 증강해 삶의 질을 높여라!
동물이나 사람은 강한 자만 살아남는다.

우리 속담에 "얼굴 예쁜 것보다 마음 예쁜 것이 더 예쁘고, 마음 예쁜 것보다 이불 속(성생활)에서 예쁜 것이 더 예쁘다"라는 말이 있다. 최근 성기능장애는 많은 사람에게 심각하고도 말 못할 고민 가운데 하나가 되고 있다. 현실에서 드러내놓지 못하고 즐기는 것이 방중술이다.

중국의 소녀방중경(素女房中經)은 황제내경(黃帝內經), 소녀경(素女經), 옥방비결(玉房秘訣), 양생요집(養生要集) 등 불로장생을 꾀하려는 선인들의 가르침을 고대부터 모아 방중술을 설명하고 성의 법전으로 쓰였다.

《선경》에서 사정을 억제하는 비법은 상대방에게 정기를 주어도 정액은 방출되지 않고 다시 몸 안으로 돌아와 뇌 속으로 환원된다. 비법은 욕실로 가서 그것을 찬물로 씻는 것이다. 이러한 급냉법은 그것을 바싹 오므라들게 하여 처음과 같은 기분으로 성기능을 유지할 수 있다.

전통의학에 따르면 구기자는 매일 상복하면 병약자가 건강해지고 정력이 증강되며 불로장수의 선약이라고 기록되어 있을 정도로 늙지 않게 한다 하여 '각로(却老)'라고 하였다.

야관문을 통째로 채취해 용기에 넣고 소주를 부어 밀봉했다가 3개월 후 취침 전에 소주잔으로 한두 잔 마셔도 효과를 볼 수 있다.

최근 미국 캘리포니아대학 연구진은 6개월간 매일 석류즙을 먹인 남성은 발기부전 증상이 절반 정도 완화될 뿐 아니라 전립선암을 예방하고 진행을 늦춘다는 사실을 발견했다.

장한종이 쓴 어수신화(禦睡新話)에 보면 남근의 여섯 가지 보배는 "발기력이 좋아야 하고, 뜨거워야 하고, 귀두가 곤봉처럼 커야 하고, 길어야 하고, 딱딱해야 하고, 사정을 조절할 줄 알아야 한다"라고 했는데, 이는 약초와 약초술로 강화가 가능하다.

기력이 떨어진 남성은 아연을 섭취해야 한다. 아연은 오래전부터 남성의 정자 생성과 전립선 건강에 좋은 영양소로 알려져 있다. 아연은 단독으로 먹으면 20% 정도만 몸에 흡수되므로 반드시 비타민 B와 같이 먹어야 효과를 볼 수 있다. 아연이 풍부한 생굴, 조개, 마른오징어를 먹는다.

정력을 강화하려면 평소 산을 자주 다니고 하체를 단련하며 산야초의 씨앗, 발효식품, 흑색을 띠는 검은깨, 검은콩, 통밀, 수수 등을 먹는다. 정력에 좋은 약초로는 야관문을 비롯해 산수유, 하수오, 삼지구엽초, 구기자 등이 있다.

삼지구엽초

학 명 : *Epimedium koreanum*   꽃말 : 신뢰
한약명 : 음양곽(淫羊藿)
다른 이름 : 방장초(放杖草), 선령비(仙靈脾), 강전(剛前)

분류	매자나뭇과의 여러해살이풀
키	30cm
꽃	5월
채취	봄~가을
이용	전초, 뿌리
분포지	중부 이북과 지리산 일대
효능	자양강장, 요슬무력, 냉증, 고혈압, 불임

중국 명나라 때 고서 《삼재도회(三才圖會)》에 "숫양 한 마리가 삼지구엽초를 먹고 암양 100마리와 교배했다"라고 기록되어 있을 정도로 삼지구엽초는 스태미나 강화와 성력에 좋다.

노인이 삼지구엽초를 상복하고 정력을 참지 못해 지팡이를 내던졌다 하여 '방창초', 뿌리에 음낭처럼 생긴 것이 매달려 있어서 숫양이 즐겨먹는 풀이라 하여 '음양곽(淫羊藿)'이라 한다.

허준이 쓴 동의보감(東醫寶鑑)에 "삼지구엽초는 허리와 무릎이 쑤시는 것을 보하여 양기가 부족하여 일어나지 않는 남자, 음기가 부족하여 아이를 낳지 못하는 여자, 망령한 노인, 건망증과 음위증이 있는 중년에게 좋다"라고 했듯이 간장, 신장, 심장이 튼튼하게 하고 정액 분비를 촉진한다.

삼지구엽초는 독이 없어 식용, 약용으로 가치가 높다. 한방에서 뿌리줄기를 음양곽이라 한다. 주로 자양강장, 중풍, 반신불수, 불임증, 요통, 냉증에 다른 약재와 처방한다.

채취 부위	꽃, 전초, 줄기, 뿌리
약리작용	정액분비촉진, 혈압 강하, 말초혈관 확장
약초 만들기	여름부터 가을에 잎, 뿌리, 줄기, 열매를 채취해 그늘에 말려서 쓴다.
선령비주 만들기	여름부터 가을까지 전초나 뿌리를 채취해 용기에 넣고 술을 부어 밀봉하였다가 3개월 후 먹는다.
식용	① 봄에 어린잎을 뜯어 쌈으로 먹거나 끓는 물에 살짝 데쳐 나물로 먹는다. ② 닭을 삶을 때 잎을 몇 개 넣어 냄새를 없앤다. ③ 정력증강에는 음양곽 잎 20g을 채취해 물에 달여서 하루 3번 식사 30분 전에 복용한다.
금기	유정, 몽설이 있거나 성기능이 높을 때는 쓰지 않는다.

🍶 효소 만들기 포인트

설탕 : ×   시럽 : ○

① 잎을 채취해 마르기 전에 용기나 항아리에 넣고 시럽을 30%까지 부어 100일 이상 발효시킨다.
② 건더기는 건져내지 않고 용기에 담아 그늘이나 20℃ 내외의 냉장고에 보관한다.

효소요법 엑기스발효액이나 효소원액을 음용할 때는 한 숟가락 정도를 침으로 녹여 먹는다.
자양강장, 요슬무력, 냉증, 고혈압 등에 응용한다.

민간요법 히스테리와 건망증에는 말린 전초를 물에 달여 먹고 그늘에 말려 보관하였다가 차로 마신다.

구기자나무

학 명 : *Lycium chinense*	꽃말 : 겸손
한약명 : 구기자(枸杞子)	다른 이름 : 지골피, 구기엽, 지골자, 구기묘

분류	가짓과의 갈잎떨기나무
키	1~2m
꽃	6~9월
채취	봄(잎), 가을(성숙한 열매)
이용	잎, 열매, 뿌리
분포지	전국의 인가 부근
효능	신체허약, 고혈압, 면역력 강화, 양기부족, 요슬산통, 간염, 당뇨병, 시력감퇴

전통 의서에는 "구기자는 매일 상복하면 병약자가 건강해지고 정력이 증강되며 불로장수의 선약이다"라고 기록되어 있다. 늙지 않게 한다 해서 '각로(却老)'라고도 한다.《향약집성방(鄕藥集成方)》에는 "구기자는 정액과 피를 보하며 얼굴빛을 좋게 하고 눈을 밝게 한다"라고 하였다.

구기자는 독이 없어 식용, 약용으로 가치가 높다. 잎, 열매, 뿌리를 모두 쓴다. 잎과 열매에는 비타민A, B_1, B_2, C를 비롯해 칼슘, 인, 철, 단백질, 타닌, 미네랄 등이 함유되어 있다. 약리 실험에서 혈전을 용해해 피를 맑게 하고 콜레스테롤 수치를 떨어뜨리는 것으로 밝혀졌다. 양기부족, 신체허약, 신경쇠약, 요슬산통, 정력증강에 쓴다

채취 부위	잎, 열매, 뿌리
약리작용	면역 강하, 혈압 강하 작용
약초 만들기	꽃은 피기 전에 잎을 따서 그늘에 말려서 쓰고 열매는 빨갛게 익었을 때 따서 햇볕에 말려서 쓴다. 줄기와 뿌리껍질은 가을에 채취해 적당한 크기로 잘라 햇볕에 말려서 쓴다

구분	봄에 나오는 잎은 천정초(天精草), 여름에 피는 꽃은 장생초(長生草), 겨울의 뿌리는 지골피(地骨皮)라고 한다.
구기자주 만들기	가을에 성숙한 열매를 따서 용기에 넣고 술을 부어 밀봉하였다가 3개월 후 먹는다.
식용	봄에 잎을 따서 끓는 물에 살짝 데쳐 나물로 먹는다.
금기	위장이 약하거나 설사를 자주 하는 사람은 먹지 않는다.

효소 만들기 포인트

설탕 : ○   시럽 : ○

① 봄에는 잎을 따서 용기나 항아리에 넣고 설탕을 30%까지, 가을에는 성숙한 열매를 따서 용기나 항아리에 넣고 설탕을 80%까지 부어 100일 이상 발효시킨다.
② 건더기는 건져내지 않고 용기에 담아 그늘이나 20℃ 내외의 냉장고에 보관한다.

효소요법 엑기스발효액이나 효소원액을 음용할 때는 한 숟가락 정도를 침으로 녹여 먹는다.
신체허약, 고혈압, 면역력 강화, 양기부족, 요술산통, 간염, 당뇨병, 시력 감퇴 등에 응용한다.

민간요법 치통에는 뿌리 한 줌에 식초를 넣고 달여서 쓰고 눈이 아플 때는 열매 달인 물로 눈을 씻는다.
가을에 성숙한 열매를 따서 물에 달여 차로 마신다. 양기부족에는 열매를 갈아 찹쌀과 배합하여 환으로 만들 식후에 30~40알 먹는다.

비수리

학 명 : *Lespedeza cuneata*
한약명 : 야관문(夜關門)
꽃말 : 미소
다른 이름 : 삼엽초, 맞추, 철소파

분류	콩과의 여러해살이풀
키	1m
꽃	7~9월
채취	봄(꽃이 피기 전), 8~9월(잎, 뿌리)
이용	뿌리가 달린 전초
분포지	전국의 산속 경사면
효능	정력, 유정, 유뇨, 시력감퇴, 천식, 해수, 피로해소, 백대하, 종기

비수리는 밤을 밝힌다 하여 '야관문', '천연 비아그라'라는 애칭이 있다. 1990년 일산화질소가 음경 발기에 관여하는 화학 전령물질로 밝혀진 후 발기조직의 신경이 일산화질소를 방출해 혈관을 확장하고 발기를 유발하는 것이 알려짐으로써 고개 숙인 남자에게 희망을 주는 '비아그라'가 개발되었다.

한의학에서는 뿌리가 달린 잎으로 간장, 신장, 폐장의 기능을 보하는 데 응용한다.

정력, 자양강장, 피로해소, 유정, 유뇨, 백대하, 종기 등에 좋다.

채취 부위	전초, 뿌리
약리작용	소염
약초 만들기	꽃이 피기 전에 전초와 뿌리를 통째로 채취한 뒤 그늘에 말려서 쓴다.
야관문주 만들기	꽃이 피기 전 전초와 뿌리를 통째로 채취해 물에 씻어 물기를 뺀 다음 용기에 넣고 술(35°)을 부어 밀봉하였다가 3개월 후 먹는다.
식용	꽃이 피기 전 어린잎을 뜯어 물에 살짝 데쳐서 나물로 먹는다.
금기	장복하면 오히려 정력이 감퇴한다.

🏺 효소 만들기 포인트

설탕 : ×   시럽 : ○

① 봄에 꽃이 피기 전 비수리 전체의 밑동을 잘라 작두로 잘게 부수어 용기나 항아리에 넣는다.
② 시럽을 30%까지 부어 100일 이상 발효시킨다.
② 건더기는 건져내지 않고 용기에 담아 그늘이나 20℃ 내외의 냉장고에 보관한다.

효소요법 엑기스발효액이나 효소원액을 음용할 때는 한 숟가락 정도를 침으로 녹여 먹는다.
정력, 유정, 유뇨, 시력감퇴, 천식, 해수, 피로해소, 백대하, 종기 등에 응용한다.

민간요법 산에서 뱀에 물렸을 때는 비수리 잎과 줄기를 짓찧어 물린 상처에 붙인다. 전초를 그늘에 말려 차로 마신다. 잎과 뿌리를 통째로 말린 후 가루내어 찹쌀과 배합한 다음 환을 만들어 식후에 30~40알 먹는다.

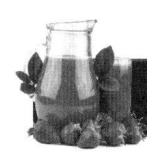
폐에 좋은 효소

- 마가목
- 산초나무
- 배나무
- 모과나무

숨을 잘 쉬어야 건강하다

건강의 비결은 세포 수를 유지하는 것이다.
폐는 나이가 들면서 수분 부족으로 쪼그라든다.
폐는 도시를 싫어하고 숲과 나무가 많은 산을 좋아한다.
기침을 자주 하고 기관지염을 앓으면 폐에 좋은 약초를 먹어라!
폐와 심장이 건강해야 오래 산다.
폐가 좋아지면 심장도 곧바로 좋아진다.

폐는 숨을 들이마시고 내쉬는 기관으로, 기능이 약해지면 조금만 운동해도 호흡이 거칠어진다. 평소 심호흡과 복식호흡을 자주 하고 나무가 많은 숲에서 산책하며, 스트레스나 불면증, 흡연을 피하고 폐에 좋은 음식을 챙겨 먹는 습관을 들인다.

건강의 첫걸음은 제대로 숨쉬기다. 숨을 쉬는 것은 생명유지에 가장 중요하다. 현대인은 잦은 기침과 가래가 나오고 숨이 가빠지는 등 폐에 이상이 나타나면서 감기, 기관지염, 천식, 폐결핵, 폐렴, 폐암에 노출되어 있다.

폐 안의 '허파꽈리'라는 기낭에 있는 폐포 3억 개를 다 펼쳐놓으면 표면적이 무려 $70m^2$나 된다. 폐는 하루에 1만 리터에 달하는 공기를 교환한다. 하루 종일 산소와 탄소를 받아들이고 내보낸다. 폐에는 근육이 없어 숨을 들이마시면 늘어나고 내쉬면 줄어든다.

폐의 공기정화 과정은 코 안에 있는 털에서 시작된다. 코털이 큰 먼저 입자들을 걸러내고 코와 목, 기관지의 통로에서 분비되는 끈적끈적한 점액이 파리잡이 끈끈이 구실을 하면서 미세한 먼지 입자들을 잡아낸다. 그리고 섬모상피세포(纖毛上皮細胞)가 1분에 1,500번이나 움직이며 정화작업을 마무리한다.

담배연기나 오염된 공기를 마시면 섬모가 하는 일이 많아지게 되고 이것이 지속되면 섬모는 쇠약해져 죽게 된다. 하지만 다른 섬모로 대체되지 않으므로 흡연을 하지 않는 게 좋다.

복식호흡은 비만과 혈관 건강에 도움을 준다. 한국방송 프로그램 〈생로병사의 비밀〉에서 실험한 바에 따르면 하루에 코와 배로 숨을 쉬는 복식호흡 1시간은 걷기 20분, 맨손체조 35분, 자전거타기 35분과 같은 효과가 있다고 밝혀져다. 복식호흡은 횡격막을 최대한 활용하지만 흉식호흡은 횡격막에 의존하지 않는다.

나무에서 음이온과 사람에게 유익한 피톤치드가 많이 나오므로 숲에 들어가면 폐가 건강해진다. 평소 숲속에서 삼림욕을 하고 폐가 건조해지지 않도록 폐에 좋은 마가목, 더덕, 도라지, 배, 수세미외 등을 섭취한다.

마가목

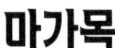

학 명 : *Sorbus commixta*, HEDL. **꽃말** : 신중
한약명 : 천산화추(天山花楸) **다른 이름** : 정공피, 당마가목, 백화화추, 산화추

분류	장미과의 갈잎작은큰키나무
키	4~8m
꽃	5~6월
채취	봄(잎), 가을(열매)
이용	잎, 가지, 열매
분포지	강원도 깊은 산이나 숲속
효능	천식, 기관지염, 관절염, 비염, 잦은 기침, 진해, 신체허약, 요슬통

　마가목은 이른 봄에 싹이 틀 때 모습이 말의 이빨 같고 줄기껍질이 말 가죽을 닮았다 하여 '마가목(馬加木)'이라 한다. 열매는 약간 달면서 쓰고 나무껍질은 약간 쓰면서 차갑지만 독성이 없어 식용과 약용으로 쓰며 관상용으로도 가치가 높다. 2013년 한 방송에서 마가복이 기관지와 관설염에 좋다고 하는 바람에 수난을 당하고 있다. 폐와 기관지, 무릎에 좋다 하여 각광을 받고 있다. 천식, 기관지염, 관절염, 비염, 잦은 기침, 진해, 신체허약, 요슬통 등에 좋다.
　마가목은 독성이 없어 식용, 약용, 관상용으로 가치가 높다. 약초로 쓸 때는 꽃, 잎, 줄기, 뿌리껍질, 열매 모두 이용한다.

채취 부위	잎, 줄기, 열매
약리작용	항염, 진해, 거담
약초 만들기	잎은 그늘에 말려서 쓰고 가을에 줄기껍질과 성숙된 붉은 열매를 채취해 햇볕에 말려서 약초로 쓴다.
마가목주 만들기	가을에 나뭇가지나 성숙한 열매를 송이째 따서 용기에 넣고 술을 부어 밀봉하였다가 3개월 후 먹는다.
식용	봄에 새순을 채취해 쌈으로 먹거나 끓는 물에 살짝 데쳐 나물로 무쳐 먹는다.

🫙 효소 만들기 포인트

설탕 : ○   **시럽 :** ○

① 가을에 빨갛게 익은 열매를 통째로 따서 열매 양만큼 설탕을 넣고 버무려 용기에 넣는다.
② 시럽을 70%까지 붓는다.
③ 햇볕이 들지 않는 서늘한 실내에서 100일 이상 발효시킨다.
② 건더기는 건져내지 않고 용기에 담아 그늘이나 20℃ 내외의 냉장고에 보관한다.

효소요법 엑기스발효액이나 효소원액을 음용할 때는 한 숟가락 정도를 침으로 녹여 먹는다.
천식, 기관지염, 관절염, 비염, 잦은 기침, 진해, 신체허약, 요슬통 등에 응용한다.

민간요법 열매를 말려 차로 먹는다.
가을에 빨갛게 익은 열매를 따서 햇볕에 말린 뒤 가루 내어 찹쌀과 배합해 환을 만들어 식후에 30~40알 먹는다.

산초나무

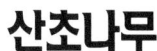

학 명 : *Zanthoxylum schinifolium*　　**꽃말** : 영원히 변치 않는 사랑
한약명 : 야초(野椒)　　**다른 이름** : 진초, 적초, 애초

분류	운향과의 갈잎떨기나무
키	1~3m
꽃	7~8월
채취	8~10월
이용	잎, 열매
분포지	중부 이남의 햇볕이 잘 드는 산기슭
효능	소염, 항균, 살충, 치통, 소화불량

　산초나무는 중부 이남의 햇볕이 잘 드는 산기슭에 자생한다. 줄기와 가지에서 가시가 어긋나고 독특한 향이 있다. 오래된 산초나무 열매가 익을 때는 새들이 떠나지 않는다.

　《선만식물지(鮮滿植物誌)》에서 "산초 뿌리를 태운 나무로 치질을 치료할 수 있다"라고 했듯이 옛날부터 열매, 잎, 껍질을 짓찧어 즙을 내서 타박상, 종기, 염증에 발랐다.

　산초나무는 맵고 뜨거우며 독성이 약간 있지만, 식용, 약용, 관상용으로 가치가 높다. 산초의 열매나 잎에는 방부효과가 있어 장을 담글 때 넣으면 오랫동안 장맛이 변하지 않는다.

　산초의 열매나 잎을 탕에 넣어 사지슬통(四肢膝痛), 풍한습비(風寒濕痺)를 다스렸고 살충 작용이 있어 회충을 구제하는 데 썼다.

채취 부위	열매
약리작용	항균, 살충
약초 만들기	가을에 성숙한 열매를 따서 햇볕에 말려 쓴다.
산초주 만들기	가을에 성숙한 열매를 따서 용기에 넣고 술을 부어 밀봉하였다가 3개월 후 먹는다.
산초기름 만들기	가을에 성숙한 열매를 따서 기름을 짠다.
식용	① 산초의 어린잎, 줄기를 과실과 함께 장채(醬菜)로 먹는다. ② 맛을 내기 위해 산초가루를 쓰며 추어탕 등에 생선독과 비린내를 제거하는 데 쓴다. ③ 사찰에서는 간장과 식초에 절여 반찬으로 먹는다. ④ 산초의 열매나 잎에는 방부 효과가 있어 장(醬)을 담그는 데 쓴다.
구분	산초나무는 초피나무에 비해 꽃잎이 있고 가시가 어긋나며 작은 잎은 긴 타원형이고 드문드문 둔한 톱니가 있지만, 초피나무는 줄기의 가시가 마주나고 잎 중앙부에 옅은 황록색 반점이 있다.

효소 만들기 포인트

설탕 : ○   **시럽 :** ○

① 가을에 성숙된 열매를 따서 설탕을 넣고 버무린다.
② 용기에 넣고 시럽을 70%까지 부은 뒤 햇볕이 들지 않는 서늘한 실내에서 100일 이상 둔다.
② 건더기는 건져내지 않고 용기에 담아 그늘이나 20℃ 내외의 냉장고에 보관한다.

효소요법 엑기스발효액이나 효소원액을 음용할 때는 한 숟가락 정도를 침으로 녹여 먹는다.
소염, 항균, 살충, 치통, 소화불량 등에 응용한다.

민간요법 타박상, 종기, 염증에는 열매를 가루 내어 환부에 바른다.
옴과 버짐, 가려움증, 음낭습진에 달여서 환부를 세척한다.
치통에 열매를 개서 물거나 갈아 즙을 내서 입에 문다.
장이 꼬이거나 쳐졌을 때는 송진을 추출하여 한 숟가락 먹는다.
향미료의 재료로 쓴다.

배나무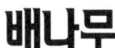

학 명 : *Pyrus serotina* var. *culta* (REHDER NAKAI)   **꽃말** : 애정, 사랑
한약명 : 이(梨)
다른 이름 : 고실네, 황실네, 청실네, 일본배

분류	장미과의 갈잎큰키나무
키	5~8m
꽃	4월
채취	9~10월
이용	열매
분포지	중부 이남 산지
효능	기침, 거담, 변비, 해열, 이뇨

 예부터 배는 산속에서 선인이나 기를 수련하는 사람이 즐겨 먹었다 하여 장수를 상징한다.

 이시진이 쓴 본초강목(本草綱目)에는 "배는 기침을 치료하고 소갈을 치료한다"라고 했고, 《의학입문(醫學入門)》에서는 "기침으로 가슴이 더부룩하면 좋은 배를 골라 속을 빼고 배 속에 꿀을 넣어 쪄서 먹으면 낫는다"라고 했듯이 폐에 좋다.

 배는 당분과 수분이 많아 시원하고 상큼한 맛이 나므로 생과로 먹었고 약용으로는 성숙한 열매나 껍질을 썼다.

채취 부위	열매
약리작용	소염
약초 만들기	열매의 껍질을 쓴다.
이화주 만들기	봄에 꽃을 따서 용기에 넣고 술을 부어 밀봉하였다가 3개월 후 먹는다.
이강고 만들기	배, 생강, 꿀을 배합하여 만든다.
식용	① 열매의 껍질과 핵을 제거한 후 과육만 생으로 먹는다. ② 고기를 잴 때, 육회를 먹을 때, 냉면이나 김치를 담글 때 쓴다.
금기	냉한 사람과 설사를 하는 사람

🍶 효소 만들기 포인트

설탕 : ○   시럽 : ×

① 가을에 성숙된 배를 따서 4등분하여 씨를 빼내고 용기나 항아리에 넣는다.
② 설탕을 120%까지 넣어 100일 이상 발효시킨다.
② 건더기는 건져내지 않고 용기에 담아 그늘이나 20℃ 내외의 냉장고에 보관한다.

효소요법 엑기스발효액이나 효소원액을 음용할 때는 한 숟가락 정도를 침으로 녹여 먹는다.
기침, 거담, 변비, 해열, 이뇨 등에 응용한다.

민간요법 소고기를 먹고 체했을 때 배를 먹는다.
버짐과 옴에는 껍질 달인 물을 바르고 복통에는 잎을 진하게 달여 먹는다.
이질에는 콩만한 배를 태워 먹고 기력을 회복하고자 할 때는 배 속에 꿀을 넣고 통째로 구워 먹는다.

모과나무

학 명 : *Chaenomeles sinensis*　　**꽃말** : 평범함
한약명 : 모과(木瓜)　　**다른 이름** : 명사, 목이(木梨), 추피모과, 광피모과

분류	장미과의 갈잎큰키나무
키	6~8m
꽃	4~5월
채취	9~10월(열매)
이용	열매
분포지	중부 이남
효능	기관지염, 폐질환, 기침, 해수, 천식

　모과는 참외를 닮았으나 나무에 달려 있어 '나무 참외', 꽃이 아름다워 '화리목(花梨木)', 도사를 보호했다 하여 '호성과(護聖瓜)'라고 한다.
　모과는 식용보다는 약용으로 가치가 높다. 기침, 기관지염, 폐질환에 좋다. 칼슘, 칼륨, 철분, 무기질이 풍부한 알칼리성 식품으로 신맛이 강해 생식에는 부적합하지만 유자와 함께 달여 먹으면 좋다.

채취 부위	열매
약리작용	거담, 항염, 수렴
약초 만들기	가을에 익은 열매를 따서 물에 5~10시간 담갔다가 건져서 햇볕에 말려 쓴다.
모과주 만들기	가을에 노랗게 익은 열매를 따서 잘게 썰어 용기에 넣고 술을 부어 밀봉하였다가 3개월 후 먹는다.

🍶 효소 만들기 포인트

설탕 : ×　　　**시럽 :** ○

① 가을에 성숙한 열매를 따서 얇게 썰어 용기나 항아리에 넣는다.
② 시럽을 70%까지 부어 100일 이상 발효시킨다.
② 건더기는 건져내지 않고 용기에 담아 그늘이나 20℃ 내외의 냉장고에 보관한다.

효소요법 엑기스발효액이나 효소원액을 음용할 때는 한 숟가락 정도를 침으로 녹여 먹는다.
기관지염, 폐질환, 기침, 해수, 천식 등에 응용한다.

민간요법 기침과 천식, 설사에는 모과를 달여 먹고 창(瘡)에는 모과 잎을 찧어 환부에 바른다.
잘 익은 열매를 따서 적당한 크기로 잘라 차관이나 주전자에 넣고 끓인 뒤 꿀을 타서 차로 먹고 향기가 좋은 열매를 방향제로 쓴다.

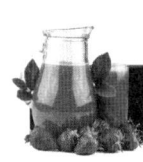
신장에 좋은 효소

- 산수유나무
- 질경이

소변을 알면 건강이 보인다

동양의학에서는 신장을 몸의 머리로 본다.
신장의 사구체가 건강하면 온몸이 건강하다.
피로하고 소변이 잦으면 신장질환을 의심해야 한다.
요실금, 전립선질환이 있으면 즉시 치료하라!
밤새 잠을 안 자고 날을 샌 적이 있나?
다음 날 피곤하고 삶의 질이 떨어진다.

신상은 우리 몸에서 원활한 통행과 배출을 담당한다. 신장은 몸 구석구석의 노폐물을 혈액으로 운반하여 걸러낸다. 하루에 약 7,500L가 신장사구체에서 걸러지기 때문에 매일 물을 충분히 마셔야 한다. 신장은 전신에 영양을 공급하고 노폐물을 처리한다. 체온을 일정하게 유지해주고 적혈구 생산을 촉진하며 혈액 속에 들어 있는 칼륨, 염화나트륨, 기타 물질을 감시하고 생명과 직결되는 수분의 양을 조절한다.

크기가 주먹만 한 신장이 하루에 걸러내는 혈액량은 200L 정도다. 이는 생수 500ml 400통에 달하는 양이다. 소변을 걸러내는 데 핵심 역할을 하는 사구체에 문제가 생기면 소변으로 나오지 말아야 할 혈액이나 단백질이 빠져나오면서 사구체가 손상되고 굳는다.

신장을 건강하게 만들려면 밤에는 쉬어야 한다. 신장은 밤에는 낮의 3분의 1밖에 활동하지 않기 때문이다. 밤에 쉬지 않고 활동하면 신장이 100% 가동하기 때문에 다음날 피곤하다. 신장은 대부분 다른 장기에 비해 80%가 망가지고 난 후에야 병원을 찾는다. 한번 망가진 신장은 회복되기 힘들다.

　평소 오줌에 단백질이 빠져나오지 않는지 살펴야 한다. 단백질은 극소량을 제외하고는 빠져나오면 안 된다. 단백질이 오줌에 있다는 것은 여과조직을 통해 혈액 속의 단백질이 유실되고 있다는 것이다. 고혈압이 있으면 신장도 쉽게 망가진다. 나이가 들면 신장기능이 줄어들므로 조금만 짜게 먹어도 몸이 쉽게 붓고 혈압이 올라간다. 건강검진을 할 때 단백뇨가 하루에 150mg을 넘지 않아야 하고, 사구체 여과율이 1분당 90mL 이상이어야 한다. 신장질환은 초기에 적극적으로 치료하지 않으면 돌이킬 수 없는 상태에 이른다. 어느날 갑자기 살이 빠지면서 피곤하고 몸이 부으며 소변 색깔이 콜라색으로 변한다든가 거품이 생기는 등 이상증상이 보인다면 신장질환을 의심해야 한다.

　평소 신장을 건강하게 하려면 밤에는 충분히 휴식하고 식이요법과 저염식을 하며 정상적인 혈압과 혈당을 유지하는 게 중요하다. 신장의 사구체에 도움을 주는 산수유를 비롯해 새삼, 자리공, 호장근, 옥수수염 등을 섭취한다.

산수유나무

학　명 : *Cornus officinalis* Siebold et Zuccarini　　**꽃말** : 영원히 변치 않는 사랑
한약명 : 산수유(山茱萸)
다른 이름 : 산채황, 실조아수, 산대추나무, 멧대추나무

분류	층층나뭇과의 갈잎작은큰키나무
키	4~7m
꽃	3월
채취	10~11월(열매)
이용	열매
분포지	남쪽 지방의 산기슭
효능	신장기능이 약해서 오는 소변빈삭, 야뇨증, 식은땀, 조루증, 요통, 이명, 자양강장

　산수유의 빨간 열매는 예부터 도가에서 신선이 즐겨 먹은 열매로 알려져 있다. 산수유는 심은 지 7~8년이 지나면 열매를 수확할 수 있다. 한 그루만 있으면 자식을 대학에 보낼 수 있다 하여 '대학나무[大學木]', 대추씨를 닮았다 하여 '석조(石棗)', 열매가 대추처럼 생겼다 하여 '산대추'라고도 한다.

　산수유는 씨앗에 독이 있어 씨를 제거한 후 식용, 약용으로 쓴다. 40대 이후 신장기능이 약해져 정수(精髓)가 부족할 때 허리가 아플 때, 하체가 약할 때, 음위를 강화하고자 할 때 상복하면 효과를 볼 수 있다.

채취 부위	열매
약리작용	항균, 혈압 강하, 부교감신경 흥분
약초 만들기	가을에 빨갛게 성숙한 열매를 따서 쓴다. 씨앗에 독이 있으므로 씨앗을 빼내고 햇볕에 말려서 쓴다.

산수유열매주 만들기	가을에 빨갛게 성숙한 열매를 따서 꼭지를 뗀 뒤 용기에 넣고 술을 부어 밀봉하였다가 3개월 후 먹는다.
식용	① 산수유 미성숙 열매는 신맛과 떫은맛이 있어 먹을 수 없다. ② 성숙한 열매를 따서 씨를 제거한 후 끓는 물에 살짝 데쳐 햇볕에 말린 뒤 밥이나 부침개에 넣어 먹는다.
금기	씨를 제거한 후 먹는다.

효소 만들기 포인트

설탕 : ○   시럽 : ○

① 가을에 성숙한 빨간 열매를 따서 꼭지를 따내고 물에 씻어 용기나 항아리에 넣고 시럽을 70%까지 붓는다.

② 산수유 열매에 설탕을 80%까지 넣고 흔들어준 뒤 100일 이상 발효시킨다.

② 씨를 제거한 후 용기에 넣고 그늘이나 20℃ 내외의 냉장고에 보관한다.

효소요법 엑기스발효액이나 효소원액을 음용할 때는 한 숟가락 정도를 침으로 녹여 먹는다.

신장기능이 약해서 오는 소변빈삭, 야뇨증, 식은땀, 조루증, 요통, 이명, 자양강장 등에 응용한다.

민간요법 남성의 전립선염이나 여성의 요실금, 월경, 과다에 달여 먹는다. 빨갛게 익은 열매를 따서 씨를 제거한 후 물에 달여 차로 마신다.

빨간 열매는 염색 원료로 쓴다.

질경이

학　명 : *Plantago major* L. var. *asiatica* Decne.　　꽃말 : 소원
한약명 : 차전자(車前子)　　다른 이름 : 차전, 차전초, 부이, 길장구

분류	질경잇과의 한해살이풀
키	10~20cm
꽃	6~8월
채취	봄~여름
이용	전초
분포지	전국의 길가나 들, 밭둑
효능	소변불통, 신장염, 방광염, 간염, 요도염, 전립선염, 월경과다, 빈혈

　질경이는 길가나 공터에서 자라는데 밟아도 다시 살아날 만큼 생명력이 매우 강하다. 예부터 질경이는 우마차가 지나간 차바퀴에 짓눌려도 잘 자란다 하여 '차전초(車前草)'라고 했다.
　질경이는 독이 없어 식용과 약용으로 가치가 높다. 몸 안에 쌓여 있는 노폐물을 혈액으로 운반하여 배설시키고 소변을 잘 보게 한다. 소염, 진해, 방광염, 신장염, 황달, 요도염, 월경과다, 빈혈 등에 좋다.
　질경이 씨앗에는 암을 억제하는 효과가 있어 중국에서는 씨앗에 다른 약재를 배합해 위암 치료제로 쓴다.

채취 부위	전초, 종자
약리작용	이뇨, 항염, 지혈, 항암
약초 만들기	종자는 여름과 가을에, 잎은 수시로 뜯어서 그늘에 말려 쓴다.
질경이종자주 만들기	종자를 채취해 검은 씨앗만 용기에 넣고 술을 부어 밀봉하였다가 3개월 후 먹는다.
질경이떡 만들기	맥분(麥粉)에 잎과 배합하여 떡을 만든다.

식용	① 봄과 여름에 어린잎을 따서 쌈으로 먹거나 데쳐서 나물로 무쳐 먹는다. ② 생잎을 된장국에 넣어 먹거나 잎을 짓찧어 즙을 낸 뒤 고기에 재어 먹는다.

효소 만들기 포인트

설탕 : ○　　시럽 : ○

① 봄에 꽃이 피기 전에 잎을 따서 물로 씻어 물기를 빼고 용기나 항아리에 넣는다.
② 설탕을 50%까지 넣거나 시럽을 30%까지 부어 햇볕이 들이 않는 서늘한 실내에 100일 이상 둔다.
③ 건더기는 건져내고 용기에 담아 그늘이나 20℃ 내외의 냉장고에 보관한다.

효소요법 엑기스발효액이나 효소원액을 음용할 때는 한 숟가락 정도를 침으로 녹여 먹는다.
소변불통, 신장염, 방광염, 간염, 요도염, 전립선염, 월경과다, 빈혈 등에 응용한다.

민간요법 변비에는 잎을 달여 먹는다.
봄에 어린잎을 따서 물로 씻은 뒤 그늘에 말린 것을 종이봉지에 보관해 두었다가 물에 넣고 달여 차로 마신다.

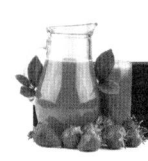

간에 좋은 효소

- 헛개나무
- 벌나무

피로에 지친 간을 깨워라

간은 재생이 빠르기도 하지만 쉽게 망가지기도 한다.
매일 음주는 간에 치명적이다.
화를 자주 내는 사람은 간에 시한폭탄을 설치한 것과 같다.
평소 간에 좋은 푸른 채소나 약초를 챙겨먹어라!
'신간이 편한가' 하는 안부 인사는
지금 현재 간과 신장이 건강하냐는 뜻이다.

간은 몸속에 있는 장기 중에서 가장 크다. 몸에 있는 화학공장으로, 500가지 이상의 일을 처리하고 1,000종이 넘는 효소를 생산하며 항체를 만드는 뛰어난 해독자로서 재생력을 가지고 있다. 나이가 들면 새로 만들어지는 세포보다 없어지는 세포가 더 많아 장기가 서서히 쪼그라든다. 20~30대의 간은 2~3kg이지만 70대가 되면 1kg밖에 되지 않아 해독기능이 현저히 떨어진다.

우리나라는 1970년대만 해도 A형 간염 발병률이 높은 위험 국가였지만 현재 50대 이상 성인 중 90%는 어릴 때 이미 A형 간염에 걸려 항체를 보유하고 있다. 하지만 통계청 자료에 따르면 2009년 40~50대 사망 원인 중 간질환이 3위를 차지하였다.

우리나라에서 바이러스성 간염은 A, B, C형이다. A형 간염은 주로 음식물과 음식물로 전염되지만 발병했을 때 잘 다스리면 평생 면역이 생긴다. B형과 C형은 중증 간질환으로 진행될 확률이 되지 않도록 관리하고 간염백신을 접종해 예방해야 한다.

사람은 먹어야 살지만 무엇을 어떻게 먹느냐가 건강과 직결된다. 매일 섭취한 음식이 소화흡수가 잘 안 되면 결과적으로 소화되지 않는 음식물이 장에서 유해균에 의해 부패된다. 그로써 수소, 암모니아 등 유해가스가 발생하면 그 가스를 간에서 해독하기 위해 간의 피로가 가중되므로 효소가 풍부한 음식을 먹어야 한다.

건강진단을 받을 때 간수치 부분에 표시된 GOT, GDT, r-GPT의 값은 단백질의 근원이 되는 아미노산에 작용하는 효소를 가리킨다. GOT나 GPT는 혈액에 함유된 혈중 효소로 심장, 간장을 비롯한 모든 장기에 포함되어 있다.

술은 위와 소장에서 흡수된 후 간에서 효소에 분해되어 무해한 탄산가스와 물로 변한다. 사람마다 술을 분해하는 효소의 양이 다르기 때문에 과음은 간에 매우 좋지 않다. 술을 습관적으로 계속 마시면 간의 해독능력이 떨어져 간세포에 중성지방이 쌓이는 지방간이 된다. 또 알코올성 간염으로 진행될 확률이 높으므로 단백질이 풍부한 안주와 함께 천천히 마시고 술을 마신 날부터 적어도 이틀은 금주하는 게 바람직하다.

위장에서 흡수된 술은 알코올 형태로 간으로 운반된다. 아세트알데히드가 충분히 분해되지 않고 남아 있는 상태에서는 독성이 강해서 두통이나 구역질 등 숙취 증상이 나타난다. 이때 효소가 무해한 초산으로 변해 피로물질을 제거해주어야 한다.

간을 건강하게 유지하려면 평소 규칙적인 운동과 적절한 칼로리 섭취, 저지방 식이를 해야 하며 복부비만이 되지 않도록 체중을 적절히 관리해야 한다. 간질병, 간염, 지방간의 진행을 막는 간에 좋은 민들레, 푸른 채소나 헛개나무, 개오동나무, 벌나무 등을 섭취한다.

헛개나무

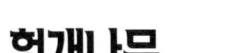

학 명 : *Hovenia dulcis* Thunb. 꽃말 : 배려
한약명 : 자구자(枳椇子) 다른 이름 : 자구목, 백석목, 목산호, 현포리

분류	갈매나뭇과의 갈잎큰키나무
키	10m
꽃	6월
채취	10~11월(열매)
이용	열매, 가지, 줄기껍질
분포지	중부 이남 산속
효능	간질환, 간염, 숙취, 이뇨, 부종, 류머티즘(열매), 혈액순환(줄기껍질)

산행 중 헛개나무를 발견하기가 쉽지 않은 이유는 간에 좋다는 사실이 알려지면서 사람들이 무분별하게 채취해갔기 때문이다.

이시진이 쓴 본초강목(本草綱目)에는 "헛개나무가 술독을 푸는 데 으뜸이다"라고 했다. 열매는 숙취 해독이 탁월하여 술로 인한 지방간, 알코올성 간염, 간경화, 황달에 좋다. 헛개나무 열매는 식용, 약용으로 가치가 높다. 알코올 간염, 간경화, 황달에 좋다.

헛개나무 열매는 식용, 약용으로 가치가 높다. 알코올로 인한 간 손상, 간세포의 섬유화를 줄여주고 혈중 알코올 농도를 낮춰준다. 헛개나무는 잎에는 루틴, 사포닌, 열매에는 포도당, 과당, 카탈라아제, 페록시다아제, 줄기에는 호베니산이 함유되어 있다.

채취 부위	잎, 줄기껍질, 열매
약리작용	해독
약초 만들기	봄에는 잎을, 수시로 잔가지나 줄기껍질을, 가을에는 까맣게 익은 열매를 따서 햇볕에 말려서 쓴다.
지구자주 만들기	가을에 까맣게 잘 익은 열매를 따서 용기에 넣고 술을 부어 밀봉하였다가 1개월 후 먹는다.
식용	봄에 어린잎을 따서 끓는 물에 살짝 데쳐 나물로 먹는다.

효소 만들기 포인트

설탕 : ×   시럽 : ○

① 봄에는 잎을, 가을에는 검게 잘 익은 열매를 채취해 용기나 항아리에 넣는다.
② 시럽을 30%까지 부어 100일 이상 발효시킨다.
③ 건더기는 건져내지 않고 용기에 담아 그늘이나 20℃ 내외의 냉장고에 보관한다.

효소요법 엑기스발효액이나 효소원액을 음용할 때는 한 숟가락 정도를 침으로 녹여 먹는다.
간질환, 간염, 숙취, 이뇨, 류머티즘(열매), 혈액순환(줄기껍질) 등에 응용한다.

민간요법 간질환이나 딸꾹질에는 열매나 가지를 물에 달여 먹는다.
봄에는 잎을, 가을에는 검게 잘 익은 열매를 따서 물에 달여 차로 마신다.

벌나무

학　명 : *Acer tegmentosum*　　　　꽃말 : 별들의 고향
한약명 : 청해축(靑楷械)　　　　　다른 이름 : 산겨릅나무, 산청목

분류	단풍나뭇과의 갈잎떨기나무
키	10~15m
꽃	봄
채취	수시(가지 및 줄기)
이용	잎, 가지 줄기, 뿌리
분포지	계룡산 일대
효능	간질환, 간염, 황달, 숙취

　벌나무는 해발고도 600m 이상 고지대의 습기 찬 골짜기나 계곡 주변에서 드물게 자란다. 계룡산 일대에서 많이 자랐는데 약용으로 쓰이면서 지금은 거의 찾아볼 수 없게 되었다.

　줄기가 늘 푸르고 독특한 향이 나는데, 유독 벌이 많이 잦는다 하여 '벌나무', '봉목', 늘 푸르다 하여 '산청목', '산겨릅나무'라고 한다.

　벌나무는 독성이 전혀 없어 약용으로 가치가 높다. 잎, 가지, 줄기, 뿌리를 모두 약초로 쓴다. 인산 김일훈이 쓴 신약(神藥)에 따르면 벌나무는 간의 독성을 풀어주고 간 기능을 활성화하는 등 간에 좋다.

채취 부위	가지
약리작용	항암
약초 만들기	가지와 줄기를 채취해 적당한 크기로 잘라 햇볕에 말려서 쓴다.
벌나무주 만들기	가지와 줄기를 채취해 적당한 크기로 잘라 용기에 넣고 술을 부어 밀봉하였다가 3개월 후 먹는다.

🫙 효소 만들기 포인트

설탕 : ×   시럽 : ○

① 가지와 줄기를 채취해 적당한 크기로 잘라 용기나 항아리에 넣는다.
② 시럽을 100%까지 부어 100일 이상 발효시킨다.
③ 건더기는 건져내지 않고 용기에 담아 그늘이나 20℃ 내외의 냉장고에 보관한다.

효소요법 엑기스발효액이나 효소원액을 음용할 때는 한 숟가락 정도를 침으로 녹여 먹는다.
간질환, 간염, 황달, 숙취 등에 응용한다.

민간요법 간질환에는 가지를 달인 물을 먹는다.
알레르기에는 잎을 짓찧어 환부에 붙인다.
몸이 냉한 사람은 탕에 우려낸 물로 목욕을 한다.

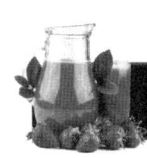
심장에 좋은 효소

• 왕머루

폐가 살면 심장도 좋아진다.

숨을 주관하는 폐와 맥을 주관하는 것이 심장이다.
심폐소생술은 심장과 폐를 동시에 살린다.
심장에는 규칙적이면서 과격하지 않은 운동이 도움이 된다.
인체의 근육이 줄어들면 신체 장기의 기능이 떨어지고
심장질환 등의 발병률이 높아진다.
노년기 심장을 관리하는 데는 혈압관리가 중요하다.

12만 킬로미터에 달하는 우리 몸의 혈관 중에서 어디 한 곳이라도 막히면 문제가 생긴다. 인체 구석구석에 피가 퍼져나갈 수 있는 것은 모세혈관의 지름이 5~10㎛로 미세하기 때문이다.

한국인 사망 원인 1위는 암이고 2·3위는 뇌혈관·심혈관질환이다. 혈관에 노폐물이 쌓이거나 혈관 자체가 노화돼 딱딱해지면 혈액이나 노폐물을 운반할 능력이 떨어지고 심장의 압력이 높아진다. 증상이 심해지면 약해진 부위가 부풀어 오르거나 터진다.

혈압은 혈액이 혈관 속을 흐를 때 혈관벽에 미치는 압력으로, 고혈압이면 심장혈관질환이 발병할 확률이 높다. 나이가 들어 심장이 1분 동안 방출하는 혈액의 양이 줄어들면 혈관이 딱딱해져 수축기 혈압이 20~30% 증가하므로 수시로 혈압 수치를 체크하고 관리해야 한다. 건강한 성인의 뇌에는 신경세포가 1,000억~1조개 있는데 이것이 나이가 들면서 줄어들고 뇌의 무게도 10% 이상 감소한다.

지방질은 심장동맥 안에 퇴적물이 쌓이게 한다. 지방질의 조그만 알갱이는 혈약 속에서 적혈구와 엉겨 걸쭉한 물질로 변하는데 심장은 이것을 모세혈관 속으로 밀어내야 하기 때문에 부담을 받는다. 심장에 부담을 주지 않으려면 체중을 적절히 유지하고 부담스럽지 않은 운동을 규칙적으로 해야 한다. 또 긴장을 풀고 느긋하게 생활하며 육식 같은 지방질 식품을 줄이고 담배를 피우지 않아야 한다.

나이가 들면서 세포 수가 줄어들고 효소가 고갈되므로 장기, 신경, 세포, 뼈, 근육이 노화되어 기능이 떨어진다. 100세 장수시대에 암보다 무서운 재앙이 혈관질환이다. 암은 완치가 가능하지만 혈관질환은 완치가 없다.

심장은 규칙적인 것을 좋아한다. 혈액응고와 관련이 있는 트롬빈, 혈전용해와 관련이 있는 플라스민 같은 혈전 분해효소를 음용한다. 과격한 운동을 피하고 피를 탁하게 하는 음식을 피한다. 평소 피를 맑게 하는 달맞이꽃, 포도, 머루, 명자나무, 채소, 미나리 등을 섭취한다.

심장 건강 십계명

1. 반드시 금연하기
2. 적정 체중 · 허리둘레 유지하기
3. 규칙적으로 운동하기
4. 다양한 채소 · 과일 매일 먹기
5. 나트륨 · 당분 · 적색육 · 트랜스지방 줄이기
6. 등푸른 생선과 견과류 먹기
7. 음주는 하루 2잔 이내로
8. 하루 7시간 숙면하기
9. 자연과 가깝게 지내기
10. 정기적인 건강검진

대한심장학회 제안

왕머루

학 명 : *Vitis amurensis*
한약명 : 산등등앙(山藤藤秧)
꽃말 : 확신
다른 이름 : 산포도, 야포도, 머루, 멀구덩굴

분류	포도과의 갈잎덩굴나무
키	8~10m
꽃	6월
채취	9~10월(열매)
이용	열매, 줄기
분포지	전국의 산기슭이나 골짜기
효능	식욕부진, 원기회복, 심장허약증

최근 왕머루, 포도껍질, 블루베리가 혈관의 벽을 튼튼하게 한다고 해서 각광을 받고 있다. 머루가 산에서 자생한다 하여 '산포도(山葡萄)', '야포도'라는 애칭이 있다.

허준이 쓴 동의보감(東醫寶鑑)에서 "머루는 성질이 편안하고 맛이 달며 독이 없다"라고 했고 민간험방에서 "머루의 줄기를 삶아서 매일 같이 목욕을 하면 요통이나 좌골신경통에 효과를 볼 수 있다"고 보았다.

머루는 약용보다는 식용으로 가치가 높다. 머루씨에는 비타민이 많이 함유되어 있다.

채취 부위	열매, 줄기
약리작용	항산화, 담즙분비 촉진
약초 만들기	약초로 쓸 때는 줄기나 뿌리를 채취해 햇볕에 말려서 쓴다.
머루주 만들기	가을에 성숙된 열매를 따서 용기에 넣고 술을 부어 밀봉하였다가 3개월 후 먹는다.
식용	성숙한 검은 열매를 따서 생으로 먹는다.

🍶 효소 만들기 포인트

설탕 : ○ 시럽 : ×

① 가을에 성숙한 열매를 따서 통째로 용기나 항아리에 넣는다.
② 설탕을 100%까지 부어 100일 이상 발효시킨다.
③ 건더기는 건져내고 용기에 담아 그늘이나 20℃ 내외의 냉장고에 보관한다.

효소요법 엑기스발효액이나 효소원액을 음용할 때는 한 숟가락 정도를 침으로 녹여 먹는다.
식욕촉진, 원기회복, 심장허약증 등에 응용한다.

민간요법 옴이나 두창에 덩굴을 달여 즙을 환부에 바른다.

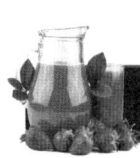
위장에 좋은 효소

• 산사나무

속이 편해야 오래 산다

매일 먹는 게 음식이고
그다음이 마음이다.
내가 무엇을 먹었느냐가 건강과 직결된다.
위를 채우지 말고 60%만 먹어라!
장이 깨끗한 사람은 병이 없다.
위가 건강해야 장수한다.

예부터 양생의 으뜸은 치아에 있다는 말이 있다. 소화의 기본은 씹는 힘에 있다.
우리가 매일 먹는 음식은 건강과 직결된다. 5분이 되지 않는 동안 식사를 마치려면 입안에서 음식물을 잘게 쪼갤 수 없고, 공기를 삼키면서 위를 팽창시켜 위와 장에 부담을 준다. 급하게 먹는 습관과 기름기 많은 음식물은 위에서 분비되는 위산이 식도로 역류하면서 식도 점막에 염증과 궤양을 유발하는 역류성 식도염을 부른다. 한국인의 대표적 만성질환인 기능성 소화불량, 궤양, 알 수 없는 위의 반란으로 약 가운데 소화제가 가장 많이 팔릴 정도다.
사람은 먹어야 산다. 입안에서 일차로 잘게 부서진 음식물은 식도를 지나 위에서 염산이나 펩신 분해효소에 의해 소장으로 이동되어 온몸에 공급된다. 염산은 한 번 식사할 때마다 500~700mL가 분비된다. 펩신은 단백질을 펩톤으로 분해하는 효소인데, 펩신이 활성화되도록 강산성(pH 1~2)상태를 유지하고 살균작용을 한다. 평소 음식물을 천천히 씹는 습관을 들이고 섬유소가 풍부한 거친 음식을 먹어야 하며 입안에 들어간 음식은 최소 20번 정도 씹는 습관을 들이는 것이 중요하다.

50대는 20~30대보다 위산 분비가 30% 정도 줄어든다. 60세 이상의 절반 정도는 위산이 결핍돼 소장에 세균이 과다증식해 있어 설사, 소화불량, 복부팽만 등이 잘 생긴다.

우리가 먹은 음식의 영양분은 대부분 소장에서 흡수되며 여분의 물은 대장에서 흡수된다. 소장의 안쪽 벽은 주름이 많고 표면에는 융털이라는 작은 돌기가 1mm마다 20~40개씩 있는데 그 주변에 그물처럼 둘러싸인 모세혈관에서 영양분 등을 흡수하여 간과 심장을 지나 온몸으로 운반한다.

소화는 음식물이 몸 안으로 흡수될 수 있도록 잘게 부수는 과정인데, 이는 효소 없이는 불가능하다. 음식물의 소화는 입안에서 가장 먼저 일어난다. 음식을 씹고 또 씹으면 침과 섞이면서 일차 효소로 분해되고 위에서 염산이나 아밀레이스에 의해 녹말이 분해된 후 다시 엿당과 포도당으로 분해된다. 음식물을 먹은 뒤 속이 더부룩하고 쓰리며 답답한 기능성 소화불량증이 있을 때는 잘못된 식습관을 바꿔야 한다. 일단 과식을 피하고 스트레스가 심할 때는 충분히 휴식을 취한다.

스트레스를 받으면 대뇌피질에서 비상사태로 인식하고 스트레스 호르몬이 분비되어 온몸으로 전달된다. 이는 위에도 영향을 미쳐 운동기능이 일시적으로 정지되어 소화불량과 궤양을 일으킨다. 전 세계인의 50%, 한국인의 70%가 감염되어 있는 위 속 위험 세균 헬리코박터 파일로리균은 점액질을 뚫고 위벽에 달라붙어 유해물질을 만들면서 염증을 유발해 위·십이지장궤양은 물론 위암을 일으키는 주요 원인이 된다.

위벽이 손상을 입는 원인은 맵고 뜨겁고 자극적인 음식물과 음주, 갑작스러운 자극은 물론 자가면역에 의해 항체가 위산과 펩신이라는 분해효소를 분비하는 세포들이 과도하게 붙는 경우, 방사능 치료나 약물 등의 과도한 복용으로 손상을 입은 경우, 헬리코박터 미생물에 감염되었을 경우 등이다.

위궤양은 한번 걸리면 쉽게 떨쳐낼 수 없는 병이므로 평소 맵고 짜고 자극적인 음식은 피한다. 식단을 식이섬유가 풍부하게 짜고 미네랄과 효소가 풍부한 함초, 위점막을 보호해주는 양배추와 매실, 산사, 삽주를 섭취한다.

산사나무

학 명 : *Crataegus pinnatifida* BUNGE　　**꽃말** : 단 한번의 사랑
한약명 : 산사자(山査子)　　**다른 이름** : 당구자, 산리홍, 산사자, 산조홍

분류	장미과의 갈잎큰키나무
키	3~6m
꽃	5월
채취	9~10월(빨갛게 익은 열매)
이용	열매
분포지	전국의 산기슭이나 마을 근처
효능	소화불량, 고지혈증, 동맥경화, 장염, 이질

　산사나무는 중국의 산사목(山査木), 산사수(山査樹)에서 이름을 따왔으며, 산에서 자라는 아침(旦)의 나무라는 의미를 담고 있다. 산사 열매는 작은 배처럼 생겼다 하여 '아가위나무', 작은 당구공 같다 하여 '당구자(棠毬子)', 호젓한 산길에 붉은 열매가 달려 있다 하여 '산리홍(山裏紅)'이라고 한다.
　이시진이 쓴 본초강목(本草綱目)에서는 "산사 열매는 식적을 치료하고 음식을 소화시킨다"라고 했고, 《물류상감지(物類相感志)》에서는 "산사나무 열매 몇 알을 닭을 삶을 때 넣으면 질긴 살이 잘 무른다"라고 했다
　중국에서는 산사 열매를 꿀과 함께 기름진 음식, 육식 꼬치에 발라 꿰어 당호로(糖胡盧)를 즐겨 먹는다.
　산사나무는 독성이 없어 관상수, 식용, 약용으로 가치가 높다. 열매에는 노화방지 성분과 비타민 C가 많아 항산화작용을 한다.

채취 부위	열매
약리작용	항균, 혈압 강하, 수축
약초 만들기	봄에는 잎, 가을에는 성숙된 열매를 따서 그늘에 말려서 쓴다.
산사열매주 만들기	가을에 성숙한 열매를 따서 용기에 넣고 술을 부어 밀봉하였다가 3개월후 먹는다.
식용	① 봄에 어린잎을 따서 끓는 물에 살짝 데쳐 나물로 먹는다. ② 열매로 산사죽, 산사탕, 산사병을 만들어 먹는다.
금기	비위가 약한 사람은 좋지 않으며 날것을 많이 먹으면 치아가 상한다.

효소 만들기 포인트

설탕 : ×   시럽 : ○

① 가을에 성숙한 열매를 따서 용기나 항아리에 넣는다.

② 시럽을 70%까지 부어 100일 이상 발효시킨다.

③ 건더기는 건져내지 않고 그늘이나 20℃ 내외의 냉장고에 보관한다.

효소요법 엑기스발효액이나 효소원액을 음용할 때는 한 숟가락 정도를 침으로 녹여 먹는다.

소화불량, 고지혈증, 동맥경화, 장염, 이질 등에 응용한다.

민간요법 소화불량또는 고기를 먹고 체했을 때 열매를 먹는다.

3. 식물요법
((Phytotherapy))

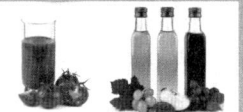

우리 식생활에서 주로 먹는 채소에는 우리 몸의 건강유지나 세포재생을 위한 효소의 활성화에는 식물성 효소를 섭취하는 것이 효과적이다. 그러므로 식물성 효소는 주로 신선한 채소와 과일 및 건과류 등과 열매에서와 천연발효식품 등에 많이 함유되어 있다. 이처럼 식물효소는 분해하는 기질에 따라 각 기능과 소화산물이 다르므로 단백질은 프로테아제, 탄수화물은 아밀라아제, 지방은 리파아제, 섬유소는 셀룰라아제로 각각 다른 기능을 가지고 있으며, 특히 식물성 효소는 열에 민감하여서 요리할 시 500C 이상의 열이나 살균을 하게 되면 제일 먼저 파괴된다. 그러므로 열을 가해 익히거나 뜨겁게 조리한 음식보다는 자연식 재료의 섭취가 우리 몸에 훨씬 좋다. 그래서 식물성 효소요법은 만성 소화질환에 좋은 방법으로 효과적이라 할 수 있다. 그리고 식물요법(Phytotherapy)sms 식물에서 추출한 성분을 치유목적에 응용하여 자연치유법의 일종으로 현대의학과 동양의학의 장점을 접목한 통합의학이라 할 수 있다. 또한 독일에서는 널리 이용되고 현대의학의 화학약품의 부작용을 현저히 줄일 수 있는 식물요법은 현대의학에서 약물치료가 도움이 되지 않는 경우 식물요법을 사용할 수 있다.

● 급성이나 만성질환의 경우/기관지천식, 아토피 피부염, 당뇨, 변비, 고혈압/저혈압, 소화기 질환(위궤양, 위염), 통증 질환(신경통, 생리통, 편두통),폐경기 증후군, 관절염, 우울증 등이다.

● 현대의학의 약물 부작용 등으로 치료를 원치 않는 경우

● 현대의학의 불확실한 약물 치료효과로 추가적으로 약물치료를 할 경우

한편 부작용이 거의 없는 식물추출 약제로 치료하지만, 사용 의약품은 현대의학의 진단분류에 따라 전문적이고 세분화되어 제조를 하나 식물에서 추출한 의약품이라고 안전한 것은 아니다. 식물성 의약품은 안전성, 품질, 효능이 과학적으로 입증되어야만 관련 위원회의 엄격한 규정대로 제조되고 허가 후에도 지속적으로 안전성과 품질검사를 받는다.

4. 미슬토요법 / 겨우살이 치료법
(mistletoe therapy)

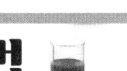
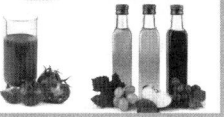

　유럽에서는 질병을 다스리는 신비의 겨우살이(미슬토)를 활용한 자연치유법을 겨우살이 치료법(미슬토요법)이라 하는데, 미슬토는 동양과 서양을 막론하고 신비의 식물로 여겨져 왔으며, 미슬토(겨우살이)는 반기생식물로 나무에 붙어 스스로 광합성도 하면서 살아가며, 암, 간질, 불임, 폐경기 증상, 신경성 긴장, 천식, 고혈압, 두통, 피부염 치료에 많이 사용돼 왔다. 미슬토치료는 인체의 면역기능을 활성화하고 암세포의 사멸을 촉진하는 작용이 있다고 알려진 미슬토에는 1700여 가지의 성분, 특히 600종이 넘는 단백질이 함유돼 있는 것으로 알려졌고, 미슬토에는 렉틴, 비스코톡신, 다당류, 소포, 알칼로이드, 쿠탄 펩타이드 등의 성분이 들었는데, 이 중에서 렉틴과 비스코톡신이 미슬토의 항암작용을 나타내는 주요 활성물질로 꼽힌다.

　또한 기록에 따르면 미슬토(Mistletoe)는 그리스와 고대 영국에서 먹거나 바르는 '만병통치약'으로 쓰였으며, 암, 간질, 불임, 폐경기 증상, 신경성긴장, 천식, 고혈압, 두통, 피부염 치료에 많이 사용되었다. 그리고 현재 암환자에게 쓰이는 미슬토요법은 1920년대 독일의 루돌프 스타이너가 1920년대에 처음 개발했다. 스타이너와 내과 의사인 이타 베그만이 함께만든 이스카르(Iscar, 현재 판매중인 이스카도르의 전신)가 첫 제품인데, 이렇게 미슬토요법 연구 이용은 지구상에서 발견된 수천 종 가운데 약성(藥性)이 있는 것으로 알려진 몇 종을 중심으로 이뤄지고 있다. 대표적인 것이 유럽 미슬토, 한국 미슬토(겨우살이), 아프리카 미슬토다. 미슬토 제제는 기생하는 숙주 나무의 종류, 수확시기, 추출공법, 화학적 성분이 다르므로, 미슬토 주사액은 줄기·잎·열매를 물이나 알콜과 함께 적정한 온도에서 처리해 만든다. 추가로 발효를 시킨 제품 등도 있다. 대부분의 식물유래 추출 의약품과 마찬가지로 미슬토 제제 역시 주요 지표물질을 기준으로 제조했지만, 시판 제품 중 일부는 동종요법(인체에 질병 증상과 비슷한 증상을 유발해 치료하는 방법) 방식으로 제조돼 그 성분과 함량이 화학적으로 표준화돼 있지 않은 경우도 있으며, 미슬포 성분에 렉틴은 당과 단백질로 구성된 당단백이다. 암세포의 어떤 종류의 당을 인식하여 결합하느냐에 따라 ML-1, ML-2, ML-3, 그리고 키틴으로 구분한다. 갈락토스(galactose)와 결합하는 게 ML-1, 갈락토스와 엔-아세틸갈락토사민 두 가지와 모두 결합하는 게 ML-2, 엔-아세틸갈락토사민과 결합하는 게 ML-3이다. 유럽 미슬토에는 ML-1이 가장 많다. 한국 미슬토에 주로 함유된 ML-2는 항암 효과가 가장 강력한 것으로 알려져 와있다. 한편 미슬토요법은 약 90여년간 유럽에서 주류 서양의학의 암환자 치료 보완요법으로 가장 많이 사용돼 왔다. 독일에서는 암 환자의 70%에게 처방되고 있으며, 스위스와 오스트리아에서도 일반적인 암치료 보완요법으로 인정받고 있다. 그러나 미국 식품의약국(FDA)은 미슬토를 동종요법 약전에 수록해 관리하고 있지만, 미슬토 제제를 의약품으로서 허가하지는 않고 있다.

11 CHAPTER 식초가 답이다.

1. 치유식초 효능 (Fermentation Healing therap)

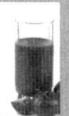

1) 혈관질환 등에 좋은 식초

삽주 식초: 고혈압, 어지럼증, 소화불량에 효능이 좋다.

삽주의 효능

삽주뿌리를 백출 또는 창출이라 하며, 맛은 쓰고 달며, 성질은 따뜻하다. 민간에서는 혈압을 낮추는데 사용, 비위가 약하여 밥맛이 없으면서 권태감을 느낄 때, 얼굴색이 황색을 띠면서 대변을 묽게 볼 때 쓰인다. 어린 순은 나물로 무쳐먹는다.

감기 및 위장염, 부종에 효험이 있다. 비장을 튼튼하게 하고 위장을 강하게 하여 설사를 그치게 하고 습을 제거하는가 하면, 소화를 돕고 땀을 그치게 하며, 오목가슴 부위가 몹시 팽팽하게 부른 증세를 치료하고, 토하고 설사하는 것을 치료하며, 허리와 배꼽 사이의 피를 잘 돌게 한다.

비장, 위장, 뼈와 근육을 튼튼하게 하고, 고혈압, 어지럼증, 소화불량, 종기, 설사, 관절염, 피부를 좋게 하고, 흉통과 복통을 낫게 하며, 땀을 나지 않게 하며, 머리를 검게 하고, 시력을 좋게 하고, 감기 및 두통을 낫게 하며, 혈액순환에 좋다.

천연발효 식초 만들기

준비할 재료
삽주 효소 발효액 1L, 막걸리 1병, 생수 3L, 식초 발효 병, 모시 천, 고무줄

만드는 법
1. 소독한 별도의 식초 발효 병에 막걸리 1병을 붓는다.
2. ①에 삽주 효소 발효액 1L와 생수 3L를 붓고 골고루 섞는다.
3. ②의 주둥이를 모시 천으로 덮고 고무줄로 묶는다.
4. ③을 여름에는 3개월, 나머지 계절은 6개월 이상 발효시키면 식초가 된다.
5. ④를 모시 천으로 걸러낸 다음 1년 이상 숙성시키면 천연식초가 된다.

명아주 식초: 심장마비와 고혈압 예방에 효과가 좋다.

명아주의 효능

명아주에는 로이신, 베타인, 트리고넬린 등의 아미노산, 지방산 팔미틴산, 올레이산, 리놀산 등과 함께 비타민 A, B, C가 들어있다. 독충에 물렸을 때 생잎을 찧어 붙이면 해독되고, 명아주는 고혈압, 대장염, 설사 등에 효과가 좋으며, 린순은 높은 콜레스테롤수치를 낮추고 다이어트에 효과가 있다. 생잎 달인 물을 마시면 치아통증을 완화시킨다. 말린 명아주 잎과 다시마를 각각 바싹하게 구워서 같은 분량으로 섞어서 잇몸에 마사지하면 치조농로가 제거된다. 많이 섭취 하면 몸이 붓기 때문에 주의해야 한다.

노인들이 주로 사용하면서 '청려장' 이라고 불렀다. 중국에서는 명아주를 '홍심리'라고 하는데 가을 명아주잎이 붉은 심장처럼 생겼다고 해서 붙여진 이름이다. 중국 사람들은 명아주 줄기로 침대를 만들어 사용하기도 했다.

천연발효 식초 만들기

준비할 재료

명아주 효소 발효액 1L, 막걸리 1병, 생수 3L, 식초 발효 병, 모시 천, 고무줄

만드는 법

1. 소독한 별도의 식초 발효 병에 막걸리 1병을 붓는다.
2. ①에 명아주 효소 발효액 1L와 생수 3L를 붓고 골고루 섞는다.
3. ②의 주둥이를 모시 천으로 덮고 고무줄로 묶는다.
4. ③을 여름에는 3개월, 나머지 계절은 6개월 이상 발효시키면 식초가 된다.
5. ④를 모시 천으로 걸러낸 다음 1년 이상 숙성시키면 천연식초가 된다.

솔잎 식초: 심장병이나 동맥경화 등에 탁월한 효과

솔잎의 효능

본초강목(本草綱目)에 '솔잎을 송염 또는 송모라고 한다. 맛이 쓰고 따듯해 풍습창을 치료하고 머리칼을 나게 하면서 오장을 편안하게 해준다. 위를 든든하게 해서 배고픔을 잊게 하고 장수하게 한다. 청솔 잎에 조제를 잘하면 중풍과 과안괴사에 효과가 좋다'라고 기록되어 있다. 이밖에 팔다리 통증, 근육통, 폐와 위를 튼튼하게 해준다. 경련을 멈추게 하고 뼈마디의 통증을 비롯해 각기병, 타박상, 관절염 등에도 좋다.

솔잎에는 인체를 형성하는 중요한 단백질원인 필수 아미노산이 풍부하게 들어 있는데 이것은 체내에서 합성될 수 없으므로 외부로부터 섭취할 수밖에 없다. 아미노산에는 22가지 종류가 있고 그 중 8가지는 성인에게 필요하고, 성장기의 어린이들에게는 10가지가 필요하다. 솔잎에는 놀랍게도 성인에게 필요한 8가지 필수 아미노산이 모두 들어 있다. 솔잎 단백질의 아미노산 조성을 단백질가로 그 질을 평가하면 일반 곡류보다 더 우수하다.

천연발효 식초 만들기

준비할 재료
솔잎순 효소 발효액 1L, 막걸리 1병, 생수 3L, 식초 발효 병, 모시 천, 고무줄

만드는 법

1. 소독한 별도의 식초 발효 병에 막걸리 1병을 붓는다.
2. ①에 솔잎순 효소 발효액 1L와 생수 3L를 붓고 골고루 섞는다.
3. ②의 주둥이를 모시 천으로 덮고 고무줄로 묶는다.
4. ③을 여름에는 3개월, 나머지 계절은 6개월 이상 발효시키면 식초가 된다.
5. ④를 모시 천으로 걸러낸 다음 1년 이상 숙성시키면 천연식초가 된다.

은행 식초: 뇌졸중과 심장병에 효능이 좋다.

은행의 효능

은행나무 열매는 뇌경색, 시력장애, 류머티즘에 좋고 푸른 잎에는 후라보노이드 성분이 들어있어 모세혈관의 흐름과 혈관을 튼튼하게 만들어준다. 또한 약해진 혈관 벽을 치료하 고, 뇌와 내장, 손과 발끝의 말초까지 혈액을 공급한다. 그래서 뇌졸중과 심장병 등의 성인병을 비롯해 노인성 질환, 지방제거, 골연화증 예방, 혈액순환촉진, 정력강화, 면역 등에 도 효과가 있다.

은행은 백과, 백과엽이라고도 하며 은행나무목의 은행나뭇과 교목으로 키가 30m, 지름이 2.5m까지 자란다. 껍질은 회색빛이고 결이 마치 코르크와 같다. 잎은 부채모양이고 잎 가장자리 올라가면서 갈라져 있다. 잎은 회녹색에서 가을에는 황금색으로 변한다.

천연발효 식초 만들기

준비할 재료
은행 효소 발효액 1L, 막걸리 1병, 생수 3L, 식초 발효 병, 모시 천, 고무줄

만드는 법

1. 소독한 별도의 식초 발효 병에 막걸리 1병을 붓는다.
2. ①에 은행 효소 발효액 1L와 생수 3L를 붓고 골고루 섞는다.
3. ②의 주둥이를 모시 천으로 덮고 고무줄로 묶는다.
4. ③을 여름에는 3개월, 나머지 계절은 6개월 이상 발효시키면 식초가 된다.
5. ④를 모시 천으로 걸러낸 다음 1년 이상 숙성시키면 천연식초가 된다.

오갈피꽃 식초: 고혈압과 당뇨에 효능이 좋다.

오갈피의 효능

맛이 맵고 쓰면서 성질이 따뜻하고 독이 없기 때문에 간경 및 신경에 작용해 풍습을 없애고 기를 도와 중풍, 신경통, 요 통, 동맥경화, 관절염, 당뇨병, 자양강장 등에 효과가 좋다. 동의보감(東醫寶鑑)에 '오갈피나무는 오갈피술과 가루를 상복해 장수하는 사람들이 헤아릴 수 없이 많다. 또 허리와 척추의 통증에 약효가 뛰어나고 근골계를 건강하게 해준다'고 적혀 있다. 이밖에 수피와 열매는 한방에서 진통, 진정, 강심, 타박상 치료에 사용하고 그밖에 강정제, 음위제, 진경제, 단독제, 강장제, 피로회복제 등으로 처방한다.

두릅나무과의 낙엽관목으로 수고 3~4m에 달하며 지면에서 가지가 많이 갈라져 사방으로 퍼져 자라고 수피는 흑회색이고 잔가지는 회갈색으로 드물게 가시가 달린다. 꽃잎은 5개로 타원형이고 암술과 수술이 길게 뻗어 나온다. 장과인 열매는 10월에 둥글고 검게 익는다.

천연발효 식초 만들기

준비할 재료
오갈피 효소 발효액 1L, 막걸리 1병, 생수 3L, 식초 발효 병, 모시 천, 고무줄

만드는 법
1. 소독한 별도의 식초 발효 병에 막걸리 1병을 붓는다.
2. ①에 오갈피 효소 발효액 1L와 생수 3L를 붓고 골고루 섞는다.
3. ②의 주둥이를 모시 천으로 덮고 고무줄로 묶는다.
4. ③을 여름에는 3개월, 나머지 계절은 6개월 이상 발효시키면 식초가 된다.
5. ④를 모시 천으로 걸러낸 다음 1년 이상 숙성시키면 천연식초가 된다.

고욤 식초: 고혈압, 당뇨에 효과가 좋다.

고욤의 효능

동의보감(東醫寶鑑)에 '고욤을 우내시라고도 하며 감과 비슷하지만 아주 작다. 성질이 몹시 차갑기 때문에 많이 먹지 말아야 한다' 라고 적혀있다. 고욤꼭지는 딸꾹질을 멈추게 하고 소갈증을 해소시켜준다. 가슴이 답답하면서 열이 많거나, 피부를 윤택하게 해준다. 또한 고욤나무 잎을 달여서 장복하면 당뇨병, 고혈압, 결핵성 망막출혈, 변비, 지혈, 위장병 등이 치료되고 불면증, 두통, 뾰루지, 신경증, 습진, 심장병, 알레르기성 여드름 등에도 좋다.

군천자, 소시라고도 하며 마을 부근에 많이 자란다. 높이 약 10m이다. 껍질은 회갈색이고 잔가지에 회색 털이 있으나 차차 없어진다. 열매는 둥근 장과(漿果)로 지름 1.5cm 정도이며 10월에 익는다.

천연발효 식초 만들기

준비할 재료
고욤 효소 발효액 1L, 막걸리 1병, 생수 3L, 식초 발효 병, 모시 천, 고무줄

만드는 법
1. 소독한 별도의 식초 발효 병에 막걸리 1병을 붓는다.
2. ①에 고욤 효소 발효액 1L와 생수 3L를 붓고 골고루 섞는다.
3. ②의 주둥이를 모시 천으로 덮고 고무줄로 묶는다.
4. ③을 여름에는 3개월, 나머지 계절은 6개월 이상 발효시키면 식초가 된다.
5. ④를 모시 천으로 걸러낸 다음 1년 이상 숙성시키면 천연식초가 된다.

참나물 식초: 고혈압 치료에 탁월한 효능이 있다.

참나물의 효능

참나물은 상쾌하면서도 독특한 향기가 있어서 입맛을 잃기 쉬운 봄철에 식욕을 돋우어주고 생약명으로 야근채 라고도 해 간염과 고혈압 치료제로 이용하기도 한다고 한다.

전초를 이용하며 대하, 강장, 빈혈, 폐렴, 정혈, 해열, 중풍 예방, 신경통 등의 약용으로 사용하고 또 민간요법으로 간염, 고혈압, 해열에 잎과 잎자루의 즙을 내어 공복에 복용하거나 콩나물과 같이 즙을 내어 복용하면 효과가 있다.

뿌리는 중풍을 치료해 통증을 없애고 피를 맑게 하며 지혈, 대하, 해열, 경기, 고혈압, 중풍, 폐렴, 혈액순환, 신경통 등에 사용하였다.

민간요법으로 참나물 즙은 해열작용도 한다고 알려져 있고 혈액순환을 돕고 몸 속 나쁜 독을 없애주기도 하며 고혈압에도 도움이 된다. 또한 나물 중에서도 베타카로틴이 풍부해서 눈 건강에도 좋은 식품이다.

천연발효 식초 만들기

준비할 재료
참나물 효소 발효액 1L, 막걸리 1병, 생수 3L, 식초 발효 병, 모시 천, 고무줄

만드는 법
1. 소독한 별도의 식초 발효 병에 막걸리 1병을 붓는다.
2. ①에 참나물 효소 발효액 1L와 생수 3L를 붓고 골고루 섞는다.
3. ②의 주둥이를 모시 천으로 덮고 고무줄로 묶는다.
4. ③을 여름에는 3개월, 나머지 계절은 6개월 이상 발효시키면 식초가 된다.
5. ④를 모시 천으로 걸러낸 다음 1년 이상 숙성시키면 천연식초가 된다.

고구마식초: 고혈압, 당뇨병 등을 예방하는 데 탁월한 효과가 있다.

고구마의 효능

대표적인 알칼리성 식품으로 고구마에 함유된 비타민 B1은 당질의 분해를 도와 피로회복에 좋으며 눈에 좋은 영양소인 카로틴은 고구마를 꾸준히 먹으면 야맹증을 치료하고 시력도 회복할 수 있다는 고구마의 대표적인 효능이 있다. 특히 노란 고구마를 먹을 때 김치와 함께 먹으면 체하는 것을 막아주고 나트륨의 흡수를 낮추고 배출을 촉진시키는 역할을 해 김치와 궁합이 잘 맞는다.

섬유소의 대명사로 불리는 고구마는 변비, 비만, 지방간, 대장암 등을 예방하며 콜레스테롤 수치를 낮추고 인슐린 분비를 줄여 고혈압, 당뇨병 등의 성인병을 예방하는 데 탁월한 효과를 보인다.

고구마에 많은 칼륨 성분은 몸속에 남아있는 나트륨을 소변과 함께 배출시켜 고혈압 등의 성인병을 예방하고 뇌졸중을 막는 효과도 있다.

천연발효 식초 만들기

준비할 재료
고구마 효소 발효액 1L, 막걸리 1병, 생수 3L, 식초 발효 병, 모시 천, 고무줄

만드는 법

1. 소독한 별도의 식초 발효 병에 막걸리 1병을 붓는다.
2. ①에 고구마 효소 발효액 1L와 생수 3L를 붓고 골고루 섞는다.
3. ②의 주둥이를 모시 천으로 덮고 고무줄로 묶는다.
4. ③을 여름에는 3개월, 나머지 계절은 6개월 이상 발효시키면 식초가 된다.
5. ④를 모시 천으로 걸러낸 다음 1년 이상 숙성시키면 천연식초가 된다.

피망 식초: 동맥경화에 효율적으로 작용한다.

피망의 효능

피망은 기름 성분과 궁합이 잘 맞아 튀기거나 볶아서 먹으면 거친 피부, 스트레스, 담배를 많이 피우는 사람에게 좋으며 이때 비타민A 섭취도 고르게 할 수 있는 장점이 있고, 콜레스테롤을 제거하는 효과로 동맥경화에 도움이 될 뿐만 아니라 풍부한 식이섬유로 동맥경화에 효율적으로 작용하여 이중의 효과를 얻을 수 있다.

피망이 완전히 익으면 색깔이 새빨갛게 변하는데 여기에는 베타카로틴의 함량이 익지 않은 피망의 100배나 된다. 이러한 피망은 신진대사를 촉진하고 피부를 윤택하게 하므로 주름살을 감소시키는 효능이 있다. 비타민 A, C가 풍부한데 비타민 C는 레몬에 필적할 만하다.

그 외에도 비타민 B1, B2, D, P와 식물성 섬유, 철분, 칼슘도 풍부하다. 특히 비타민 A와 C가 세포의 작용을 활성화 하여 신진대사를 활발하게 하고 몸 안을 깨끗하게 해준다. 여름을 타는 증세를 막아 주어 더위를 이기기에 더없이 좋은 식품이다.

천연발효 식초 만들기

준비할 재료
피망 효소 발효액 1L, 막걸리 1병, 생수 3L, 식초 발효 병, 모시 천, 고무줄

만드는 법
1. 소독한 별도의 식초 발효 병에 막걸리 1병을 붓는다.
2. ①에 피망 효소 발효액 1L와 생수 3L를 붓고 골고루 섞는다.
3. ②의 주둥이를 모시 천으로 덮고 고무줄로 묶는다.
4. ③을 여름에는 3개월, 나머지 계절은 6개월 이상 발효시키면 식초가 된다.
5. ④를 모시 천으로 걸러낸 다음 1년 이상 숙성시키면 천연식초가 된다.

아스파라거스 식초: 혈압강하제 작용과 통풍에 특효가 있다.

아스파라거스의 효능

아스파라거스에는 단백질과 각종 비타민이 풍부하며 콩나물 뿌리에 들어 있다는 아스파라긴산(Asparagine) 즉, 아미노산이 주성분이며 약리 성분에는 루틴(Rutin) 성분이 많아 혈압강하제로 효과가 있으며, 본초강목과 동의보감에 아스파라거스(Asparagus)는 천문동 으로 소개되었으며, 이뇨작용과 통풍에 특효가 있고 진정작용의 약제로 쓰인다고 기술 되어 있다.

아스파라거스 효능으로 항산화작용에도 도움이 되고, 특히 활성산소 제거에 탁월한 효과를 보인다고 한다.

항산화작용 및 활성산소 제거는 곧 피부의 혈액순환 개선으로 이어지기 때문에 노화예방에도 좋고 혈압을 낮추는 장점이 있는데, 루틴 성분이 함유되어 혈관을 강화하고 칼륨이 나트륨 배출을 촉진시킨다고 한다.

특히 엽산이 혈관에 도움이 되기 때문에 혈압을 낮추는 역할을 하고 각종 비타민, 인, 칼슘 등이 골고루 포함되어 있기 때문에 만약 자신이 혈압이 걱정된다면 아스파라거스를 자주 섭취하는 것이 좋다.

천연발효 식초 만들기

준비할 재료
아스파라거스 효소 발효액 1L, 막걸리 1병, 생수 3L, 식초 발효 병, 모시 천, 고무줄

만드는 법
1. 소독한 별도의 식초 발효 병에 막걸리 1병을 붓는다.
2. ①에 아스파라거스 효소 발효액 1L와 생수 3L를 붓고 골고루 섞는다.
3. ②의 주둥이를 모시 천으로 덮고 고무줄로 묶는다.
4. ③을 여름에는 3개월, 나머지 계절은 6개월 이상 발효시키면 식초가 된다.
5. ④를 모시 천으로 걸러낸 다음 1년 이상 숙성시키면 천연식초가 된다.

죽순 식초: 항암, 당뇨, 고혈압, 동맥경화를 치료 예방하는 효능이 있다.

죽순의 효능

죽순은 몸의 열을 내리게 하고 갈증을 가시게 하나 그 성질이 냉성이므로 몸이 찬 사람은 사용에 주의를 기울여야 한다.

죽순은 무기질, 섬유질을 많이 포함하고 있으며 아린 맛을 내는 수산을 함유하고 있어서 결석을 유발하기 쉬운 관계로 집안 내력에 결석 발병률이 높은 경우에는 많은 양을 섭취하는 게 좋지 않다. 골다공증이 있는 사람, 알레르기 체질이 있는 사람에게도 맞지 않다.

단백질이 풍부, 비타민B, C, 섬유소, 리그닌, 팩틴, 다이어트리 화이버가 풍부한 영양이 많다. (생리기능에 특히 좋다)

장의 연동을 촉진시켜 변비의 해소, 이뇨작용으로 신장도 강화, 전신의 세포가 활동하여 생긴 노폐물이나 체내에 있는 불필요한 수분이 신속하게 배설됨으로 혈액은 점차 정화 된다. (내장 기능이 강화 된다)

여러 대나무 중에 가장 흔한 대나무인 조릿대는 항암, 당뇨, 고혈압, 동맥경화, 정신 불안, 간염, 여드름, 습진, 알코올중독, 기침, 위염, 위궤양을 치료 예방한다.

천연발효 식초 만들기

준비할 재료
죽순 효소 발효액 1L, 막걸리 1병, 생수 3L, 식초 발효 병, 모시 천, 고무줄

만드는 법

1. 소독한 별도의 식초 발효 병에 막걸리 1병을 붓는다.
2. ①에 죽순 효소 발효액 1L와 생수 3L를 붓고 골고루 섞는다.
3. ②의 주둥이를 모시 천으로 덮고 고무줄로 묶는다.
4. ③을 여름에는 3개월, 나머지 계절은 6개월 이상 발효시키면 식초가 된다.
5. ④를 모시 천으로 걸러낸 다음 1년 이상 숙성시키면 천연식초가 된다.

양파 식초: 고혈압 예방과 치료에 탁월한 효과

양파의 효능

양파는 혈액 속의 불필요한 지방과 콜레스테롤을 녹여 동맥경화와 고지혈증을 예방 및 고혈압 예방과 치료에 탁월하다. 혈당을 저하시키는 작용과 인슐린의 분비를 촉진시켜 당뇨병 예방 및 치료에 좋다.

변비통이나 피로 회복에도 좋으며, 지방의 함량이 적고, 채소치고는 단백질이 많은 편이라 다이어트에 꽤 좋다.

칼슘과 철분의 함량이 많아 강장효과를 돋우는 역할을 하며, 혈액을 정화하기 때문에 피부 미용에 좋고 잔주름을 예방한다. 이런 양파는 평소 우리가 먹는 양파의 흰 부분보다는 겉껍질에 좋은 성분이 많이 들었는데 그런 성분을 제대로 섭취하기 위해서는 양파를 먹기보다는 겉껍질까지 넣고 만든 양파 즙으로 마시는 것이 효과가 좋다.

천연발효 식초 만들기

준비할 재료
양파 효소 발효액 1L, 막걸리 1병, 생수 3L, 식초 발효 병, 보시 천, 고무줄

만드는 법

1. 소독한 별도의 식초 발효 병에 막걸리 1병을 붓는다.
2. ①에 양파 효소 발효액 1L와 생수 3L를 붓고 골고루 섞는다.
3. ②의 주둥이를 모시 천으로 덮고 고무줄로 묶는다.
4. ③을 여름에는 3개월, 나머지 계절은 6개월 이상 발효시키면 식초가 된다.
5. ④를 모시 천으로 걸러낸 다음 1년 이상 숙성시키면 천연식초가 된다.

당근 식초: 빈혈, 저혈압, 야맹증 등에도 효과가 있다.

당근의 효능

당근은 당나라에서 처음 들어왔다고 해서 붙여진 이름이다. 색깔이 예뻐서 음식의 모양을 내기 위해 많이 쓰는데, 당근이 몸에 좋은 이유도 바로 이 색깔에 있다. 당근이 주홍빛을 띠는 것은 베타카로틴이라는 성분 때문으로, 색깔이 진할수록 베타카로틴이 많이 들어 있다. 다른 식품에도 베타카로틴이 들어 있긴 하지만 함유량이 당근을 따라 오지 못한다.

베타카로틴은 우리 몸 안에 들어가 비타민A로 바뀌기 때문에 프로비타민A라고도 한다. 비타민A는 피부를 매끄럽게 하는 효과가 있어 부족하면 살결이 거칠어진다. 뿐만 아니라 피부의 저항력도 떨어져 여드름이 잘 생기고 쉽게 곪는다.

또한 베타카로틴은 발암 물질과 독성 물질을 무력화시키고, 유해 산소가 세포를 손상시키는 것을 막는다. 예전에 일본에서는 당근을 인삼에 버금가는 약재로 여겼고, 고대 그리스와 로마에도 당근의 해독 작용에 대한 기록이 있을 정도다. 그 밖에도 당근은 비타민과 미네랄 등이 균형 있게 들어 있는 알칼리성 식품이어서 고기 등 산성 식품과 함께 먹으면 산성을 중화시킨다. 또한 홍역, 빈혈, 저혈압, 야맹증 등에도 효과가 있다.

천연발효 식초 만들기

준비할 재료
당근 효소발 효액 1L, 막걸리 1병, 생수 3L, 식초 발효 병, 모시 천, 고무줄

만드는 법

1. 소독한 별도의 식초 발효 병에 막걸리 1병을 붓는다.
2. ①에 당근 효소 발효액 1L와 생수 3L를 붓고 골고루 섞는다.
3. ② 의 주둥이를 모시 천으로 덮고 고무줄로 묶는다.
4. ③을 여름에는 3개월, 나머지 계절은 6개월 이상 발효시키면 식초가 된다.
5. ④를 모시 천으로 걸러낸 다음 1년 이상 숙성시키면 천연식초가 된다.

무 식초: 이뇨 작용이 있어서 혈압을 내려주는 효능

무의 효능

무는 즙을 내어 먹으면 지해(咳) 지혈(血)과 소독, 해열이 된다. 삶아서 먹으면 담증을 없애 주고 식적(食積)을 제거 하여 준다. 무는 디아스타제 같은 전분 소화효소는 물론 단 백질 분해효소도 가지고 있어서 소화 작용을 돕는다. 고기나 생선회를 먹을 때 무와 같이 먹거나 무즙을 내서 여기에 찍어 먹으면 좋다. 또한 무즙은 담을 삭여주는 거담작용을 해 주기 때문에 감기에 걸렸을 때 엿을 넣고 즙을 내서 먹으면 좋고 니코틴을 중화하는 해독작용이 있으므로 담배를 피우는 사람은 무를 자주 먹도록 하는 것이 좋다. 노폐물 제거작용, 소염작용, 이뇨작용이 있어서 혈압을 내려 주며, 담석을 용해하는 효능이 있어 담석증을 예방해 주기도 한다.

본초강목(本草綱目) 등의 기록에는 무 생즙은 소화를 촉진시키고 독을 푸는 효과가 있으며 오장을 이롭게 하고 몸을 가볍게 하면서 살결이 고와진다고 했다. 또 무즙은 담을 제거하고 기침을 그치게 하는가 하면 각혈을 다스리고 속을 따뜻하게 하며 빈혈을 보한다고 했다. 생즙을 마시면 설사를 다스린다는 기록도 있다.

천연발효 식초 만들기

준비할 재료
무 효소 발효액 1L, 막걸리 1병 생수 3L, 식초 발효 병, 모시 천, 고무줄

만드는 법
1. 소독한 별도의 식초 발효 병에 막걸리 1병을 붓는다.
2. ①에 무효소 발효액 1L와 생수 3L를 붓고 골고루 섞는다.
3. ②의 주둥이를 모시 천으로 덮고 고무줄로 묶는다.
4. ③을 여름에는 3개월, 나머지 계절은 6개월 이상 발효시키면 식초가 된다.
5. ④를 모시 천으로 걸러낸 다음 1년 이상 숙성시키면 천연식초가 된다.

쑥갓 식초: 뇌졸중, 고혈압 등 각종 성인병 예방에 좋은 효과

쑥갓의 효능

잎이 싱싱하고 색이 진하며 광택이 있는 것이 좋다. 줄기가 너무 굵지 않고 줄기 아래쪽에도 잎이 붙어 있는 것이 좋다. 잎이 시들거나 갈색으로 변한 것, 줄기가 단단한 것은 피한다. 카로틴의 함량이 시금치보다 높다. 또 비타민 B2, C, 칼슘, 철분 등도 풍부하며 아미노산의 일종인 리진도 많이 함유되어 있다. 쑥갓즙은 암을 예방하고 면역력을 강화해줄 뿐만 아니라 빈혈 개선에도 효과가 있다.

쑥갓의 독특한 향기는 벤즈알데히드 등의 정유 성분 때문인데, 이들 성분은 위장의 소화 흡수를 촉진시키고 가래를 제거한다.

쑥갓은 대표적으로 변비와 피부에 좋다. 쑥갓의 향이 자율 신경을 자극하여 장의 움직임을 활발하게 해주며 비타민C가 풍부해 기미나 주근깨를 제거하는 피부미용에 좋은 효능을 보인다.

쑥갓에는 비타민B와 철분이 풍부해 빈혈의 예방과 치료에 좋으며 칼륨 또한 풍부하게 함유하고 있어 뇌졸중, 고혈압 등 각종 성인병 예방에 도움을 준다.

천연발효 식초 만들기

준비할 재료
쑥갓 효소 발효액 1L 막걸리 1병, 생수 3L, 식초 발효 병, 모시 천, 고무줄

만드는 법

1. 소독한 별도의 식초 발효 병에 막걸리 1병을 붓는다.
2. ①에 쑥갓 효소 발효액 1L와 생수 3L를 붓고 골고루 섞는다.
3. ② 의 주둥이를 모시 천으로 덮고 고무줄로 묶는다.
4. ③을 여름에는 3개월, 나머지 계절은 6개월 이상 발효시키면 식초가 된다.
5. ④를 모시 천으로 걸러낸 다음 1년 이상 숙성시키면 천연식초가 된다.

미나리 식초: 혈압을 낮춰주는 기능이 탁월한 효능

미나리의 효능

미나리의 독특한 향과 맛을 내는 정유 성분은 입맛을 돋우어줄 뿐 아니라, 정신을 맑게 하고 혈액을 정화하는 힘을 지니고 있다.

해독작용도 뛰어나 체내의 각종 독소들을 해독하는 데 특효약이라고 한다. 그래서 잦은 술자리의 해독에는 미나리생 즙이나 미나리를 넣은 해장국을 먹는 것이 좋다. 또 미나리는 간장 질환이나 생즙 요법에 필수적인 식품, 황달이나 복수가 차는 증상, 기타 급, 만성 간염 및 간경변증에 많이 쓰인다.

미나리의 가장 주목할 만한 효능은 혈압을 낮춰주는 기능을 한다는 점이다. 이 때문에 고혈압환자에게는 더없이 좋은 식품이며, 신경쇠약증이나 스트레스 해소에도 도움이 된다.

지혈효과도 있어 여성들의 하혈에도 좋고, 담담한 맛이 신장에 작용해 소변을 쉽게 보게 한다. 그 밖에도 빈혈과 변비를 예방과 치료, 뇌졸중의 후유증 등에도 효과가 있는 것으로 알려져 있다.

천연발효 식초 만들기

준비할 재료
미나리 효소 발효액 1L, 막걸리 1병, 생수 3L, 식초 발효 병, 모시 천, 고무줄

만드는 법

1. 소독한 별도의 식초 발효 병에 막걸리 1병을 붓는다.
2. ①에 미나리 효소 발효액 1L와 생수 3L를 붓고 골고루 섞는다.
3. ②의 주둥이를 모시 천으로 덮고 고무줄로 묶는다.
4. ③을 여름에는 3개월, 나머지 계절은 6개월 이상 발효시키면 식초가 된다.
5. ④를 모시 천으로 걸러낸 다음 1년 이상 숙성시키면 천연식초가 된다.

바나나 식초: 고혈압, 뇌졸중 환자에게 좋은 효과

바나나의 효능

혈압을 조절하고, 근육 경련을 막아주는 미네랄인 칼륨도 풍부하다. 100g당 335mg으로 사과의 4배다(서울여대 식품영양학과 이미숙 교수). 그래서 고혈압, 뇌졸중 환자에게 바나나를 권하는 것이다.

면역력을 높여주는 비타민B6의 함량도 많다. 100g당 0.32mg으로 일반 과일의 10배다. 이는 최근 국내 실험에서도 확인됐다.

바나나의 혈당 지수(당뇨병 환자에겐 혈당 지수가 낮은 식품이 좋다)는 53으로 백미(70), 감자(80), 수박, 빵, 아이스크림 보다 낮다. 그래도 당뇨병 환자가 하루 한 개 이상 먹는 것은 삼가야 한다.

바나나가 인체 면역력 증강에 도움을 준다는 연구결과가 발표됐다. 한림대 강일준 교수는 웨스틴조선호텔에서 열린 '바나나의 성분과 생리작용 및 면역증강 효과'를 주제로 한 연구 발표회에서 대식세포는 혈관을 돌아다니면서 세균과 이물질을 잡아먹는 세포로 암세포를 발견할 경우 싸이토카인이 라는 면역 활성화 물질을 분비해 림프구 등이 암세포를 죽이는 것을 말한다.

천연발효 식초 만들기

준비할 재료
바나나 1kg, 흑설탕 100g, 현미식초 100ml, 유리병, 모 시 천, 고무줄

만드는 법
1. 바나나를 2cm 두께로 둥글게 썬다.
2. ①을 뜨거운 물로 소독한 유리병에 담는다.
3. ②에 흑설탕을 넣어 덮는다.
4. ③에 현미식초를 넣는다.
5. ④를 전자레인지에 넣어 2분 정도 돌려 설탕을 녹여준다.
6. ⑤의 뚜껑을 닫아 냉장고에서 2주간 숙성시켜준다.
7. ⑥의 내용물을 모시 천으로 받쳐 건더기를 걸러낸다.
8. ⑦을 80℃에서 3분간 중탕 살균해주면 된다.

감귤 식초: 동맥경화와 고혈압을 방지하는 효과

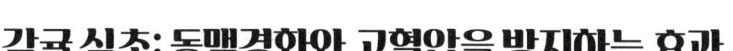

감귤의 효능

산성 물질이 원인으로 귤 1~2개에 들어 있는 구연산은 약 5g 정도이다. 보통 성인은 구연산일 경우 5g, 아세트산(초산, 식초의 주성분)일 경우 2g, 식초의 경우 30ml 정도를 매일 섭취하면 피로도 적고 동맥경화도 예방된다. 비타민 P는 모세혈관을 튼튼하게 하여 동맥경화와 고혈압을 방지한다.

미국 국립 암연구소는 감귤류가 위암을 치료한다고 발표하였다. 감귤류에 들어 있는 항암물질의 한 가지는 비타민 C인데 이는 강력한 발암물질을 억제하는 것으로 알려져 있다. 오렌지와 다른 과일을 다량 섭취한 사람들은 암으로 인한 사망률이 저하되었다. 또한 오렌지를 다량 섭취한 사람은 오렌지를 섭취하지 않은 사람에 비하여 식도암에 걸릴 위험이 절반으로 줄었다.

불포화지방산의 산화를 방지하고 콜레스테롤의 축적을 억제하는 것은 비타민 E의 작용이다. 미국 플로리다 주에서 이루어진 연구 결과 오렌지와 그 외 다른 감귤류가 혈중 콜레스테롤을 내리게 하는 효능이 있음이 밝혀졌다. 오렌지와 그레이프후르츠의 식이섬유인 산성 다당류가 실험동물의 혈중 콜레스테롤을 저하시킨 것이다.

천연발효 식초 만들기

준비할 재료
감귤 1kg, 현미식초 100ml, 병, 모시 천, 고무줄

만드는 법
1. 병을 뜨거운 물로 소독한다.
2. 감귤을 깨끗이 씻어 8등분으로 썬다.
3. ②를 나무주걱으로 과즙이 나오도록 으깬다
4. ③을 유리병에 담고 현미식초를 넣어 섞어준다.
5. ④의 주둥이를 모시 천으로 덮어 고무줄로 묶는다.
6. ⑤를 응달의 서늘한 곳에서 보관한다.
7. 알코올 발효된 ⑥을 3~5개월 후에 모시 천으로 받쳐 엑기스를 짜낸다.
8. ⑦을 밀봉해 1년 동안 2차 숙성시키면 양질의 감귤식초 가 만들어진다.

딸기 식초: 혈액을 맑게 해주고 저혈압에 효과가 있다.

딸기의 효능

딸기에 많은 비타민C는 여러 가지 호르몬을 조정하는 부신피질의 기능을 활발하게 하므로 체력 증진에 효과가 있다.

딸기는 과일 중 비타민C의 함량이 가장 높아(100g 당 80mg) 귤보다 1.5배, 사과보다는 10배가 많다. 딸기 6~7알이면 하루 필요한 비타민 C를 모두 섭취할 수 있게 된다. 흔히 딸기에 설탕을 뿌려서 먹는데, 비타민 B가 손실되기 때문에 그냥 먹는 것이 좋다.

체내를 정화하는 비타민C(혈액순환에 도움이 되는 칼슘과 철분)가 신경을 조절하고 선을 건강하게 하는 나트륨이 들어 있어 "회춘"과일이라고 부른다.

특히 딸기 즙은 담배연기에 함유된 발암 인자의 해독을 중화시켜 준다. 또한 미용식으로 몸을 보호하고 정기를 돋우며 피부를 정화하면서 윤택하게 한다.

창백한 안색, 주름살, 여드름, 무좀, 충혈된 눈, 편도선염 등에 효과가 있으며 신경쇠약, 저혈압, 위약 등에 특히 유효하며 혈액을 맑게 해준다고 한다.

천연발효 식초 만들기

준비할 재료
딸기 2kg, 사과식초 200ml, 소독한 병, 삼베, 고무줄

만드는 법

1. 채취한 딸기의 꼭지를 제거한다.
2. ①을 깨끗이 씻은 다음 과즙 모양이 될 때까지 으깬다.
3. ②를 냄비에 넣어 70도에서 3분간 가열해 살균시킨다.
4. ③을 완전히 식힌 다음 사과식초를 넣고 소독한 병에 붓는다.
5. ④의 주둥이를 삼베로 덮고 고무줄로 묶는다.
6. ⑤를 서늘하고 통풍이 잘 되는 곳에서 3~4개월 숙성시킨다.
7. ⑥을 삼베로 여과시켜 건더기를 걸러내면 완성된다.

감 식초: 고혈압, 중풍, 위장염, 대장염에 좋다.

감의 효능

감의 성분은 감 100g당 당분이 14g, 비타민C는 사과의 8-10배 비타민A도 풍부하게 함유하고 있어 종합 비타민제라고 해도 과언이 아니다. 비타민C를 비롯해 감을 먹을 때 떫은맛이 나는 것을 '타닌' 이라는 성분이 들어있기 때문이다. 설사가 심할 때 감을 먹으면 설사를 멎게 하는 것도 이 '타닌' 때문이다. '타닌 성분은 모세혈관을 튼튼하게 해 주는 역할도 한다.

곶감 표면에 생기는 흰 가루(당분)는 시상 또는 시설이라 하며 한방에서는 폐가 답답할 때나 담이 많고 기침이 많이 나올 때, 만성기관지염에 도움을 주고 이 시상은 정액을 많게 해주고 몸 안에 비생리 담을 없애주며 폐열을 낮추어 준다. 감, 곶감은 고혈압, 중풍, 이질, 설사, 하혈, 위장염, 대장염에 좋다. 떫은 감 반 말 가량을 찧어 마른북어 세 마리와 같이 넣고 푹 삶아 그 국물을 조금씩 수시로 마시면 고혈압에 특효이다.

떫은 감즙은 중풍에 신효하다. 뼈가 썩어 고름이 흘러내리는 골수염 등에는 떫은 감을 찧어 붙이면 신통하게 낫는다. 딸꾹질에는 곶감 네 개를 삶아 그 물을 마시면 영원히 없어진다.

천연발효 식초 만들기

준비할 재료
감 1kg, 현미식초 100ml, 유리병, 모시 천, 고무줄

만드는 법
1. 감은 깨끗하게 씻어 꼭지를 떼어 낸 다음 물기를 제거한다.
2. ①을 8조각으로 썬다.
3. ②를 소독한 용기에 담아 으깬다.
4. ③을 유리병에 눌러서 담고 현미식초를 넣는다.
5. ④를 모시 천으로 덮고 고무줄로 묶는다.

6. ⑤를 응달진 서늘한 곳에서 3~4개월 발효시킨다.

7. ⑥을 모시 천으로 받쳐 건더기를 짜 엑기스를 확보한다.

8. ⑦을 밀봉해 1년 동안 숙성시킨다

9. ⑧을 깨끗이 걸려낸 다음 80℃에서 3분간 가열해 살균한다.

토마토 식초 : 혈압을 낮춰 고혈압에 효과적이다.

토마토의 효능

토마토는 혈압을 낮춰 고혈압에 효과적이다. 혈관 속의 콜레스테롤을 만드는 활성 산소의 작용을 억제해 혈액의 흐름을 원활하게 하고 혈압을 낮추는 비타민C와 루틴이 풍부해 매일 아침 공복에 토마토를 한두 개 먹거나 매일 2~3잔의 생 토마토 주스를 마시면 고혈압 환자에게 좋다.

토마토에 들어있는 비타민C가 다른 과일보다 훨씬 풍부하고, 토마토의 노란 부분에 많은 비타민A는 항산화 효과가 뛰어나고 암이나 뇌졸중, 심근경색과 같은 질환에 효과가 있으며, 무엇보다 토마토의 붉은색을 내는 색소인 리코펜은 탁월한 항암제로, 익혀 먹으면 몸에 흡수가 더 잘 된다.

또 비타민A, C, E 등 비타민이 풍부하게 함유되어 있어서 자주 먹으면 치매와 같은 퇴행성 질환을 예방하는데 좋고 나이가 들면 뼈에서 칼슘이 빠져나가 골다공증이 많이 발생하게 되는데 토마토 속의 비타민K는 칼슘이 빠져나가는 것을 막아서 뼈를 튼튼하게 유지하는 효능이 있다.

불면증에 효과가 있으며 활성 산소는 핏속에 있는 콜레스테롤을 산화시켜 동맥을 굳게 하거나, 세포를 손상시켜 암이나 노화를 부르는데 토마토의 리코펜은 이런 활성 산소의 작용을 억제한다.

천연발효 식초 만들기

준비할 재료
토마토 1.5kg, 백설탕 150g, 소독한 병, 모시 천, 고무줄

만드는 법
1. 꼭지를 제거한 토마토를 깨끗이 씻어 물기를 닦는다.
2. ①의 껍질을 벗긴 다음 잘게 썬다.
3. ②를 으깨어 소독한 항아리에 70% 정도 채운 다음 백설탕을 붓는다.

4. 2일 후부터 4일 동안 매일 3~4회 저어 건더기를 가라앉힌다.
5. ④를 서늘한 곳에서 3~4일정도 발효시킨다.
6. ⑤를 완전 밀봉해 10일을 더 발효시킨 다음 모시 천을 받쳐 건더기 70%를 제거한다.
7. ⑥을 25℃에서 초산 발효시킨 다음 10℃에서 4~5개월 숙성시킨다.
8. ⑦을 여과시켜 80℃에서 5분정도 가열해 살균시키면 완성된다.

2. 항균 작용과 건강증진에 좋은 식초

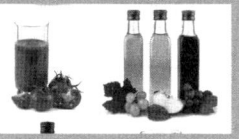

연잎 식초: 항균 작용과 혈압 강하 작용에 좋다.

연잎의 효능

약 한의사 신재용 박사의 〈우리 약초로 지키는 생활한방〉에는 "연잎은 더위를 풀고 체내의 불필요한 습기를 제거하며 지혈작용을 하며 여름철 설사, 부종, 각종출혈, 산후출혈과 다에 따른 어지럼증, 만성 자궁염, 대하증, 몽정, 야뇨증에 좋다. 또 항균작용과 혈압강하작용을 하며, 위장을 튼튼하게 한다."고 했다.

잎대 혹은 꽃대는 조한(취침 중 땀을 흘리는 병증) 만성쇠약 성장염, 장출혈 등에 좋다. 잎꼭지를 달여 마시거나 가루로 만들어 먹으면 임신부의 태아를 안정시키며 설사에도 좋은 효과가 있다.

지갈(止渴 갈증을 그치게 함), 낙포(落胞 태반을 떨어지게 함), 양독(陽毒 기름진 음식을 먹은 독)을 죽이고 혈창복통(血脹腹痛 어혈로 배가 아픈 증세)등을 주치한다.

하비(荷鼻)는 성질이 평하고 맛은 쓰며 독이 없는 약재로, 혈리(피똥을 누는 이질)를 치료하고 안태(安胎)시키며, 악혈 (나쁜 피)를 제거하는 데, 하엽자(연잎에 흠집이 생긴 것으로, 즉, 이를 소위 하비(연잎의 꼭지)라 한다(본초).

천연발효 식초 만들기

준비할 재료
연잎 효소 발효액 1L, 막걸리 1병, 생수 3L, 식초 발효 병, 모시 천, 고무줄

만드는 법

1. 소독한 별도의 식초 발효 병에 막걸리 1병을 붓는다.
2. ①에 연잎 효소 발효액 1L와 생수 3L를 붓고 골고루 섞는다.
3. ②의 주둥이를 모시 천으로 덮고 고무줄로 묶는다.
4. ③을 여름에는 3개월, 나머지 계절은 6개월 이상 발효시키면 식초가 된다.
5. ④를 모시 천으로 걸러낸 다음 1년 이상 숙성시키면 천연식초가 된다.

여뀌 식초 : 항균 작용이 뛰어나고 혈압을 내려주는 효능이 좋다.

여뀌의 효능

여뀌는 어혈을 풀어주고 백혈병을 치료해준다. 여뀌 잎은 대소장의 나쁜 기운을 제거하고 속을 편안하게 해준다. 피로회복에는 여뀌를 달여서 복용하면 좋다. 여뀌씨를 요실이라 고 하는데, 맛이 맵고 성질이 차가우며 독이 없기 때문에 신 의 나쁜 기운을 제거하고 눈을 밝게 하며 습기를 내린다. 치료는 옹종, 창양을 치료한다. 뿌리는 자궁출혈, 치질출혈, 내 출혈 등에, 잎과 줄기는 항균작용, 혈압강하 등에 사용된다.

신채라고도 하며 열매는 조그만 점들이 찍혀있고 어린순은 나물로 식용한다. 가을에 말린 뿌리를 수료라고 하는데, 한방약재로 사용된다. 잎과 줄기를 짓이겨 물에 풀면 물고기가 잡힌다.

천연발효 식초 만들기

준비할 재료
여뀌 효소: 발효액 1L, 막걸리 1병, 생수 3L, 식초 발효 병, 모시 천, 고무줄

만드는 법
1. 소독한 별도의 식초 발효 병에 막걸리 1병을 붓는다.
2. ①에 여뀌 효소 발효액 1L와 생수 3L를 붓고 골고루 섞는다.
3. ②의 주둥이를 모시 천으로 덮고 고무줄로 묶는다.
4. ③을 여름에는 3개월, 나머지 계절은 6개월 이상 발효시키면 식초가 된다.
5. ④를 모시 천으로 걸러낸 다음 1년 이상 숙성시키면 천연식초가 된다.

구기자 식초: 피로를 빨리 회복시키고 지방간 치료제로 탁월한 효능

구기자의 효능

구기자는 간 기능이 허약하거나, 간세포 내의 지방 침착을 억제하여 간세포의 신생을 촉진한다고 한다. 지방간, 간 염 등과 같은 질환 등으로 늘 피곤하고 성욕이 일어나지 않 을 때, 노화로 인해 정기가 쇠한 경우 등에 효능이 뛰어나다. 구기자의 중요한 유효성분은 다당으로, 이는 백혈구의 수를 증가시켜 면역력을 강화 하는데 탁월한 효능이 있다.

특히 노년층에게는 뇌기능과 체력을 보하는 데 도움을 주고 구기자에 함유된 베타인은 몸 안에서 콜린 대사산물의 하나이며, 따라서 콜레스테롤을 줄이고, 눈을 밝게 하고, 피로를 빨리 회복시킨다. 베타인 이라는 성분은 지방간의 주 치료제 로 실제로 쓰이는 성분이라고 한다.

천연발효 식초 만들기

준비할 재료
구기자 효소 발효액 1L, 막걸리 1병, 생수 3L, 식초 발효 병, 모시 천, 고무줄

만드는 법
1. 소독한 별도의 식초 발효 병에 막걸리 1병을 붓는다.
2. ①에 구기자 효소 발효액 1L와 생수 3L를 붓고 골고루 섞는다.
3. ②의 주둥이를 모시 천으로 덮고 고무줄로 묶는다.
4. ③을 여름에는 3개월, 나머지 계절은 6개월 이상 발효시키면 식초가 된다.
5. ④를 모시 천으로 걸러낸 다음 1년 이상 숙성시키면 천연식초가 된다.

돼지감자 식초 : 당뇨에 특히 효과가 있다.

돼지감자(뚱딴지)의 효능

돼지감자의 경우, 칼로리가 매우 적으며 소화가 잘 안되기 때문에 흡수율 또한 낮다. 그 때문에 돼지감자의 섭취를 많이 한다고 해도 혈당이 높아지거나 하지 않아 당뇨에 좋은 것이다. 또한 돼지감자의 이눌린 성분은 인슐린을 정상치로 유지하는데 유효한 성분이어서 오래전부터 돼지감자의 사용이 당뇨 환자들에게만은 꾸준히 되었다.

돼지감자의 식이섬유 함유율은 매우 높은 편으로 장내의 유산균을 증식시키는 역할까지 하기 때문에 변비에 특효다. 특히, 다이어트 시 나타나는 변비가 만성이 되는 것을 돼지감자의 섭취를 통해 예방할 수 있으며 대사를 촉진시켜 주어 장운동을 좋게 하는 기능도 돼지감자의 기능에 포함되어 있어 좋다.

천연발효 식초 만들기

준비할 재료
돼지감자 효소 발효액 1L, 막걸리 1병, 생수 3L, 식초 발효 병, 모시 천, 고무줄

만드는 법
1. 소독한 별도의 식초 발효 병에 막걸리 1병을 붓는다.
2. ①에 돼지감자 효소 발효액 1L와 생수 3L를 붓고 골고루 섞는다.
3. ②의 주둥이를 모시 천으로 덮고 고무줄로 묶는다.
4. ③을 여름에는 3개월, 나머지 계절은 6개월 이상 발효시키면 식초가 된다.
5. ④를 모시 천으로 걸러낸 다음 1년 이상 숙성시키면 천연식초가 된다.

탱자 식초: 거담, 진통, 이뇨 작용을 한다.

탱자의 효능

탱자는 한방에서 '지실'이라고 하는데, 건위, 소화 작용, 복통을 멈추게 하고 위하수를 치료해준다. 신체에 백진(흰 두드러기)이 생겨 가려움증이 심할 때 탱자 술을, 몸에 부기가 심할 때는 어린잎이나 덜 익은 열매를 달여 마시면 가라앉는다. 이밖에 자궁수축작용, 위장운동, 강심, 이뇨, 건위, 거담, 진통, 식중독, 아토피, 변비, 담과적 등의 치료에 효과가 있다.

탱자는 운향과의 낙엽관목으로 키가 3m정이고 줄기와 가지에 가시가 달려있다. 향기는 좋지만, 날것으로 먹지 못하고 겉에는 털이 많다. 덜 익은 열매를 잘라 말린 것을 지실, 열매 껍질을 말린 것을 지각이라고 하는데, 한약재로 쓰이고 있다.

천연발효 식초 만들기

준비할 재료
탱자 효소 발효액 1L, 막걸리 1병, 생수 3L, 식초 발효 병, 모시 천, 고무줄

만드는 법

1. 소독한 별도의 식초 발효 병에 막걸리 1병을 붓는다.
2. ①에 탱자 효소 발효액 1L와 생수 3L를 붓고 골고루 섞는다.
3. ②의 주둥이를 모시 천으로 덮고 고무줄로 묶는다.
4. ③을 여름에는 3개월, 나머지 계절은 6개월 이상 발효시키면 식초가 된다.
5. ④를 모시 천으로 걸러낸 다음 1년 이상 숙성시키면 천연식초가 된다.

칡 식초: 숙취 해소에 탁월하고 당뇨에 효능이 좋다.

칡의 효능

동의보감(東醫寶鑑)에 '칡은 성질이 평하고 서늘하며, 맛이 달고 독이 없기 때문에 풍한으로 나타나는 두통을 치료하며 땀구멍을 열어 술독을 체외로 배출시킨다. 입맛을 돋워 소화가 잘 되고 가슴의 열을 제거해주며, 소장을 부드럽게 하고 쇠붙이로 다친 상처를 치료해준다. 허약 체질에서 나타나는 갈증을 멈춰주고 숙취나 이로 나타나는 갈증에 매우 좋다. 또한 당뇨(소갈)도 치료 한다'고 했다. 이밖에 여성 갱년기장애, 우울증, 불면증, 골다공증에도 좋다.

칡뿌리를 갈근이라고도 하며 콩과의 다년생 덩굴식물로 한 해에 길이가 18m까지 자란다. 큰 잎이 먼저 달리고 붉은빛의 자주색 꽃은 총상꽃차례로 달리며, 편평하고 털이 난 씨의 꼬투리가 열린다. 한방에서 여름에 뿌리와 꽃을 채취해 약으로 사용한다.

천연발효 식초 만들기

준비할 재료
칡 효소 발효액 1L, 막걸리 1병, 생수 3L, 식초 발효 병, 보시 천, 고무줄

만드는 법

1. 소독한 별도의 식초 발효 병에 막걸리 1병을 붓는다.
2. ①에 칡 효소 발효액 1L와 생수 3L를 붓고 골고루 섞는다.
3. ②의 주둥이를 모시 천으로 덮고 고무줄로 묶는다.
4. ③을 여름에는 3개월, 나머지 계절은 6개월 이상 발효시키면 식초가 된다.
5. ④를 모시 천으로 걸러낸 다음 1년 이상 숙성시키면 천연식초가 된다.

개복숭아 식초: 기관지와 천식, 폐에 좋다.

개복숭아의 효능

개복숭아(혹은 돌복숭아)는 <동의보감>에 '풀어주는 효능이 강하기 때문에 어혈과 굳은 변들이 묽어지게 한다. 기관지가 나쁘거나 기침 등에도 효능이 있다'고 적혀있다. 개복숭아의 우수한 약효는 나무진액이 최고이고 그 뒤를 이어 가지 껍질, 씨앗, 꽃, 잎 등을 식용으로 한다. 개복숭아는 맛이 쓰고 성질이 약간 따듯하다. 그래서 변비, 부종, 설사, 복수, 주근깨, 기미, 생리불순, 생리통, 기미, 관절염, 무좀, 습진, 안면마비, 어혈, 혈액순환, 냉증 치료, 기침, 기관지 치료, 비염 등에 효과가 탁월하다.

개복숭아는 기침, 천식같은 기관지에 탁월한 것은 물론이고 류마티스 관절염에도 효과가 좋다. 비타민이 풍부하여 피부에도 좋고 아스파라긴산이 풍부하여 알콜을 분해하여 주고 니코틴을 정화, 배출해주는 역할까지 한다.

천연발효 식초 만들기

준비할 재료
개복숭아 효소 발효액 1L, 막걸리 1병, 생수 3L, 식초 발효 병, 모시 천, 고무줄

만드는 법

1. 소독한 별도의 식초 발효 병에 막걸리 1병을 붓는다.
2. ①에 개복숭아 효소 발효액 1L와 생수 3L를 붓고 골고루 섞는다.
3. ②의 주둥이를 모시 천으로 덮고 고무줄로 묶는다.
4. ③을 여름에는 3개월, 나머지 계절은 6개월 이상 발효시키면 식초가 된다.
5. ④를 모시 천으로 걸러낸 다음 1년 이상 숙성시키면 천연식초가 된다.

냉이 식초: 이뇨, 지혈, 해독 등의 효능이 있다.

냉이의 효능

주요성분은 아민콜린, 아세틸콜린, 알칼로이드, 플라보노이드, 탄닌, 모노아민, 유기산사포닌, 수지 등이며 이러한 성분은 지혈, 수렴, 혈관수축, 자궁수축, 이뇨 등의 작용을 한다.

한의학에서는 냉이의 뿌리를 포함한 모든 부분을 제채(薺菜)라 하여 약재로 쓰는데, 꽃이 필 때 채취하여 햇볕에 말리거나 생풀로 쓴다. 말린 것은 쓰기에 앞서서 잘게 썬다. 약효는 지라(비장)을 실하게 하며, 이뇨, 지혈, 해독 등의 효능이 있어 비위허약, 당뇨병, 소변불리, 토혈, 코피, 월경과다, 산후출혈, 안질 등에 처방한다.

단백질과 비타민이 풍부한 알칼리성 식품으로써 특히 항암 효과가 뛰어난 비타민A가 들어 있다. 숙취해소와 간기능 회복에 좋고 신농본초경에는 지방간을 막아준다고 기록되어 있다. 콜린성분이 간의 지방을 제거하기 때문이다. 만성피로를 느끼는 사람이나 노인들이 먹으면 원기회복에 도움이 된다.

천연발효 식초 만들기

준비할 재료
냉이 효소 발효액 1L, 막걸리 1병, 생수 3L, 식초 발효 병, 모시 천, 고무줄

만드는 법
1. 소독한 별도의 식초 발효 병에 막걸리 1병을 붓는다.
2. ①에 냉이 효소 발효액 1L와 생수 3L를 붓고 골고루 섞는다.
3. ②의 주둥이를 모시 천으로 덮고 고무줄로 묶는다.
4. ③을 여름에는 3개월, 나머지 계절은 6개월 이상 발효시키면 식초가 된다.
5. ④를 모시 천으로 걸러낸 다음 1년 이상 숙성시키면 천연식초가 된다.

가지 식초: 혈중 콜레스테롤 수치의 상승을 억제하는 효능

가지의 효능

항암 효과도 있고 가지 껍질이 보라색을 띄는 이유는 안토시아닉 색소 때문인데, 이 천연 색소는 발암 물질을 억제하는 효과가 있다. 또한 알칼로이드, 페놀화합물, 클로로필 등 암 예방을 한다고 알려져 있는 성분이 많이 들어 있기 때문에 항염 효과 또한 보장되어 있다.

가지는 몸을 차게 하기 때문에 염증을 진정 시키고 치료를 도울 수 있고 식이섬유가 풍부하기 때문에 장운동을 촉진하고 변비를 예방한다.

가지에는 93%의 수분과 단백질, 탄수화물, 칼슘, 인, 비타민A, C등이 함유되어 있으나 과실류 중에는 영양가가 낮은 편에 속한다.

가지는 빈혈, 하혈 증상을 개선하고 혈액 속의 콜레스테롤 양을 저하시키는 작용이 있고 특히 고지방 식품과 함께 먹었을 때 혈중 콜레스테롤 수치의 상승을 억제한다는 연구보고도 있다. 간장 및 췌장의 기능을 항진시키고, 이뇨작용도 가지고 있으며 가지의 스코폴레틴, 스코파론의 진경작용을 나타내기도 하여 진통을 위해 사용되는 경우도 있다.

천연발효 식초 만들기

준비할 재료
가지 효소 발효액 1L, 막걸리 1병, 생수 3L, 식초 발효 병, 모시 천, 고무줄

만드는 법
1. 소독한 별도의 식초 발효 병에 막걸리 1병을 붓는다.
2. ①에 가지 효소 발효액 1L와 생수 3L를 붓고 골고루 섞는다.
3. ②의 주둥이를 모시 천으로 덮고 고무줄로 묶는다.
4. ③을 여름에는 3개월, 나머지 계절은 6개월 이상 발효시키면 식초가 된다.
5. ④를 모시 천으로 걸러낸 다음 1년 이상 숙성시키면 천연식초가 된다.

생강 식초: 살균과 항균 작용이 뛰어난 효능

생강의 효능

신진대사를 활발하게 하여 먹으면 땀이 나고 가래를 삭이는 작용을 한다. 더불어 혈액순환과 체온을 조절하여 해열이나 감기흥한 등에 좋다. 소변을 잘 나오게 하여 얼굴이 붓고 푸석한 것을 빼준다.

생강에는 소화액의 분비를 자극하고 위장의 운동을 촉진하는 성분이 있어 식욕을 좋게 하고 소화흡수를 돕는다. 생강에는 다이스타제와 단백질 분해효소가 들어 있어 생선회 등의 소화를 돕고 생강의 향미성분은 소화기관에서의 식욕을 좋게 하며 단백질 분해효소와 향미성분이 들어있어 소화흡수를 도와준다.

최근 덴마크 오덴스 대학교의 스리바스타바(Sudhir Srivastava) 박사는 혈액 응고를 억제하는데 있어서 마늘이나 양파보다도 생강의 양이 증가할수록 그 효과가 높아지는데 특히 그 양이 적더라도 작용한다고 밝혔다. 생강에 함유된 진저롤은 또 다른 강력한 항응혈 화합물인 아스피린과 놀라울 정도로 비슷한 화학구조를 가지고 있음이 밝혀졌다.

천연발효 식초 만들기

준비할 재료
생강 효소 발효액 1L, 막걸리 1병, 생수 3L, 식초 발효 병, 모시 천, 고무줄

만드는 법
1. 소독한 별도의 식초 발효 병에 막걸리 1병을 붓는다.
2. ①에 생강 효소 발효액 1L와 생수 3L를 붓고 골고루 섞는다.
3. ②의 주둥이를 모시 천으로 덮고 고무줄로 묶는다.
4. ③을 여름에는 3개월, 나머지 계절은 6개월 이상 발효시키면 식초가 된다.
5. ④를 모시 천으로 걸러낸 다음 1년 이상 숙성시키면 천연식초가 된다.

양배추 식초: 풍부한 라이신이 두뇌 활동에 좋은 효능이 있다.

양배추의 효능

양배추는 먼저 풍부한 글루타민을 함유 제산작용과 근육세포의 재생에 좋다. 양배추의 심부분에 함유된 비타민u는 우리 몸 안에서 비타민 B4를 생성한다. 지방을 에너지원으로 바꿔주는 비타민B4가 부족하게 되면 지방이 분해되지 않고 그대로 체내에 쌓이게 되는 것이다.

골다공증 예방과 성장기 어린이들의 뼈 생성에도 도움이 된다. 양배추의 풍부한 칼슘은 인과 나트륨을 조절하며 동물성 단백질, 가공식품에 많이 함유된 인이나 나트륨의 섭취가 많게 되면 뼈에 함유된 칼슘이 빠져나와 뼈를 약하게 만들고 골다공증을 촉진하게 된다.

양배추의 풍부한 칼슘은 인과 함께 나트륨을 체외로 배출한다. 또한 풍부한 라이신이 두뇌 활동에 필요한 수험생, 공부하는 아이들에게도 좋다.

천연발효 식초 만들기

준비할 재료
양배추 효소 발효액 1L, 막걸리 1병, 생수 3L 식초 발효 병, 모시 천, 고무줄

만드는 법

1. 소독한 별도의 식초 발효 병에 막걸리 1병을 붓는다
2. ①에 양배추 효소 발효액 1L와 생수 3L를 붓고 골고루 섞는다.
3. ②의 주둥이를 모시 천으로 덮고 고무줄로 묶는다.
4. ③을 여름에는 3개월, 나머지 계절은 6개월 이상 발효시키면 식초가 된다.
5. ④를 모시 천으로 걸러낸 다음 1년 이상 숙성시키면 천연식초가 된다.

연근 식초: 궤양, 부인과 출혈 등을 억제하는 효능이 있다.

연근의 효능

연근에는 뿌리채소로는 드물게 비타민C가 풍부하여 100g 중에 레몬 한 개정도의 함유량인 55mg정도를 가지고 있으며 녹말로 보호되어 쉽게 파괴되지 않는 장점까지 가졌다.

혈압이 높은 사람에게 좋은 칼륨 함량도 높은 연근을 가르면 가는 실과 같은 끈끈한 것이 보이는데, 이것이 뮤신(mucin)이란 물질로 당질과 결합된 복합단백질로 뮤신은 콜레스테롤 저하 작용과 위벽보호, 해독작용도 있다.

또 연근을 잘랐을 때 검게 변하는 것은 타닌 성분과 철분 때문인데 타닌에는 강력한 수렴작용과 지혈효과가 있어 치질이나 궤양, 코피, 부인과 출혈 등을 억제하는 효능이 있다

연의 부위별 효능을 자세히 살피면 연자에는 콩팥기능 보강, 불면증, 정력증강에, 연잎에는 설사, 두통, 어지럼증, 코피, 야뇨증, 산후어혈치료에, 뿌리에는 각혈, 토혈, 치질 등의 지혈효과에, 암술에는 이질치료 등에 효과가 있으며 비타민C, 비타민B12, 타닌, 칼슘, 철이 풍부해 비타민C는 감기예방, 간염예방에 좋고 비만해소, 빈혈, 위궤양, 코피를 자주 흘리는 사람에게 좋다.

천연발효 식초 만들기

준비할 재료
연근 효소 발효액 1L, 막걸리 1병, 생수 3L, 식초 발효 병, 모시 천, 고무줄

만드는 법

1. 소독한 별도의 식초 발효 병에 막걸리 1병을 붓는다.
2. ①에 연근 효소 발효액 1L와 생수 3L를 붓고 골고루 섞는다.
3. ②의 주둥이를 모시 천으로 덮고 고무줄로 묶는다.
4. ③을 여름에는 3개월, 나머지 계절은 6개월 이상 발효시키면 식초가 된다.
5. ④를 모시 천으로 걸러낸 다음 1년 이상 숙성시키면 천연식초가 된다.

더덕 식초: 해독작용과 강장, 건위, 해열 뛰어난 효능이 있다.

더덕의 효능

더덕은 옛부터 산삼에 버금가는 뛰어난 약효가 있다하여 사삼(沙蔘)이라 불렸으며 인삼(人蔘), 현삼(玄蔘), 단삼(丹蔘), 고삼(苦蔘)과 함께 오삼중의 하나로 친다.

더덕은 신농본초경(神農本草經), 본초강목(本草綱目), 〈간역방〉 등 옛 한의학 의서에서 고래의 한방기서의 뛰어난 약효를 인정받고 있으며, 민간요법에서도 다양한 약효를 자랑한다.

더덕의 효능에는 여러 가지가 있지만 특히 사포닌, 인우린 등의 성분으로 인해 비위 계통과 폐, 신장 등을 보호하고 강 장, 건위, 해열, 해독 작용이 뛰어나다 또 신체 기능에 있어 필수지방인 리놀레익산, 칼슘, 인, 철분 등을 많이 함유하고 있어 뼈와 혈액을 건강하게 유지하는데 특효가 있다.

천연발효 식초 만들기

준비할 재료
더덕 효소 발효액 1L, 막걸리 1병, 생수 3L, 식초 발효 병, 모시 천, 고무줄

만드는 법
1. 소독한 별도의 식초 발효 병에 막걸리 1병을 붓는다.
2. ①에 더덕 효소 발효액 1L와 생수 3L를 붓고 골고루 섞는다.
3. ②의 주둥이를 모시 천으로 덮고 고무줄로 묶는다.
4. ③을 여름에는 3개월, 나머지 계절은 6개월 이상 발효시키면 식초가 된다.
5. ④를 모시 천으로 걸러낸 다음 1년 이상 숙성시키면 천연식초가 된다.

보리수 식초: 가래를 삭이고 풍을 없애주는 효과

보리수의 효능

동의보감(東醫寶鑑)에 보리수나무 열매의 맛은 시고 달고 떫으며 성질은 평하며 독이 없다. 설사, 목마름, 천식, 해수를 주로 치료한다. 오장을 보익(補益)하고 번열(煩熱)과 소갈(消渴)을 없애고 거두어들이는 성질이 있고 설사를 멎게 하며 피나는 것을 멎게 한다. 소화불량, 골수염, 부종, 생리불순, 치질, 허리 삔 것을 낫게 한다.

옛 말에 지독한 해수나 천식을 치료하려면 보리수나무 3말을 따서 먹으라고 하였다. 가을철 잘 익었을 때 따서 잼을 만들어 먹거나 말려 가루로 만들어 수시로 열심히 먹으면 어떤 천식이라도 고칠 수 있다 고 하였다. 아무리 오래되고 잘 낫지 않는 천식도 치유가 가능하다.

가래를 삭이고 피나는 것을 멎게 하며 풍을 없애고 습을 내보내며 음식이 체한 것을 내려가게 하고 인후통을 낫게 한다. 기침, 피를 토하는 데, 가래, 객혈, 장출혈, 월경과다, 류머티즘, 황달, 설사 등에 좋은 효력이 있다.

천연발효 식초 만들기

준비할 재료
보리수 1kg, 황설탕 1kg, 현미식초 1L, 병, 모시 천, 고무줄

만드는 법
1. 채취한 보리수를 깨끗이 씻어 물기를 제거한다
2. ①을 유리병 70%까지 채운다.
3. ②에 설탕과 식초를 붓는다.
4. ③을 골고루 섞은 다음 모시 천으로 덮고 고무줄로 묶는다.
5. ④를 20~30℃에서 1개월 동안 발효시킨다.
6. ⑤를 모시 천으로 받쳐 건더기를 걸러낸다.
7. ⑥을 밀봉해 3개월 숙성시키면 완성된다.

배추 식초: 감기로 인한 기침과 가래 증상에 좋다.

배추의 효능

배추는 무엇보다 감기를 물리치는 특효약으로 꼽힌다. 배추를 약간 말려서 뜨거운 물을 붓고 사흘쯤 두면 식초 맛이 나는데 이것을 제수라고 한다. 제수는 가래를 없애주는 약효가 뛰어나 감기로 인한 기침과 가래 증상을 해소하는 데 아주 좋다는 것이다. 중국에서도 몸을 따뜻하게 해주는 채소로 알려져 배추 고갱이로 끓인 수프를 감기 예방약으로 이용한다.

배추가 감기에 효과적인 이유는 배추에 풍부하게 함유되어 있는 비타민C 덕분이다. 배추 속에 농축되어 있는 비타민C는 열을 가하거나 소금에 절여도 잘 파괴되지 않는 특징이 있다. 이밖에도 배추에는 체내에서 비타민A로 작용하는 카로틴을 비롯해 칼슘, 식이섬유, 철분, 칼슘 등이 들어 있다. 배춧국을 끓였을 때 구수한 향미를 내주는 것은 시스틴이라는 아미노산 성분 때문이다.

천연발효 식초 만들기

준비할 재료
배추 효소 발효액 1L, 막걸리 1병, 생수 3L, 식초 발효 병, 모시 천, 고무줄

만드는 법

1. 소독한 별도의 식초 발효 병에 막걸리 1병을 붓는다.
2. ①에 배추 효소 발효액 1L와 생수 3L를 붓고 골고루 섞는다.
3. ②의 주둥이를 모시 천으로 덮고 고무줄로 묶는다.
4. ③을 여름에는 3개월, 나머지 계절은 6개월 이상 발효시키면 식초가 된다.
5. ④를 모시 천으로 걸러낸 다음 1년 이상 숙성시키면 천연식초가 된다.

복숭아 식초 : 니코틴 제거에 탁월한 효능이 있다.

복숭아의 효능

주성분은 수분과 당분이며 유기산, 비타민A, 펙틴 등도 풍부하다. 미국의 하버드 보건대학 연구팀이 12만 4천 명을 대상으로 10여년간 건강조사 자료를 분석한 결과 과육에 유리 아미노산이 많이 들어 있는데 특히 아스파라긴산이 많아 숙취 해소 및 니코틴 제거에 탁월한 효능이 있다고 발표했다.

풍부한 펙틴 성분은 장을 부드럽게 하여 변비를 없애며 비타민과 유기산 성분은 혈액순환을 돕고 피로회복, 해독작용, 면역기능 강화, 피부미용 등에 좋다. 또한 알칼리성 식품으로서 산성화된 체질을 개선시켜 초조감, 불면증을 감소시킨다.

천연발효 식초 만들기

준비할 재료
복숭아 2Kg, 설탕 300g, 소독한 유리병, 모시 천, 고무줄

만드는 법

1. 복숭아를 깨끗이 씻은 다음 발효가 쉽게 잘게 썰어둔다.
2. ①을 유리병에 담고 설탕을 넣는다.
3. ②를 서늘한 장소에서 3~4일간 발효시킨다.
4. ③을 완전 밀봉해 10일 정도 알코올 발효시킨다.
5. ④의 발효가 끝나면 모시 천에 담아 건더기를 70%만 짠다.
6. ⑤의 알코올 농도(12%)를 6%로 물로 희석시킨다.
7. ⑥을 24~30℃에서 초산 발효시킨다.
8. ⑦을 2~3개월 후에 모시 천으로 받쳐 걸러낸다.
9. ⑧을 80℃에서 5분간 중탕 살균하면 완성된다.

매실 식초: 항균작용과 해독작용을 한다.

매실의 효능

매실은 여름철 갈증 해소뿐만 아니라 살균과 항균작용을 도와 식중독을 예방하기 때문에 여름에 꼭 필요한 식품이다. 무엇보다 매실의 가장 큰 장점은 위장운동을 돕는다는 것이 다. 매실의 신맛이 소화액을 촉진시켜 소화불량을 해소하고 위장장애를 치료한다. 또 매실은 과다 분비되는 위산을 조절하며 과식이나 배탈에도 효과가 있다.

스트레스와 만성피로에 시달리는 현대인은 매실을 꾸준히 복용할 필요가 있다. 매실의 유기산은 신진대사를 활발히 하고 피로를 회복하는 효과를 가지고 있다. 특히 스트레스로 인한 칼슘의 소모는 매실의 풍부한 칼슘이 보충해주며, 구연산과 사과산은 칼슘 흡수를 돕는 역할을 하기 때문에 현대인에게는 안성맞춤이라 할 수 있다. 매실의 풍부한 칼슘은 여성에게 좋은 식품이라는 것을 말해준다. 여성에게 칼슘이 부족하면 빈혈이나, 생리불순, 골다공증이 올 수 있으며, 이 때 매실을 먹게 되면 "이러한 증상을 완화시킬 수 있으며, 게다가 장의 연동운동을 도와 변비를 해소하고, 매실 속 비타민은 피부미용의 효과까지 얻을 수 있다.

천연발효 식초 만들기

준비할 재료
매실 1kg, 흑설탕 700g, 병, 모시 천, 고무줄

만드는 법
1. 유리병을 뜨거운 물로 소독한다.
2. 매실을 깨끗이 씻은 다음 물기를 제거한다.
3. 병에 ②를 담고 설탕을 두껍게 덮고 밀봉한다.
4. 2일 후부터 15일 동안 매일 병을 뒤집어 설탕을 잘 녹게 한다.

5. ④를 응달진 서늘한 곳에서 3~4개월 동안 숙성시킨다.
6. ⑤의 밀봉을 떼고 모시 천을 받쳐 건더기를 걸러낸다.
7. ⑥의 건더기를 병에 담아 소주를 붓고 6개월이 지나면 매실주가 된다.
8. ⑦의 엑기스를 약한 불에 2분정도 가열해 살균시킨다.
9. ⑧을 식힌 다음 밀봉해 냉장고에 보관하면 된다.

돌배 식초: 중풍과 폐병 예방과 치유에 특효가 있다.

돌배의 효능

돌배는 맛이 달고 성질이 차갑지만, 독이 없기 때문에 기침과 각혈을 멎게 하면서 풍을 다스려 소변이 잘 나오게 한다. 이밖에 통변, 이뇨, 강장, 해열, 풍열, 금창 등에서 탁월한 효능이 있다. 더구나 체내에서 진액을 만들기 때문에 피부를 윤기하게 하고 마음을 진정시킨다. 또 열병으로 입이 마를 때, 더위를 먹었을 때, 열이 나고 기침을 할 때, 심한 가래, 당뇨, 경기, 탈장, 구토, 설사, 종기 등에 효과적으로 이용된다. 하지만 대변이 묽거나 잔기침이 있을 때는 삼가야 한다.

야리, 산리라고도 하여 열매는 돌배라고 부르며 날것으로 먹거나 삶아 먹고 약으로도 사용된다. 목재가 매우 단단해 기구나 기계 재료 등으로 이용된다.

천연발효 식초 만들기

준비할 재료
돌배 효소 발효액 1L, 막걸리 1병, 생수 3L, 식초 발효 병, 모시 천, 고무줄

만드는 법
1. 소독한 별도의 식초 발효 병에 막걸리 1병을 붓는다.
2. ①에 돌배 효소 발효액 1L와 생수 3L를 붓고 골고루 섞는다.
3. ②의 주둥이를 모시 천으로 덮고 고무줄로 묶는다.
4. ③을 여름에는 3개월, 나머지 계절은 6개월 이상 발효시키면 식초가 된다.
5. ④를 모시 천으로 걸러낸 다음 1년 이상 숙성시키면 천연식초가 된다.

개다래 식초: 통풍 치료에 큰 효험이 있다.

개다래의 효능

보온, 강장, 거풍 등의 효능이 있으며 요통, 류머티스, 복통, 월경불순, 중풍, 안면신경마비, 통풍에 사용한다. 개다래 열매를 가을에 따서 뜨거운 물에 넣었다가 건져서 말려 약으로 쓴다. 곱게 가루를 내어 3~5g씩 먹기도 하고, 35도 이상의 증류주에 담가서 소주잔으로 한두 잔씩 하루 2~3번 마시기도 한다. 개다래 열매는 혈액순환을 잘 되게 하고, 몸을 따듯하게 하며, 요통 류마티스 관절염 통풍 등에 치료효과가 탁월하다.

개다래 열매는 맛은 쓰고 시고 떫고 매우며 성질은 뜨겁고 독이 없다. 중풍, 구안와사, 냉증, 여성의 허로를 치료하며 몸을 따듯하게 한다. 특히 염증을 삭이고 몸 안에 있는 요산을 밖으로 내보내며 통증을 억제하는 효과가 탁월하여 통풍 치료에 큰 효험이 있다. 개다래의 줄기와 잎도 약으로 쓰는데, 몸을 따듯하게 하고 뱃속에 있는 덩어리를 삭이며 염증을 없애고 혈액순환을 잘 되게 하는 등의 효과가 있다.

천연발효 식초 만들기

준비할 재료
개다래 1kg, 황설탕 1kg, 유리병, 초 항아리, 모시 천, 고무줄

만드는 법
1. 개다래를 깨끗하게 씻는다.
2. ①을 채반에 올려 물기를 제거한다.
3. 소독한 함지박에 ②와 설탕 10%를 넣어 골고루 섞는다.
4. ③에서 과즙이 나올 정도로 짓이겨둔다.
5. ④를 유리병에 70%까지 채운 다음 나머지 설탕 90%를 넣는다.
6. ⑤의 주둥이를 밀봉한다.

7. ⑥을 2일 후부터 15일 동안 뒤집어주면서 설탕을 완전히 녹여준다.
8. 25℃의 온도에서 3주가 지나면 알코올 발효가 끝난다.
9. ⑧을 모시 천으로 엑기스를 짜낸다.
10. ⑨를 초항아리에 앉힌 다음 25℃의 온도에서 6개월 숙성시키면 된다.

깻잎 식초: 혈액을 맑게 하는 작용을 하는 식초

깻잎의 효능

깻잎은 칼륨, 칼슘, 철분 등의 무기질 함량이 많은 대표적인 알칼리성 식품이다. 깻잎에 함유되어 있는 철분의 경우에는 철분이 100g당 2.5mg의 양을 함유하고 있는 시금치보다 더 많이 함유하고 있는 것을 알 수 있다. 깻잎 30g 정도만 섭취하면 하루에 필요한 철분의 양이 공급된다.

깻잎의 특유한 향을 내는 것은 바로 정유 성분(Perillketon)으로 방부제 역할을 하여 생선회와 같이 먹게 되면 식중독을 예방하는 효과를 볼 수 있다.

깻잎에 들어 있는 풍부한 엽록소는 영양소라고는 할 수 없지만, 상처를 치료하고 세포를 부활시키며 알레르기를 없애주고, 혈액을 맑게 하는 등의 작용을 하며 깻잎은 비타민 C가 다량 함유되어 있어 '식탁 위의 명약'으로 꼽히고 비타민 C의 소비량이 큰 흡연자나 스트레스를 많이 받을 때 섭취하면 좋다.

천연발효 식초 만들기

준비할 재료
깻잎 효소 발효액 1L, 막걸리 1병, 생수 3L, 식초 발효 병, 모시 천, 고무줄

만드는 법
1. 소독한 별도의 식초 발효 병에 막걸리 1병을 붓는다.
2. ①에 깻잎 효소 발효액 1L와 생수 3L를 붓고 골고루 섞는다.
3. ②의 주둥이를 모시 천으로 덮고 고무줄로 묶는다.
4. ③을 여름에는 3개월, 나머지 계절은 6개월 이상 발효시키면 식초가 된다.
5. ④를 모시 천으로 걸러낸 다음 1년 이상 숙성시키면 천연식초가 된다.

아욱 식초: 골다공증 예방에 좋은 효과

아욱의 효능

가을 아욱국은 사립문을 닫고 먹는다는 속담이 있듯이 그만큼 가을 아욱은 유난히 맛도 좋고 영양가가 높다. 예전 중국에서 오체의 으뜸이라 불렸을 정도로 단백질이나 지질 무기질과 칼슘 등이 풍부해 영양가가 아주 높은 알칼리 식품이다.

아욱은 성질이 차서 막힌 곳을 뚫어주는 작용을 하고 열로 인한 소변불통이나 변비에 좋아 숙변제거에 도움이 된다.

열로 인한 피부발진에도 좋고 숙취 해소에도 도움 된다. 성장기 어린이들에게 좋은 비타민A 칼슘인 단백질 성분도 많다.

산모의 모유 수유에도 도움이 되고 그 밖에도 피로회복과 강장제 역할도 한다. 아욱은 성질이 차갑고 매끄러워 대소변을 용이하게 볼 수 있도록 도움을 주는 효능이 있다.

특히 아욱의 씨는 동규자라 하여 시중에서도 손쉽게 동규자 차를 구할 수 있는데 이것을 꾸준히 복용하면 변비를 막고 오래된 숙변해결에도 효능이 있는 것으로 알려져 있다. 또한 아욱은 뼈를 튼튼하게 하여 골다공증 등의 예방에도 좋다.

천연발효 식초 만들기

준비할 재료
아욱 효소 발효액 1L, 막걸리 1병, 생수 3L, 식초 발효 병, 모시 천, 고무줄

만드는 법

1. 소독한 별도의 식초 발효병에 막걸리 1병을 붓는다.
2. ①에 아욱 효소 발효액 1L와 생수 3L를 붓고 골고루 섞는다.
3. ②의 주둥이를 모시 천으로 덮고 고무줄로 묶는다.
4. ③을 여름에는 3개월, 나머지 계절은 6개월 이상 발효시키면 식초가 된다.
5. ④를 모시 천으로 걸러낸 다음 1년 이상 숙성시키면 천연식초가 된다

머위 식초: 골다공증의 치료와 예방에 상당한 도움이 된다.

머위의 효능

머위의 첫 번째 효능으로는 골다공증 예방과 변비 개선을 뽑을 수 있다. 머위에는 칼슘은 기본이고 비타민A부터 비타민 B1,2등 매우 다양한 영양소가 함유되어 있다. 이 칼슘은 뼈에 매우 좋아 골다공증의 치료와 예방에 상당한 도움이 되며 관절염의 치료에도 상당히 좋다. 그리고 섬유질도 매우 많이 함유되어 있어 소화가 잘 되지 않는 분들에게 아주 좋다.

두 번째 효능으로는 기관지와 폐의 건강을 유지하는데 탁월하다고 할 수 있다. 옛날부터 머위는 호흡기관에 상당히 좋은 것으로 알려져 왔고 치료에도 상당히 많이 사용해왔다. 머위는 우리 호흡기관에 흡수하게 되면 호흡기의 분비물증가를 도와주고 기침을 멈추게 한다.

머위의 세 번째 효능으로는 소화가 제대로 되지 않아 음식을 먹으면 자주 배가 아프다거나 변비나 설사 증세에 아주 좋다고 할 수 있다. 머위에는 풍부하게 함유되어 있는 폴리페놀이라는 성분 때문인데 이 폴리페놀은 우리 몸의 소화기능을 증진시켜 준다고 한다.

천연발효 식초 만들기

준비할 재료
머위 효소 발효액 1L, 막걸리 1병, 생수 3L, 식초 발효 병, 모시 천, 고무줄

만드는 법
1. 소독한 별도의 식초 발효 병에 막걸리 1병을 붓는다.
2. ①에 머위 효소 발효액 1L와 생수 3L를 붓고 골고루 섞는다.
3. ②의 주둥이를 모시 천으로 덮고 고무줄로 묶는다.
4. ③을 여름에는 3개월, 나머지 계절은 6개월 이상 발효시키면 식초가 된다.
5. ④를 모시 천으로 걸러낸 다음 1년 이상 숙성시키면 천연식초가 된다.

갓 식초: 각종 심혈관질환을 예방하는 효능

갓의 효능

갓에는 엽산이 풍부하게 들어 있는데, 이 엽산성분이 단백질과 핵산의 합성에 작용하여 아이들의 발육을 촉진시켜 주는 작용을 하고 갓을 꾸준히 챙겨 먹으면 성인병을 예방하는 데 많은 도움이 된다.

갓에는 무기질은 물론, 비타민 성분 역시 풍부하게 함유하고 있어 콜레스테롤 수치를 낮추어 주는데 효과가 좋아 각종 심혈관 질환을 예방하는데 도움이 된다. 갓에는 비타민A와C가 풍부하게 함유되어 있어 면역력 강화에 많은 도움이 되어 건강을 지킨다.

갓에는 항산화물질인 '카로티노이드' 성분은 물론이요, 페놀, 엽록소 성분이 풍부하게 함유되어 있어 활성산소를 제거해 노화를 방지하는데 많은 도움이 된다.

천연발효 식초 만들기

준비할 재료
갓 효소 발효액 1L, 막걸리 1병, 생수 3L, 식초 발효 병, 모시 천, 고무줄

만드는 법
1. 소독한 별도의 식초 발효 병에 막걸리 1병을 붓는다.
2. 1에 갓 효소 발효액 1L와 생수 3L를 붓고 골고루 섞는다.
3. ②의 주둥이를 모시 천으로 덮고 고무줄로 묶는다.
4. ③을 여름에는 3개월, 나머지 계절은 6개월 이상 발효시키면 식초가 된다.
5. ④를 모시 천으로 걸러낸 다음 1년 이상 숙성시키면 천연 식초가 된다.

방울토마토 식초: 항산화 효과가 뛰어나고 뇌졸중을 예방한다.

방울토마토의 효능

방울토마토의 노란 부분에 많은 비타민A는 항산화 효과가 뛰어나고, 붉은색을 내는 색소인 리코펜은 탁월한 항암제로 익혀 먹으면 흡수가 더욱 잘된다. 리코펜은 핏속에 있는 콜레스테롤을 산화시켜 동맥을 굳게 하거나 세포를 손상시켜 암이나 노화를 부르는 활성 산소의 작용을 억제한다.

또한 모세혈관을 강화하고 혈압을 낮추는 비타민C와 루틴이 풍부하여 매일 아침 공복에 신선한 토마토 1~2개를 2주 정도 먹으면 고혈압을 예방할 수 있고 혈전이 생기는 것을 막아 뇌졸중이나 심근경색을 예방하는 효과가 있다. 이외에 있는 사람에게 효과가 있으며, 수박과 함께 먹으면 당뇨를 예방한다. 유기산이 신진대사를 촉진해 피로 물질을 빠르게 없애는 효과가 있을 뿐만 아니라 지방 연소를 도와 식욕 부진과 속이 거북한 증상을 개선한다.

천연발효 식초 만들기

준비할 재료
방울토마토 1kg, 현미식초 100ml, 소독한 병, 모시 천, 고무줄

만드는 법

1. 방울토마토는 물로 깨끗이 씻은 후 꼭지를 제거한다.
2. ①을 마른 수건이나 키친타월로 물기를 닦아낸다.
3. 소독한 병에 ②를 70% 정도 채우고 현미식초를 붓는다.
4. 2일 후부터 15일 동안 매일 3~4회 저어 건더기를 가라앉힌다.
5. 모시 천으로 주둥이를 싼 다음 고무줄로 묶는다.
6. ⑤를 통풍이 잘되는 서늘한 곳에서 1개월 정도 숙성시킨다.
7. 을 모시 천으로 받쳐 건더기를 걸러낸다.
8. ⑦의 엑기스를 80℃에서 5분정도 가열해 살균시키면 완성된다.

멜론 식초 : 심장질환이나 뇌졸중 예방에 좋다.

멜론의 효능

멜론에는 우리 몸의 항산화 작용과 유해산소를 제거하는 베타카로틴 성분보다 더 강력한 리코펜 이라는 성분이 함유되어 있어 암을 예방하는데 효능이 있다.

피로 회복을 돕는 비타민 A, B, C와 같은 성분이 함유되어 있어 피로회복에 도움을 주고 멜론에 풍부하게 함유되어 있는 섬유질은 변비에 좋다.

멜론에는 우리 몸에 혈액 응고를 방지하고 점도를 낮추어 심장질환이나 뇌졸중 예방에 좋다.

술 마신 다음날 메론 주스를 한잔 마시면 간의 회복을 도와주는 효과가 있어 숙취 해소에 좋고 멜론에 함유되어 있는 항산화 효소는 스트레스를 가라앉히는데 효능이 있다.

천연발효 식초 만들기

준비할 재료
멜론 1kg, 현미 막걸리 1L, 소독한 병, 모시 천, 고무줄

만드는 법

1. 멜론을 세로로 8등분으로 자른다.
2. ①을 병에 차곡차곡 담는다.
3. ②에 현미 막걸리를 붓는다.
4. ③의 주둥이를 모시 천으로 덮고 고무줄로 묶는다.
5. 서늘한 곳에서 4~5일 보관한 다음 모시 천을 받쳐 건더기를 걸러낸다.
6. ⑤를 밀봉해 4~5개월 발효시킨다.
7. 완전히 여과시켜 80℃에서 5분정도 가열해 살균시킨다.

구기자 식초:
피로를 빨리 회복시키고 지방간 치료제로 탁월한 효능

구기자의 효능

구기자는 간 기능이 허약하거나, 간세포 내의 지방 침착을 억제하여 간세포의 신생을 촉진한다고 한다. 지방간, 간 염 등과 같은 질환 등으로 늘 피곤하고 성욕이 일어나지 않 을 때, 노화로 인해 정기가 쇠한 경우 등에 효능이 뛰어나다. 구기자의 중요한 유효성분은 다당으로, 이는 백혈구의 수를 증가시켜 면역력을 강화 하는데 탁월한 효능이 있다.

특히 노년층에게는 뇌기능과 체력을 보하는 데 도움을 주고 구기자에 함유된 베타인은 몸 안에서 콜린 대사산물의 하나이며, 따라서 콜레스테롤을 줄이고, 눈을 밝게 하고, 피로를 빨리 회복시킨다. 베타인 이라는 성분은 지방간의 주 치료제 로 실제로 쓰이는 성분이라고 한다.

천연발효 식초 만들기

준비할 재료
구기자 효소 발효액 1L, 막걸리 1병, 생수 3L, 식초 발효 병, 모시 천, 고무줄

만드는 법
1. 소독한 별도의 식초 발효 병에 막걸리 1병을 붓는다.
2. ①에 구기자 효소 발효액 1L와 생수 3L를 붓고 골고루 섞는다.
3. ②의 주둥이를 모시 천으로 덮고 고무줄로 묶는다.
4. ③을 여름에는 3개월, 나머지 계절은 6개월 이상 발효시키면 식초가 된다.
5. ④를 모시 천으로 걸러낸 다음 1년 이상 숙성시키면 천연식초가 된다.

오미자식초 : 진액을 생성하고 갈증을 없애는데 특효인 식초

오미자의 효능

동의보감(東醫寶鑑)에 '오미자의 껍질과 살을 달고 시면서 씨의 속 맛은 맵고 쓰면서 짠맛 등 다섯 가지 맛을 모두 구비하고 있기 때문에 오미자라고 한다'라고 적혀있다. 오미자는 갈증을 제거하고 여름철에 흘리는 땀과 설사를 멎게 한다. 오미자의 과육은 사과산, 주석산 등 유기산이 많아 신맛이 강하기 때문에 흩어진 기운을 모아준다. 이밖에 해소, 자양, 강장, 수렴, 정력, 기침 등에도 좋다. 민간요법으로는 노인 만성 기관 지염, 기관지 확장 등에 쓰이고 있다. 또한 전신쇠약, 정신과 육체피로, 신경쇠약, 저혈압, 심장기능저하 등에도 좋다.

오미자나무과의 덩굴성 관목이지만, 목련과로 분류된다. 잎은 어긋나고 연붉은빛을 띤 황백색꽃은 7~10cm정도의 크기로 핀다. 꽃덮이조각은 6~9장이고, 수술은 5개, 암술이 더 많다. 꽃이 진 후 열매는 수상형태로 달리는데, 공 모양의 열매는 8~9월경에 붉은색으로 익는다.

천연발효 식초 만들기

준비할 재료
오미자 효소 발효액 1L, 막걸리 1병, 생수 3L, 식초 발효 병, 모시 천, 고무줄

만드는 법

1. 소독한 별도의 식초 발효 병에 막걸리 1병을 붓는다.
2. ①에 오미자 효소 발효액 1L와 생수 3L를 붓고 골고루 섞는다.
3. ②의 주둥이를 모시 천으로 덮고 고무줄로 묶는다.
4. ③을 여름에는 3개월, 나머지 계절은 6개월 이상 발효시키면 식초가 된다.
5. ④를 모시 천으로 걸러낸 다음 1년 이상 숙성시키면 천연식초가 된다.

버찌 식초: 기침과 위경련에 효과가 좋다.

버찌의 효능

벚나무 껍질에는 '사쿠라닌' 성분이 함유되어 있는데, 이것을 이용한 것이 '프로틴'이라는 기침약이다. 벚나무 잎에는 '쿠마린' 성분이 들어있어 음식물이 상하는 것을 막아준다.

말린 벚나무의 속껍질을 달여서 복용하면 위경련에 효과가 좋고 악성종양, 설사, 버섯 중독, 옻이 올랐을 때도 효과가 있다. 벚나무 잎 역시 피부병에 좋은데, 밀린 잎을 달여 복용 하면 땀띠, 습진, 피부병에 바르면 효과가 있다. 이밖에 해수, 천식, 두드러기, 홍역, 쇠고기 먹고 체한데, 편도선염 등에 좋다.

야생화라고도 하며 장미과의 낙엽교목으로 키가 20m정도 이고 짙은 자갈색을 띠는 수피에는 줄무늬가 뚜렷하다. 잎은 어긋나고 흰색 또는 연분홍색 꽃은 4~5월경에 2~3송이씩 모여서 핀다. 열매는 6~7월에 장과로 익는데, 이것을 버찌라고 한다.

천연발효 식초 만들기

준비할 재료
버찌 효소 발효액 1L, 막걸리 1병, 생수 3L, 식초 발효 병, 모시 천, 고무줄

만드는 법
1. 소독한 별도의 식초 발효 병에 막걸리 1병을 붓는다.
2. ①에 버찌 효소 발효액 1L와 생수 3L를 붓고 골고루 섞는다.
3. ②의 주둥이를 모시 천으로 덮고 고무줄로 묶는다.
4. ③을 여름에는 3개월, 나머지 계절은 6개월 이상 발효시키면 식초가 된다.
5. ④를 모시 천으로 걸러낸 다음 1년 이상 숙성시키면 천연식초가 된다.

사과식초: 성인병 예방에도 효과가 있다.

사과의 효능

섭취한 음식물이 며칠이고 장 속에 있으면 위장장애가 일어나기 쉽고 비만의 근원이 된다. 사과의 섬유질은 장의 기능을 활발하게 해주고, 소화 흡수를 도와주므로 변비예방 및 장내 가스발생 예방에도 도움이 된다. 그 외에 여분의 콜레스테롤이나 식품에 함유되어 있는 유해 첨가물도 배출시켜 장을 항상 깨끗한 상태로 유지시켜 준다.

깨끗이 씻어서 껍질째 먹으면, 열매와 껍질사이에 함유되어 있는 펙틴은 진통효과가 높고, 복통이나 설사를 할 때 정장제 역할을 해준다.

사과는 옛날부터 장에 좋은 과일로 알려져 왔다. 또한 콜레스테롤을 흡수, 배출하는 작용이 있어 성인병 예방에도 효과가 있다.

추운 지방에서 생산되어도 사과는 매우 따뜻한 과일이다. 유럽에서는 「하루에 사과를 한 개씩만 먹으면 의사가 필요없다」라고 할 정도로 사과는 건강한 몸을 만드는데 꼭 필요한 과일이다. 추운 지방에서 생산된 사과는 몸을 따뜻하게 해주고, 혈액순환과 장기능을 좋게 해준다.

천연발효 식초 만들기

준비할 재료
사과 2kg, 설탕 200g, 유리병, 모시천, 고무줄

만드는 법

1. 사과의 씨 속을 제거한다.
2. ①을 나무절구에 넣어 곱게 찧는다.
3. ②를 소독한 유리병에 넣고 20~25℃에서 2주 정도 알코올 발효시킨다.
4. ③을 모시 천에 받쳐 엑기스(알코올 12%)를 짠다.
5. ④를 80℃에서 3분간 가열해 살균한다.

6. ⑤를 식힌 다음 물 1,200cc로 희석시켜 알코올 농도를 6%로 낮춘다.
7. ⑥을 유리병에 붓고 모시 천으로 입구를 덮고 25℃에서 초산발효 시킨다.
8. ⑦에서 균막이 생기면 그대로 둔다.
9. ⑧을 서늘한 곳에서 3개월간 숙성시킨다.
10. ⑨를 모시 천으로 여과하면 완성된다.

부추 식초: 위를 보호하고 양기를 보충하는 식초

부추의 효능

부추는 지금도 우리 음식에 빠질 수 없는 채소로 전이나 나물의 재료가 되고 있다. 이처럼 여러 요리를 만들어 즐겨 먹고 있는 부추는 예로부터 한방의 약재로도 많이 쓰여 왔다. 부추를 뿌리째 달여 여러 원인으로 생기는 통증을 가라앉히고 위장을 튼튼히 하며 장을 깨끗이 하는 데 이용해 온 것이다.

부추가 설사나 복통을 다스리기도 하므로 다시마를 우려낸 국물에 된장을 푼 뒤 현미밥을 넣고 끓이다 부추를 넣어 쑨 죽을 뜨거울 때 먹으면 설사가 금세 멎는 효과를 볼 수도 있다.

부추는 무엇보다 간과 심장에 좋은 채소다. 본초비요(本草備要)에 따르면 부추는 위를 보호하고 양기를 보충하며 폐의 기능이 잘 발휘되도록 돕는 작용을 한다. 또 몸 안에 원활히 흐르지 못하고 뭉쳐 있는 피가 제대로 순환되도록 돕는 기능도 가지고 있다고 한다. 심한 중풍으로 눈앞에 있는 물건도 잘 식별하지 못하고 정신까지 혼미할 때 부추를 익히지 말고 즙을 내어 콧구멍에 떨어트리면 치료 효과를 볼 수 있다.

천연발효 식초 만들기

준비할 재료
부추 효소 발효액 1L, 막걸리 1병, 생수 3L, 식초 발효 병, 모시 천, 고무줄

만드는 법
1. 소독한 별도의 식초 발효 병에 막걸리 1병을 붓는다.
2. ①에 부추 효소 발효액 1L와 생수 3L를 붓고 골고루 섞는다.
3. ②의 주둥이를 모시 천으로 덮고 고무줄로 묶는다.
4. ③을 여름에는 3개월, 나머지 계절은 6개월 이상 발효시키면 식초가 된다.
5. ④를 모시 천으로 걸러낸 다음 1년 이상 숙성시키면 천연식초가 된다.

청경채 식초: 피부미용, 치아와 골격 발육에 도움이 되는 식초

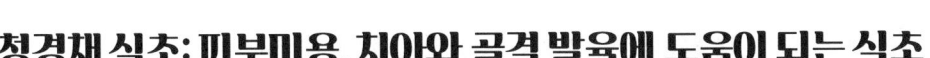

청경채의 효능

잎과 줄기가 붙어 자라고 잎과 줄기가 녹색이다. 줄기가 백색이면 백경채라 부른다. 시원한 맛으로 즙이 많다.

중국채소로, 떫은맛이 거의 없어서 보통 데치는 것보다 냄비에 소량의 끓는 물을 넣고 소금과 기름을 넣은 후 청경채를 넣고 뚜껑을 덮어 데쳐먹으면 맛있다. 겉절이, 국거리, 생식에 좋다.

칼슘, 나트륨 등 각종 미네랄과 바티만 C나 A 효력을 가진 카로틴이 많다. 자주 먹으면 피부미용에 이롭고, 치아와 골격 발육에 좋다. 신진대사 기능을 촉진시키고, 세포조직을 튼튼하게 한다. 청경채에는 칼슘, 나트륨, 각종 미네랄과 비타민C는 물론 체내에서 섭취되면 비타민A로 바뀌는 카로틴이 풍부하다. 따라서 자주 섭취하면 신진대사 기능을 촉진하고 세포조직을 튼튼하게 하며, 피부미용, 치아와 골격 발육에 도움이 된다.

천연발효 식초 만들기

준비할 재료
청경채 효소 발효액 1L, 막걸리 1병, 생수 3L, 식초 발효 병, 모시 천, 고무줄

만드는 법

1. 소독한 별도의 식초 발효 병에 막걸리 1병을 붓는다.
2. ①에 청경채 효소 발효액 1L와 생수 3L를 붓고 골고루 섞는다.
3. ②의 주둥이를 모시 천으로 덮고 고무줄로 묶는다.
4. ③을 여름에는 3개월, 나머지 계절은 6개월 이상 발효시키면 식초가 된다.
5. ④를 모시 천으로 걸러낸 다음 1년 이상 숙성시키면 천연식초가 된다.

대파 식초: 감기에 특효 채소로 알려진 식초

파의 효능

몸을 따듯하게 해, 열을 내리고 기침이나 담을 없애준다고 해서 감기의 특효 채소로 알려져 있기도 하다. 하얀 부분은 총백이라 하는데 한방에서는 담 제거와 발판, 이뇨작용을 위해 그리고 구충약으로 이용한다. 파 달인 물은 류머티즘, 동상에 좋으며 신경안정과 피로회복 효과도 있다. 이러한 효능을 가지는 파의 알리신이라는 성분은 휘발성이므로 물에 담그거나 오래 가열하면 그 효과가 없어진다. 파는 끓여 먹는 요리나 국에 없어서는 안 될 재료지만 먹기 직전에 살짝 열을 가하는 정도로 불 조절을 하는 것이 좋다. 이렇게 해야 향기도 남기고 알리신도 소실되지 않는다.

비타민과 칼슘, 철분 등이 풍부하여 위의 기능을 돕고 감기 악화를 막는 효과를 내며, 우리 나라의 거의 모든 음식에서 사용되고 있다. 특히 파가 생선에 기생하는 독을 해독시키며, 생선이나 고기의 비린내를 중화 시켜주는 해독 작용을 하고 있어 생선과 함께 요리하는 경우가 많다. 비타민 B1과 알리신의 결합을 도와 비타민 활성비타민 B1으로 변하게 하여 맛을 돋워주는 것 외에도 고기를 연하게 해주는 작용을 한다.

천연발효 식초 만들기

준비할 재료
대파 효소 발효액 1L, 막걸리 1병, 생수 3L, 식초 발효 병, 모시 천, 고무줄

만드는 법
1. 소독한 별도의 식초 발효 병에 막걸리 1병을 붓는다.
2. ①에 대파 효소 발효액 1L와 생수 3L를 붓고 골고루 섞는다.
3. ②의 주둥이를 모시 천으로 덮고 고무줄로 묶는다.
4. ③을 여름에는 3개월, 나머지 계절은 6개월 이상 발효시키면 식초가 된다.
5. ④를 모시 천으로 걸러낸 다음 1년 이상 숙성시키면 천연식초가 된다.

감자 식초: 노인 치매를 예방하는 효과가 있다.

감자의 효능

감자에 많이 함유되어 있는 비타민C는 철과 결합하여 장에서 흡수를 돕기 때문에 빈혈을 방지하는 효과가 매우 크다. 감자의 식이섬유에는 지방이나 당질의 흡수를 방해해 혈중의 콜레스테롤과 혈당을 낮추고 장내 세균 중 유익한 균을 증식시켜서 변비를 개선하는 등의 기능이 있어 그것만으로 성인병 예방에 도움이 된다.

최근 섬유성분이 콜레스테롤과 발암물질을 흡착, 배출하는 작용이 인정되어 의학계에서 주목을 모으고 있다.

감자에 포함되어 있는 비타민은 노인 치매를 예방하는 효과가 있다.

감자에는 비타민C가 100g당 23mg이나 풍부하게 들어 있어 성인 1일 요구량 50mg을 충족시키기 위해서는 다른 채소의 보충 없이 감자 2개면 가능하다.

천연발효 식초 만들기

준비힐 재료
감자 효소 발효액 1L, 막걸리 1병, 생수 3L, 식초 발효 병, 모시 천, 고무줄

만드는 법
1. 소독한 별도의 식초 발효 병에 막걸리 1병을 붓는다.
2. ①에 감자 효소 발효액 1L와 생수 3L를 붓고 골고루 섞는다.
3. ②의 주둥이를 모시 천으로 덮고 고무줄로 묶는다.
4. ③을 여름에는 3개월, 나머지 계절은 6개월 이상 발효시키면 식초가 된다.
5. ④를 모시 천으로 걸러낸 다음 1년 이상 숙성시키면 천연식초가 된다.

도라지 식초: 혈당수치를 정상적으로 만들어주는 효능이 있다.

도라지의 효능

도라지는 특히 호흡기질환의 치료약으로써 효능이 높고 감기는 물론 천식에도 탁월한 효능을 보이기 때문에 호흡기 질환에 노출되기 쉬운 면역력이 약한 노약자 어린이 잦은 스트레스로 인해서 면역력이 약한 분에게 아주 좋다.

콜레스테롤을 저하시키는 효능이 있기 때문에 혈관계질환에 좋은 식품이며 대표적인 고혈압의 경우에 혈전이 혈관 내에 형성 되면서 혈전의 유해 콜레스테롤이 모이기 때문에 혈관을 막아 발생하게 된다. 도라지는 콜레스테롤을 녹이는 효능이 있기에 유해 콜레스테롤을 녹여서 혈관을 막는 것을 예방해주는 효과가 있다.

도라지는 혈당수치를 정상적으로 만들어주는 효능이 있다. 그래서 당뇨병 환자에게 좋은 식품이며 면역력을 강화시켜 주는 효능이 있다. 도라지에는 사포닌 비타민C, 철, 인 등이 함유되어 있는데 이 성분들은 면역력을 강화시켜주는 효능이 있다.

천연발효 식초 만들기

준비할 재료
도라지 효소 발효액 1L, 막걸리 1병, 생수 3L, 식초 발효 병, 모시 천, 고무줄

만드는 법
1. 소독한 별도의 식초 발효 병에 막걸리 1병을 붓는다.
2. ①에 도라지 효소 발효액 1L와 생수 3L를 붓고 골고루 섞는다.
3. ②의 주둥이를 모시 천으로 덮고 고무줄로 묶는다.
4. ③을 여름에는 3개월, 나머지 계절은 6개월 이상 발효시키면 식초가 된다.
5. ④를 모시 천으로 걸러낸 다음 1년 이상 숙성시키면 천연식초가 된다.

우엉 식초: 당뇨와 신장병에 좋다.

우엉의 효능

우엉은 당질이 많은 알칼리성 식품이며 비타민류는 적으나 칼륨, 마그네슘, 아연, 구리와 같은 미네랄이 많이 함유되어 있다.

우엉은 근채류 중 가장 많은 식이섬유를 함유하고 있다. 장의 오염은 만병의 근원이며, 이런 장의 청소부 역할을 하는 것이 바로 식이섬유이다. 우엉을 강판에 갈면 식이섬유가 여러 배로 불어나므로 우엉 즙이나 채로 쳐서 먹는 것이 보다 효율적이다.

우엉에는 유아의 필수 아미노산이 아르기닌 성분이 들어 있다. 아르기닌은 성장호르몬의 분비를 촉진하고 강정효과가 있어 정신력과 체력을 강화한다. 철분도 많아서 조혈하는 능력도 있고, 빈혈 방지나 미용에도 좋다.

우엉 속의 당질은 녹말이 적은 대신 이눌린이라는 다당분이 절반 가까이 되어 우엉 특유의 씹는 맛을 내주는데, 간의 독소를 제거하여 피를 맑게 해주고 신장 기능을 도와주므로 당뇨와 신장병으로 고생하는 경우에 유용하다.

천연발효 식초 만들기

준비할 재료
우엉 효소 발효액 1L, 막걸리 1병, 생수 3L, 식초 발효 병, 모시 천, 고무줄

만드는 법

1. 소독한 별도의 식초 발효 병에 막걸리 1병을 붓는다.
2. ①에 우엉 효소 발효액 1L와 생수 3L를 붓고 골고루 섞는다.
3. ②의 주둥이를 모시 천으로 덮고 고무줄로 묶는다.
4. ③을 여름에는 3개월, 나머지 계절은 6개월 이상 발효시키면 식초가 된다.
5. ④를 모시 천으로 걸러낸 다음 1년 이상 숙성시키면 천연식초가 된다.

파인애플 식초: 피로회복, 변비증에 뛰어난 효력이 있다.

파인애플의 효능

브로멜라인(bromelain)효소가 들어있어 단백질을 녹여 소화하기 쉽게 만든다. 또 파인애플은 강력한 단백질 분해효능 때문에 공복에 지나칠 정도로 많이 먹으면 위벽에 상처가 생길 수도 있다.

고기요리를 할 때 파인애플을 사용하면 독특한 향과 함께 연육작용을 하기도 하고 신맛은 윗부분이, 단맛은 아랫부분이 강하다.

비타민C의 함유량이 매우 높아 피로회복에 좋고, 신맛을 내는 구연산의 작용으로 식욕증진에 효과적이고 식이섬유가 풍부해 변비에 좋다.

맛이 좋고 단백질을 소화시키는 효소가 들어 있어 육식 후에 파인애플을 먹으면 소화에 도움이 된다. 자당, 구연산, 주 석산 외에 비타민 C의 함유량이 풍부하여 피로회복, 식욕증진, 정장 특히, 변비증에 뛰어난 효력이 있다.

천연발효 식초 만들기

준비할 재료
파인애플 1kg, 현미식초 10, 소독한 병, 모시 천, 고무줄

만드는 법

1. 파인애플을 겉 표면을 손질한 다음 잘게 썰어준다.
2. ①을 손으로 짓이겨 소독한 병에 차곡차곡 담는다
3. ②에 현미식초를 붓는다.
4. ③의 주둥이를 모시 천으로 덮고 고무줄로 묶는다.
5. ④를 서늘한 곳에서 1개월 동안 숙성시킨다.
6. ⑤를 모시 천으로 받쳐 건더기를 제거한다.
7. ⑥을 밀봉해 4~5개월 동안 2차 숙성시킨다.
8. ⑦을 완전히 여과시켜 80℃에서 5분정도 가열해 살균시킨다.

자두 식초: 간이 나쁜 사람에 좋고, 변비에도 효과가 있다.

자두의 효능

자두는 간이 나쁜 사람에 효험이 있는 것으로 전해지며, 변비에도 효과가 좋고, 탄수화물의 비중이 높고 특히 비타민A가 많다. 그리고 충치통, 풍치, 벌레 물려 부어 아플 때, 각 기, 습증, 가렵고 아플 때, 더위 먹을 때, 주취로 위가 아플 때 등 민간약제로도 이용되었다.

자두의 유래에 대해서 현재 밝혀진 바로는 중국이 원산지이며 유럽에는 지금으로부터 2000년쯤 전에 로마를 중심으로 전해졌으며 미국에는 17~18세기 무렵에 전해진 것으로 알려져 있다. 미국이나 유럽에서 재배하던 개량종 자두가 우리나라에 들어온 것은 1920년경이라고 한다.

천연발효 식초 만들기

준비할 재료
자두 1kg, 설딩 100g, 유리병, 모시천, 고무줄

만드는 법
1. 유리병을 뜨거운 물로 소독한다.
2. 자두를 깨끗이 씻은 다음 물기를 제거한다.
3. ②를 유리병에 담고 설탕을 뿌려 골고루 섞어준다
4. ③의 주둥이에 모시 천으로 덮고 고무줄로 묶는다.
5. ④를 서늘하고 통풍이 잘되는 곳에서 한 달 동안 발효 시킨다.
6. ⑤를 모시 천으로 받쳐 건더기를 걸러낸다.
7. ⑥의 엑기스를 밀봉해 3개월 동안 숙성시킨다.
8. 2개월 후 건더기를 건져내고 엑기스만 남겨둔다.
9. ⑧을 약한 불에 2분간 끓여 살균하면 된다.

앵두 식초 : 혈액순환을 촉진하고 피로를 풀어준다.

앵두의 효능

앵두의 새콤한 맛의 성분은 사과산과 구연산 등의 유기산인데, 이 유기산은 체내에서 신진대사를 도와주며 피로를 풀어 주는 효능이 있다.

또한 혈액순환을 촉진하고 수분대사를 활발하게 하는 성분이 함유되어 있어 부종에 좋고 앵두는 동상에 걸렸을 때 즙을 내어 바르면 효능이 있다.

앵두에는 비타민A, 비타민C가 풍부하게 함유되어 있어 꾸준히 섭취하면 피부미용에 좋으며 폐 기능을 향상시켜주어 가래를 없애고 소화기관을 튼튼하게 해준다.

앵두의 주요 성분은 단백질, 지방, 당질, 섬유소회분칼 등의 유기산이 들어 있으며, 붉은 빛깔의 색소는 안토시안계로 숨, 인, 철분, 비타민(A·B1·C) 등이다. 사과산, 시트르산 등의 유기산이 들어 있으며, 붉은 빛깔의 색소는 안토시안계로 물에 녹아 나온다.

혈액순환을 촉진하고 수분대사를 활발하게 하는 성분이 들어 있어 부종을 치료하는데 좋고, 폐 기능을 도와주어 가래를 없애고 소화기관을 튼튼하게 하여 혈색을 좋게 한다.

천연발효 식초 만들기

준비할 재료
앵두 1kg, 황설탕 1kg, 현미식초 1L, 유리병, 모시 천, 고무줄

만드는 법
1. 앵두를 깨끗이 씻어 물기를 제거한다.
2. ①을 유리병 70%까지 채운다.
3. ②에 설탕과 식초를 붓는다.
4. ③을 골고루 섞은 다음 모시 천으로 덮고 고무줄로 묶는다.

5. ④를 20~30℃에서 1개월 동안 발효시킨다.
6. ⑤를 모시 천으로 받쳐 건더기를 걸러낸다.
7. ⑥을 밀봉해 3개월 숙성시키면 좋은 식초가 탄생된다.

키위 식초: 혈관의 노화방지 및 스트레스 해소에 좋다.

키위의 효능

키위는 식물성 영양과 무수한 비타민과 미네랄이 포함돼 있다. 마치 심장의 건강을 보호하는 아스피린처럼 혈액을 묽게 하는 기능을 인정받고 있고, 키위를 즐겨먹는 아이들은 호흡 기질환인 천식 및 호흡곤란에 걸릴 가능성을 줄여준다.

콜레스테롤 조절, 대장 내 독소제거, 대장 및 전립선 암 예방, 혈당조절, 활성산소로부터 DNA 보호, 피부암 억제, 피부 검버섯 생성예방 및 치료 하는 키위에는 모발 건강에 좋은 아미노산, 판토텐산, 엽산, 티로신 등이 들어있다. 키위의 비타민C 함유량은 사과에 20배, 귤의 5배가 함유되어 있을 정도로 비타민C의 결정체라고 할 수 있고 비타민C는 기미와 주근깨를 예방하고, 혈관의 노화방지 및 스트레스 해소에 큰 효과가 있다. 또한 키위에 다량 함유된 칼륨은 혈압을 낮추어 주며, 식물섬유질로 인해 변비방지와 콜레스테롤 수치를 낮추는데 큰 효능이 있다.

천연발효 식초 만들기

준비할 재료
키위 1kg, 현미식초 100ml, 유리병, 삼베, 고무줄

만드는 법

1. 칼, 도마, 유리병, 스텐그릇 등을 끓는 물에 소독한다.
2. 키위의 껍질을 벗겨 잘게 썬다.
3. ②를 스텐 그릇에 담아 과즙 모양이 될 때까지 으깬다.
4. ③을 냄비에 담아 70℃에서 3분간 가열해 살균시킨다.
5. ④를 식힌 다음 현미식초를 넣고 소독한 병에 담는다.
6. ⑤의 주둥이를 삼베로 덮고 고무줄로 묶는다.
7. ⑥을 서늘하고 통풍이 잘되는 곳에서 3개월 발효시킨다.
8. ⑦을 삼베로 여과시켜 건더기를 걸러낸 다음 3개월 더 숙성시킨다.

뽀리뱅이 식초: 유선염과 감기 인후통과 열이 날 때 좋다.

뽀리뱅이의 효능

본초강목(本草綱目)에 '뽀리뱅이는 맛이 달고 쓰며 성질이 서늘하고 독이 없다'고 적혀있다. 열을 내리고 해독하면서 부기를 완화시키며 통증을 가라앉힌다. 따라서 감기, 인후통증, 유선염, 결막염, 창절, 요도감염, 백대, 풍습, 관절염을 치료한다. 민간요법으로 말린 줄기를 달여 먹으면 감기 인후통과 열이 날 때, 간이 나쁠 때, 눈의 염증, 뼈마디가 쑤시고 아플 때 좋다. 중국본초도록(中國本草圖錄)에 '맛이 쓰고 성질이 서늘해 청열과 해독, 소종작용이 있어 해열, 유선염, 창절 등을 치료한다'고 적혀 있다.

황암채, 황화채라고도 하며 국화과의 두해살이풀로 한국이 원산지이고 키가 15~100cm정도이며 부드러운 털이 있다. 5~6월경에 산방모양 원추꽃차례로 꽃이 피는데, 노란색 설상화이다. 열매는 수과로 납작하고 털이 흰색이다.

천연발효 식초 만들기

준비할 재료
뽀리뱅이 효소 발효액 1L, 막걸리 1병, 생수 3L, 식초 발효 병, 모시 천, 고무줄

만드는 법
1. 소독한 별도의 식초 발효 병에 막걸리 1병을 붓는다.
2. ①에 뽀리뱅이 효소 발효액 1L와 생수 3L를 붓고 골고루 섞는다.
3. ②의 주둥이를 모시 천으로 덮고 고무줄로 묶는다.
4. ③을 여름에는 3개월, 나머지 계절은 6개월 이상 발효시키면 식초가 된다.
5. ④를 모시 천으로 걸러낸 다음 1년 이상 숙성시키면 천연식초가 된다.

3. 암 예방과 치유에 좋은 식초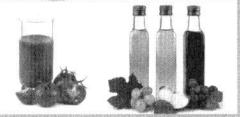

번행초 식초: 위장병과 위암에 특히 좋다.

번행초의 효능

동의보감(東醫寶鑑)에 '번행초는 맛이 달고 약간 매우며 성질이 평하기 때문에 해열과 해독을 다스리고 부종을 내리는 효능을 가지고 있다 그래서 장염, 패혈증, 정창 홍조, 풍열을 치료한 다'고 적혀있다. 비타민 A, B2 등이 풍부하며 위암에 특효약으로 알려져 있다. 잎과 줄기를 그늘에서 말려 보관했다가 차로 오래 마시면 소화불량, 숙취로 나타나는 메스꺼움, 위 염 등을 예방하거나 치료한다. 이밖에 축농증, 체질개선, 위장보호, 통증완화(위궤양, 위암, 십이지장궤양, 스트레스성 궤양의 의한 통증), 해독, 소화불량, 각종 위장병, 빈혈, 식용증진, 자양강장 등에도 좋다.

바닷가에서 자라며 재배도 한다. 꽃은 봄부터 가을까지 노란색으로 피고 잎겨드랑이에 1~2개씩 달린다. 꽃 받침통은 길이 4~7mm로 자라고 4~5개의 가시 같은 돌기가 있으며 열매가 성숙할 때도 남아 있다.

천연발효 식초 만들기

준비할 재료
번행초 효소 발효액 1L, 막걸리 1병, 생수 3L, 식초 발효 병, 모시 천, 고무줄

만드는 법

1. 소독한 별도의 식초 발효 병에 막걸리 1병을 붓는다.
2. ①에 번행초 효소 발효액 1L와 생수 3L를 붓고 골고루 섞는다.
3. ②의 주둥이를 모시 천으로 덮고 고무줄로 묶는다.
4. ③을 여름에는 3개월, 나머지 계절은 6개월 이상 발효시키면 식초가 된다.
5. ④를 모시 천으로 걸러낸 다음 1년 이상 숙성시키면 천연식초가 된다.

제비꽃 식초: 항암 재료로 연구가 되고 있고 유방암에 좋은 효능

제비꽃의 효능

제비꽃은 맛이 쓰고 성질이 차기 때문에 열을 내리고 독을 제거하며, 균을 죽이고 가래를 삭이며, 불면증과 변비에도 효능이 좋다. 특히 생손가락을 앓을 때 꽃을 짓이겨 붙이면 씻은 듯이 낫는다. 심경과 간경에 주로 작용하며, 열을 내리고 독성을 제거한다. 이밖에 태독, 유방염 등의 부인병과 중풍, 이질, 설사, 진통, 인후염, 황달, 뱀에 물린 곳을 치료한다. 또한 발육촉진제, 간장기능촉진제, 간염, 황달, 눈 충혈, 소변불리, 붓기, 임파선염, 종기 등에도 좋다.

자화지정(紫花地丁)이라고도 하며 진한 자주색 꽃은 4~5월경에 피고 열매는 삭과로 7월경에 익는다. 한국, 시베리아 동부, 중국 등에 분포되어 있다. 이 식물은 제비꽃 식물들 가운데 번식률이 가장 좋다. 어린순은 나물로 먹는다.

천연발효 식초 만들기

준비할 재료
제비꽃 효소 발효액 1L, 막걸리 1병, 생수 3L, 식초 발효 병, 모시 천, 고무줄

만드는 법

1. 소독한 별도의 식초 발효 병에 막걸리 1병을 붓는다.
2. ①에 제비꽃 효소 발효액 1L와 생수 3L를 붓고 골고루 섞는다.
3. ②의 주둥이를 모시 천으로 덮고 고무줄로 묶는다.
4. ③을 여름에는 3개월, 나머지 계절은 6개월 이상 발효시키면 식초가 된다.
5. ④를 모시 천으로 걸러낸 다음 1년 이상 숙성시키면 천연식초가 된다.

오동자 식초 : 항암 약재로 사용되고 고혈압에 효능이 좋다.

오동나무(오동나무 열매)의 효능

오동나무 열매를 오동자, 잎을 오동엽, 꽃을 오동화, 껍질을 오동백피, 뿌리를 오동근이라고 부르며 모두 한약재로 사용 되고 있다. 오동자는 콩알만 하고 씹으면 맛이 평하고 달기 때문에 위를 건강하게 하고 기를 원활하게 순환시켜준다. 오동엽은 맛이 쓰고 차기 때문에 풍을 제거하고 수분을 배출시 켜 관절과 다양한 통증을 비롯해 고혈압과 외상출혈, 종창에 사용된다. 특히 치질과 아토피성 피부염, 타박상, 삔 상처, 악성종기, 위 신경통, 살충 등에 효과가 좋다

오동나무 씨를 오동자라고도 하며 아욱목의 교목으로 키가 12m정도이고 잎이 어긋나며 너비가 30cm크기이다. 열매는 익기 전 5조각으로 갈라지고 조각이 배처럼 생겼으며, 조각 에 몇 개씩의 씨가 붙어있다. 완두콩처럼 생긴 씨를 오동자 라고 하는데, 볶아서 커피 대용이나 구워 먹기도 한다.

천연발효 식초 만들기

준비할 재료
오동자 효소 발효액 1L, 막걸리 1병, 생수 3L, 식초 발효 병, 모시 천, 고무줄

만드는 법
1. 소독한 별도의 식초 발효 병에 막걸리 1병을 붓는다.
2. ①에 오동자 효소 발효액 1L와 생수 3L를 붓고 골고루 섞는다.
3. ②의 주둥이를 모시 천으로 덮고 고무줄로 묶는다.
4. ③을 여름에는 3개월, 나머지 계절은 6개월 이상 발효시키면 식초가 된다.
5. ④를 모시 천으로 걸러낸 다음 1년 이상 숙성시키면 천연식초가 된다.

쇠비름 식초: 자궁암에 효과가 좋다.

쇠비름의 효능

본초강목(本草綱目)에서 쇠비름을 오행초라고 하는데, 이렇게 부르는 것은 다섯 가지 색깔로 음양오행설에 나오는 다섯 가지 기운을 모두 갖췄기 때문이다. 특히 타닌과 사포닌, 베타카 로틴, 글루틴, 칼슘, 비타민 C, D, E 등을 비롯해 필수지방산인 오메가 3가 풍부하게 함유되어 있다. 쇠비름은 폐결핵, 폐 농양, 관절염에 특효가 있다. 이밖에 피부에 생긴 염증과 종기에 쇠비름을 날로 찧어 붙이면 되고, 설사나 만성 대장염에 쇠비름죽이 좋고, 저혈압, 대장염, 관절염, 변비, 여성의 적 백대하, 임질, 설사 등에는 생즙을 마시면 효험이 있다.

쇠비름의 생초는 자궁암에 효과가 있다. 쇠비름은 시골의 길가나 밭 등에 절로 나는 풀로 줄기와 잎은 긴 타원형으로 마주나고, 여름철에 누런 꽃이 피는데, 꼭지가 없으며 아 침에 피었다가 한낮에 오므라진다.

천연발효 식초 만들기

준비할 재료
쉬비름 효소 발효액 1L, 막걸리 1병, 생수 3L, 식초 발효 병, 모시 천, 고무줄

만드는 법
1. 소독한 별도의 식초 발효 병에 막걸리 1병을 붓는다.
2. ①에 쇠비름 효소 발효액 1L와 생수 3L를 붓고 골고루 섞는다.
3. ②의 주둥이를 모시 천으로 덮고 고무줄로 묶는다.
4. ③을 여름에는 3개월, 나머지 계절은 6개월 이상 발효시키면 식초가 된다.
5. ④를 모시 천으로 걸러낸 다음 1년 이상 숙성시키면 천연식초가 된다.

머루 식초: 강한 항암 효과인 레스베라톨이 함유되어 있다.

머루의 효능

머루에는 칼슘, 인, 철분, 회분, 안토시아닌 성분이 다량 들어있기 때문에 보혈강장과 자양강장효과에 뛰어나다. 특히 열매가 약용으로 탁월해 오래전부터 종창, 종화, 화장, 동상, 식욕촉진, 해독, 보혈, 폐질환, 유종안질 목두증, 지갈, 이뇨, 두통, 요통, 두풍, 대하증, 양혈, 폐염, 폐결핵, 허약증 등에 널리 쓰여 왔다. 이런 가운데 특히 강한 항암효과인 레스베라톨이 함유되어 있어 DNA 변이를 억제하고 암세포의 세포주기 저해와 세포사멸을 유도한다.

천연발효 식초 만들기

준비할 재료
머루 효소 발효액 1L, 막걸리 1병, 생수 3L, 식초 발효 병, 모시 천, 고무줄

만드는 법
1. 소독한 별도의 식초 발효 병에 막걸리 1병을 붓는다.
2. ①에 머루 효소 발효액 1L와 생수 3L를 붓고 골고루 섞는다.
3. ②의 주둥이를 모시 천으로 덮고 고무줄로 묶는다.
4. ③을 여름에는 3개월, 나머지 계절은 6개월 이상 발효시키면 식초가 된다.
5. ④를 모시 천으로 걸러낸 다음 1년 이상 숙성시키면 천연식초가 된다.

까마중 식초: 항암 작용이 매우 뛰어난 약초이다.

까마중의 효능

본초강목(本草綱目)에 '까마중이 열을 내리고 오줌을 잘나가게 하며, 원기를 도와주고 잠을 적게 자게하고, 용정과 종기로 인한 독과 타박상으로 인한 어혈을 다스리고 다양한 광석물의 독을 제거한다'고 적혀있다. 이밖에 까마중 전초를 달인 것은 포도상균, 이질균, 티푸스균, 대장균 등을 억제하고 항염증, 혈압저하 작용, 기침 멈춤, 가래를 삭임, 혈액순환에 좋다. 또한 피로회복, 기관지염, 신장염, 고혈압, 황달, 종기, 암, 두통, 류머티즘 등에도 효과가 있다.

까마중은 항암 작용이 매우 쎈 약초 중 하나로 암 치료 약으로 널리 쓴다. 동물실험이나 실제 임상에서도 백혈병을 비롯하여 갖가지 암세포에 뚜렷한 억제 작용이 있음이 입증되었고 민간에서도 위암 간암 암 때문에 복수가 차는 데 등에 활용하고 효엄을 본보기가 여럿 있다.

천연발효 식초 만들기

준비힐 재료
까마중 효소 발효액 1L, 막걸리 1병, 생수 3L, 식초 발효 병, 모시 천, 고무줄

만드는 법
1. 소독한 별도의 식초 발효 병에 막걸리 1병을 붓는다.
2. ①에 까마중 효소 발효액 1L와 생수 3L를 붓고 골고루 섞는다.
3. ②의 주둥이를 모시 천으로 덮고 고무줄로 묶는다.
4. ③을 여름에는 3개월, 나머지 계절은 6개월 이상 발효시키면 식초가 된다.
5. ④를 모시 천으로 걸러낸 다음 1년 이상 숙성시키면 천연식초가 된다.

개머루 식초 : 폐결핵, 간염, 간경화에 좋은 효과

개머루의 효능

개머루(사포도, 산포도)를 한방에서는 산고등 또는 사포도로 불리는데, 고대 의서에 나오는 효능을 보면 폐농양, 장농양에는 개머루 뿌리를 찧어 나온 즙에 술을 타서 먹고, 각혈, 폐결핵에는 개머루 뿌리를 잘게 쓸어 물을 붓고 달여서 먹고, 골절에는 뿌리껍질에 술지게미나 찬밥을 넣고 소주를 적당하게 가미해 짓찧어서 붙이면 된다고 했다. 개머루의 맛이 달고 성질이 평하며, 독이 없기 때문에 신장염, 방광염, 맹장염, 간염, 간경화, 간장이 부어 배가 불러진 복수, 부종 등에 효과가 좋다.

개머루는 포도나무과의 낙엽 덩굴식물로 다른 물체를 감싸면서 자란다. 잎은 어긋나고 오각형처럼 생겼다. 연한 초록색 꽃은 6~7월에 취산꽃차례로 핀다. 열매는 9~10월에 진한 푸른색으로 익지만 식용할 수가 없다.

천연발효 식초 만들기

준비할 재료
개머루 효소 발효액 1L, 막걸리 1병, 생수 3L, 식초 발효 병, 모시 천, 고무줄

만드는 법
1. 소독한 별도의 식초 발효 병에 막걸리 1병을 붓는다.
2. ①에 개머루 효소 발효액 1L와 생수 3L를 붓고 골고루 섞는다.
3. ②의 주둥이를 모시 천으로 덮고 고무줄로 묶는다.
4. ③을 여름에는 3개월, 나머지 계절은 6개월 이상 발효시키면 식초가 된다.
5. ④를 모시 천으로 걸러낸 다음 1년 이상 숙성시키면 천연식초가 된다.

마늘 식초: 미국 국립암센터에서 추천한 항암식품의 효능

마늘의 효능

건강을 증진시키는 효능이 뛰어나 식품 중에서도 언론에 자주 보도되는 식품으로 손꼽힌다. 혈압을 낮추고 혈전 생성을 억제하며 나쁜 콜레스테롤을 감소시키고 위암을 예방하고 면역기능을 강화하는 것으로 잘 알려져 있다.

마늘 특유의 냄새는 알리신 이라는 성분 때문에 나는 것이다. 알리신은 체내에서 박테리아의 성장을 억제하고 곰팡이와 효모를 파괴한다.

또한 마늘에는 겨자유가 많은데 식욕을 돋우어 주고 위액 분비를 촉진시키며 장의 연동 운동과 이뇨작용을 촉진한다. 마늘은 또한 뛰어난 독소 배출제이기도 하다. 침투력이 강하여 부비강, 기관지, 폐등에 쌓인 점액질을 녹여내고 장내 기생충을 배설시키며 이질을 고친다.

마늘은 미국 국립암센터에서 추천한 항암식품 중 제일 으뜸으로 꼽힌다.

천연발효 식초 만들기

준비할 재료
마늘 효소 발효액 1L, 막걸리 1병, 생수 3L, 식초 발효 병, 모시 천, 고무줄

만드는 법

1. 소독한 별도의 식초 발효 병에 막걸리 1병을 붓는다.
2. ①에 마늘 효소 발효액 1L와 생수 3L를 붓고 골고루 섞는다.
3. ②의 주둥이를 모시 천으로 덮고 고무줄로 묶는다.
4. ③을 여름에는 3개월, 나머지 계절은 6개월 이상 발효시키면 식초가 된다.
5. ④를 모시 천으로 걸러낸 다음 1년 이상 숙성시키면 천연식초가 된다.

쑥 식초: 암과 같은 질병에 대한 면역기능을 향상 시키는 효능의 식초

쑥의 효능

쑥이 가지고 있는 독특한 향은 치네올이라는 성분 때문이며, 무기질과 비타민이 풍부하다. 이 치네올은 우리가 복용을 하게 되면 위액분비를 촉진 시켜준다. 그래서 소화력을 도와주며, 또한 우리 몸속에서 항균 내지는 살균 효과가 아주 뛰어나다.

특히 비타민A가 매우 풍부해 하루에 쑥 80g만 먹어도 하루에 필요한 비타민A양을 충분히 공급할 수 있다. 쑥에는 항산화활성이 높은 베타카로틴이 풍부하게 함유되어 있다.

베타카로틴은 몸 속에 들어와 비타민A로 전환되는데 몸속에서 전환된 이 비타민 A가 몸안에 침입한 세균이나 바이러스에 대한 저항력을 높여줘 암과 같은 질병에 대한 면역기능을 향상시켜 준다. 쑥에는 무기질과 비타민의 함량이 많은 것이 특징이다. 생쑥은 카로틴과 철분 함유량이 유채보다 많고 특히 철분은 채소 가운데 높은 편이다. 비타민A, B1, B2, 칼슘, 아연, 구리도 매우 풍부하며 칼슘은 우유보다 더 많이 들어 있다.

천연발효 식초 만들기

준비할 재료
쑥 효소 발효액 1L, 막걸리 1병, 생수 3L, 식초 발효 병, 모시 천, 고무줄

만드는 법
1. 소독한 별도의 식초 발효 병에 막걸리 1병을 붓는다.
2. ①에 쑥 효소 발효액 1L와 생수 3L를 붓고 골고루 섞는다.
3. ②의 주둥이를 모시 천으로 덮고 고무줄로 묶는다.
4. ③을 여름에는 3개월, 나머지 계절은 6개월 이상 발효시키면 식초가 된다.
5. ④를 모시 천으로 걸러낸 다음 1년 이상 숙성시키면 천연식초가 된다.

시금치 식초: 폐암의 발생률을 낮춰 주는 효능이 증명되었다.

시금치의 효능

시금치의 여러 가지 실험 결과 암 예방에 효과가 밝혀졌는데 이는 시금치에 들어있는 베타-카로틴에 의한 것이다. 특히 시금치는 흡연자에게서 많이 발생되는 폐암의 발생률을 낮춰주는 효능이 증명되었다

1969년에 일본의 과학자들은 동물실험에서 시금치가 혈중 콜레스테롤 수치를 낮추는 것을 발견하였다. 즉 시금치는 콜레스테롤이 코프로스타놀(coprostanol)로 바뀌는 것을 촉진시켜 이를 쉽게 체외로 배출시키므로 자연히 콜레스테롤이 감소된다고 하였다.

시금치는 인체에 유독한 요산을 분리, 배설시키므로 류머티즘이나 통풍치료에 효과적이다.

헤모글로빈의 성분이 되는 철이 많고 철의 흡수를 돕는 비타민 C도 풍부하므로 빈혈 예방에 안성맞춤이다. 비타민 A와 C가 둘 다 많기 때문에 감기 예방, 거친 피부, 기관지염 등에도 효과가 있다. 그 밖에 비타민 B1, B2, 칼슘 등 부족하기 쉬운 영양소를 함유하기 때문에 허약체질이나 쉽게 피로해 지는 사람의 체질개선에 이상적이다.

천연발효 식초 만들기

준비할 재료
시금치 효소 발효액 1L, 막걸리 1병, 생수 3L, 식초 발효 병, 모시 천, 고무줄

만드는 법
1. 소독한 별도의 식초 발효 병에 막걸리 1병을 붓는다.
2. ①에 시금치 효소 발효액 1L와 생수 3L를 붓고 골고루 섞는다.
3. ②의 주둥이를 모시 천으로 덮고 고무줄로 묶는다.
4. ③을 여름에는 3개월, 나머지 계절은 6개월 이상 발효시키면 식초가 된다.
5. ④를 모시 천으로 걸러낸 다음 1년 이상 숙성시키면 천연식초가 된다.

상추 식초: 유방암을 예방하고 피를 맑게 하는 효능이 있다.

상추의 효능

비타민 A가 풍부하고, 비타민B1, B2, 철분, 칼슘 등 미네랄이 많이 들어 있으며, 리신, 티로신 등 필수 아미노산도 풍부하게 들어 있다.

오장의 기능을 좋게 하여 경맥을 통하게 하고 가슴에 맺힌 열을 제거하며 근육과 뼈를 보양하고 숙취를 해소하며 스트레스를 해소하고 모유를 늘리며 유방암을 예방하고 피를 맑게 하며 치아를 희게 한다.

빈혈, 골다공증, 피부노화 등 예방, 여드름, 변비, 우울증, 신경성두통 등 치료하기도 하지만 성질이 차기 때문에 태양인과 소양인에 맞지 않는다. 많이 먹으면 졸릴 수 있다. 상추와 꿀은 궁합이 맞지 않는다.

천연발효 식초 만들기

준비할 재료
상추 효소 발효액 1L, 막걸리 1병, 생수 3L, 식초 발효 병, 모시 천, 고무줄

만드는 법
1. 소독한 별도의 식초 발효 병에 막걸리 1병을 붓는다.
2. ①에 상추 효소 발효액 1L와 생수 3L 를 붓고 골고루 섞는다.
3. ②의 주둥이를 모시 천으로 덮고 고무줄로 묶는다.
4. ③을 여름에는 3개월, 나머지 계절은 6개월 이상 발효시키면 식초가 된다.
5. ④를 모시 천으로 걸러낸 다음 1년 이상 숙성시키면 천연식초가 된다.

망고 식초: 암 형성을 억제하는 효능이 있다.

망고의 효능

망고(mangoes)라는 과일이 암 예방 효과가 있다는 연구 결과가 플로리다 대학(University of Florida) 연구진에 의해 보고되었다.

플로리다대학의 영양학 및 면역 전문가인 수잔 퍼시벌(Susan Percival) 교수는 연구 보고서에서 암에 대한 저항력을 키우려면 식료품점에서 사과나 바나나 한 다발을 사는 것 보다 망고 몇 개를 사는 편이 낫다고 한다. 망고는 다른 어떤 과일이나 야채에 비해 독특한 몇 가지 항산화제(antioxidants)를 많이 함유하고 있다고 한다. 항산화제는 산소 원자가 전자를 잃어버리면서 형성되는 자유라디칼에 의한 세포 손상을 예방하는 작용은 나타내기 때문에 암 형성을 억제하는 효능을 나타낸다.

천연발효 식초 만들기

준비할 재료
망고 1kg, 현미식초 100ml, 유리병, 삼베, 고무줄

만드는 법
1. 칼, 도마, 유리병, 스텐그릇 등을 끓는 물에 소독한다.
2. 망고를 잘게 썬다.
3. ②를 스텐그릇에 담아 과즙이 될 때까지 으깬다.
4. ③을 냄비에 담아 70℃에서 3분간 가열해 살균한다
5. ④를 식힌 다음 현미식초를 넣고 소독한 병에 담는다.
6. ⑤의 주둥이를 삼베로 덮고 고무줄로 묶는다
7. ⑥을 서늘하고 통풍이 잘되는 곳에서 3개월 발효시킨다
8. ⑦을 삼베로 여과시켜 건더기를 걸러낸 다음 3개월 2차 숙성시킨다.

오렌지 식초:
플라보노이드가 풍부하여 각종 암 예방을 해주는 효과

오렌지의 효능

오렌지에 함유된 비타민C는 감기를 예방하는 효과를 가지고 있다. 또한 비타민C는 멜라닌(melanin)의 생성을 억제하기 때문에 피부미용에도 좋다. 게다가 피로회복에 도움이 된다.

노화를 억제하고 산소 공급과 이동을 원활히 하는 플라보노이드가 풍부한 과일이어서 각종 암 예방을 해주는 작용도 뛰어나며 자연스럽게 일반 가정에서 민간요법으로 항암 효과를 얻을 수 있는 과일이기도 하다.

오렌지 껍질의 하얀 부분은 헤스페리딘이란 성분이 풍부하게 있다. 혈관을 튼튼하게 하는 역할을 하고 동맥경화 심혈관계 질환이 있는 사람에게 좋고 또한 이 헤스페리딘 성분은 혈압을 낮춰 주고, 간을 해독하며, 항균작용을 하는 효과도 있다.

천연발효 식초 만들기

준비할 재료
오렌지 1kg, 현미식초 100ml, 병, 모시 천, 고무줄

만드는 법

1. 병을 뜨거운 물로 소독한다.
2. 오렌지를 깨끗이 씻어 8등분으로 나눈다.
3. ②를 나무주걱으로 과즙이 나오도록 으깬다.
4. ③을 유리병에 담고 현미식초를 넣어 섞어준다.
5. ④의 주둥이를 모시 천으로 덮어 고무줄로 묶는다.
6. ⑤를 응달의 서늘한 곳에서 보관한다.
7. 알코올 발효된 ⑥을 3~5개월 후에 모시 천으로 받쳐 엑기스를 짜낸다.
8. ⑦을 80℃에서 3분간 가열해 살균한다.
9. ⑧을 밀봉해 1년 동안 2차 숙성시키면 된다.

배 식초: 대장암과 유방암의 발생위험을 줄이는 효과

배의 효능

지방질은 0.2%, 섬유소 함량은 0.5%로 다른 과실에 비해 다소 적은 편이라 한다. 배의 무기질 성분을 보면 K, Na, Mg 의 함량이 75%를 차지하고 인이나 유산균의 함량이 25% 정도로서 강한 알칼리성 식품이므로 배나 배 가공품을 많이 먹는 것은 우리의 혈액을 중성으로 유지시켜 건강을 유지하는데 큰 효과가 있다 한다.

배의 비타민 함량을 보면 배에 함유된 비타민 종류는 다른 과실에 비해 많은 것은 아니나 사과에 비해 비타민 B1,2 함량은 다소 많고, 비타민C의 함량은 적다.

배즙이 기침과 가래를 없애주는 효과가 있기 때문에 기침과 가래로 고생하시는 분들은 배즙을 장기복용하시면 효과가 좋다. 또한 배는 차가운 성질을 가지기 때문에 몸에 열을 내려주는 해열작용도 하며, 이뇨작용 또한 뛰어나다

배의 효능의 절정이라고 할 수 있는 부분이 바로 항암효과이다. 배는 대장암과, 유방암의 발생위험을 줄이고 탄 음식으로 유발되는 암에 특히 좋다고 한다. 실제로 연구결과에서 탄 음식을 먹은 후 배를 먹었더니 암 유발 물질이 땀과 소변 을 통해 몸 밖으로 상당부분 배출된 사실이 있다.

천연발효 식초 만들기

준비할 재료
배 2kg, 설탕 200g, 유리병, 모시 천, 고무줄

만드는 법
1. 배의 씨 속을 제거한다.
2. ①을 나무절구에 넣어 곱게 찧는다.
3. ②를 소독한 유리병에 넣고 20~25℃에서 2주 정도 알코올 발효시킨다.
4. ③을 모시 천에 받쳐 엑기스(알코올 12%)를 짠다.

5. ④를 80℃에서 3분간 가열해 살균한다.
6. ⑤를 식힌 다음 물 1,200cc로 희석시켜 알코올 농도를 6%로 낮춘다
7. ⑥을 유리병에 붓고 모시 천으로 입구를 덮고 25℃에서 초산발효 시킨다.
8. ⑦에서 균막이 생기면 그대로 둔다.
9. ⑧을 서늘한 곳에서 3개월간 숙성시킨다.
10. ⑨를 모시 천으로 여과하면 완성된다.

살구 식초: 폐암과 피부암 등 여러 가지 암을 치료하는 효과

살구의 효능

살구는 간에 필적한 정도로 헤모글로빈 재생 효력이 뛰어나고 폐암과 췌장암을 예방하는 과일로 각광을 받고 있다. 이 두 가지 암은 흡연과 밀접한 관련이 있어 살구는 애연가들에게 권장할 만한 식품이다. 살구가 폐암 등에 탁월한 효능을 발휘하는 것은 다른 오렌지색을 띤 과일이나 야채와 마찬가지로 베타카로틴을 고농도로 함유하고 있기 때문이다.

동물 실험 결과, 베타카로틴은 폐암과 피부암을 비롯한 여러 가지 암을 치료하는 성과를 보였다. 사람을 대상으로 한 조사에서 베타카로틴을 고농도로 함유한 과일이나 야채를 많이 먹은 사람의 경우 폐암, 피부암, 후두암의 사망률이 낮게 나타났다.

살구에는 비타민A와 베타카로틴이 많이 함유돼 있는데 이 베타카로틴은 항노화 작용과 함께 항암효과가 있다는 사실 이 여러 연구를 통해 규명됐다. 한방에서도 살구는 진해-거담제로 사용되며 기관지염 폐결핵 만성기침환자들에게 특효가 있는 것으로 알려졌다. 그러나 살구에는 독도 들어 있다. 중국 의서인 본초(本草)에 따르면 살구에는 독이 있어서 많이 섭취 하면 정신이 흐려지고 근육과 뼈에 해가 온다고 한다.

천연발효 식초 만들기

준비할 재료
살구 1kg, 흑설탕 100g, 병, 모시 천, 고무줄

만드는 법

1. 유리병을 뜨거운 물로 소독한다.
2. 살구를 깨끗이 씻은 다음 물기를 제거한다.
3. ②를 반으로 잘라 씨를 제거한다.

4. 병에 ③을 담고 설탕을 두껍게 넣어 밀봉한다.
5. 2일 후부터 15일 동안 매일 병을 뒤집어 설탕을 잘 녹게 한다.
6. ⑤를 응달진 서늘한 곳에서 1개월 동안 발효시킨다.
7. ⑥을 모시 천을 받쳐 건더기를 걸러낸다.
8. ⑦의 엑기스를 3개월 동안 2차 숙성시키면 된다.

수박 식초: 리코펜 성분이 암 예방에 효과가 있다.

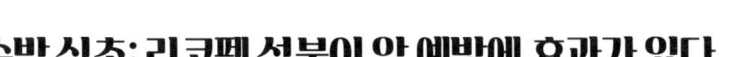

수박의 효능

수박은 91~95%가 수분이다. 물은 체내에 섭취한 영양소를 운반하여 생체 내의 모든 화학 반응 즉 대사의 매체가 된다. 우리 몸의 3분의2가 물로 구성되어 있다는 것을 생각한다면 물은 3대 영양소인 탄수화물, 단백질, 지방, 그 어떤 것보다도 더 큰 영양학적 가치를 가진다고 할 수 있다. 또, 수박에는 시투룰린(citrulline)이라는 물질이 있어 이뇨작용을 돕는다. 그래서 민간에서는 수박이 신장병이나 당뇨병을 가직 사람들에게 약용되고 있다. 병이 심한 경우에는 음식의 종류와 양도 의사와 상의해야 하지만 약을 복용해서 정상적인 생활을 할 수 있는 환자들에게는 분명히 도움이 된다.

수박의 붉은 색은 리코펜 성분이 함양되어 있고 이것은 암 예방에 효과가 있다.

천연발효 식초 만들기

준비할 재료
수박 1kg, 흑설탕 100g, 현미식초 100ml, 유리병, 모시 천, 고무줄

만드는 법

1. 수박을 2cm 두께로 썰어준다.
2. ①을 뜨거운 물로 소독한 유리병에 담는다.
3. ②에 흑설탕으로 덮는다.
4. ③에 현미식초를 넣는다.
5. ④를 전자레인지에 넣어 2분 정도 돌려 설탕을 녹여준다.
6. ⑤의 뚜껑을 닫아 냉장고에서 2주간 숙성시켜준다.
7. ⑥의 내용물을 모시 천으로 받쳐 건더기를 걸러낸다.
8. ⑦을 80℃에서 3분간 중탕 살균해주면 된다.

참외 식초: 항암작용으로 암세포가 확산을 방지하는 효과

참외의 효능

여름 과일답게 비타민C의 함량이 높은 것이 특징이고, 그 밖의 성분으로 칼륨이 많다. 따라서 참외를 많이 먹으면 밤에 오줌을 싼다고 하는 것은 수분이 많을 뿐만 아니라 수박과 같이 이뇨작용이 있고 또 칼륨의 함량이 높기 때문이다.

항암작용이 있어 참외를 많이 먹으면 암세포가 확산되는 것을 방지하며 참외에는 진해, 거담작용을 하는 성분이 있고 변비, 풍담, 황달, 수종, 이뇨 등에도 좋다.

성주과채류 시험장에서는 참외 성분에 대한 연구를 실시해 참외에 함유되어 있는 포도당과 과당은 인체에 흡수가 빨라 피로회복에 도움을 줄 뿐 아니라 항암효과가 뛰어난 "쿠쿨비타신" 이라는 성분을 함유하고 있다고 발표했다.

동의보감(東醫寶鑑)에는 참외가 진해거담작용을 하고 풍담, 황달, 이뇨에도 효과가 있다고 전해진다. 땀을 많이 흘리는 여름철 갈증을 해소시켜주는 과일이라 할 수 있으며 체질이 산성으로 변하기 쉬운 여름에 참외는 좋은 식품이며 피로회복에 좋다.

천연발효 식초 만들기

준비할 재료

참외 1.5kg, 백설탕 1.7kg, 레몬즙 100ml, 사과식초 500ml, 소독한 병, 모시 천, 고무줄

만드는 법

1. 준비한 참외를 깨끗이 씻어 물기를 닦아낸다.
2. ①의 씨를 빼고 껍질째 1cm크기로 썬다.
3. ②를 병에 담아 백설탕 70%와 레몬즙으로 20분정도 재운다.
4. ③에 백설탕 30%를 사용해 시럽 두 컵을 만들어 식힌 다음 붓는다.
5. ④에 사과식초를 붓고 3~4개월 숙성시킨다.
6. ⑤를 모시 천으로 여과시켜 건더기를 걸러낸다.
7. ⑥을 80℃에서 5분간 중탕 살균하면 완성된다.
8. ⑦을 냉암소에 보관해서 먹으면 된다.

복분자 식초: 항산화 작용이 뛰어나며 항암 기능이 있다.

복분자의 효능

복분자는 그 성질이 따뜻하기 때문에 몸이 차가운 체질인 사람에게 좋으며 혈액순환에도 효과가 있다고 알려져 있다. 또한 붉은 열매들의 특징인 폴리페놀이라는 성분이 다량 들어있기 때문에 항암기능 또한 있다고 알려져 있다.

복분자는 여성과 남성 모두의 성기능강화에 도움을 주는 식품이다. 성호르몬 분비를 촉진시켜주며 정력 감퇴, 조루증을 해결 해 준다. 또한 소변을 잘 보게 해주는 효과 또한 갖고 있다.

복분자는 신장에 좋은 음식으로 신장에 생기는 각종 질환을 예방해주며 특히 탈모에 좋다고 알려져 있다. 복분자는 간에 좋은 음식으로 술을 먹은 뒤 복분자를 먹으면 숙취해소에 도움을 주며 복분자 주스나 즙, 엑기스 등을 꾸준히 섭취해주면 간 기능을 강화해 만성피로를 해결해주는데 효과가 좋다. 또한 복분자는 간에 생기는 여러 질환도 예방해준다고 한다.

복분자는 항산화작용이 뛰어나며 각종비타민이 많이 들어있기 때문에 피부노화 및 기타 노인성질환을 예방하는데 효과적이라고 알려져 있으며 특히 꾸준히 복분자를 섭취할시 피부를 매끄럽고 하얗게 해주는 효과가 있다고 한다.

천연발효 식초 만들기

준비할 재료
복분자 2.5kg, 청주 1.5병, 소독한 유리병, 모시 천, 고무줄

만드는 법

1. 복분자를 깨끗이 씻어 물기를 제거한다.
2. ①을 유리병에 담는다.
3. ②에 청주를 모두 붓는다.
4. 골고루 섞은 다음 모시 천으로 덮고 고무줄로 묶는다.
5. ④를 20~30℃에서 1개월 동안 발효시킨다.
6. ⑤의 표면에 산막효모가 생기면 나무주걱으로 저어 섞어 준다.
7. 3개월 후 모시 천으로 받쳐 건더기를 걸러낸다.
8. ⑦을 모시 천으로 완전히 여과시켜 80℃에서 5분정도 가열해 살균시킨다.

포도 식초: 항암 효과가 뛰어나고 혈전 생성을 억제하는 효과가 있다.

포도의 효능

포도는 노폐물을 배출시키고 몸속 독소를 제거해 주고 몸 안에 있는 노폐물과 독소를 배출시키고 병든 세포를 제거해서 깨어진 몸의 균형을 되찾아 준다.

또한 포도의 해독작용은 몸속 독성을 제거하는 역할을 하므로, 간의 부담을 많이 덜어주어 간이 좋지 않은 분들은 포도즙을 많이 마시면 좋다.

포도는 과당이 풍부하여 피로회복에 도움을 준다. 또한 유기산 등의 영양소가 많아서 원기회복과 피로회복을 돕는다.

포도껍질과 포도에는 레스베라트롤이라는 성분이 있어, 항암효과에 뛰어나고 포도의 식물성분인 플라보노이드는 혈전 생성을 억제해주고 동맥경화와 심장질환 예방에도 효과가 있다. 포도는 혈액순환을 도와주어서 부종을 가라앉히는 역할을 하기도 한다.

천연발효 식초 만들기

준비할 재료

포도 2kg, 설탕 200g, 끓여서 식힌 물 1,300cc, 소독한 항아리, 삼베, 고무줄

만드는 법

1. 포도를 채취해 낱알로 분류하고 줄기를 제거한다.
2. ①을 깨끗하게 씻은 다음 물기를 빼고 으깬다.
3. 소독한 항아리에 와 설탕을 함께 넣는다.
4. 2일 후부터 15일 동안 매일 3~4회 저어서 건더기를 가라앉힌다. (여름철 때 두터운 균사 덩어리가 위에 생기면 걷어내야 한다.)
5. ④를 3주정도 발효시키면 알코올(12% 정도)이 된다.
6. ⑤에 물을 부어 희석시켜 알코올 농도를 6~7% 정도로 낮춘다.
7. ⑥의 주둥이를 삼베로 덮고 고무줄로 묶는다.
8. ⑦을 서늘하고 통풍이 잘되는 곳에서 4~5개월 발효시키면 초산이 된다.
9. ⑧을 여과시켜 80℃에서 5분정도 가열해 살균시키면 완성된다.

12 해독 프로그램
CHAPTER

1. 인체의 독소

인간의 몸뿐 아니라 모든 생명체에 해를 주는 독소란 무엇일까?

일반적으로 생명체가 만들어 내는 독성이 강한 물질로 내독소와 외 독소로 구하는데, 독소는 우리 몸의 장기가 제 기능을 못하도록 생체의 기능을 혼란에 빠뜨리고 질병을 불러오는 모든 화학물질을 뜻한다. 그러므로 우리가 살아가는 현실의 환경은 사방에 독소가 곳곳에 도사리고 있는 환경에 현대인은 살고 있다고 볼 수 있다. 우리가 먹는 음식물에서도 몸에 해로운 화학물질들이 포함돼 질병을 일으키는 원인이 되곤 한다.

또한 전 세계적으로 사용되고 있는 화학물질은 수없이 많고 우리나라의 경우 약 3500종류 이상의 화학물질을 사용하고 있으며, 매년 2000 여종의 새로운 화학물질이 개발되어 상품화되는 것을 알려져 있다. 그리고 오염된 공기와 물, 황폐한 땅, 병든 동식물, 중금속 등이 독소가 될 수 있다. 독소는 몸 밖에서 들어오는 것을 외독소 라하고 체내의 신진대사 주에 생기는 독소를 내독소라 한다 그러므로 독소가 원인이 되어 우리 몸에 나타나는 증상들은 식중독을 일으키면서 통증을 유발하고 알레르기, 만성피로에 이르기까지 다양하며, 독소를 배출하지 못하거나 인체의 각 기관에 쌓이면 질병의 원인이 될 수 있으며, 유발하는 증상 또한 다양하다. 소화불량, 구토, 설사 통증, 고열과 알레르기, 만성피로, 피부질환과 같은 여드름이 얼굴에 생기고 노화를 초진하는 등 다양한 종류로 나타나고 있다.

2. 생활 속 독소와 해독작용

우리 몸에 유입된 독소를 제거하는 해독작용은 몸의 면역력과 자연치유력을 되살려 병을 이겨낼 수 있도록 만들어 건강하게 살아가려면 몸으로 들어오는 독소를 막고 해독할 수 있는 능력을 갖추도록 해야 한다. 그러나 우리 몸은 면역작용에 관여하는 림프계를 통해 스스로 끊임없이 해독작용을 하고 있고 해독작용의 대부분은 밤에 이루어지고 있지만 해독시스템인 림프계가 소리 없이 작동하므로 평상시 우리는 느끼지 못하고 살아가고 있으며, 우리 몸은 안팎으로 독소에 노출되어 독소와 접하면서도 거의 중독되지 않고 건강을 유지할 수 있는 것은 림프계가 24시간 작동을 하여 있기 때문이다. 우리 몸에서 필요로 하는 1일 에너지 총량의 60~80%가 우리 몸의 해독작용에 쓰인다고 하는데, 우리의 몸에는 생면의 법칙이 작용할 수 있도록 자연치유 능력을 회복시키는데, 중요한 역할을 하는 기관이 있으며 대표적 해독기관에 해당하는 장기는 간과 대장 및 혈액과 피부이고 간과 함께 우리 몸을 깨끗이 해주는 림프계의 기능에 대해 간략하게 다루고자 한다.

- 간 독소: 외부에서 유입되는 각종 독소를 제거하는 매우 중요한 해독기관이며, 간에서 해독 기능에 문제가 생기면 독소가 쌓여 우리 몸에 여러 가지 질병이 발생한다.

- 대장 독소: 대장은 위와 소장에서 소화 흡수된 후에 찌꺼기 및 유해 물질을 노폐물들을 대변의 형태로 주기적으로 체외로 배출 제거하는 기능을 갖고있다.

- 혈액 독소: 우리의 건강은 혈액이 결정한다는 설이 있다. 혈류가 원활하지 못하면 고인 물이 썩듯이 탁해져서 독소가 쌓이고 질병이 생기고 혈액내에 독소가 쌓이면 혈액순환 장애가 생기면 만병의 근원이 되고 혈액의 독소를 제거하면 혈액

이 맑아지고 질병은 우리 몸에서 멀어진다.

- 피부 독소: 사람의 피부는 온도조절과 지각신경의 기능이 있으며, 외부 자극으로부터 피부를 보호하고 우리 몸의 위나 기관에 이상이 생기면 피부에 위험 신호를 보내 건강상태를 나타내는 거울에 비유된다. 이렇게 우리 몸에 가장 넓은 면적을 차지하는 조직으로 노폐물을 분비하고 흡수하는 해독기관으로 우리 몸에 독소가 쌓여 피부가 막히면 피부노화 및 색소침착과 여드름 등 피부트러블이 생겨 표출된다.

3. 해독 프로그램

우리 몸에서 독소를 제거하는 치유체계를 위협하는 요소 중에서 생활환경 속의 많은 유해한 물질에서 디톡스는 독소라 할 수 있다. 그러므로 디톡스(detox)란 인체에 쌓인 독소(toxin)를 중성화시키거나 제거하는 해독요법이다. 이렇게 해독이나 정화의 차원에서 우리 몸에 축적된 독소를 배출시키는 디톡스는 건강요법 이다. 한편 체계적인 해독프로그램은 대체의학의 한 분야로 인해 우리 몸속속에서 해독과 배출을 담당하는 기관인 피부, 간장, 폐, 신장, 림프계 등을 강화함으로써 독소를 내보내는 것을 주요 목적으로 하는데, 해독 프로그램은 식이요법과 발열요법, 호흡요법, 물 요법, 운동요법 등 다양한 프로그램들로 구성되어서 해독과정의 첫 단계는 우리 몸을 깨끗이 해주는 정화가 무엇보다도 우선시 돼야만 한다. 해독 4단계 구성은 다음과 같다.

정화 – 균형 – 활력 – 유지 순으로 진행하는 것이 가장 좋다.

13 CHAPTER 치유성공 처방 및 인체 균형 로드맵

1. 우리 몸이 원하는 치유의 골든타임

1) 우리 몸이 원하는 치유의 골든타임

심장마비나 호흡정지, 대량 출혈 등의 응급 상황에서 인명을 구할 수 있는 시간을 가리켜 골든타임이라고 한다.

목숨을 살릴 수 있는 귀중한 시간이라는 뜻에서 나온 말이며, 사건 사고 발생 후 원래의 상태로 회복될 수 있는 결정적으로 중요한 시간대를 말한다.

사건 사고가 발생하여 심장마비나 호흡정지, 대량 출혈 등의 요인으로 사람의 목숨이 위급한 상황에 이르렀을 때 신속한 치료를 하면 목숨을 구조할 가능성이 높은 시간대를 말한다. 또한 증상 초기에 자연치유력이 회생되도록 휴식의 골든타임을 적시에 활용하였다면 병이 진행되지 않았을 것이다. 그래서 골든타임이란 회복할 수 있는 매우 중요한 일정한 시간대를 뜻하는 것이다. 또한 우리 몸에서 수시로 보내는 신호를 무시해서는 안 된다. 그러므로 회복으로의 골든타임을 놓쳤다는 것은 그동안 몸에서의 신호를 대수롭지 않게 생각하여 몸을 쉬게 해주지 않았다는 것이다.

그렇다면 당신의 골든타임은 어떠한가?

골든타임이란 긴박한 사고가 발생하였을 때 인명을 구조할 수 있는 시간으로서, 이 시간을 어떻게 대처했는가에 인명구조의 여부가 결정된다. 그러나 상황에 따라 다르고 특히 항공사의 '운명의 90초 룰'에서는 비상상황시 90초 이내에 승객을 기내에서 탈출시켜야 한다는 것이다. 또한 심장마비인 경우에 골든타임은 4~6분 이내이고 대량출혈과 같은 중증외상은 1시간 이내이며, 뇌졸중인 경우에는 3시간 이내에 적절한 응급 처치를 하여야 생존할 가능성이 커진다. 이렇게 신체적 증상을 치료할 수 있는 골든타임이 있는 것처럼, 현시점에는 코로나19라는 대혼란속에 우리의 마음에게도 아픔을 치유하는 것 또한 골든타임이 있다.

그래서 요즘 심리상담센터는 여기저기 많이 생기는데 심리상담을 받으려는 사람들의 심리적 장벽은 높기만 한데, 어떤 사람은 '우울증은 마음의 감기'로 여기고 쉽게 상담을 받으러 가기도 하지만 어떤 사람은 하루에도 수십번 고민을 하고 그렇게 몇 달 몇 년이 지나도 발을 들여놓지 못하는 경우가 많다. 이 시대에 사는 우리들의 삶에서 스트레스는 삶을 사는 누구나가 겪게 되는 인생의 한 부분이라고 할 수 있다. 하지만 어떤 경우에는 스트레스가 실제로 죽고 사는 문제로 연결되기도 한다는 것이 문제이다. 그러므로 사람들은 스트레스가 겹치고 겹쳐서 혼자서 도저히 감당할 수 없는 지경이 되고나서야 병원이나 상담센터를 방문하는데, 그것 또한 상담을 받을까 생각해보는 자체가 마음이 힘들다는 증거이다. 그러나 상처가 곪아 터지기 전에 치료를 시작하면 좋을 것이다. 이렇게 정신건강 치유에도 골든타임이 있다. 그러면 사람에게 휴식의 골든타임은 언제이며, 어떻게 활용해야 하는가?

'전략적으로 휴식하라'

무조건 일을 많이 한다고 좋은 것은 아니다. 우리 몸은 휴식이 필요한데, 휴식도 무조건 쉬는 게 아니라 전략이 필요한 것이다. 먼저 피곤해지기 전에 휴식을 취해야 하고 몸이 피곤으로 만신창이가 된 상태로 쉬는 것보다 피곤해지기 전 적절하게 쉬는 것이 중요한데, 피곤해지기 전 쉬게 되면 일처리 효율이 높아지지만 아무래도 피곤한 상태로 일을 처리하면 효율이 떨어질 수밖에 없다. 그래서 피곤해지기 전 휴식을 취하여 일 처리 효율을 유지하는 것이 좋다. 우리 몸이 휴식을 취할 때는 눈을 감아 시각을 차단하는 것이 좋은데, 그러므로 업무나 공부 중에 휴식을 취해야 하는데 이 때에 스마트폰을 들여다보는 것은 최악이다. 스마트폰은 오히려 뇌를 피곤하게 만들고 휴식을 취할 때는 잠시 바람을 쐬거나 대화를 나누는 것이 좋고 이마저도 할 시간이 되지 않는다면 잠시나마 눈을 감고 명상을 하면 정신건강에도 좋다. 우리 몸은 시각을 차단하는 것만으로도 휴식상태에 들어가게 되는 것이다. 우리 몸은 하루하루가 바쁘고 지치신다면 시간관리가 필요하고 일단은 골든타임을 활용하고 전략적 휴식을 통해 시간을 확보해 보는 것이 휴식의 골든타임이고 치유의 골든타임 이다.

한편 우리가 삶을 살아갈 때 여러 가지 두려운 것이 있기 마련인데 의학이 발전하면서 위급할 때 대처할 수 있는 다양한 방법들이 존재하지만, 심정지만큼은 누구라도 미리 알고 예상하기 어렵기 때문이라 매우 위중한 병이다. 이름 그대로 심장 활동이 중단되는 것인데 피가 공급되지 못하므로 순환계가 멈춰지게 되고 이로 인해 돌연사 할 확률이 높아지게 되는 것이다. 그러나 심정지 원인을 몇 가지 알고 있고 4분 이내에 응급조치를 잘해 준다면 생존율을 높여줄 수 있다는 점도 기억해야 한다. 골든타임은 딱 4분이기 때문이다. 그렇다면 주로 어떤 사람들에게 문제가 발생하는 것일까? 보통 관상동맥질환으로 나타나는 급성심근경색, 부정으로 생길 수 있는 판막질환과 심실빈맥 등을 주요인으로 볼 수 있다. 그러나 만약 부정맥이 있다면 특별한 증세 없이 심장이 바로 멎어 죽음에 이를 수도 있으므로 주위를 요 한다.

다음은 심정지 증상에 대하여 정리를 하고자 한다.

2) 심정지 증상

- 가슴 압박

우리 몸이 숨 쉴 때 답답하다거나 통증이 있으며 목과 왼팔이 당기는 느낌이 든다면 협심증을 의심해보아야 한다. 이는 심근육에 산소, 영양분을 채워 주는 관상동맥이 막히게 되어 혈액순환이 원활하게 이뤄지지 않는 상태를 뜻한다.

- 호흡곤란

우리 몸에서 숨쉬기가 곤란해지면 기능이 약해져 피의 흐름이 잘되지 않는다는 신호이니 주의하도록 한다.

- 피로감

우리 몸이 휴식을 충분히 취해주었는데도 피곤함이 사라지지 않고 6개월 이상 지속된다면 증상이 심해질 수 있어 진단을 받아보는 것이 좋다.

- 현기증

우리 몸이 평소보다 심박동이 느려지거나 빠르게 뛰는 것을 부.정.맥이라고 하는데, 그래서 식은땀을 동반하는 어지러움을 느낄 수 있다.

- 허약감

내 몸이 평상시에 기력이 없다면 산소 공급이 제대로 이루어지지 않아 심발작이 생길 수 있다. 심각한 신호이므로 검사가 필요할 수 있으니 알아두도록 한다.

- 감기

우리 몸이 면역력이 크게 약해졌다거나 독감에 걸리면 심정지가 올 가능성이 높다. 또한 심장마비가 오기 직전의 증세가 마치 이와 유사하므로 이러한 현상이 자주 발생한다면 확인을 받아보도록 한다.

- 예방법

우리 몸은 과음과 흡연 및 비만은 심정지의 위험인자로 인체에 부담을 주므로 반드시 피해야 한다. 또한 규칙적인 운동을 통하여 신체를 관리해 주는 것이 무엇보다 중요하고, 유전적 요인으로 인해 문제를 일으킬 수도 있으므로 가족 중에서 갑자기 사망한 이가 있다면 꼭 건강검진을 받아서 몸에 이상이 있는지 체크하고 위급상황을 대비해 주도록 한다.

이렇게 심정지 원인이 되는 고위험 질병들은 무엇보다 조기에 예방해 주어야 하며, 또한 과도한 스트레스나 과로도 압박을 줄 수 있으니 이런 피로함을 풀어주기 위해 휴식을 충분히 해주고 적당한 운동으로 몸을 지켜주어야 하는 것을 인지하고, 유사시에 구급차가 현장에 도착하는 데까지 소요되는 평균 시간은 수도권 기준으로 4~5분 정도라고 하나 이런 짧은 시간에 어떠한 일이 일어날지 모르므로 긴급한 상황이 생긴다면 즉시 119에 연락을 하여 먼저 도움을 받도록 하는게 좋다. 또한 우리들의 인간관계에도 골든타임이 있어 관계 회복에 타임을 놓치면 화해 및 분위기와 사람 등 모두 잃는다. 그러므로 대인관계를 유연하게 하여 나빠졌던 관계도 좋은 방향으로 돌리는 골든타임의 타이밍을 적시에 활용한다. 이렇게 골든타임은 우리의 건강과 자연치유력을 되찾는 타이밍이 언제인지 찾아보고자 한다.

우리가 현대사회에서 살아가는데 초조하고 고달프고 기진맥진한 느낌의 연속적인 삶일 수 있고, 때로는 좌절과 분노를 일으키면서 씁쓸한 기분이 들 때도 있다. 그러나 대다 수의 현대인들이 피로와 무기력을 피할 수 없는 현실에서 살아가면서 진정으로 개운하고 상쾌한 느낌은 잊어버린 지 오래다. 이러한 현실은 몸과 마음 그리고 영혼이 혹사당하고 있다고 해도 과언이 아니다. 그러나 우리는 건강을 유지하고 일상에서 활력적인 삶을 되찾고 싶어서 우리 몸에서 휴식이 필요하다고 신호를 보내지만 현실은 그러지 못하고 있다. 그러면 현대사회에서 현대인은 얼마나 쉬느냐가 아니라 어떻게 쉬느냐가 중요한데, 우리는 늘 피곤한 이유는 휴식이 부족해서가 아니라 휴식을 취하는 방법론에서 틀려서라고 한다. 우리 몸에서 원하는 진정한 휴식은 심신의 회복과 정신적인 회복도 포함되는 것이다. 우리 몸에 생기를 불어넣는 휴식을 충분히 취하여 우리 몸에 재충전의 골든타임을 활용해야 한다.

그러므로 휴식을 취하려면 일상에서 벗어나는 여행에서부터 간단히 취하는 잠자는 것을 택할 수는 있으나 하지만 휴식의 의미는 잠을 자는 것만으로는 충분하지 않다. 그래서 휴식의 골든타임은 잠자는 것 이상으로 진정한 휴식을 찾아서 바쁜 스케줄 속에서 쉽게 접근할 수 있는 명상이나 요가와 호흡법을 활용한 스트레칭으로 여유를 갖고 할 수 있는 나와 맞는 방법을 찾아서 활동하면서 마음을 다스리는 茶道와 예술 활동과 운동 및 여행 등으로 자신에게 쓸 수 있는 것부터 찾아 휴식의 골든타임에 쓸 수 있는 자신만의 휴식법을 찾아야 할 것이다.

2. 치유 성공을 위한 처방

현대인 건강은 몸과 마음의 균형과 조화를 이루어질 때 건강관리가 잘 되었다 할 것이다. 그리고 우리 몸의 건강을 관리할 때는 몸과 마음의 건강을 유지, 증진 시키기 위하여 장애요인을 피하거나 제거하여 대처할 방안을 모색하여야 한다. 그러므로 자연치유에서는 우리 몸에 병의 징후가 나타나지 않은 상태에서 심신의 균형과 조화를 이루어 건강을 관리하는 것을 원칙으로 한다. 그러나 궁극적으로 질병을 예방하는 우리의 삶의 질을 향상시켜 건강한 삶을 누리며 살아가는게 자연치유의 근본적인 목적이다. 한편 건강을 지키기 위해서는 미치는 요인들이 많은데 그중에서 환경적 요인과 유전적 요인이 있으며, 질병과 생활에서 오는 영양학적 요인 등과 갑작스런 사고 외에 스트레스 등 일상 속에 요인들이 자리를 잡고 있으며, 유전적 요인은 선천적이므로 자신이 어찌할 수 없지만, 영양적인 문제는 건강증진 및 유지를 위해 절대적 필요한 요소이다. 이렇게 현대인에게 필요한 양질의 섭생 관리가 중요한데 건강을 위한 균형 잡힌 식사는 우리 몸이 활동에 필요한 영양분을 공급하여 생리기능을 조절하고 건강을 지키는 중요한 요인이 된다.

현재 우리에게 필요한 것은 예전에 비하여 몸을 덜 움직이고 바쁜 일상에 쫓기듯 살아가고 있는 우리네 현대인은 체력관리 및 에너지관리를 어떻게 할 것인가에 큰 관심을 갖고 있으며, 일상에서 줄어든 운동량과 저하된 체력 등으로 저항력이 떨어지고 컴퓨터 사용으로 전자파에 노출된 환경에서 몸의 불균형을 막기 위해서는 적절한 운동과 스트레스 관리를 위한 정신건강 및 영양 관리가 치유의 방법이 절실히 필요하고 건강한 사람에게는 건전한 정신건강이 우리 몸이 건강할 때 다른 사람과 사회생활을 조화롭게 하므로 자신의 행동에 책임을 질 수 있을 때 행복하다고 느낀다. 그리고 자기주관이 뚜렷하고 미래지향적이며 자아정체성으로 인생을 즐기고 주변 사람들과 함께 살아가는데 정신적으로 매우 건강한 삶을 살아가는 사람이라 할 것이다.

3. 인체 균형 로드맵

인간은 자연에 순응하며, 자연의 흐름에 따르는 생활 습관이 매우 중요하다. 그래서 자연에서 답을 찾아 살아가고 있고, 우리의 몸은 자연의 리듬을 거슬리지 않으려 하며 순응하여 따라갈 때는 생활에 문제가 없었으나 자연의 흐름에 역행하면 우리 몸에 이상 증세가 나타나는 것이다. 또한 자연의 순리에 따르지 않는 불규칙적인 생활습관으로 밤낮이 바뀐 야간근무(작업)와 매연과 공해로 인한 소음 등으로 진정한 휴식을 갖지 못하는 현대인에게 질병에 쉽게 노출되는 것도, 이러한 원인 중 하나이며 자연의 순리를 따르는 습관은 우리를 건강하게 만든다. 그래서 아침 일찍 묘시(卯時)부터 새벽 인시(寅時)에 이르는 시간대마다 활성화되는 우리 몸 기관들의 활동이 다르므로 우리가 잘 알아야 하는데, 시간대와 신체 각 부위 등이 자연의 흐름에 따라 관계가 깊다.

＊시간과 신체 부위의 관계＊

- 묘시(卯時) (오전5시~7시): 왕성한 대장(large intestine)
- 신시(辰時) (오전7시~9시): 활발한 위상(stomach)
- 사시(巳時) (오전9시~11시): 비장(spleen)
- 오시(午時) (오전11시~오후1시): 왕성한 소장(small intestine)
- 신시(申時) (오후3시~5시): 활발한 방광(urinary bladder)
- 유시(酉時) (오후5시~7시): 왕성한 신장(kidney)
- 술시(戌時) (오후7시~9시): 활발한 심막(pericardium)
- 해시(亥時) (오후9시~11시): 왕성한 삼초(pancreas)
- 자시(子時) (밤11시~오전1시): 쓸개(gall bladder)
- 축시(丑時) (오전1시~3시): 가장 왕성한 간(liver)
- 인시(寅時) (오전3시~5시): 폐(lung)

인간은 20대 초반부터 서서히 노화의 징조가 보이고 30대에는 겉으로 나타나며, 이후에 세월이 지나서 점차 생리적 변화에 퇴화현상으로 눈에 띄게 나타나고 있다. 인간은 건강하게 늙으려면 젊었을 때부터 자신의 몸과 마음을 잘 파악하여 자신에게 맞는 프로그램을 개발, 운동법, 영양관리, 환경개선 이미지관리 등이 적절히 조합된 습관으로 젊음을 유지하는 노화를 늦추는 방안을 융합하여 프로그램을 만들어 우리의 삶을 높여야 하는데, 높이기 위해서는 정신과 육체가 균형과 조화를 이룰 때 건강한 생명력을 가질 수 있다. 그러나 인체는 음악에서의 오케스트라에 비유하곤 하는데 오케스트라 구성원 모두가 맡은 파트에 최선을 다하므로 최상의 음색과 화음을 만들어 내듯이 우리 몸에서도 생명을 유지하는 맡은 바 임무를 다할 수 있도록 협조를 할 때 최상의 몸 상태를 만들 수 있다. 그러나 우리 몸 어느 곳에서 이상 증상이 나타났음에도 이를 무시하여 방치하면 차후에 심각한 문제가 생길 것이다.

그래서 평소에 몸관리를 잘해야 할 것이며, 특히 몸의 에너지관리를 위해 식생활 습관과 라이프스타일과 식습관에 따르는 행동을 자신에게 맞는 건강증진 프로그램을 만들어 실행하여야 한다. 그리고 몸건강은 마음의 건강과 정신적 심리적 건강에 연결되어 있으므로 자연요법이나 자연치유는 그 근간을 정신적 활동 및 축척된 에너지에 두고 있으므로 에너지관리를 위해 자연요법을 실시하거나 자연치유 방식에 접근하여야 한다. 이처럼 미래사회에서 현대인의 최대가치는 건강이 될 것이라는 견해에는 이견이 없는 듯하다.

4. 식초가 건강한 삶의 "답"

현대인에게 건강한 삶을 살아갈 수 있다는 것은 제일 큰 자산이며 행복을 찾아가는 지름길이다. 그러므로 우리 몸에서 자연치유력을 높이는 방법을 찾는 것 중에 발효의 꽃이며, 발효학의 최고라 할 수 있는 천연식초가 건강한 삶의 답이라 할 수 있다. 그렇다고 천연식초가 모든 건강한 삶에서 만병통치약은 아니다. 하지만 각각 재료에 따라서 천연식초의 효능이 달라지므로 건강한 삶을 살아가는데 천연식초가 답이라 할 수 있다. 이러한 천연식초는 발효라는 섬세하고 미세한 과정을 통과하여 탄수화물 발효의 최고봉의 산물이며, 천연식초의 발효과정에서 재료의 특성과 초산에서 나오는 6다양한 유기산 및 미네랄과 필수 아미노산, 비타민을 포함한 60여가지의 생리활성물질로 가득하다. 그러므로 건강과 치료를 위한 천연약초를 이용하는 방법은 여러 가지 있지만 자연 발효식초로 약초의 효능을 고스란히 담아내는 천연식초이다.

이렇게 천연식초는 하늘에서 인간에게 주신 신비한 풀이라 칭하는 학자들도 있으며, 이러한 식초가 우리 몸에 좋은지를 학문적으로 연구 발표한 자료를 보면 노벨 생리의학상을 1945년 첫 발표한 논문은 음식물이 소화 흡수되어 에너지를 발생시키는 물질이 식초 성분임이 최초로 발견되었고 1953년 식초를 먹으면 1~2시간 안에 피로가 풀리고 소변이 맑아진다는 연구등과 1964년 천연식초가 스트레스를 없애는 부신피질 호르몬를 촉진 시켜서 작용한다는 식초연구가인 노벨 생리의학상을 수상한 한스 아돌프크레브스 박사는 연구를 통해 천연식초를 하루에 100mg씩 매일 섭취하면 평균 수명이 10~12년 장수할 수 있다고 발표하였다. 또한 허준의 동의보감(東醫寶鑑)에서도 "식초는 風(풍)을 다스리고 고기와 생선 및 채소 등의 독소를 제거한다." 내용이 있다. 이렇게 천연식초의 효능에 대해 많은 자료로 나와 있으며, 천연식초는 피를 맑게 하고 결기를 방지해 동맥경화 및 고혈압을 예방하고 인슐린 분비에 영향을 주어 당뇨에 이로우며, 체내의 지방 축적을 막아 다이어트에 좋고 피로 물질이 쌓이는 것을 막아주며 강한 살균력으로 체내의 독소를 제거 원활한 신진대사에 효과가 있다.

우리는 식초라 하면 음식의 풍미를 높여주는 신맛을 내는 조미료라 생각하지만, 천연식초는 인간에게 주는 혜택은 무궁무진하다. 이러한 신비의 물이 아주 오래전부터 약과 음식으로 옛 조상들의 건강에 유용하게 사용되어 현대에 이루러 더 많이 연구하고 발전시켜 천연식초가 현대인에게 건강한 삶의 답이 되었으면 한다.

참고문헌

강 곤 외, 의용계측공학, 어문각, 1993.
강길준 외, 양자의학·간뇌의학, 자연치유대학, 2004
강소삼, 주입-부식법에 의한 태반혈관계에 관한 연구, 부산대학교 박사 학위논문, 1981
강판권, 2007. 나무열전 , 글항아리
강하영. 2003. 피톤치드의 비밀, 역사넷
고덕순, 암환자의 대체요법 시행경험, 중앙대 대학원, 2000
고은애, 자연식품이 갖는 맛이 건강에 미치는 영향 고찰, 서울장신대 자연치유선교대학원 석사 논문, 2007
구정희, 대체요법 인식에 관한 연구, 인제대, 2002
공동철 저, 한약은 죽었다, 학민사, 1993
권용욱. 2004. 나이가 두렵지 않은 웰빙 건강법. 조선일보사
권덕진 저, 히포크라테스선서, 사이인스 북스, 서울, 2006
권화자. 2013. 자연치유와 건강. 아트하우스 출판사
김관우, 민경찬, 유영균, 위성언, 조득문. 2007. 식품화학, 광문각
김광윤 외, 자성 재료학, 반도출판사, 1992
김광진 역, 2005. 새집증후군을 치유하는 실내공기정화식물 50가지. 월버튼 지음. 중앙생활사
김대진, 서울대학교 석사학위논문. 새로운 신경 흉선 분화 항원의 신경계 및 림프게에서의 조직분포, 1991
김석화. Magnesium sulfate가 동맥 혈관에 미치는 영향에 관한 연구, 서울대 석사학위논문. 1981
김선복. 순간고전압발생치료기, 특허청, 발명특허 제067813호.(3.11.18), 1998
김선복, 혈관자극에 의한 생체기능조절요법. 선지명, 1994
김선복, 신경과 혈관조절요법, 마라나다, 2000
김선복, 수지혈압 진단과 처방, 도서출판 마라나다, 2002
김선복, 자기조절 유도의학 원리편, 도서출판 선지명, 2005
김선복, 자기조절 유도의학 응용편, 도서출판 선지명, 2005
김석범, 보완대체의학과, 통합의학, 영남대의과대학원 석사학위논문, 2001, 2-3

김승수 편저, 화타경혈치료법, 성한 출판사, 1990
김종회, 대체의학의 수단으로서 방향요법의 활용과 현황, 경성대 석사 논문, 2003
김종수 외, 코일을 이용한 뇌동맥류의 혈관내 치료: 효용성과 한계점. J Kor.Neurosur 27:749-756, 1998
김종수 편저, 자연치유학지, AKCA, 2007
김종수 저, 보완대체자연치유학, AKCA, 2007
김명원 외 역, 2011. 생명과학 개념과 현상의 이해 제7판, Reece 외 지음. PEARSON
김상호, 강경희, 김동운 외 옮김. 2011. 인체 생명과학. Chiras 지음, 라이프사이언스
김성광. 1997. 금식으로 병을 고칠 수 있다. 강남출판사
김성곤 외, 제18차 학술대회 및 연수교육. 대한통증학회 초록 p. 23. 1994
김성화 외 역, 2014. 식물학. James E. Bidlack, 라이프사이언스
김세영. 2007. 사랑해11. 김영사.김소형. 2008. 한의사 김소형의 디톡스 다이어트, 디자인하우스
김원길, 대체요법의 한 수단으로서 동종요법의 약국응용, 경성대 석사 논문, 2001
김완희 편저, 「한의학원론」, 成輔社, 1995
김연태, 두뇌 청반 부위 노루아드레나린성 신경의 혈압 조절 기능, 서울대 박사학위논문. 1995
김영아, 송천영 2010. 우리 주변에서 만나는 건강 꽃식물 재배와 이용. 푸른행복
김영아, 송천영, 박상철, 2005. 건강을 살리는 꽃, 생활을 바꾸는 식물, 문예마당
김영일, Arginine이 사람 제대혈관의 수축력에 미치는 효과, 한양대 석사학위논문, 1994
김옥분 역. 2005. 자연치유. 앤드류 와일 지음. 정신세계사
김윤선, 2009. 면역력, 내 몸을 살린다. 모아북스
김인선, 2014. 식물과 웰빙, 계명대학교 출판부
김인자 역. 2009. 긍정심리학. 마틴 셀리그만 지음. 물푸레
김용남 저, 「한방물리치료학」, 현문사, 1999
김진호, 자기화학, 대학교과서 주식회사. 1990
김종성, 2001. 뇌에 관해 풀리지 않는 의문들, 지호
김종수 편저, 진단과 지압, WCAN, 2007
김춘식 저, 「오행생식요법」, 도서출판 오행생식, 1998
김춘식 저, 「체질분류학」, 도서출판 오행생식, 2000
김태호, 2000. 머리가 좋아지는 영양학, 나카가와 하치로, 아카데미서적
김평안, 2011. 놀라운 자연의사. 에버래스팅가스펠

김현원, 2008 생명의 물. 우리 몸을 살린다. 고려원북스
김홍열, 2000. 원예치료학 이론과 실제. 대구효성가톨릭대학교,
김홍경 저, 동의 한마당, 신농백초, 1992
김형태 저, 상담의 이론과 실제, 동문사, 1998
대한당뇨병학회지, 당뇨병 환자들의 대체의학 경험 실태와 관련요인, Vol24, No1, 2000
마미야 가즈끼 엮음. 2004. 우리 몸은 두 가지 물을 원한다. 혜인
류종훈, 박지현, 이영주, 2008. 노인 건강생활과 호스피스 케어. 학문사
보건복지부, 보완대체의료 활성화를 위한 정책토론회, 국회의원 김춘진, 2007
박경민 역. 2008. 기적의 자연치유. 티모시 브랜틀리 지음, 전나무
박금실, 김종진, 김수경, 이섬백. 2012. 자연의학 총론, 아트하우스 출판사
박동기. 2004. 생식과 버섯건강. 유한문화사
박범진, 2006. 내 몸이 좋아하는 산림욕. 넥서스 BOOKS
박선무. 고선윤. 2002. 3일 만에 읽는 뇌의 신비. 야마모토 다이스케 감수, 서울문화사
박상진, 2004. 궁궐의 우리 나무, 눌와
박상진, 2011. 문화와 역사로 만나는 우리 나무의 세계1. 김영사
박상진, 2011. 문화와 역사로 만나는 우리 나무의 세계2. 김영사
박상회 감수. 2001. 자기 치유력을 높이는 열쇠. 가와무라 노리유키 지음. 아카데미서적
박원영 역. 2003. 나무의 힘. 야스민, 미하엘 라이트 지음, 태동출판사
박윤정 역. 2004. 땅 에너지를 이용한 자연치유. 워렌 그로스맨 지음. 샨티
박태선, 김은경, 2011. 현대인의 생활영양, 교문사
배병철 저,「皇帝內徑〈靈樞·素問〉」成輔社, 1999
백윤기 저,「黃帝內徑運氣解釋」高文社, 1992
성노현, 맥동성 단극 자기장의 중추 신경제 장애기전에 관한연구, 서울 대학교 박사학위 논문, 1996
신인환 저,「알기 쉬운 건강생활요법」, 오늘, 1999
신영준 역. 1998. 인체의 일급비밀, 쿼크 지음. 아카데미서적
신정현 역. 2008. 내 몸을 지키는 건강비법 100가지. 이시하라 유무미 지음. 삼호미디어
신현호 역. 2004. 기적의 두뇌습관. 길벗
신태웅 편저, 홍채학, 도서출판 국제선교, 2004
신태웅 편저, 자연치유학개론, 도서출판 국제선교, 2006.
설영환 외,「경락의 대발견, 일월서각, 1999
성호경 외. 생리학, 제4판, 의학문화사 pp. 309-313, 1988

안지혜, 김종두, 2013. 컬러테라피에 대한 이론적 고찰, 한국자연치유학회지 2: 74-82
안현필 저, 공해시대 건강법, 길터, 1991
임상심리학회, 대체의학에 대한 일본인들의 태도 및 대체의학 선택에 영향을 미치는 심리사회적 특성, 유희정, 1998
우재열 역. 2003. 내 몸의 허브티. 이타쿠라 히로시게 지음. 넥서스북
유태우, 고려수지요법 강좌. 제5판, 1990
윤소영 옮김. 2002. 3일 만에 읽는 몸의 구조, 타노이 마사오 지음. 서울문화사
윤치영 고상균 역. 2011. 교양인을 위한 캠벨 생명과학 3판. Simon 외 지음, 바이오사이언스
이강권, 2005. 컬러푸드 건강혁명. 팜파스
이근후 외, 최신임상정신의학, 하나의 학사, 1988
이관호, 최신침구과학문답해설, 제2집, 충무도서 :73- 66. 이삼열, 정윤섭, 임상별리검사법, 연세대 출판부, 1991
이계성 역. 2004. 3일 만에 읽는 면역, 오쿠무라 고 지음. 서울문화사
이규배. 2012. 식물형태학 제 2판, 라이프사이언스
이근아 역. 2007. 병 안 걸리고 사는 법 2. 신야 히로미 지음, 이아소
이극도 저,「황제내경건강법」도서출판 큰방, 1997
이병학, 현인환, 윤용수, 독고석, 이병찬 외, 2007. 환경공학개론 지구환경과학, 동화기술
이성재, 2005. 자연치유력. 랜덤하우스중앙
이성현, 김소희. 2004. 건강을 부르는 웰빙가든. 도서출판 조경
이상훈, In vitro에서 Ketamine Hydrochloride가 가토 폐동맥의 혈관 긴장도에 미치는 영향, 한양대석사학위논문, 1994
이상훈 외, 체열 촬영으로 관찰한 전기수지자극 의 효과, 대한 통증학회지 7:222-230, 1994
이형환 외. 생물학, 세진출판사, 1990
이형환 외 생체기능조절요법, 선지명, 서울, 1995
이현기 저, 흡각요법강론, 우리문화, 2007
이홍제 편저,「침술 14경락 도해, 얼과알, 2001
이장호 저, 상담심리학, 박영사, 1996
이인모, 이상목, 인체생리학, 형설출판사, 1994
이예철 외. 암성상복부 통증환자의 내장신경 차단 시 관찰한 체열촬영 소견, 대한통증학회지 7:59 64, 1991

이예철 외, 체열 촬영으로 관찰한 전기수지자극의 효과, 대한통증학회지 7(2),222-230, 1994
이영주 저, 자유영상, 정신문화사, 1993
이여명 저, 건강을 얻는 마음의 지혜, 정신문화사, 1995
이연숙, 구재옥, 임현숙, 강영희, 권종숙, 2012. 이해하기 쉬운 인체생리학, 파워북독성학, 청구문
이영순, 2003. 독성학. 청구문화사
이유경 역. 2011. 휴식: 내 몸이 새로 태어나는 시간, 매튜 에들런드 저, 라이프맵
이윤철 저, 自然治와 量子學, 동서의학신문사, 2005
이웅철, 고은애, 이형환, 2013. 자연치유학, 아트하우스 출판사
안용모, 팔강약침요법이론과 실제, '94-Seoul International Acupuncture-Moxibusition Symposium, 1991
안현택. 칼슘의 혈관근 이완효과의 내이성 일산화질소의 역할, 전남대 석사학위논문, 1998
오흥근, 통증의학, 군자 출판사, pp. 384-388, 1995
오성선 외, 인체생리학, 효일, 2001
이재학, 박찬의, 전기치료학 제3판, 대관서림. pp. 19-15, 1992
오정현, 성경에 근거한 자연치유학의 考察, 서울장신대자연치유선교대학원 석사 논문, 2006
오장근 저, 만성병시대, 도서출판 정담, 1996..
조윤제, 자가혈액 처치에 의한 흰쥐 대퇴동맥의 혈관 운동성의 변동, 부산대학교 박사학위논문, 1999
전경수, 인류학과의 만남, 서울대출판사, 1996, p57-60
전세일, 전홍준, 오홍근, 새로운 의학 새로운 삶, 창작과 비평사, 2000, p51
전세일 외, 새로운 의학 새로운 삶, 창작과 비평사, 2000
전세일 저, 「침술의학」계축문화사, 2005
정상윤, K+Channel Blocker가 Halothane의 혈관 이완에 미치는 영향, 한양대학교 석사학위논문. 1991
정창오. Kalikrein에 대한 가면 뇌혈관의 반응에 미치는 두개 내압에 상승에 영향, 전남대학교 석사학위논문, 1985
정현희 저, 미술치료, 학지사, 2006
정승원, 2006. 잘 먹고 잘 사는 법 요가. 김영사

정승원, 2006. 잘 먹고 잘 사는 법. 김영사
장동순 저,「東洋思想과 서양과학의 接木과 應用」도서출판 청홍, 1999
장봉이 저, 동방의 해뜨는 나라, 심인도원, 2007
장석종, 푸드테라피를 活用한 자연치유 增大方案에 관한 硏究, 서울장신대 자연치유선교 대학원 석사 논문, 2006
장이안, 2010. 몸에 좋은 색깔음식 50. 고려원북스
정인영 역, 2004. 몸속의 독을 없애는 생활의 기술, 오오모리 다카시 지음. 아카데미북
정지민 역. 2003. 몸과 마을을 치료하는 물. 스티브 마이어로비츠 지음. 아름다운 사회
조무성, 암환자의 삶의 질과 대체의학 요법의 행정 방향, 하계 학술대회 논문집, 2002
조윤경 역. 2009. 마음은 몸으로 말한다. 앤 헤링턴 지음, 살림
조성준, 2006. 향기치료의 기적. 세경
조헌영 저,「통속한의학원론, 학원사, 2001
천만석 역, 1992. 생활 속의 화학물질, 우에노 케헤이 지음. 아카데미서적
최승혜, 2012. 웃어라 사람, 들녘,
최영옥, 김병옥, 2005. 칼라 테라피를 활용한 문화 콘텐츠 개발 방안 Journal Package Design Research 16: 97-115
최 하 저, 자연식 생식 자연요법, 자연윤리사, 1993
최혜석 역, 2003. 물로 건강해진다. 마스시타 가즈히로 지음. 문진출판사
KBS〈과학카페〉제작팀, 2009. 과학카페 Vol. 1 인체와 건강. 위즈덤하우스
하태규, 2004. 내 몸에 가까운 물, 미토스북스
한국자연치유학회, 자연치유, 창간호, 2006
한국 약용식물학 연구회, 2008. 종합 약용식물학, 학창사
한국미술치료학회, 미술치료의 이론과 실제, 미술치료연수회자료집, 2001
한상복, 이문웅, 김관억, 문화인류학, 서울대학교출판부, 1998, p63-84
한의학 연구원, 대체의학 실태조사 및 대응 방안 연구, 1999
해독한의원, 2007. 내 몸을 살리는 해독, 느낌이 있는 책
황무연, 한의원과 인체의 신비, 제1판, 고려의학, pp. 165-173. 1993
황종국 저, 의사가 못 고치는 환자는 어떻게 하나?, 우리 문화, 2005
황용운, 김종하 역. 2012. 집을 순례하다. 나카무라 요시후미 지음. 사이
현종오 역. 1997. H.O... 물의 정체, 우에다이라 히사시 지음, 아카데미서적
Weil Andrew/ 김옥분 역, 자연치유(Spontaneous Healing, 1996), 다산글방, 2005
Lown, Bernard./ 서정돈 외 역, 치유의 예술을 찾아서(The Lost Art of Healing 1996),

몸과 마음, 2003.
Plaugher Lopes/ 김종수 역, Textbook of Clinical Cairopraclic, 푸른솔, 2004
칼 사이몬튼 외 공저/ 박희준 역, 마음의 의학과 암의 심리치료, 정신세계사, 1998
야마다 유키히코 외 공저/ 홍영의 역, 의사가 필요 없는 건강비법, 팬더북, 1991
이시카와 마츠오 서상문 역, 동양적 사고로 돌아오는 현대과학, 인간사, 1990
澤美和彦, 廣輝夫, 代替兵學①), 日本医療企畵, 2000, p 14-37
小泉明, 「健康槪念係理論的硏究」 「昭p60年度科學硏究費補助金總合硏究 (A)硏究成果報告書」, 1986
小池里子, 小池英, 지 /健康學, V榮養學入門, 入之榮養學硏究所, 2004
龍澤利行, 健康文化論, 大修館書店, 1998. p18-35
姻 榮一, 土井由利子, 行動科學, 南江堂, 2003. 이웅철 역, 행동과학과 건강, 야스미디어, 2007, p1
松本千秋, 健康行動理論①門書, 医齒藥出版, 2002. 이웅철 역, 건강행동이론의 입문, 야스미디어.
Hardin J, Bertoni G, Kleinsmith LJ. 2011. Becker's World of the Cell. gh Ed. Pearson Education
Plopper G. Principles of Cell Biology. 2013. Jones & Bartlett Learning
Balch PA, 2002. Prescription for Herbal Healing, AVERY
Simon EJ, Reece JB, Dickey JL. 2010. Campbell Essential Biology with Physiology. 310 Ed., Benjamin Cummings
Stern KR, Bidlack JE, Janskey SH. 2013. Introductory Plant Biology. 12" Ed. McGraw Hill
http://auragirl.tistory.com/2741
http://blog.chosun.com/blog.log.view.screen?userid=kangmin0708&logId=3964726 http://blog.daum.net/kadosu/2031549
http://blog.daum.net/kts8500/11519630
http://blog.daum.net/leed0102/8039280
http://blog.daum.net/y121213/1867
http://blog.naver.com/adisabaa?Redirect=Log&logNo=140002671460
http://blog.naver.com/kungfu9?Redirect=Log&logNo=40182649929
http://blog.naver.com/PostView.nhn?blogId=dlkorea04&logNo=120206889820
http://blog.naver.com/PostView.nhn?blogId=pgpwjdq&logNo=30167145160

http://bntnews.hankyung.com/apps/news?popup=0&nid=05&cl=05&c2=05&c3=00&nkey=201309101022263&mode=sub_view

http://cafe.naver.com/ijune/54

http://cafe419.daum.net/_c21_/bbs_search_read?grpid=zVDh&fldid=lYid&datanum=139&openArticle=true&docid=zVDhlYid13920070330103738

http://cluster1.cafe.daum.net/_c21_/bbs_search_read?g?pid=11etC&fldid=Erit&contentva1=000IAZZZZZZZZZZZZZZZZZzzzzzzz&nenc=&fenc=&q=%B1%D7%B7%A3%C6%AE%BD DB&nil_profile=cafetop&ni_menu=sch_updw%C3%BD%BA%C5% http://kin.naver.com/open100

http://cluster1.cafe.daum.net/_c21_/bbs_search_read?gpid=18bpS&fldid=QEn5&datanu m=195&openArticle=true&docid=18bpSQEn519520110914012656

http://cluster1.cafe.daum.net/_c21_/bbs_search_read?grpid=obyy&fldid=H4p4&datanu m=4&openArticle=true&docid=obyyH4p4420050624225912

http://health.chosun.com/site/data/htnl_dir/2005/10/02/2005100256086.html

http://health.chosun.com/site/data/html_dir/2014/06/30/2014063002139.html

http://hiramid.co.kr/bbs/board.php?bo_table=52&wr_id=14

http://kin.naver.com/qna/detail.nhn?dlid=5&dirld=50503&docid=21527052&qb=7Jik7KGO7J2AIO ustOyDieydmCDsnpDq[7nshLEg640E7IOIGTCAIOyeiOUKICDquLDssrTroZzsh Jwg6rCV66C17ZWcIOyCsO2ZIOugpeydhCDqsIDsp4A=&ene=utf8&section=kin&rank=5 &search_sort=0&spq=0

http://ko.wikipedia.org/wiki/%EB%AC%BC#EB,B0,94,EB,8B,B7EB,AC,BC

http://ko.wikipedia.org/wiki/%EB%B9%84%ED%83%80%EB%AF%BC

http://ko.wikipedia.org/wiki/%EC%97%AC%EB%93%9C%EB%A6%84

http://m.blog.naver.com/lixmall/70037139903

http://navercast.naver.com/magazine_contents.nhn?rid=1095&rid=&contents_id=67345 http://news.kakdang.or.kr/board.php?boardName=lectures&page=4&mode=view&t_num=5

http://m.blog.daum.net/bigjohney/13754841
http://m.blog.daum.net/gou157/13680691
http://m.blog.daum.net/sellus/18316744
http://news.naver.com/main/read.nhn?mode=LSD&mid=sec&sid1=111&oid=005&a id=0000127059
http://news892.ndsoftnews.com/news/articleView.html?idxno=1176
http://parkyn41.blog.me/110012143980
http://serazade.com/bbs/zboard.php?id=memberbbs&page=264&sn1=&divpage=1&sn=off&ss=on&sc=on&select_arrange=hit&desc=desc&no=6027
http://snilbo.co.kr/sub_read.html?uid=11577&section=sc1
http://terms.naver.com/entry.nhn?docid=1145084&cid=40942&categoryId=32316
http://terms.naver.com/entry.nhn?docId=1208699&cid=40942&categoryId=31946
http://terms.naver.com/entry.nhn?docid=1211061&cid=40942&categoryId=31958
http://terms.naver.com/entry.nhn?docid=932010&cid=43667&categoryId=43667
http://terms.naver.com/enty.nhn?docid=67120&cid=43667&categoryId=43667
http://woman.donga.com/docs/magazine/woman/2004/05/18/200405180500015/200405180500015_1.html
http://www.8healthplans.com/blog/hbv.aspx?hbsID=1217&bLCID=0&hbbID=586&F=
http://shindongadonga.com/docs/magazine/shin/2002/12/03/200212030500003/200212030500003_1.html
http://www.6262nong.com/board/board.html?code=cocen1174_board1&page=18&type=v&num1=999939&num2=00000&number=61&lock=N&K=&p=0
http://www.cancerline.co.kr/html/3380.html
http://www.colortherapy.co.kr

http://www.doopedia.co.kr/doopedia/master/master.do?_method=view&MAS_DX=101013000827506

http://www.sejon.or.kr/zen/c_zen/kundalini/yoga01/yoga01_01.shtml

http://www.taoworld.kr/gnuboard4_shop/bbs/board.php?bo_table=con07_06_01&wr_id=74&page=2

http://www.ulnara.or.kr/gn.php?c=gn&step=2&code=gn01&id2=27

http://www.wla.or.kr/html/index.php?code=JB1&ftyp=jibu_dt.&fbox=&page=3&numid=106&mode=print http://www.zen24.kr/m/m2.htm

http://yakup.com/news/index.html?mode=view&pmode=&cat=15&cat2=&cat3=&nid=102062&num_start=5760

자연치유와 발효학
치유의 답을 찾다.

■
초판 1쇄 인쇄 / 2022년 3월 5일
초판 1쇄 발행 / 2022년 3월 10일

■
공　저 | 이승구　유호종　한효상　조옥희
　　　　문승희　김소연　박삼식　김영배
펴낸이 | 민병문
펴낸곳 | 새한기획 출판부

■
주　소 | 04542 서울특별시 중구 수표로 67 천수빌딩 1106호
TEL | (02)2274-7809 / 070-4224-0090
FAX | (02)2279-0090
E-mail | saehan21@chol.com

■
출판등록번호 | 제 2-1264호
출판등록일 | 1991. 10. 21

값 28,000원
ISBN 979-11-88521-54-8　13590
Printed in Korea

이 출판물은 저작권법으로 보호 받는 저작물이므로 무단 전제나
무단 복제를 할 수 없습니다. 파본은 교환해 드립니다.